Standard Operational Procedures in Reproductive Medicine
Laboratory and Clinical Practice

生殖医学标准操作流程
实验室与临床诊疗

主编
[美] Botros Rizk [德] Markus Montag

主审
王 宁

主译
宋建东 张 蕾 伊 欣

上海科学技术出版社

图书在版编目（CIP）数据

生殖医学标准操作流程：实验室与临床诊疗 /（美）博特洛斯·里兹克（Botros Rizk），（德）马库斯·蒙塔格（Markus Montag）主编；宋建东，张蕾，伊欣主译. 上海：上海科学技术出版社，2025. 2. -- ISBN 978-7-5478-6978-9

Ⅰ. R339.2-65

中国国家版本馆CIP数据核字第2024V28P67号

Original title: Standard Operational Procedures in Reproductive Medicine: Laboratory and Clinical Practice by Botros Rizk and Markus Montag, ISBN: 978-1-4987-1921-6

© 2017 by Taylor & Francis Group, LLC.

Authorized translation from the English language edition published by CRC Press, a member of the Taylor & Francis Group, LLC. All rights reserved. Shanghai Scientific & Technical Publishers is authorized to publish and distribute exclusively the **Chinese (Simplified Characters)** language edition. This edition is authorized for sale throughout **Mainland of China**. No part of the publication may be reproduced or distributed by any means, or stored in a database or retrieval system, without the prior written permission of the publisher. *Copies of this book sold without a Taylor & Francis sticker on the cover are unauthorized and illegal.*

本书原版由Taylor & Francis出版集团旗下CRC出版公司出版，并经其授权翻译出版，版权所有，侵权必究。本书中文简体翻译版授权由上海科学技术出版社有限公司独家出版并仅限在中国大陆地区销售。未经出版者书面许可，不得以任何方式复制或发行本书的任何部分。本书封面贴有Taylor & Francis公司防伪标签，无标签者不得销售。

上海市版权局著作权合同登记号 图字：09-2018-524 号

生殖医学标准操作流程：实验室与临床诊疗

主编 ［美］Botros Rizk ［德］Markus Montag
主审 王 宁
主译 宋建东 张 蕾 伊 欣

上海世纪出版（集团）有限公司
上海科学技术出版社 出版、发行
（上海市闵行区号景路159弄A座9F-10F）
邮政编码201101 www.sstp.cn
常熟高专印刷有限公司印刷
开本 787×1092 1/16 印张 10.5
字数 300千字
2025年2月第1版 2025年2月第1次印刷
ISBN 978-7-5478-6978-9/R·3174
定价：78.00元

本书如有缺页、错装或坏损等严重质量问题，请向印刷厂联系调换

内容提要

本书从实验室操作和临床诊疗两方面入手,以操作流程和清单的方式,简明扼要地阐述了辅助生殖技术所涉及的材料、设备、场所配置和标准操作规程(SOP)等。本书可以为生殖医学领域的广大妇科医师、男科医师、胚胎培养师、护理人员和档案管理人员提供细致的指导,为提高各生殖医学中心的受精率、临床妊娠率和活产率等关键指标助力,并为最终改善广大患者的临床结局提供保障。

致 谢

献给我的父亲 Mitry Botros Rizk（1916—2003 年），他是一位伟大且富有爱心的人，是他的非凡品质激励着我不断前行。

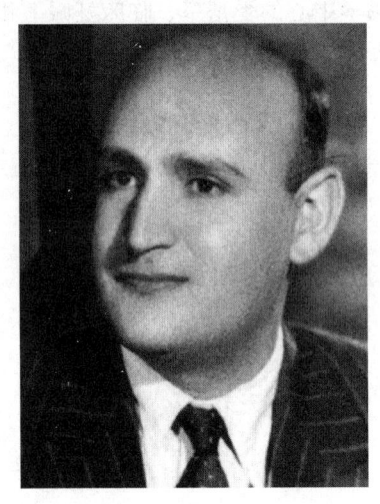

译者名单

主　审
王　宁

主　译
宋建东　张　蕾　伊　欣

副主译
马俊旗　杨　华　夏亚芳　郑晨思

参译人员（以姓氏笔画为序）

于　洋·锦州医科大学

马　瑛·四川省绵阳市中心医院

马俊旗·新疆医科大学第一附属医院

王　杰·内蒙古医科大学附属医院

王晨茜·清华大学附属北京清华长庚医院

吕兴钰·四川锦欣西囡妇女儿童医院

伏晨阳·江苏省江阴市妇幼保健院

伊　欣·中国优生优育协会

刘　佳·内蒙古医科大学附属医院

次仁卓玛·南通大学医学院

李佳谦·广西壮族自治区百色市右江民族医学院

杨　华·北京协和医院

杨鹏霞·内蒙古医科大学附属医院
宋建东·内蒙古医科大学附属医院
张　帆·武汉市第六医院
张　蕾·清华大学附属北京清华长庚医院
张春杰·河南省商丘市睢县中医院
周荣生·合肥市第三人民医院
郑晨思·深圳市妇幼保健院
赵淑萍·青岛大学附属妇女儿童医院
夏　天·天津中医药大学第一附属医院
夏亚芳·江苏省江阴市中医院
萨日娜·内蒙古医科大学附属医院
崔译元·中国医学科学院肿瘤医院
鹿　群·首都医科大学附属北京朝阳医院
董思维·内蒙古医科大学附属医院
傅晓华·浙江省人民医院
腊晓琳·新疆医科大学第一附属医院
靳　荣·天津市第五中心医院

编者名单

主编

Botros Rizk, MD, FRCOG, FRCS, HCLD, FACOG, FACS
Professor and Head of Reproductive Endocrinology and Infertility
Medical and Scientific Director of In Vitro Fertilization and Assisted Reproduction
University of South Alabama
Mobile, Alabama, USA

Distinguished Adjunct Professor of Reproductive Endocrinology and Infertility
Obstetrics and Gynecology

King Abdulaziz University
Jeddah, Kingdom of Saudi Arabia

Distinguished Adjunct Scientific Director
IVF Michigan
Rochester Hills, Michigan, USA

Markus Montag, PhD
Professor and CEO
ilabcomm GmbH
Sankt Augustin, NRW, Germany

编写者

Ahmed Abdelaziz
Department of Obstetrics and Gynecology
Hurley Medical Center
Michigan State University College of Human Medicine
Flint, Michigan

Mostafa Abuzeid
Reproductive Endocrinology and Infertility
Hurley Medical Center
Michigan State University College of Human Medicine
Flint, Michigan
IVF Michigan Rochester Hills & Flint
PC, Rochester Hills, Michigan

Omar Abuzeid
Department of Obstetrics and Gynecology
Hurley Medical Center
Michigan State University College of Human Medicine
Flint, Michigan

Ashok Agarwal
Andrology Laboratory
Cleveland Clinic
Cleveland, Ohio

Gautam N. Allahbadia
Rotunda—The Center For Human Reproduction
Mumbai, India

Aster IVF & Women Clinic
Dubai, UAE

Oscar D. Almeida, Jr.
Department of Obstetrics and Gynecology
University of South Alabama Children and Women's Hospital
Mobile, Alabama

Daniel Antonious
Department of Obstetrics and Gynecology
University of South Alabama
Mobile, Alabama

Baris Ata
Department of Obstetrics and Gynecology
Koç University School of Medicine
Istanbul, Turkey

Shawky Z.A. Badawy
Department of Obstetrics and Gynecology
Department of Clinical Pathology
Reproductive Endocrinology and Infertility
SUNY Upstate Medical University
Syracuse, New York

Basak Balaban
Assisted Reproduction Unit
VKF American Hospital

Istanbul, Turkey

Arsany Bassily
Department of Obstetrics and Gynecology
University of South Alabama
Mobile, Alabama

Vera Baukloh
IVF Laboratory
Fertility Center Hamburg
Hamburg, Germany

Barry Behr
Division of Reproductive Endocrinology and Infertility
Department of Obstetrics and Gynecology
Stanford University Medical Center
Stanford, California

Alan Bolnick
Division of Reproductive Endocrinology and Infertility, Department of OB/GYN
Wayne State University School of Medicine
Detroit, Michigan

Linda D. Bradley
Obstetrics & Gynecology and Women's Health Institute
Cleveland Clinic
Cleveland, Ohio

Brian Brocato
Department of Obstetrics and Gynecology
Division of Maternal Fetal Medicine
University of South Alabama
Mobile, Alabama

Mariabeatrice Dal Canto
Biogenesi Reproductive Medicine Centre
Istituti Clinici Zucchi
Monza, Italy

Robert F. Casper
Department of Obstetrics and Gynecology
University of Toronto
and
Lunenfeld-Tanenbaum Research Institute
and
TRIO Fertility, Toronto
and
Insception-Lifebank Cord Blood Bank
Toronto, Canada

Jana Claeys
Department of Obstetrics and Gynecology
University Hospital Ghent
Ghent, Belgium

Ana Cobo
IVI Valencia
Cryobiology Unit-IVF laboratory
Valencia, Spain

Aila Coello
IVI Valencia
Cryobiology Unit-IVF laboratory
Valencia, Spain

Giovanni Coticchio
Biogenesi Reproductive Medicine Centre
Istituti Clinici Zucchi

Monza, Italy

Michael H. Dahan
OriginElle Fertility Clinic & Women Health Centre
Montreal, Canada
Department of Obstetrics and Gynecology McGill University
Montreal, Canada

Christian De Geyter
Clinic of Gynecological Endocrinology and Reproductive Medicine
University Hospital of Basel
Basel, Switzerland

Maria De Geyter
Clinic of Gynecological Endocrinology and Reproductive Medicine
University Hospital of Basel
Basel, Switzerland

Michael Dooley
The Poundbury Clinic
Dorchester, United Kingdom
The Poundbury Suite
King Edward VII Hospital
London, United Kingdom

Thomas Ebner
Department of Gynecology, Obstetrics and Gynecological Endocrinology
Kepler University
Linz, Austria

Joshua Ekladios
Department of Obstetrics and Gynecology
University of South Alabama
Mobile, Alabama

Islam Fahmi
Department of Obstetrics and Gynecology
Hurley Medical Center
Michigan State University College of Human Medicine
Flint, Michigan

Thomas Freour
Service de médecine de la reproduction
CHU de Nantes
and
INSERM UMR1064
and
Faculté de médecine
Université de Nantes
Nantes, France

Goral N. Gandhi
Rotunda—The Center For Human Reproduction
Mumbai, India

Juan Antonio García-Velasco
IVI Madrid
Rey Juan Carlos University
Madrid, Spain

Jan Gerris
Division of Reproductive Medicine and Women's Clinic
University Hospital Ghent
Ghent, Belgium

Martin Greuner
IVF-SAAR Saarbrücken-Kaiserslautern
Saarbrücken, Germany

Thorir Hardarson
IVF Sweden
Stockholm, Sweden

Cristina Hickman
Boston Place Clinic
The Fertility Partnership
London, United Kingdom

Candice P. Holliday
Department of Obstetrics and Gynecology
University of South Alabama
Mobile, Alabama

Julius Hreinsson
IVF Sweden
Stockholm, Sweden

Carin Huyser
Reproductive Biology Laboratory
Reproductive and Endocrine Unit
Department of Obstetrics and Gynaecology
University of Pretoria
Steve Biko Academic Hospital
Pretoria, South Africa

Graciela Kohls Ilgner
IVI Madrid
Madrid, Spain

Lars Johansson
Centre of Reproduction
Women's Clinic, Academic Hospital
Uppsala, Sweden

Salem Joseph
IVF Michigan Rochester Hills and Flint
Flint, Michigan

Semra Kahraman
Istanbul Memorial Hospital
ART and Reproductive Genetics Center
Istanbul, Turkey

Rabea Youcef Khoudja
OriginElle Fertility Clinic & Women Health Centre
Montreal, Canada

Kiranpreet Khurana
Department of Urology
Cleveland Clinic
Cleveland, Ohio

Borut Kovačič
Reproductive Medicine & Gynecologic Endocrinology
University Medical Centre Maribor
Maribor, Slovenia

Alex Lagunov
CCRM Toronto/Hannam Fertility Center
Toronto, Canada

David F. Lewis
Department of Obstetrics and Gynecology
LSU Health
Shreveport, Louisiana

Spiros A. Liatsikos
Centre for Reproduction and Advanced Technology "CREATE Fertility"
London, United Kingdom

Jana Liebenthron
Gynecological Endocrinology and Reproductive Medicine
University of Bonn
Bonn, Germany

Megan Lively
Department of Obstetrics and Gynecology
University of South Alabama
Mobile, Alabama

Hashem Lotfy
Department of Obstetrics and Gynecology
University of South Alabama
Mobile, Alabama
and
Department of Obstetrics and Gynecology
Tanta University
Tanta, Egypt

Lauren Mann
Department of Obstetrics and Gynecology
University of South Alabama
Mobile, Alabama

Marius Meintjes
Frisco Institute for Reproductive Medicine
Frisco, Texas

Magued Adel Mikhail
Assisted Conception Unit
Guy's and Saint Thomas Hospital
London, United Kingdom
and
Department of Obstetrics and Gynecology
University of South Alabama
Mobile, Alabama

Andrew Mok
OriginElle Fertility Clinic & Women Health Centre
and
Department of Obstetrics and Gynecology
McGill University
Montreal, Canada

Markus Montag
ilabcomm GmbH
Sankt Augustin, Germany

Dean E. Morbeck
Fertility Associates
Auckland, New Zealand

David Mortimer
Oozoa Biomedical Inc
Vancouver, Canada

Sharon T. Mortimer
Oozoa Biomedical Inc
Vancouver, Canada

Geeta Nargund
Centre for Reproduction and Advanced Technology "CREATE Fertility"
London, United Kingdom

Verena Nordhoff
Centre of Reproductive Medicine and Andrology
Department of Clinical and Operative Andrology
University Hospital of Münster

Münster, Germany

Bolonduro Oluwamuyiwa
Department of OB/GYN
Mayo Clinic Health System
Austin Campus, Minnesota
Austin, Minnesota

Willem Ombelet
Department of Obstetrics and Gynaecology
Ziekenhuizen Oost-Limburg
and
Genk Institute for Fertilitity Technologies
and
Faculty of Medicine and Life Sciences
Hasselt University
Diepenbeek, Belgium

Rubin Raju
Department of Obstetrics and Gynecology
Mayo School of Medicine
Rochester, Minnesota
Mayo Clinic Health Systems
Red Wing, Minnesota

Botros Rizk
Department of Obstetrics and Gynecology
University of South Alabama
Mobile, Alabama
and
King Abdulaziz University
Jeddah, Kingdom of Saudi Arabia
and
OriginElle USA
Dallas, Texas
and
Middle East Fertility Society
Cairo, Egypt

Edmund Sabanegh, Jr.
Department of Urology
Cleveland Clinic
Cleveland, Ohio

Denny Sakkas
Boston IVF
Waltham, Massachusetts

Wael Salem
Reproductive Endocrinology and Infertility
UCSF Center for Reproductive Health
San Francisco, California

Hassan N. Sallam
Department of Obstetrics and Gynaecology
University of Alexandria and Alexandria Fertility and IVF Center
Alexandria, Egypt

Nooman H. Sallam
Department of Obstetrics and Gynaecology
University of Alexandria and Alexandria Fertility and IVF Center
Alexandria, Egypt

Rahima Sanya
Department of Obstetrics and Gynecology
Hurley Medical Center
Michigan State University College of Human Medicine
Flint, Michigan

Ippokratis Sarris
Centre for Reproduction and Advanced Technology "CREATE Fertility"
London, United Kingdom

James M. Shwayder
Department of Obstetrics and Gynecology
University of Mississippi Medical Center
Jackson, Mississippi

Jason E. Swain
CCRM IVF Network
Lone Tree, Colorado

Nayana Talukdar
Division of Reproductive Sciences
University of Toronto, Lunenfeld-Tanenbaum Research Institute, Mount Sinai Hospital
and
TCART Fertility Partners
Toronto, Canada

Justin Tan
Department of Obstetrics and Gynecology
University of British Colombia
Vancouver, Canada

Seang Lin Tan
OriginElle Fertility Clinic & Women Health Centre
and
Department of Obstetrics and Gynecology
McGill University
Montreal, Canada

Bettina Toth
Department of Gynecological Endocrinology and Reproductive Medicine
Medical University of Innsbruck
Innsbruck, Austria

Rola Turki
Department of Obstetrics and Gynecology
King Abdulaziz University
Jeddah, Saudi Arabia
and
Department of Obstetrics and Gynecology
University of South Alabama
Mobile, Alabama

Etienne Van den Abbeel
Department of Reproductive Medicine
University Hospital Gent
Gent, Belgium

Hakan Yelke
Istanbul Memorial Hospital
ART and Reproductive Genetics Center
Istanbul, Turkey

Osama A.H. Abu Zinadah
Department of Biological Sciences
King Abdulaziz University
Jeddah, Saudi Arabia

主编简介

Botros Rizk 博士是美国南阿拉巴马大学生殖内分泌和不孕中心、体外受精和辅助生殖中心教授和主任，阿卜杜勒·阿齐兹国王大学生殖内分泌和不孕中心杰出教授，密歇根州罗切斯特大学医学院体外受精中心主任，同时兼任中东生育协会的主席。

在诺贝尔奖得主 Robert Edwards 教授的指导下，Rizk 博士在伦敦和剑桥开始了他的生殖医学职业生涯，那里是目前大多数科学发展和医疗标准诞生的地方。Edwards 教授因成功完成世界上第一个体外受精而获得诺贝尔生理学或医学奖。从 1990 年到 1993 年，他在著名的剑桥大学工作了三年。Rizk 博士获得了美国妇产科委员会（American Board of Obstetrics and Gynecology）、加拿大皇家内科和外科学院（Royal College of Physicians and Surgeons of Canada）、英国皇家妇产科学院（Royal College of Obstetricians and Gynaecologist in England），以及美国胚胎学和男科生物分析委员会（American Board of Bioanalysts in Embryology and Andrology）的认证。

Rizk 博士的临床和研究方向主要是卵巢刺激，包括在他的同事 Howard Jacobs、Seang Lin Tan 和 Charles Kingslland 的启发下开发的长效激动剂方案。他是国际上公认的卵巢过度刺激综合征（OHSS）的权威，对 OHSS 的病理生理学和预防做出了原创性的贡献，撰写了一本专门研究 OHSS 的标准参考书。Rizk 博士也是子宫内膜异位症新兴医疗管理和机器人手术方面的权威。

Rizk 教授编辑和撰写了 20 本医学教科书和 400 多份手稿，涵盖了不孕不育和辅助生殖等领域，以及超声检查和机器人手术。他是欧洲人类生殖学会的早期成员之一，也是中东生育学会的创始成员。他主持了多年 ASRM 研究生课程，教授辅助生殖、卵巢刺激和超声检查。

Markus Montag 的职业生涯始于德国癌症研究中心的发育生物学，而后在新加坡国立大学医院吴绍昌教授团队（成功实施第一例精子显微注射技术试管婴儿）中担任博士后。1993 年，他开始担任试管婴儿实验室主任，起初在私人试管婴儿部门，1995—2011 年在波恩大学（University of Bonn）任职，最后在海德堡大学（University of Heidelberg）任职至 2013 年。自 2013 年以来，他一直担任 ilabcomm 咨询公司的首席执行官。

　　他发表了 200 多篇同行评议的文章，编写了 20 个图书章节，并开始编写自己的书，还参与了世界各地的试管婴儿中心咨询、演讲和青年人宣教。

　　他参与了试管婴儿实验室对激光技术的引入，建立了针对胚胎植入前遗传学筛查（preimplantation genetic screening, PGS）的极体活检和微阵列比较基因组杂交（aCGH）的 ESHRE 试验。他是德国妇女生育保护网络（FertiPROTEKT）的联合创始人，致力于研究胚胎潜力的识别、延时技术和卵巢组织贮备。

中文版序

生殖医学标准操作流程：实验室与临床诊疗

在现代医疗科技发展的星河中，有一只精巧而神秘的手，它承载着梦想，编制着生命的序曲，为无数不孕不育夫妇铺路架桥，见证生命的诞生。这就是20世纪中叶发展起来的亚学科——生殖医学。人类已经可以通过试管婴儿、人工授精、卵子冷冻等手段帮助不孕不育夫妇实现生育愿望。

本书作为生殖医学实验室与临床诊疗的操作指南，汇聚国际众多专家的实践经验，确保每一项程序的科学性和有效性。希望本书能够成为生殖医学领域内各类操作的权威参考，有效指导临床实践，促进医疗质量的提升，并为科研和教育提供有力支持。同时，这也将促进生殖医学领域的进一步发展，推动相关技术和实践的不断进步。生殖医学让我们见证生命奇迹，感受科技的力量，领略医者仁心。感谢为生命默默奉献的所有人，致敬每一位生命的守护者。

王宁

副研究员
国家卫生健康委科学技术研究所
北京协和医学院硕士研究生导师
2024年12月

中文版前言

生殖医学标准操作流程：实验室与临床诊疗

生殖医学是近 20 年来一个发展速度很快的亚学科，随着科技的进步和不断创新，生殖医学的手段和技术将不断升级和更新，人类已经可以通过试管婴儿、人工授精、卵子冷冻等辅助生殖技术，帮助不孕不育夫妇实现生育愿望。本书作为生殖医学实验室与临床诊疗的指南，汇聚了国际众多专家的实践经验，是一本实用性很强的专业参考书。

生殖医学标准操作规程涉及广泛而复杂的技术和方法，目前尚缺乏生殖医学实验室与临床相关操作标准与共识，这始终是困扰辅助生殖临床医生与胚胎实验室人员的难题。本书从实验室设备的质量控制管理方法开始论述，涵盖了实验室的主要设备、制作技术及相关的实验方法，以及从初步评估、诊断到治疗及后续管理的各个环节。本书旨在为从事生殖医学及相关专业的人员提供详尽、系统的操作指南，期望为临床实践提供一致的标准，并减少人为差错的可能性，以确保每一项程序的科学性和有效性。Botros Rizk 博士主编的这本标准操作流程，结构清晰，文字简明、实用，大大简化了学习曲线，可为生殖医学领域内各类操作提供科学、实用的参考。辅助生殖临床医生与胚胎实验室人员如果能够认真阅读每一章节并融会贯通，认真思考，举一反三，对辅助生殖技术水平的提升有很大帮助。相信本书可有效指导临床实践，并为科研和教育提供有力支持，同时促进生殖医学领域相关技术和实践的不断进步。

在此特别感谢上海科学技术出版社的信任，让我们获得了一个系统学习的机会。更要感谢各位译者，他们在繁忙的临床工作之余承担了本书的翻译任务。作为译者，我们在忠于原文的基础上尽量采用简洁且易于理解的文字，以便读者可以更好地理解和参考，希望本书对相关读者的辅助生殖临床业务水平的提高有所帮助。更希望相关专业人员通过阅读和学习本书，能够拓宽视野，从中受益并有所获。译者在翻译中反复考虑和斟酌，希望尽可能尊重原著本意，但由于语言表达和文化差异，在翻译中肯定会存在一些表述不当之处，恳请各位同行及读者积极批评和指正。

2024 年 12 月

专业术语缩写词英汉对照

缩写词	英文全称	中文全称
2D	two-dimensional	二维
3D	three-dimensional	三维
aCGH	array-based comparative genomic hybridization	微阵列比较基因组杂交
AFC	antral follicle count	窦卵泡计数
AFS	American Fertility Society	美国生育学会
AMH	anti-Müllerian hormone	抗米勒管激素
AOA	artificial oocyte activation	人工卵母细胞激活
ARDS	acute respiratory distress syndrome	急性呼吸窘迫综合征
ART	assisted reproduction	辅助生殖
ASA	aspirin	阿司匹林
AWB	array wash buffer	阵列清洗缓冲器
BB	blastomere biopsy	卵裂球活检
BMI	body mass index	体重指数
BS	basic solution	基础溶液
CFTR	cystic fibrosis transmembrane conductance regulator	囊性纤维化跨膜传导调节蛋白
CL	cervical length	宫颈长度
COC	cumulusoocyte complex	卵丘-卵母细胞复合体
COH	controlled ovarian hyperstimulation	控制性超促排卵
COS	controlled ovarian stimulation	控制性卵巢刺激
CPM	cryopreservation medium	超低温保存培养基
CRL	crown rump length	顶臀长
CS	cesarean section	剖宫产术
DIC	differential interference contrast	微分干涉对比
DMSO	dimethyl sulphoxide	二甲基亚砜
DNase	deoxyribonuclease	脱氧核糖核酸酶
DOR	diagnostic odds ratio	诊断比值比
D-PBS	Dulbecco phosphate buffered saline	杜氏磷酸缓冲液

续 表

缩写词	英文全称	中文全称
DS	dilution solution	稀释液
ECG	electrocardiogram	心电图
EG	ethylene glycol	乙二醇
ELISA	enzyme linked immunosorbent assay	酶联免疫吸附测定
EP	ectopic pregnancy	异位妊娠
ES	equilibration solution	平衡溶液
ESGE	European Society of Gynecological Endoscopy	欧洲妇科内镜学会
ESHRE	European Society of Human Reproduction and Embryology	欧洲人类生殖与胚胎学会
ET	inembryo transfer	胚胎移植
FDA	Food and Drug Administration	美国食品药品管理局
FF	follicular fluid	卵泡液
FSH	follicle-stimulating hormone	促卵泡激素
G-CSF	granulocyte colony-stimulating factor	粒细胞集落刺激因子
GnRH	gonadotropin-releasing hormone	促性腺激素释放素
GV	germinal vesicle	生殖囊泡
HAES	hydroxyethyl starch	羟乙基淀粉
HC	Hoffman contrast	霍夫曼对比
HCG	human chorionic gonadotropin	人绒毛膜促性腺激素
HCV	hepatitis C virus	丙型肝炎病毒
HEPAF	high efficiency particulate air filter	高效空气过滤器
HEPES	4-hydroxyethyl piperazine ethanesulfonic acid	4-羟乙基哌嗪乙磺酸
HIV	human immunodeficiency virus	人类免疫缺陷病毒
HMG	human menopausal gonadotropin	人绝经期促性腺激素
HOS	hypo-osmotic swelling	低渗肿胀
HPC	hydroxypropyl cellulose	羟丙基纤维素
HPV	human papilloma virus	人乳头状瘤病毒
HSA	human serum albumin	人血清白蛋白
HSG	hysteron salpingography	子宫输卵管造影
HTF	human tubal fluid	人输卵管液
HyCoSy	hysterosaflpingo-contrast sonography	子宫输卵管超声造影
ICM	inner cell mass	内细胞团
ICSI	intracytoplasmic sperm injection	卵胞质内单精子注射
ID	inside diameter	内径
IFN-γ	interferon-γ	γ干扰素
IL	interleukin	白细胞介素
IM	immotile	静止性
IMC	inseminating motile count	受精运动计数
IMSI	intracytoplasmic morphologically selected sperm injection	卵胞质内形态学筛选精子注射
IUP	intrauterine pregnancy	宫内妊娠
IVF	in vitro fertilization	体外受精

续　表

缩写词	英文全称	中文全称
IVM	in vitro maturation	体外成熟培养
KID	known implantation data	已知植入数据
KPI	key performance indicator	关键绩效指标
LAF	laminar flow	层流
LH	luteinizing hormone	促黄体素
LHRH	luteinizing hormone releasing hormone	促黄体素释放素
LN_2	liquid nitrogen	液氮
LNG-IUS	levonorgestrel intrauterine system	左炔诺孕酮宫内节育系统
LUF	luteinized unruptured follicle	未破卵泡黄体化
MDF	microdose flare	微剂量方案
MEA	multi-electrode array	微电极阵列
MEA	mouse embryo assay	小鼠胚胎试验
MOAT	mouse oocyte activation test	鼠卵激活实验
MOPS	3-morpholinopropanesulfonic acid	3-吗啉丙磺酸
MRI	magnetic resonance imaging	磁共振成像
MS	meiotic spindle	减数分裂纺锤体
MSOME	motile sperm organelle morphology examination	活精子细胞器形态学检测
NP	non-progressive	非进行性
NPB	nucleolar precursor bodies	核仁前体
OCP	oral contraceptive pill	口服避孕药
OD	outside diameter	外径
OGTT	oral glucose tolerance test	口服葡萄糖耐量试验
OHSS	ovarian hyperstimulation syndrome	卵巢过度刺激综合征
OPU	ovum pick up	活体采卵
PBB	polar body biopsy	极体活检
PCOS	polycystic ovarian syndrome	多囊卵巢综合征
PCR	polymerase chain reaction	聚合酶链反应
PCT	postcoital test	性交后测试
PI	pulsatility index	搏动指数
PID	pelvic inflammatory disease	盆腔炎
PLPO	pre-incubated liquid paraffin oil	预培养的液体石蜡油
PN	pronuclei	原核
PPROM	preterm premature rupture of membranes	未足月胎膜早破
PR	progressive	进行性
PSV	peak systolic velocity	收缩期峰值流速
PUL	pregnancy of unknown location	不明位置妊娠
PVA	polyvinyl alcohol	聚乙烯醇
PVP	polyvinyl pyrrolidone	聚乙烯吡咯烷酮
PVS	perivitelline space	卵周隙
PZD	partial zona dissection	透明带部分切除
QC	quality control	质量控制

续　表

缩写词	英文全称	中文全称
qRT-PCR	real-time quantitative reverse transcription polymerase chain reaction	实时荧光定量聚合酶链式反应
RCA	root cause analysis	根本原因分析
r-FSH	recombinan follicle-stimulating hormone	重组促卵泡激素
RhoGAM	Rho（D）immune globulin（human）	抗RHD免疫球蛋白
RNA	ribonucleic acid	核糖核酸
RNase	ribonuclease	核糖核酸酶
ROI	region of interest	感兴趣区域
sERC	smooth endoplasmic reticulum clusters	滑面内质网聚集体
SERM	selective estrogen receptor modulator	选择性雌激素受体调节剂
SFM	sperm freeze medium	精子冷冻培养基
SIH	saline sonohysterogram	生理盐水超声造影
SIS	saline infusion sonohysterography	生理盐水灌注宫腔声学造影
SOP	standard operating procedure	标准操作规程
SPM	sperm preparation medium	精子制备培养基
STD	sexually transmitted disease	性传播疾病
T_4	thyroxine	甲状腺素
TAS	transabdominal aonography	经腹超声
TB	trophectoderm biopsy	滋养外胚层活检
TE	trophectoderm	滋养外胚层
TESE	testicular sperm extraction	睾丸取精术
TET	tubal embryo transfer	输卵管胚胎移植
TIBC	total iron-binding capacity	总铁结合力
TNF-α	tumor necrosis factor-α	肿瘤坏死因子α
TS	thawing solution	解冻溶液
tSB	time of starting blastulation	形成囊胚时间
TSH	thyroid-stimulating hormone	促甲状腺素
TTTS	twin to twin transfusion syndrome	双胞胎输血综合征
TVS	transvaginal sonography	经阴道超声
TVUS	transvaginal ultrasonography	经阴道超声
UAE	uterine artery embolization	子宫动脉栓塞术
UPS	uninterrupted power supply	不间断电源
UPT	urine pregnancy test	尿妊娠试验
US	ultrasound	超声
USB	universal serial bus	通用串行总线
VEGF	vascular endothelial growth factor	血管内皮生长因子
VOC	volatile organic compound	挥发性有机物
VS	vitrification solution	透明化溶液
WHO	World Health Organization	世界卫生组织
WS	washing solution	洗涤液
ZM	zona manipulation	透明带处理
ZP	zona pellucida	透明带

目录

第1部分 · 实验室操作流程 ... 001

- 第1章 文档系统 002
- 第2章 培养基制作技术 004
- 第3章 体外受精培养箱的处理 007
- 第4章 卵泡穿刺抽吸术的准备及卵丘-卵母细胞复合物的分离 010
- 第5章 精液采集和样本接收 012
- 第6章 精子图、Makler室、Neubauer室、CASA系统 014
- 第7章 精子生存能力测试 016
- 第8章 精子准备:上游法、密度梯度离心法、迁移室、Zeta法 018
- 第9章 利用透明质酸结合的方法选择精子 020
- 第10章 体外受精 022
- 第11章 卵胞质内单精子注射 024
- 第12章 卵母细胞体外成熟培养:卵丘-卵母细胞复合体的分离和培养 026
- 第13章 人工卵母细胞激活 028
- 第14章 冷冻保存:睾丸取精术和显微附睾精子抽吸术 030
- 第15章 透明化:卵母细胞、2PN、胚胎、囊胚 032
- 第16章 缓慢冷冻:原理、卵母细胞、2PN、胚胎、囊胚 034
- 第17章 卵母细胞选择 036
- 第18章 受精卵选择 038
- 第19章 胚胎(第2~3天)和囊胚(第5~6天)的选择和分级 040
- 第20章 延时成像 042
- 第21章 辅助孵育 044
- 第22章 不同胚胎阶段的透明带处理 046
- 第23章 活检:极体、分裂球、滋养外胚层 048
- 第24章 微阵列比较基因组杂交活检后细胞取样 050
- 第25章 胚胎移植:标准和超声引导 052
- 第26章 体外受精实验室的卫生标准 054
- 第27章 体外授精实验室用品质量控制:小鼠胚胎试验 056
- 第28章 体外受精实验室中的故障排除 058

第 29 章　显微镜　060
第 30 章　保留生育功能　062

第 2 部分・临床诊疗流程　065

第 31 章　超声评估　066
第 32 章　三维超声与子宫畸形的诊断　068
第 33 章　不孕症超声评估：一站式流程　070
第 34 章　门诊宫腔镜检查　072
第 35 章　宫腔镜治疗子宫纵隔　074
第 36 章　宫腔镜下宫腔粘连分离术　076
第 37 章　宫腔镜治疗黏膜下肌瘤　078
第 38 章　生理盐水灌注宫腔声学造影　080
第 39 章　腹腔镜检查的一般原则　082
第 40 章　显微腹腔镜检查　084
第 41 章　腹腔镜子宫肌瘤切除术和小切口开腹术：子宫肌瘤切除术的替代方法　086
第 42 章　腹腔镜单发巨大子宫内膜异位囊肿切除　088
第 43 章　腹腔镜治疗继发于子宫内膜异位症的伞端微小病变　090
第 44 章　腹腔镜治疗成熟性囊性畸胎瘤　092
第 45 章　输卵管插管治疗近端输卵管疾病　094
第 46 章　机器人辅助腹腔镜子宫肌瘤切除术　096
第 47 章　输卵管绝育后机器人辅助输卵管吻合　098
第 48 章　不明原因不孕　100
第 49 章　男性不育评估　102
第 50 章　子宫输卵管造影　104
第 51 章　宫内人工授精：临床观点　107
第 52 章　体外受精中用促性腺激素释放素激动剂诱导卵泡成熟　110
第 53 章　促性腺激素释放素激动剂方案　112
第 54 章　晚期子宫内膜异位症体外受精前应用促性腺激素释放素激动剂　114
第 55 章　促性腺激素释放素激动剂微剂量方案　116
第 56 章　体外受精的促性腺激素释放素拮抗剂周期　118
第 57 章　体外受精的微刺激　120
第 58 章　卵巢过度刺激综合征　122
第 59 章　卵巢过度刺激综合征的预测　124
第 60 章　胚胎移植技巧　126
第 61 章　胚胎移植难题　128
第 62 章　卵母细胞体外成熟培养用于不孕症治疗和生育力保存　130
第 63 章　体外受精的并发症和结果　133
第 64 章　体外受精后的产科并发症　135
第 65 章　辅助生殖双胎妊娠　137
第 66 章　体外受精与子宫内膜异位症　139
第 67 章　子宫平滑肌瘤　140
第 68 章　多囊卵巢综合征门诊管理　142
第 69 章　子宫腺肌症：影像学检查和治疗　144
第 70 章　异位妊娠：评估与治疗　146

第 1 部分
实验室操作流程

第 1 章 文档系统
The Documentation System

Markus Montag, Lars Johansson·著 | 王辰茜 张 蕾·译

标准操作规程（SOP）是生殖实验室完整文档系统的一部分。

文档系统化的目的

- 追踪患者的治疗。
- 追踪与实验室方法和组织有关的全过程。
- 追踪所有涉及的人员和材料。
- 进行内部和外部的沟通和质量控制。
- 评估和优化流程和技术。

文档的形式化方面

- 文档必须不断更新并链接到相应的文件，并且必须排序来对应相应的文档或链接。
- 文档必须遵循同样的布局。
- 实际的文档应该以硬拷贝的形式存在文件夹中，也应该以屏幕形式存在。
- 过期的文档必须按时间顺序归档。

文档结构

- 文档名称：用于保存文档的名称或描述状态的附加元素（如"存档"指不再使用或已更新的文档）。
- 文档标题：与目的相关。
- 文档号：用于便于恢复的唯一编号。
- 文档用途：文档的处理内容。
- 发布日期：文件实施或有效的日期。
- 版本：从版本 1 开始；越大的数字表示更新的版本或修订版。
- 页数：总页数及当前页面的指示。

SOP 和相关文档

- 描述某个程序或过程，以及执行方法。
- 程序可以是实验室或技术（仪器）性质的。
- 程序需要包括顺利运行实验室的重要的细节，例如：
  - 如何订购产品。
  - 如何发布临床常规使用的新产品。
  - 如何从外部资源提取样品（如睾丸组织）。
  - 如何运送材料（如冷冻保存的样品）。
  - 如何处理紧急情况（如物品掉在地上、停电、燃气供应故障、报警情况等）。
- 程序必须进行培训，每年进行一次能力测试，因此必须有一份关于人员培训、教育和离开的文件或 SOP，以及一份记录培训过程的文件。
- 描述如何执行过程的 SOP，如卵胞质内单精子注射卵胞质单精子注射（ICSI），必须指定记录过程的附带（患者相关）文档（图 1.1）。
- SOP 允许检查程序的符合性，并且是审核的基础。

临床标志	IVF-实验室-临床名称—1.001 SOP 布局
标题 / 名称：SOP 示例	
SOP：1.001_SOP 布局	版本：1

本文档的目的或主题
使用的材料和设备
前一天准备
当天准备
程序的详细描述
注意事项
相关文档（最好使用链接）
文档要求

	姓　　名	日期（年/月/日）	签　　名
制　　表			
原 始 日 期			
修 订 日 期			
生 效 日 期			
审 核 日 期			
批　　准			
实验室主任			
医 学 主 任			

图 1.1　SOP 布局示例

第 2 章　培养基制作技术
Culture Media Techniques

Lars Johansson·著 ｜ 王辰茜　张蕾·译

单步培养基和连续培养基

- 从 2PN（受精卵）阶段到第 5 天或第 6 天的囊胚培养可以在单步培养基或连续培养基中进行。
  - 单步培养基减少了环境压力，没有去除营养成分（旁分泌和自分泌因子），需要耗费较少的劳动力，成本也更低，可能会产生更多的囊胚。
  - 连续培养基需要关注胚胎在发育过程中遇到的代谢和环境的变化。
- 胚胎可以单独培养，也可以分组培养，最好是用液滴培养。单独培养可以连续评估胚胎的发育和质量，便于选择最好的胚胎移植。
  - 分组培养可以使胚胎之间交换营养，通过高浓度的自分泌和旁分泌方式使胚胎周围充满胚胎营养和解毒因子。
  - 高密度的胚胎会产生更高浓度的胚胎营养因子，但也有可能会富集有害废物，这可能依赖于培养基产品和培养技术。
  - 由于临床设计、空气质量、设备和一次性用品选择不良，以及促排卵、取卵、培养技术不良等问题，分组培养可能无法校正。

所需设备

- 层流（LAF）工作台、Ⅱ级实验台或试管婴儿室，内置立体显微镜，校准，加热表面和光源，可选择温度控制加湿特定介质混合的气体（根据使用的培养基类型和临床情况调整）。
- 具有小的内门的恒温箱，设置适当百分比的 CO_2 和低 O_2。
- 台式微型培养箱：由预混合气体（$CO_2/O_2/N_2$）或从气体混合器中产生的气体维持。
- 用于在低氧条件下持续评估和培养胚胎的延时培养箱。
- 标签机：用于创建针对患者的特定识别标签。
- 移液枪：用于转移预培养油或大量培养基。
- 多分配器移液枪。
- 普通高压灭菌移液枪。

一次性用品

　　所有一次性用品应采用无菌、胚胎测试、无挥发性有机物（VOC）、非热生成和伽马灭菌。
- 中央孔培养皿（60 mm）——用于授精或培养。
- 培养皿（35 mm、40 mm、60 mm、四五孔板、微滴或延时培养皿）。
- 过滤头：辐照的无菌过滤头，无热源、核糖核酸酶（RNase）和脱氧核糖核酸酶（DNase）。
- 移液枪枪头：移液管经聚合酶链反应（PCR）污染清洁剂去除 DNA，并单独包装（1～50 mL），用于中继器移液枪。
- 移液管：5 mL 和 10 mL，或使用无菌塑料巴斯德移液管。
- 手套：不含化学添加剂、促进剂或乳化剂的无粉无菌手套。
- 培养基和胚胎处理移液枪：一次性使用；过滤器无菌处理。
- 洗涤剂：实验室表面、设备和患者之间的清洗剂。
- 清洁用无衬里湿巾。
- 用于清洁和培养的注射液。
- 选择的培养基：连续培养基或单步培养基。
- 患者特定的识别和培养基文档（协议）。

使用培养基的一般注意事项

- 培养基必须在有效期和开启后妥善保管和使用。
- 卵母细胞和胚胎必须保持在最佳的培养条件下

（最佳气体、pH、湿度、低氧张力、温度、少数培养箱门打开）。
- 避免将培养基和胚胎暴露于环境中的胚胎毒性污染物中。
- 对于每个患者，需要在维修和校准过的 LAF 工作台或 Ⅱ 级实验台中准备好预通风过的器皿，保证低 VOC 污染的原则。
- 为了便于识别，可以在器皿的盖子和底部粘贴特定的条形码标识，或用芯片和对液滴进行编号的方式标记。
- 避免使用标记笔，防止颜料中的毒素进入培养箱。
- 在准备器皿时，保持加热表面和光源关闭！
- 在清洁表面区域之前，请打开 LAF 工作台或 Ⅱ 级实验台的通风设备，以防止高效空气过滤器（HEPAF）中的污垢或颗粒污染表面区域或器皿。
- 在器皿的准备过程中，使用较低的风速来降低介质的蒸发速度。
- 只能使用注射用水和无绒毛的清洁室湿巾清洁表面区域！
- 佩戴经过胚胎测试的无菌手套，工作中也需保证无菌原则。
- 将预通风的培养皿、移液管、中继器移液管、吸头和滤嘴置于 LAF 工作台或 Ⅱ 级实验台的表面上。
- 必要时可以使用注射用水湿润的湿巾清洁所有移液管的外部。
- 根据预期的数量（2PN，即日常的受精卵）和培养技术来调整培养皿的数量。
- 为避免培养基干燥、潜在晶体形成及渗透压增加，需要在使用前用指定的介质对所有移液管或注射器进行预冲洗。
- 从冰箱中取出选好的培养基，每次一个，把培养基放在 LAF 工作台的寒冷干净的表面或一个大培养皿中。
- 将预培养的液体石蜡油（PLPO）从培养箱中取出，放在一个大型无菌培养皿的底部。
- 将合适的吸头连接到中继器移液管上或使用标准移液管。
- 吸取介质并且用选定的培养基预先冲洗移液管尖端，重新填充移液管。
- 每次准备一个培养皿，尤其准备的是小容量的介质液滴的时候。
- 在准备另一个器皿之前，立即用油盖上介质液滴或培养基。

  注意：当使用干燥培养条件时，必须使用油。
- 所有培养皿必须在晚上预培养至少 8 小时，以确保培养基的正确 pH。
- 同样的程序也适用于用单步培养基或连续培养基准备过程。

准备器皿的时间

- 收集卵子的当天下午：需要在晚上为受精卵准备和预培养培养皿。
- 连续培养的培养皿需要在晚上准备及预培养。

  注意：一些诊所通常在第 3 天用分裂阶段的培养基替换囊胚培养基，而其他诊所在第 2 天下午早些时候替换。
- 胚胎转移皿：务必在移植前一天的下午准备。

如何准备不同类型的培养皿

- 中央孔培养基的培养。
  - 外环加约 1.5 mL 培养基，内孔加 600～1 800 mL 培养基。
  - 用一层薄薄的 PLPO 覆盖内中心孔。
  - 一些诊所只在中心孔内使用培养基液滴（20～50 μL），并用无菌血清学移液管或巴斯德移液管覆盖一层 PLPO 薄膜。
- 培养皿的培养（35～60 mm）。
  - 选择一个与培养箱的加热表面接触良好的平底培养皿，以便更快地恢复培养条件。

  注意：注意边缘效应（最佳干扰和温度下降），只使用能见度清晰的平底培养皿！
  - 根据培养习惯和相应的标签准备合适数量的培养皿。
- 四至五孔培养基的培养。
  - 在培养皿的每个直壁孔中填充 500～1 000 μL。一些五孔培养皿有倾斜的壁，这也可以用于更小的液滴。
  - 使用无菌血清学或巴斯德移液管，用油覆盖液滴。
- 用特别设计的培养皿［胚胎专用培养皿（GPS 皿）、微液滴培养皿、延时培养皿］培养。
  - 根据制造商的建议，准备特别设计的培养皿。
  - 在使用培养皿之前需要小心地去除气泡。

参 考 文 献

[1] Alpha Scientists in Reproductive Medicine and ESHRE Special Interest Group Embryology. 2011. "Istanbul Consensus Workshop on Embryo Assessment: Proceedings of an Expert Meeting." *Reproductive Biomedicine Online* 22: 632–646.

[2] Montag, M., ed. *A Practical Guide to Selecting Gametes and Embryos*. Taylor & Francis Group, CRC Press, 2014.

[3] Quinn, P., ed. *Culture Media, Solutions and Systems in Human ART*. Cambridge University Press, 2014.

[4] Smith, G.D., J.E. Swain, and T.B. Pool, eds. *Embryo Culture: Methods and Protocols*. Humana Press, Springer Science + Business Media, 2012.

第3章 体外受精培养箱的处理
IVF Incubator Handling

Jason E. Swain, Alex Lagunov·著 | 王辰茜 张 蕾·译

设置

所需设备
- 培养箱[低氧培养箱应为所有体外受精（IVF）程序的标准]。
- 1/4″ID 型 Tygon 管。
- 试管紧固器或拉链。
- 内联 VOC 气体过滤器。
- 医用级气体（CO_2、N_2 或预混气瓶）。
- 气体监管机构。

设置培养箱
- 应该清洗培养箱（详见"清洗培养箱"）。
- 在连接到培养箱之前，将调节器连接到气瓶上，并根据培养箱的要求设定适当的气体压力。
- 将培养箱放置在实验室内的低交通区域。培养箱应高于地板，最好是在台面或者推车或支架上。
- 确保培养箱不在任何通风口的正下方。
- 将适当的 Tygon 管连接起来并固定到气体调节器上，无论是从多支管穿过还是直接连接到油箱。
- 在现有的 Tygon 管中安装内联气体过滤器并固定。
- 将 Tygon 管连接并固定到培养箱的适当入口（CO_2、N_2 或混合气体）。
- 打开培养箱，最好插入连接到备用发电机的插座。现在还不要打开气体供应。
- 调整温度以在培养箱中"燃烧"（通常为≥ 50 ℃）7~14 天。
- "燃烧"后，将温度设置为 37 ℃，并使用 NBS/NIST 校准的独立温度计验证温度。
- 确保气体压力设定为培养箱的要求。如果不这样做，可能会损坏培养箱。这可以由气体供应本身实现，或者更常见的是在实验室内的气体出口有一个降压调节器。
- 一旦确认了气体出口压力，就打开气体供应，并在培养箱上设置适当的气体浓度，以达到所需的介质 pH。
- 确认气体测量（参见"气体测量"）和 pH（参见"pH 测量"）。
- 在用于人类样本之前，请进行适当的生物测定[>70% 囊胚形成的单细胞微电极阵列（MEA）是首选]。

气体测量

所需设备
- 气体分析仪（相比人工 Fyrite 分析仪更推荐自动气体分析仪）。
- 气体分析仪连接所需管道。
- 0.2 μm 过滤器或疏水器（需要使用自动气体分析仪的加湿培养箱）。
- 每天做好培养箱质量控制（QC）记录。

使用当天的准备工作
- 气体读数必须在培养箱打开前首先进行。
- 确保气体分析仪或 Fyrite 分析仪经过最新的校准或换液。
- 确保分析仪使用前调零。

气体测量
- 每台培养箱每天都要测量。
- 将样品管连接到培养箱气体取样口。
- 按照特定气体分析仪提供的说明进行操作。
  - 用 Fyrite 分析仪手动泵入 O_2 和 CO_2，并倒置正确的次数。读取弯月面顶部的数据。
  - 打开自动气体分析仪的风扇泵。让分析仪对每个培养箱运行相同的时间，以稳定气体读数（约 3 分钟）。

- 每天记录每个培养箱的气体读数（CO_2 和 O_2）。如果气体读数超出范围，请重新取样。如果仍超出控制范围，请采取纠正措施。
  - 纠正措施可能包括将电池移动到另一个培养箱、验证气体传感器功能、更换气体传感器或调整气体浓度。

pH 测量

所需设备

- pH 计或血气分析仪（pH 计必须有一个功能探头。建议填充玻璃双结氯化钾。每年应更换一次探头）。
- 试管、培养皿。
- pH 校准标准（pH 计）。
- 暖化区（pH 计）。
- 培养箱 QC 文件。
- 蛋白质培养基。
- 1 mL 注射器（血气分析仪）。

前一天准备

- 将添加蛋白质的培养基放入每个培养箱中的试管或其他适当的培养皿中。如果测试一个非加湿的培养箱，则必须使用油。

当天准备

- 若使用 pH 计：
  - 将 pH 7 和 pH 10 标准品放入试管中，并在使用当天加热至 37 ℃。
  - 根据仪器说明校准 pH 计，坡度必须在可接受的范围内（98～102）。
  - 通过重新测量 pH 7 标准来检查校准。数值应该为 6.98～7.02。如果超出范围，请重新校准。
- 若使用血气分析仪：
  - 确保测试卡或墨盒可用，分析仪已通电并正常工作。

测量 pH

- 若使用 pH 计：
  - 试管应迅速从一个培养箱中取出，盖上盖子并迅速放入 pH 计。
  - 将探头放入试管中，并记录 pH。
- 对其他所有培育箱重复上述操作。
- 若使用血气分析仪：
  - 将新盒子插入分析仪，允许其进行校准。
  - 校准完成后，迅速准备装入样品。
  - 从培养箱中取出试管或培养皿。
  - 在 1 mL 注射器中抽取介质（约 0.3 mL）。
  - 取出针头，注入血气分析仪的盒子中适量介质，以获得 pH 读数。
- 如果 pH 超出了可接受的范围，请检查气体读数。如果可能的话，请在当天稍后重新测试 pH。如果仍超出范围，则采取纠正措施，这可能需要调整培养箱的 CO_2 水平（提高 CO_2 水平以降低 pH，降低 CO_2 水平提高 pH）。重新定位细胞，直到问题得到解决，pH 回到正常范围（正常范围变化，并依赖于介质和实验室）。

注意：pH 应定期测量。虽然每天或每周的 pH 测量可能有用，但在使用新的培养基和培养箱关闭或清洗后，至少应测量 pH。

清洁实验室培养箱

所需设备

- 清洁剂或消毒剂（过氧化氢或其他低 VOC 试剂；不建议使用乙醇）。
- 喷雾瓶或喷雾桶。
- 无菌手术毛巾或纱垫。
- 高压蒸汽灭菌系统（可选）。
- 高压蒸汽灭菌带（可选）。
- 高压蒸汽灭菌包装（可选）。
- 无菌蒸馏水。
- 手套（无粉）。
- 文档表/QC 文件。

当天准备

- 用适当的清洁剂装满喷雾瓶或喷雾桶。
- 拿出手术毛巾或纱布。
- 按照制造商的说明，关于设备供电。这在带有内部风扇的培养箱中是最重要的。此外，还可以关闭气体供应，以节约资源。

清洁培养箱

注意：应定期进行清洁。如果有水盘，应每 2～4 周用干净的水更换一次。至少每年应进行彻底的清洁，包括所有内部部件的完整分解。建议定期，每季度或一年两次的清洁工作。每季度或一年两次的清洗并不一定需要完整地拆卸培养箱，彻底的表面和内部擦拭就足够。应轮流清洗培养箱以防止工作流程的瓶颈和中断。在重新引入患者样本之前，应该有足够的时间来重新平衡培养箱，以验证足够的温度和 pH。

- 佩戴手套。
- 空水盘。
- 拆除所有内部部件（箱壁、架子、插入物等）。
- 应使用适当的低 VOC 剂擦拭零部件。常见的方法包括使用稀释的实验室洗涤剂，然后用无菌的纯化水冲洗。还建议最后用过氧化氢擦拭。如果有足够尺寸的高压灭菌器，可拆卸组件以进行高压蒸汽灭菌。
- 彻底擦拭和冲洗培养箱的内壁。确保清洁橡胶垫圈和箱门周围的其他区域。
- 用过氧化氢或低 VOC 清洁剂擦拭。
- 重新组装内部组件。
- 更换所有过滤器（高度、内联等）。
- 用无菌蒸馏水补充水盘。
- 在培养箱 QC 文件上记录清洗工作，并录入实验室记录。

注意： 请阅读制造商关于清洗其他培养箱组件的具体建议，如水套。

第 4 章 卵泡穿刺抽吸术的准备及卵丘-卵母细胞复合物的分离

Preparation for Follicle Aspiration and Isolation of Cumulus-Oocyte-Complexes (COC)

Markus Montag·著 | 王辰茜 张 蕾·译

所需设备

- 经阴道超声。
- 经阴道超声覆盖物。
- 耦合剂。
- 卵泡抽吸泵。
- 卵泡穿刺针。
- 卵泡液收集管（通常为 13～15 mL 收集管）。
- 管道加热块（可选：管道输送至实验室的加热输送装置）。
- 附带加热板的立体显微镜。
- 带内置加热板的板流罩（可选：独立加热板）。
- 培养箱中加入适当百分比的 CO_2 或低 O_2（5%～7% O_2）。
- 卵泡穿刺抽吸所用细胞培养皿、收集培养基和洗涤培养基。
- 细胞培养皿所需热芯。
- 收集卵丘-卵母细胞复合物（COC）的移液管设备（处理移液管 /100 μL 移液管 + 管头）。
- 手套（无粉）。
- 文档表。

前一天准备

- 活体采卵（OPU）用冲洗培养基（可选：含肝素）。
- 试管中的 COC 收集培养基，用于收集和冲洗 [5～10 mL 4-羟乙基哌嗪乙磺酸（HEPES）或 3-吗啉丙磺酸（MOPS）缓冲液，在 37 ℃下加热过夜]。
- 加入普通 IVF 培养基的卵母细胞培养皿 / 含油或不含油（在 37 ℃的培养箱中充气过夜）（参见第 2 章）。

当天准备

- 准备薄板流罩（一般建议参见第 2 章）。
- 将所有加热设备预热到适当的温度。
- 预热足量的试管（大约每个卵泡 1 个），用于收集卵泡液（加热培养箱或试管加热器）。
- 确保所有接触滤泡液或 COC 的材料都被适当加热到 37 ℃。
- 预热卵泡穿刺抽吸所需的细胞培养皿（加热板或暖箱）。
- 将 COC 收集盘放在层流加热板上，最终使用热芯进行直接传热。

卵泡穿刺辅助工作

- 双向核对患者的姓名和出生日期，并与患者的档案和实验室数据保持一致。
- 检查抽吸泵处的真空或负压（建议为 150～180 mmHg）。
- 检查收集管和接头是否匹配。
- 在抽吸过程中，如果抽吸液流动或停止，给予反馈。
- 注意抽吸物来自左卵巢或右卵巢。
- 试管填充 2/3～3/4 后需要更换，最容易实施的方法是在试管并排放置的加热器中操作，试管接头放在一个新试管中。
- 封闭已经填充的试管，置于实验室中的试管加热器或在试管加热器中保温。
- 如果需要冲洗，需使用预热过的冲洗介质。

寻找卵丘-卵母细胞复合物

- 佩戴手套。
- 确认患者姓名及材料。

- 将装有滤泡液的试管放在立体显微镜旁的试管加热器中。
- 将 COC 收集盘移至立体显微镜旁。
- 将 HEPES 或 MOPS 缓冲液的收集介质放入收集盘中，盖上盖子。
- 将滤泡抽吸的空管放入 1～2 个细胞培养皿中。
- 首先从平面识别 COC，然后使用立体显微镜检查。
- 用移液管和少量滤泡液将 COC 转移到 COC 收集皿中。
- 不要过长时间将 COC 放在移液管中（会产生冷却效果）。
- 将盘子放在加热盘上，盖上盖子。
- 继续下一个试管，不断重复，直到检查完所有试管。
- 若实施抽吸的地点很近，需要定期反馈分离的 COC 数量。
- 收集所有 COC 后，在收集皿中冲洗几次。（可选：使用中央孔培养皿，中央添加收集所用介质，外环添加冲洗所用的额外收集介质）
- 如果发生严重血液污染，需使用另一个用收集介质冲洗的培养皿。
- 从培养箱中取出含气体的 IVF 培养基，放入另一个预热的培养皿并且冲洗 COC（可以使用一个单独的冲洗培养皿，培养皿需要用额外的 IVF 培养基液滴适当充气，并在前一天准备好）。
- 将卵母细胞培养皿从培养箱中取出，将 COC 转移到该培养皿中（现在检查患者姓名或标签）。
  - 对于 8～10 个 COC 的 ICSI，可置于 400～600 μL 培养基的孔中。
  - 对于多达 4 个 COC 的 IVF，可置于 400～600 μL 培养基；或每个 COC 置于每滴 50 μL 培养基的孔中。
- 标记每个孔或培养皿中的 COC 数量。
- 将培养皿放回充气培养箱中。（可选：放入一个新的培养箱中）
- 使用非乙醇剂（如季铵盐）清洁工作场所。
- 准备下一个 OPU。

参 考 文 献

[1] Belaisch-Allart, J.C., A. Hazout, F. Guillet-Rosso, M. Glissant, J. Testart, and R Frydman. 1985. "Various Techniques for Oocyte Recovery in an In Vitro Fertilization and Embryo Transfer Program." *Journal of In Vitro Fertilization and Embryo Transfer* 2: 99–104.

[2] Johansson, L. "Handling Gametes and Embryos: Oocyte Collection and Embryo Culture." In *A Practical Guide to Selecting Gametes and Embryos*, edited by M. Montag, 17–38. Taylor & Francis Group, CRC Press, 2014.

[3] Wikland, M. "Oocyte Retrieval." In *In Vitro Fertilization: A Practical Approach*, edited by D.K. Gardner, 120–128. New York: Informa Healthcare USA Inc., 2006.

第 5 章 精液采集和样本接收
Semen Collection and Sample Reception

Carin Huyser·著 | 王辰茵　张蕾·译

对男性患者来说，精液样本收集和评估的第一步可能是一个令人生畏的经历。

生产精液样本的环境可能会影响男性，从而影响样本的收集和质量。

必备条件

地点
- 接待区域有咨询室，对于残疾人也有兼容性。
- 私密和舒适的精液收集室与基本的洗涤设施，有一个合作伙伴可以协助标本收集。

设备和一次性用品
- 自粘预印标签或永久标记，以表明唯一标识符，即名称、实验室编号和唯一代码，或其他明确识别患者和标本的细节，所需调查细节。
- 批准在实验室使用的丁腈手套（无粉）。
- 台式或 37 ℃的移动培养箱（按 SOP 设定温度）。

收集容器和公用工具
- 标准收集方法：
  - 无毒无菌标本采集容器（实验室认可的非杀精塑料瓶），盖子可紧密贴合。
    - 用于从家中运输样本或精液用于去污时放置标本容器的自封塑料袋。
    - 可回收的环保带盖杯子，以容纳样品收集容器。杯子是轻质的、一次性的，具有绝缘性能，可以保持样品瓶在直立位置，并且隐藏内容物。
- 由医生规定的其他可选的收集辅助工具或方法：
  - 无杀精剂的硅橡胶安全套，由制造商指导收集精液样本。
  - 经医学批准的带有振动刺激说明的振动器。
  - 预包装的基本试剂盒，包含从家里或在实验室环境以外的不同地方收集样品的物品。
  - 实验室批准的有盖容器，收集射精后尿液样本用于逆行射精评估。

根据实验室具体协议编制的文件
- 信息或患者说明：
  - 用非专业人士的语言说明精液分析的目的（患者手册）。
  - 逐步解释如何制作精液样本、使用硅橡胶安全套、射精后尿液收集以进行逆行射精。
  - 前往私人精液收集室和精子学实验室的指示（若咨询区域不在这些区域附近）。
- 患者档案和其他表格：
  - 患者提供的口头和书面信息的检查表。
  - 唯一标识符和个人信息表单。
  - 患者转诊信和转诊临床医生的联系方式。
  - 相关的临床细节，包括以前的调查和性传播感染试验的筛查结果。
  - 所需具体的调查或治疗的知情同意书。
  - 实验室精子图解。
  - 表格记录样品生产、接收和开始分析的时间、样品溢出和（或）生产样品的问题、接收样品的实验室工作人员的详细信息和确认样品的证人，以及患者的鉴定。

前一天准备
- 获取以下男性患者转诊和预约信息：
  - 已有信息：
    - 抗反转录病毒治疗程序前的超低温保存。
    - 诊断性或治疗性精子分析和（或）处理。
    - 精子捐赠。
    - 精液的微生物学分析。
    - 输精管切除术后分析。
    - 逆行射精。
    - 精液净化处理，如人类免疫缺陷病毒（HIV）或丙型肝炎病毒（HCV）阳性患者。
  - 需要家庭收集工具包。
  - 需要协助收集精液，即要求有伴侣、处方药、振动器在场,以制作精液样本;准备好残疾患者咨询需求或提供翻译。
- 准备新文件(第一次访问)或检索以前的文件(以前的报告)。
- 准备足够的家庭收集工具包(如有需要)。
- 确保精液收集室、厕所和洗手池的整洁、干净。

当天准备
- 将所有加热装置、恒温箱预热至适当的温度。
- 确认预订或取消。

一般患者咨询
- 患者的登记应在会诊前完成,并应由接待员确认。
- 获取患者的转诊信(已存档、患者档案中或由患者提供)。
- 根据预约时间,会见、识别和引导患者(或夫妇)到会诊室。
- 使用患者档案中的专用检查表,以验证患者提供的口头和书面信息:
  - 确认预约的原因。
  - 提供一个要遵循的程序的概述,并给患者时间来表达担忧和提出问题。
  - 向患者解释保管链,样本必须在现场生产,即在法律或法医案件中,精子库、捐赠或辅助生殖处理。
  - 根据现行法规和法定业务守则,提供知情同意和文件:
    - 确保患者有足够的时间阅读文件,提问并填写表格。
    - 共同签署所有必要的文件,并在必要时协助患者填写表格。
  - 检查患者的表格和档案的完整性。
  - 验证患者文件和已标记的样本瓶中样本的唯一标识符。

发放标本收集容器

提供有关以下方面的口头和书面信息及患者说明:

- 收集精液时的禁欲期(最少2天,最多7天)。
- 避免男性排尿对精液样本的共生微生物污染;清洗、冲洗并烘干生殖器和手,射精进入无菌标本容器。
- 应注意的样品交付时间;此外,当样品在场外采集时,样品运到实验室应在30分钟内,最多在1小时内。
- 当一名HIV阳性患者被转诊到实验室时,精液去污方案和程序。
- 使用非杀精剂安全套和润滑剂,参照适当的处方产品或实验室发的胚胎测试矿物油作为润滑剂。
- 以下情况下应遵循的程序:
  - 样品将在家里收集,并由第三方交付。
  - 怀疑逆行射精,即如果在高潮期间没有射精。
  - 不能单独通过手淫产生精液样本;因此,需要家庭收集视觉辅助设备、替代阅读材料或使用医学批准的振动器。

接收标本
- 遵守实验室的见证程序规程,以核实患者和样本容器、转诊和报告表格是否匹配。
- 拒绝未标记的样本,如果标识符代码不同,则予以丢弃。
- 确认记录的日期、收集时间、样品接收时间及接收样品的人员。
- 说明样品是在现场还是在场外采集的。
- 请在报告中注明该样本是否完整,以及是否需要收集第二份样本。
- 记录禁欲的持续时间。
- 记录最近开出的疾病或使用的处方或药物。
- 接受样品容器,并将小瓶置于空气中的温控培养箱中。
- 通知实验室工作人员有关待评估的标本,并记录在培养箱中的放置情况。

参考文献

[1] Björndahl, L., D. Mortimer, C. Barrat, et al. *A Practical Guide to Basic Laboratory Andrology*. Cambridge: Cambridge University Press, 2010.

[2] Tomlinson, M.J., S.J. Harbottle, B.J. Woodward, and K.S. Lindsay on behalf of the ABA. 2012. "Association of Biomedical Andrologists—Laboratory Guidelines for Good Practice Version 3—2012." *Human Fertility* 15(45): 156–173.

[3] World Health Organization. *Laboratory Manual for the Examination and Processing of Human Semen*. 5th ed. Cambridge: Cambridge University Press, 2010.

第 6 章

精子图、Makler 室、Neubauer 室、CASA 系统

Spermiogramm, Makler Chamber, Neubauer Chamber, CASA

Verena Nordhoff·著 王辰茜 张 蕾·译

所需设备

- 立体显微镜（20 倍和 40 倍物镜、加热板）。
- 使用 HEPES 或 MOPS 缓冲培养基时，不含 CO_2 的培养箱（37 ℃），或使用培养基加入 5% CO_2 的培养箱。
- 圆底无菌管（如 9 mL 或 13 mL 试管）。
- 离心机（台式离心机）。
- 移液管设备。
- 细胞计数装置。
- 加热块。
- 计数室：
  - Makler 室。
  - Neubauer 室。
  - CASA 系统的其他一次性室。
- 手套（无粉）。
- CASA 系统。
- 实验室手册和（或）计算机系统或文档编制程序。

前一天准备

- 精子制备介质（HEPES 或 MOPS 缓冲液，加热，加气）。
- 世界卫生组织（WHO）推荐的稀释缓冲液（用于 Neubauer 室）。

当天准备

- 将所有加热设备预热到适当的温度。
- 用 Aqua Bidest 水清洗 Makler 和 Neubauer 室，并干燥（无须使用一次性室，如 Leija 室）。
- 将 Makler 室和 Neubauer 室置于 37 ℃ 的加热设备上。
- 天然射精及使用上游法或密度梯度离心法准备的精子（确切准备参见 WHO 手册）可用于两个腔室。
- 将精子制备样品保存在培养箱中。

使用 Makler 室

- **注意**：WHO 不建议 Makler 室用于任何精子样本的分析，无论是浓度分析还是活力分析，也不建议将其用于形态学分析。
  - 由于所评估的体积太低，所以不能正确评估浓度。
  - 对于活力，准备好 20 μm 深度的湿准备，检查三种运动类别 [进行性（=PR）、非进行性（=NP）和静止性（=IM）]，并遵循 WHO 手册（2010）的规则。
  - 对于形态学，请遵循 WHO 手册（2010）的规则，并使用规定的染色溶液和所描述的方法；这是必需的，因为一个标准的样本不能在没有染色的情况下进行形态学评分！
- 佩戴手套。
- 确认患者姓名和材料。
- Makler 室的厚度为 10 μm，盖子提供了一个带有 10×10 个正方形的网格（每个正方形为 100 μm × 100 μm）。
- 在预热过的 Makler 室中滴约 5 μL 精液（在加入精液前混合样品）：
  - 如果精子样本密度过密而无法进行分析，则可以用精子制备培养基稀释样品（**注意**：在显示结果时，应考虑稀释系数）。
- 用相应的标有刻度的盖子覆盖（这样就形成了一个室，里面只包含一层精子，以便更好地计数）。
- 不要等待太久，避免样品干燥。
- 为了测量浓度，计数 10 μm² 中的精子头部（而不是尾部），这个数字 X 代表精子的浓度，每毫升数百万。

- 对于少精症样本，计算所有 100 μm²，并添加到生成的数字 "00.000" 中，这就给出了每毫升精子的浓度。
- 如果活动精子的计数太困难，可以将样品放在热水（60 ℃）中固定它们。
- 对于活动性评估，首先在确定数量的方块中（在网格中间的 9～16 个）计算静止精子的数量，然后在同一方块中计算静止精子的数量，并根据 WHO 类别对其进行分类。
  - 在几个区域重复这个步骤以获得更高的可靠性。
  - 以百分比计数所有精子。
- 记录发现。

Neubauer 室的准备

- **注意**：Neubauer 室只能用于 WHO 手册（2010）的浓度分析，不建议用于活力和形态分析。
  - 对于活力，准备好 20 μm 深度的湿准备，检查三种运动类别（PR、NP 和 IM），并遵循 WHO 手册（2010）的规则。
  - 对于形态学，请遵循 WHO 手册（2010）的规则，并使用规定的染色溶液和所描述的方法；这是必需的，因为一个标准的样本不能在没有染色的情况下进行形态学评分！
- 佩戴手套。
- 注入 Neubauer 室，把盖子放在室的中间，直到牛顿环可见（重要的是，上室和下室没有正确的体积）。
- 两个室，一个在顶部，一个在底部。
- 根据患者姓名确认患者和材料。
- 根据 WHO 的建议，用缓冲液稀释精子样本以固定精子以更好地计数（在显示结果时需要考虑这种稀释）。
- 将 10 μL 固定精子分别注入上、下腔。
- 将 Neubauer 室放置在加热块上 2～5 分钟，直到精子样本沉淀下来（由于样本可能会干燥，所以不要再等待一段时间）。
- 将 Neubauer 室放置在显微镜台上，观察中间网格（No.5；具体图片请参见 WHO 手册）。
- 开始计算 No.5 网格中的精子；这个网格再次被划分为 25 个方块，每个方块有 3 条围绕 16 个较小方块的线。
- 只计算带有头部和尾部的完整精子。
- 头部的位置很重要，而不是尾巴的位置。
- 一个正方形的边界是这三条线的中间部分。
- 只有当头部的大部分位于两条线之间时，才能计算精子。
- 避免计数相同的精子，如计算 L 形边界上的精子（这意味着只计算左边和中间线上较低的精子）。
- 在下、上室中至少计数 200 个精子（即 2 × 200 个精子）。
- 在实验室手册中显示检测结果，并根据稀释度计算最终浓度（正确计算详见 WHO 手册表）。

使用 CASA 系统分析

- 市场上有不同的 CASA 系统，要么是连接到一个标准的显微镜上，要么是有一个内置的显微镜。
- 系统可用于测定浓度、活力和形态。
- 启动 CASA 系统并预热室。
- 为 CASA 制造商提出的室配备所需体积的精子样本。
- 将相应的室放入机器中，并按照制造商的协议进行分析。
- 显示结果并将其存储在计算机驱动器上或将结果记录在实验室手册中。

参考文献

[1] World Health Organization. *Laboratory Manual for the Examination of Human Semen*. 5th ed. Cambridge: Cambridge, University Press, 2010.

第 7 章 精子生存能力测试
Sperm Viability Testing

Markus Montag·著 | 王辰茜 张蕾·译

精子活力测试中的应用可能性

- 开始辅助生殖治疗前,在弱精症病例中进行诊断性精子评估。
- 弱精症患者的睾丸活检或吸出物。
- 弱精症患者的附睾吸出物。
- 在辅助生殖治疗当天的弱精。
- 逆行射精的弱精。

所有程序所需的设备

- 具有适当浓度 CO_2 的培养箱。
- 带微操作设备、加热台、40 倍镜头的倒置显微镜。
- 微注射毛细管。
- 合适的培养皿(ICSI 培养皿,参见第 11 章)。
- 用于培养皿准备和将精子装入培养皿的移液器设备(血清学移液管,5~10 mL;1~10 μL 移液管和管头)。
- 低渗肿胀液(HOS)。
- 二氧二甲基嘌呤。
- 连接于倒置显微镜上的激光。
- 文档编制表。

前一天准备

- 连夜加热的培养基(HEPES 或 MOPS 缓冲液,不含气体)。
- 矿物或石蜡油要连夜预热。

当天准备

- 将所有加热装置预热到适当的设定值温度。

  注意:适当的设定值温度是指在试管或培养皿中的培养基中提供正确的所需温度。

- 确保所有用于培养皿准备的材料都被适当地加热到 37 ℃。
- 用于精子操作的预热或预培养的培养皿(根据第 11 章,如果用 PVP 和卵母细胞培养液滴制备,则可用于注射)。
- 在倒置显微镜下准备进行显微操作的装置。
- 用于 HOS 试验。
  - 将 HEPES 或 MOPS 缓冲培养基与双蒸馏水 1∶1 混合制备 HOS 培养基。
  - 放入培养皿中:25~50 μL HOS 液滴,25 μL HEPES 或 MOPS 缓冲液洗涤液滴(可选:PVP 和卵母细胞注射液滴)。
- 精子柔韧性、茶碱、激光测试:
  - 用 HEPES 或 MOPS 缓冲介质准备一个(2~3)× 50 μL 液滴和一个 2 μL 小液滴的培养皿(可选:PVP 和卵母细胞培养液滴)。

低渗透膨胀介质的活性试验

- 将少量精子制剂(<5 μL)放入 HOS 培养基液滴中。
- 仔细观察精子中 HOS 反应的迹象(分类请参考 WHO 手册或原始出版物)。
- 用注射毛细血管分离 HOS 阳性精子,首先抽吸头部。
- 在洗涤液滴中释放精子,清洗 HOS 培养基。
- 将精子储存在洗涤液滴中。

通过精子弹性测试进行活力测试

- 将少量精子制剂(<5 μL)放入 50 μL 液滴中,轻轻混合。
- 用注射毛细管触摸精子的尾部,并尝试尾部弯曲。尾部灵活的精子比其他精子有更高的生存机会。

僵硬的尾部是不可存活的精子的特征。
- 用注射毛细血管分离尾部柔性精子，首先抽吸头部。
- 在小的收集液滴中释放精子。

用茶碱进行活性测试

- 将少量精子制剂（<5 μL）放入一个 50 μL 培养基液滴中。
- 加入 2.5～5 μL 的茶碱，使用精子活化培养基，轻轻混合，在加热板中孵育 5 分钟。
- 5 分钟后筛选有活力的精子（闪烁的精子尾部）。
- 用注射毛细血管分离运动精子，先抽吸头部。
- 在小的收集液滴中释放精子。

  注意：茶碱的活性在 20～30 分钟后下降。如果需要，可使用另一个 50 μL 液滴，重复精子加载和激活。

用激光进行活性测试

- 将少量精子制剂（<5 μL）放入 50 μL 液滴中，轻轻混合。
- 打开激光器。
- 将精子尾部末端的最后 1/3 定位到激光目标位置。
- 应用一个激光脉冲，脉冲长度为辅助孵化所需脉冲长度的一半（交替：将激光脉冲长度设置为导致未成熟卵母细胞透明带有 7～8 μm 开口的值）。
- 仔细观察精子尾部的卷曲反应（参考介绍激光精子治疗的相关专著）。
- 用注射毛细血管分离有反应的精子，先抽吸头部。
- 在小的收集液滴中释放精子。

ICSI 确定精子有活性

- 所有试验：分离超过用于注射的卵母细胞数量 2～3 个的精子。
- 之前的 ICSI 是从收集的液滴中收集精子，并移动到注射皿中（可选：如果培养皿是相应地准备好的，则将卵母细胞放在注射液滴中）。
- 注意事项：
  · 经低渗膨胀鉴定的活性精子在注射前应在培养基中清洗。
  · 由茶碱鉴定出的活性精子可以直接使用，或在一个单独的培养基液滴中清洗后使用。
  · 激光鉴定的活性精子可直接用于 ICSI。
  · 用 HOS 和激光检测到的活精子仍然是静止的，而茶碱则会提供可运动的精子。

参 考 文 献

[1] Aktan, T.M., M. Montag, S. Duman, H. Gorkemli, K. Rink, and T. Yurdakul. 2004. "Use of a Laser to Detect Viable but Immotile Spermatozoa." *Andrologia* 36(6): 366–369.

[2] Ebner, T., G. Tews, R.B. Mayer, S. Ziehr, W. Arzt, W. Costamoling, and O. Shebl. 2011. "Pharmacological Stimulation of Sperm Motility in Frozen and Thawed Testicular Sperm Using the Dimethylxanthine Theophylline." *Fertility and Sterility* 96(6): 1331–1336.

[3] Nordhoff, V., A.N. Schüring, C. Krallmann, M. Zitzmann, S. Schlatt, L. Kiesel, and S. Kliesch. 2013. "Optimizing TESE-ICSI by Laser-Assisted Selection of Immotile Spermatozoa and Polarization Microscopy for Selection of Oocytes." *Andrology* 1: 67–74.

[4] Ved, S., M. Montag, A. Schmutzler, G. Prietl, G. Haidl, and van der Ven H. 1997. "Pregnancy Following Intracytoplasmic Sperm Injection of Immotile Spermatozoa Selected by the Hypo-Osmotic Swelling-Test: A Case Report." *Andrologia* 29(5): 241–242.

第 8 章

精子准备：上游法、密度梯度离心法、迁移室、Zeta 法

Sperm Preparation—Swim Up, Density Gradient, Migration Chamber, Zeta Method

Thomas Ebner · 著 | 王辰茜 张 蕾 · 译

所需设备

所有精子处理技术

- 薄板流体罩（可选：清洁的工作场所）。
- 具有适当温度和 CO_2 的培养箱（可选：低氧）。
- 精子洗涤介质（用 HEPES、MOPS 或碳酸氢盐缓冲液）。
- 手术手套（无粉）。
- 18 号或 19 号针头的注射器。

上游法、密度梯度离心法、Zeta 法

- 离心机。
- 配套离心管。

迁移室

- 可消毒的精子选择器（可选：一次性选择器）。

前一天准备

所有精子处理技术

- 预热（可选：预加气）精子洗涤介质。

当天准备

所有精子处理技术

- 用非乙醇剂清洁层流罩（可选：工作场所）。
- 检查血清学检查是否阳性（可选：如果已知之前的发现，需要选择精子处理技术）。

密度梯度离心法

- 在试管底部放置 1 mL 高密度梯度。
- 覆盖 1 mL 的低密度梯度（可选：用高密度梯度覆盖低密度梯度）。
- 预热（可选：预加气）密度梯度。

精子准备

所有精子处理技术

- 确定患者。
- 提供无菌精子收集容器。
- 佩戴手套。
- 将容器保持于室温（可选：培养箱）。
- 液化控制（15 分钟内）[可选：如果液化延迟（>60 分钟），请使用机械（针）或酶（菠萝蛋白酶）方法进行辅助]。
- 根据所选择的方法，转移液化精液至试管或选择器中。用液化精液覆盖密度梯度。
- 用不含乙醇的洗涤剂清洁工作场所。

上游法

- 向标本中加入 1.5 mL 体积的预热精子洗涤介质（可选：精液 1:1 稀释）。
- 将精液介质悬浮液用针混匀。
- 300 g 离心 8～10 分钟。
- 去掉上清液。
- 0.5～1 mL 预热精子洗涤介质重悬浮（可选：计算精子的数量和预热过的精子洗涤介质的适应体积）。
- 重复离心步骤。
- 小心地去除多余的上清液，留 100～300 μL 覆盖层（取决于计划的辅助生殖技术）。
- 使用在上清液中聚集的有活力的精子。

密度梯度离心法

- 将 1 mL 精液置于 2 mL 预热密度梯度上。
- 300～400 g 离心 15～30 分钟。
- 去除大部分含有密度梯度的上清液，以及胶状体和黏液链。
- 在新鲜的预热过的精子洗涤介质中重新悬浮精子。
- 200 g 离心 10 分钟。
- 重复最后两个步骤。
- 重新悬浮有活力的精子以供使用。

Zeta 法

- 一个离心管加正电荷（如在乳胶手套中简单旋转

几次试管）。
- 将精液放在带正电荷的试管中（体积取决于精子数量）。
- 将成熟的带负电荷的精子放入带正电荷的试管（1分钟）。
- 200 g 离心 10 分钟。
- 倒置试管，去掉未黏附的精子和其他污染物。
- 用精子洗涤液冲洗试管，收集黏附的精子以供使用。

迁移室
- 打开消毒后的迁移室（可选：一次性室）。
- 分别用液化的精子和精子洗涤介质填充迁移室。

注意：两个隔间无接触。
- 使两个隔间接触（如在腔室中放置一个插入环）。注意无菌。
- 检查含有精液的精子洗涤介质是否有污染。
- 让精子迁移到含有精子洗涤介质的隔间中，培养 30～60 分钟。
- 中断培养基（含有聚集的活性精子）和精液之间的接触。
- 检查活性精子浓度。
- 可选：如果精子稀释度过高，用离心方法浓缩 200 g 10 分钟。

参 考 文 献

[1] Chan, P.J., J.D. Jacobson, J.U. Corselli, and W.C. Patton. 2006. "A Simple Zeta Method for Sperm Selection Based on Membrane Charge." *Fertility and Sterility* 85: 481–486.

[2] Ebner, T., O. Shebl, M. Moser, R.B. Mayer, W. Arzt, and G. Tews. 2011. "Easy Sper m Processing Technique Allowing Exclusive Accumulation and Later Usage of DNA-Strandbreak-Free Spermatozoa." *Reproductive Biomedicine Online* 22: 37–43.

[3] Said, T.M. and J.A. Land. 2011. "Effects of Advanced Selection Methods on Sperm Quality and ART Outcome: A Systematic Review." *Human Reproduction Update* 17: 719–733.

[4] Seiringer, M., M. Maurer, O. Shebl, K. Dreier, G. Tews, S. Ziehr, G. Schappacher-Tilp, E. Petek, and T. Ebner. 2013. "Efficacy of a Sperm-Selection Chamber in Terms of Morphology, Aneuploidy and DNA Packaging." *Reproductive Biomedicine Online* 27: 81–88.

[5] World Health Organization. *Laboratory Manual for the Examination and Processing of Human Semen*. 5th ed. Geneva: WHO Press, 2010.

第 9 章 利用透明质酸结合的方法选择精子
Sperm Selection Using Hyaluronan Binding

Denny Sakkas·著 | 王辰茜 张 蕾·译

所需设备

- 附带加热板的立体显微镜。
- 培养皿所需加热块。
- 用于分配介质、PVP 和精子样本的移液管设备（处理移液管或 5~20 μL 移液管 + 管头）。
- ICSI 所需高功率倒置显微镜。
- 手套（无粉）。
- 标签和记录文件。
- 透明质酸筛选精子注射（PICSI）精子选择培养皿（生理胞质内精子注射）。
- 可溶性透明质酸溶液。

附加方案

- 精子制备方案。
- ICSI 方案。

精子选择

- 确认患者精子样本，透明质酸酶处理后的卵子和患者记录。这种技术只对之前与透明质酸结合率较低的患者适用。
- 亲自确认培养皿、精子样本和患者文档匹配。
- 准备透明质酸培养皿（PICSI 或可溶性透明质酸溶液）。

PICSI 培养皿的准备

- 在 PICSI 培养皿中加入 10 μL HEPES 缓冲的人输卵管液（HTF）培养基，加入至少 5 mg/mL 的血清蛋白，以补充透明质酸点。
- 这 3 个透明质酸点需要在手术前至少 5 分钟进行水合。
- 在盘子的下部放置一滴 PVP 液作为精子收集液滴。
- 用于执行 ICSI 程序的液滴也可以放置在同一个培养皿中。
- 用油覆盖培养皿。

可溶性透明质酸溶液培养皿的准备

- 将 10 μL 可溶性透明质酸溶液细长滴在盘子中间。
- 将一个细长的 PVP 液滴或 HEPES 缓冲介质液滴放置在 90° 处，对着透明质酸液滴的中间。
- 另外，用于执行 ICSI 程序的液滴也可以放置在同一个培养皿中。
- 用油覆盖培养皿。

精子捕获 PICSI 培养皿

- 加入一滴精子，其数量取决于要使用的精子样本的浓度。在准备前，检查浓度是否足以选择精子。为了进行更好的选择，需要确保精子浓缩在这三滴中。过多的精子也会使选择变得困难。
- 根据观察到的结合量，让精子孵育 5~30 分钟。
- 5 分钟后首先观察精子，观察是否已经迁移到透明质酸点和是否附着。设置为正常执行 ICSI 程序。
- 当结合的精子没有进度而尾部跳动剧烈时，就可以被识别出来。
- 一旦确定了结合的精子，就从透明质酸点的中心取出结合的精子。精子头部会附着，尾部会在原地移动。
- 将精子放入 PVP 收获液滴中，重复这个过程，直到精子数量大约是 ICSI 病例中卵子数量的 2 倍。

在可溶性透明质酸溶液中捕获精子

- 将精子添加到 PVP 中，或在远离透明质酸液滴一侧的中等液滴中。
- 将 PVP 或介质液滴与透明质酸液滴连接。

- 根据浓度和活力，将精子孵育 5～10 分钟。
- 进入透明质酸液滴并与透明质酸结合的精子会缓慢地向前移动或静止不动。
- 定位跳动的精子，用微管取出，放入 PVP 中，重复这个过程，直到你的精子数量大约是 ICSI 病例中卵子数量的 2 倍。

与 PICSI 培养皿有关的可能出现的问题

- 在选择 ICSI 的精子时，使用正常的搜索条件。
- 精子在水滴中孵化的时间越长，结合能力就越强。然而，这可能会导致过多的精子结合，并且更难选择真正跳动的精子。
- 如有必要，允许低浓度的标本孵育较长时间。
- 避免从水滴的边缘取出精子，因为有时很难确定它们是否真的跳动。
- 精子在 30 ℃时与透明质酸点结合。随着温度的升高，游动活力会增加，可以克服结合力。
- 随着时间的推移和温度的升高，透明质酸点的边缘可能会离开盘子。透明质酸点的中心将保持附着，精子仍然会结合。
- 对于结合率很低的标本，精子有可能不会与 PICSI 培养皿结合。让精子在培养皿中孵育较长一段时间，直到不再结合。

可溶性透明质酸溶液可能存在的问题

- 正确准备培养皿，特别是透明质酸和 PVP 或培养基液滴之间的位置。
- 活动精子的适当浓度很重要。
- 根据精子头部透明质酸结合位点的数量，可以判断不同结合程度。这反映在运动性的变化上，从静止的运动到轻微向前的运动。最好的策略是观察精子从 PVP 或介质部分转移到透明质酸部分。

参 考 文 献

[1] Huszar, G., C.C. Ozenci, S. Cayli, Z. Zavaczki, E. Hansch, and L. Vigue. 2003. "Hyaluronic Acid Binding by Human Sperm Indicates Cellular Maturity, Viability, and Unreacted Acrosomal Status." *Fertility and Sterility* 79: 1616–1624.

[2] Huszar, G., A. Jakab, D. Sakkas, C.C. Ozenci, S. Cayli, E. Delpiano, and S. Ozkavukcu. 2007. "Fertility Testing and ICSI Sperm Selection by Hyaluronic Acid Binding: Clinical and Genetic Aspects." *Reproductive Biomedicine Online* 14: 650–663.

[3] Jakab, A., D. Sakkas, E. Delpiano, S. Cayli, E. Kovanci, D. Ward, A. Revelli, and G. Huszar. 2005. "Intracytoplasmic Sperm Injection: A Novel Selection Method for Sperm with Normal Frequency of Chromosomal Aneuploidies." *Fertility and Sterility* 84: 1665–1673.

[4] Parmegiani, L., G.E. Cognigni, S. Bernardi, E. Troilo, W. Ciampaglia, and M. Filicori. 2010. "'Physiologic ICSI': Hyaluronic Acid (HA) Favors Selection of Spermatozoa Without DNA Fragmentation and with Normal Nucleus, Resulting in Improvement of Embryo Quality." *Fertility and Sterility* 93: 598–604.

[5] Worrilow, K.C., S. Eid, D. Woodhouse, M. Perloe, S. Smith, J. Witmyer, K. Ivani, C. Khoury, G.D. Ball, T. Elliot, and J. Lieberman. 2013. "Use of Hyaluronan in the Selection of Sperm for Intracytoplasmic Sperm Injection (ICSI): Significant Improvement in Clinical Outcomes—Multicenter, Double-Blinded and Randomized Controlled Trial." *Human Reproduction* 28: 306–314.

第 10 章 体外受精

IVF—Insemination

Markus Montag·著 | 王辰茜 张 蕾·译

所需设备

- 附带加热板的立体显微镜。
- 带内置加热板的板流罩（可选：独立加热板）。
- 培养箱中加入适当百分比的 CO_2 或低 O_2（5%～7% O_2）。
- 精液移液所需移液设备（1～10 μL 移液管＋管头）。
- 手套（无粉）。
- 文档表。

前一天准备

- 含普通 IVF 培养基（含或不含油），用于 COC 培养的培养皿。

当天准备

- 按照所述方法分离 COC（参见第 4 章）。
- 按照所述方法准备精子授精（参见第 8 章）。
- 如果需要，准备一个培养皿以备受精检查（根据工作时间要求使用标准培养基或 HEPES/MOPS 缓冲培养基）。
- 准备一个培养皿以备进一步受精卵培养（第 2 天使用），然后放入气体培养箱（参见第 2 章）。
- 提前在板流台进行预热加热阶段。

卵母细胞受精

- 授精最好在 COC 分离后 3～4 小时进行。
- 佩戴手套。
- 将装有准备好的精子的试管放在试管架上。
- 从培养箱中取出卵母细胞培养皿。
- 确认精子制备管和保存卵母细胞的培养皿上的患者姓名。

向卵母细胞中加入精子

- 在孔中授精：在一个孔中加入 5 万～10 万个运动精子（400～600 μL 培养基，最多 4 个 COC），移液管轻轻混合。每孔添加的精子制剂总体积应小于 25 μL。
- 在液滴中授精：向液滴中加入 5 000～10 000 个运动精子（50 μL 培养基和一个 COC）。添加的精子制剂总量应小于 5 μL。
- 过程需迅速，加入精子后不久需检查活力，并在授精后立即将培养皿移回培养箱。
- 如果有更多的盘子：一次从培养箱中取出一个盘子，一个接一个地授精。
- 在患者文档中记录授精。

为受精检查暴露

- 预先去掉受精培养皿中运动精子的百分比。
- 用一个宽的暴露微管（170 μm）轻轻去除剩余的积云细胞。
- 注意可能会暴露困难或积云细胞附着太牢固。
- 将暴露的卵母细胞放在单独的液滴或培养皿中进行受精检查（如果少于 2～3 分钟则使用普通培养基，如果需要更长时间则使用 HEPES 或 MOPS 缓冲培养基）。
- 在倒置显微镜下，用 20 倍或 40 倍物镜检查原核的数量（参见第 18 章）。
- 如果短时间授精（3～5 小时）：检查第二极体是否存在，并在第二天重新检查是否正确授精或授精 16～18 小时后两个原核是否存在。
- 将受精卵母细胞移入培养皿中进行进一步培养。
- 将培养皿放入加气的培养箱中。
- 记录受精过程。

参 考 文 献

[1] Hall, J., and S. Fishel. 1997. "In Vitro Fertilization for Male Infertility: When and How?" *Baillière's Clinical Obstetrics and Gynaecology* 11: 711–724.

[2] Nel-Themaat, L., T. Elliott, C.C. Chang, G. Wright, and Z.P. Nagy. Conventional IVF Insemination. In *Practical Manual of In Vitro Fertilization: Advanced Methods and Novel Devices*, edited by Z.P. Nagy et al., 297–305. New York: Springer, 2012.

第 11 章 卵胞质内单精子注射
ICSI

Thomas Freour · 著 | 王辰茜 张 蕾 · 译

所需设备

- 倒置显微镜（三维、液压或电子）和加热板（可选：层流下的倒置显微镜，放置在防震台上）。
- 具有适当浓度 CO_2 的培养箱［可选：低氧（5%～7% O_2）］。
- 预热过的细胞培养皿（加热板/温培养箱）。
- 用于卵母细胞和精子处理的移液管设备（Stripper+ 130 μm 管头，20 μL 和 100 μL 移液管+管头）。
- 握持和注射微管。
- 文档表。
- 可选：手套（无粉）。

前一天准备

- PVP 或减缓精子生长的替代产品。
- 注入介质，含油或不含油（充气）。
- 注射后进行后续培养的胚胎培养基。

当天准备

- 将所有加热设备预热到适当的温度（可选：打开层流罩，以稳定气流，避免湍流）。
- 确保所有与精子和卵母细胞接触的所需材料都被适当地加热到 37 ℃（或使培养基达到 37 ℃的任何温度）。
- 准备 ICSI 培养皿。
- 准备胚胎培养皿［可选：在与配子一起使用前，先用特定的冲洗介质（或培养基）冲洗所有预热过的实验室用具］。

精子的选择和固定化

- 可选：佩戴手套（无粉）。
- 根据最安全的程序确定患者姓名和生日对应的患者和材料。
- 将含有精子制剂的试管放在工作台上，并在 ICSI 培养皿中倒入几滴上清液。调整精子浓度，以避免延迟找到活的精子。与减缓精子生长的半流体溶剂混合（可选：用油覆盖）。
- 将一个或几个成熟的暴露卵母细胞放在培养皿另一端的小的个体微滴注射培养基中。用预热和充气后的油覆盖。为了使整个培养皿中保持 37 ℃的温度，需要高度注意确保工作流程快速且安全，这主要是因为卵母细胞对次优温度和大气变化的敏感性非常高，避免迅速导致减数分裂中纺锤体混乱。根据精子浓度的不同，精子的选择可能需要不同的时间，同时应该适应放置在培养皿中的卵母细胞的数量。
- 在 400 倍放大下根据活力和形态选择活性精子。
- 可选：使用透明质酸溶液选择成熟精子（PICSI 或可溶性透明质酸）。
- 可选：使用极高放大倍数来选择形态最好和头部细胞质中液泡最少的精子（卵胞质内形态学筛选精子注射，IMSI）。
- 可选：如果只有静止的精子细胞可用，则使用 HOS 测试或激光或激活剂来识别活性精子（参见第 7 章）。
- 使用垂直于精子轴的注射移液管的尖刺，通过对鞭毛施加明显的机械压力来固定选定的精子，允许膜通透。
- 避免接触靠近中段的中心粒，试着按压鞭毛的中部。
- 如果细胞破裂，头部和尾部分开，则需要丢弃。
- 用注射移液管的尾部轻轻地刺激精子细胞，使其头部非常靠近注射移液管的末端（可选：先用头部刺激精子细胞。在一些研究中，这样可以导致相同的受精率)。
- 将移液管移至含有卵母细胞的一个微液滴中。

胞质内注射

- 运用保持移液管的吸力,将卵母细胞固定在12点或6点的极体上(可选:使用光学系统来可视化减数分裂过程中的纺锤体)。
- 理想情况下,卵母细胞的底部应该接触到盘子的底部。确保吸力足以避免在精子注射过程中卵母细胞的任何不自主运动。
- 聚焦于卵母细胞的细胞质边缘,关闭注射移液管,确保移液管和精子在同一聚焦平面上。
- 轻轻地将注射移液管直接穿过透明带,然后持续向前移动,直到接触到细胞质膜。后者会因为其弹性而变形和抵抗,直到当移液管大约到达细胞中心时突然破裂,使移液管真正进入细胞质,仍然以同样方式连续运动。
- 在破膜后,少量的细胞质内容物最终会进入注射移液管,并应非常轻地放回细胞质中。这种抽吸后再排出一些细胞质内容物的方式有利于受精。
- 将移液管的末端大致移动到卵浆的中心。如果膜黏在注射移液管上,那么需要越过卵质中心,以便膜恢复最初的形状,但绝对避免接触卵质的另一侧。

- 轻轻地排出精子,确保它已经完全从移液管中排出。
- 轻轻地将移液管移出卵质,确保精子还在细胞质中,并且不会黏上移液管。
- 卵母细胞在整个手术过程中不应该移动,除非操作计划有误。
- 从移液管中释放卵母细胞。
- 使用传统的移液管和尖端,将卵母细胞移动到胚胎培养皿中,无论是在单个微滴中还是在分组培养孔中。
- 再次检查患者姓名,并将培养皿放回充气培养箱中(可选:至新的培养箱)。
- 如果其他卵母细胞仍需要微注射,重复同样的设置和程序(可选:当一系列卵母细胞完成后,可以使用相同的注射培养基微滴和相同的精子悬液将来自同一队列的新卵母细胞放置在同一培养皿中。然而,只有当程序足够快,并在充分控制的温度和大气条件下进行,以使整个过程中的环境稳定时,才应考虑这一点。用油覆盖培养皿有助于稳定培养基中的温度和气体。还可以准备多个ICSI培养皿,以缩短卵母细胞在培养箱外暴露在次优培养条件下的时间)。
- 一旦操作完成,用通过胚胎测试的非乙醇剂清洁显微镜和工作台。
- 准备下一个ICSI。

参 考 文 献

[1] Dumoulin, J.C.M. et al. 2001. "Embryo Development and Chromosomal Anomalies After ICSI: Effect of the Injection Procedure." *Human Reproduction* 16(2): 306–312.

[2] Gardner, D.K., A. Weissman, C.M. Howles, and Z. Shoham. *Textbook of Assisted Reproductive Technologies*, 4th ed. Boca Raton, FL: CRC Press, 2012.

[3] Joris, H. et al. 1998. "Int racytoplasmic Sperm Injection: Laboratory Setup and Injection Procedure." *Human Reproduction* 13(S1): 76–86.

[4] Woodward, B.J. et al. 2008. "A Comparison of Headfirst and Tailfirst Microinjection of Sperm at Intracytoplasmic Sperm Injection." *Fertility and Sterility* 89(3): 711–714.

第 12 章

卵母细胞体外成熟培养：卵丘-卵母细胞复合体的分离和培养

Oocyte In Vitro Maturation—Isolation of COCs and Culture for Maturation

Mariabeatrice Dal Canto, Giovanni Coticchio · 著　王辰茜　张 蕾 · 译

原则

- 该程序涉及在接受卵母细胞体外成熟培养（IVM）治疗的女性收集的卵泡液中发现的 COC 的恢复。
- 根据女性是否暴露于轻度的促卵泡激素（FSH）启动和（或）人绒毛膜促性腺激素（HCG）触发，卵母细胞应该在不同的成熟阶段收集，因此可能需要不同的培养条件和成熟时间。
- 因此，一旦发现不同类型的 COC 并从卵泡液中收集到，就应单独培养。

设备和材料

- 层流罩或体外受精室，内置附带加热板的立体显微镜。
- 试管加热块。
- 含 5% CO_2 或 95% 空气的 37 ℃培养箱。
- IVM 培养基。
- HEPES 缓冲冲洗介质。
- r-FSH 储存溶液（7.5 U/mL）。
- HCG 储存溶液（100 U/mL）。
- 中心孔和 4 孔细胞培养皿。
- 60 mm 培养皿。
- 35 mm 培养皿。
- 15 mL 锥形管。
- 50 mL 烧瓶。
- 巴斯德移液管。
- 20 mL 注射器。
- 70 μm 细胞过滤器。
- P100 移液管和无菌管头。
- 无粉手套。
- 文档材料。

恢复前一天准备（第 2 天）

- 在培养箱中预平衡添加合成血清的 IVM 培养基。

恢复当天上午的准备（第 1 天）

- 向每毫升预平衡蛋白补充的 IVM 培养基中加入 10 μL r-FSH 储存溶液（7.5 U/mL）和 1 μL HCG 储存溶液（100 U/mL）。这种介质称为"最终的 IVM 介质"。
- 对于每天采集的每个 IVM 卵母细胞，将补充的 IVM 培养基分配在中心孔培养皿（500 μL）和 4 孔培养皿（每孔 500 μL）中。中心孔和 4 孔培养皿将分别用于培养分散和聚集的 COC。如果患者没有暴露于 HCG，将不会收集扩大的 COC，因此将不需要准备中心孔培养皿。准备好后，将中心孔和 4 孔培养皿放入培养箱中以备使用。
- 在冲洗培养基中补充肝素（最终浓度为 20 U/mL），加至两个 50 mL 的烧瓶（每个卵巢一个），并在 37 ℃下加热。收集滤泡液将需要这种介质。

COC 收集（第 1 天）

- 复核患者的编码、姓名等信息。
- 将含有补充肝素的冲洗培养基的烧瓶提供给协助临床医生进行卵母细胞提取过程的工作人员。
- 一旦从手术室送出卵泡（在 50 mL 烧瓶中），准备一个 35 mm 的培养皿，配有 2 mL 的冲洗介质，覆盖 2 mL 的矿物油。这个培养皿称为"洗涤培养皿"。
- 用补充肝素的冲洗培养基填充两个 20 mL 注射器。
- 用过滤器过滤收集瓶中的材料，然后用 2～3 mL 添加肝素的冲洗介质清洗过滤器保留的材料。

- 将过滤器倒置于一个 60 mm 的培养皿中。用两个注射器中含有肝素补充的冲洗介质的注射器清洗过滤器的壁和底。
- 将过滤器放入另一个培养皿后，重复上述清洗步骤，并通过立体显微镜检查所有材料是否已从过滤器中释放出来。
- 通过立体显微镜观察释放到 60 mm 培养皿中的物质，识别 COC 并将其转移到洗涤培养皿中。
- 重复上述步骤，收集第 2 个 50 mL 烧瓶中的材料。
- 分别转移中心孔和 4 孔培养皿中包含的预平衡后最终的 IVM 培养基中的分散和聚集的 COC。
- 将培养皿置于培养箱中，分别培养分散和聚集的 COC 各 6 小时和 30 小时。
- 记录收集到的卵母细胞的数量和类型，以及采集的时间和成熟的开始时间。
- 分别成熟 6 小时和 30 小时后，用酶促和物理方法操纵分散和聚集的 COC，使之从周围的卵丘细胞中释放卵母细胞。按照 ICSI 循环中通常使用的程序执行此步骤。
- 去除积云细胞后不久，ICSI 形态正常的卵母细胞受精，显示出受挤压的极体。上述步骤表明，分散 COC 衍生的成熟卵母细胞将在第 1 天被微注射，而聚集 COC 获得的体外成熟卵母细胞将在第 0 天被微注射。
- 根据在 ICSI 循环中通常应用的程序进行体外成熟后的步骤（ICSI、受精检查、胚胎培养等）。

参考文献

[1] Dal Canto, M., F. Brambillasca, M. Mignini Renzini, G. Coticchio, M. Merola, M. Lain, E. De Ponti, and R. Fadini. 2012. "Cumulus Cell-Oocyte Complexes Retrieved From Antral Follicles in IVM Cycles: Relationship Between Cocs Morphology, Gonadotropin Priming and Clinical Outcome." *Journal of Assisted Reproduction and Genetics* 29: 513–519.

[2] Fadini, R., M.B. Dal Canto, M. Mignini Renzini, F. Brambillasca, R. Comi, D. Fumagalli, M. Lain, M. Merola, R. Milani, and E. De Ponti. 2009. "Effect Of Different Gonadotrophin Priming on IVM of Oocytes From Women with Normal Ovaries: A Prospective Randomized Study." *Reproductive Biomedicine Online* 19: 343–351.

第13章 人工卵母细胞激活
Artificial Oocyte Activation

Markus Montag·著 | 王辰茜 张蕾·译

重要说明

- 人工卵母细胞激活（AOA）可用于完全受精失败或在ICSI治疗周期中受精率极低的情况。
- AOA模拟了由精子PLCzeta触发的细胞内钙的最初上升，而不是人类卵母细胞生理激活的波动。
- 卵母细胞活化中的精子缺陷可以通过小鼠卵母细胞活化试验来评估。
- 在以前的标准体外受精周期中，低受精或无受精并不意味着实施AOA。
- 该技术不应用于标准的体外授精或试图提高总受精率。
- 目前应用的方案被认为是实验性的，患者必须知情同意。

所需设备

- 有内置立体显微镜的板流罩和加热板，或有加热台的独立立体显微镜。
- 培养箱中加入适当浓度的CO_2或低O_2（5%～7% O_2）。
- 卵母细胞活化的预孵育细胞培养皿（气体培养箱）。
- 进一步培养所需的预培养细胞培养皿（气体培养箱）。
- 培养皿制备所需移液管设备。
- 人工卵母细胞活化溶液（优先即用溶液）。
- 卵母细胞处理设备。
- 手套（无粉）。
- 文档表。

前一天准备

- 连夜预热的矿物油。
- ICSI和AOA（气体培养箱）培养的细胞培养皿。

当天准备

- 将所有加热装置预热到适当的设定值温度，并目测达到设定值。

  注意：适当的设定温度是指保持试管或培养皿中的培养基准确的要求温度。

- 确保所有用于准备培养皿的材料都适当加热到37 ℃。
- 使用前4～6小时准备卵母细胞活化培养皿：2滴AOA溶液（每滴30～50 μL）和6滴洗涤培养基（每滴30～50 μL），并用预热后的油覆盖或在CO_2中至少培养4小时。
- 前一天准备完或第二天使用前准备好标有患者姓名的标签。

用现成的钙离子载体溶液（A23187）激活卵母细胞

- ICSI后立即实施AOA。
- ICSI后，将ICSI培养皿放在立体显微镜的加热台上。
- 从培养箱中取出卵母细胞活化培养皿，放在ICSI培养皿旁边。
- 用处理移液管将卵母细胞从ICSI培养皿转移到卵母细胞激活培养皿中的第一个AOA液滴中。
- 用移液管吸取和排出，并立即将卵母细胞放入第二滴AOA液中。
- 将卵母细胞活化培养皿置于CO_2培养箱中培养10～15分钟。
- 在10～15分钟后取出培养皿，放在立体显微镜的加热台上。
- 用少量洗涤液滴填充处理移液管。

- 用培养基覆盖卵母细胞，用处理移液管吸取卵母细胞，在同一个培养皿中用培养基彻底洗涤。
- 从培养箱中取出标准培养皿。
- ICSI 后将卵母细胞转移到标准培养皿中进行培养（现在检查准备好的培养皿或标签上的患者姓名）。
- 标记每个孔或培养皿的卵母细胞数量。
- 将培养皿放入 CO_2 培养箱中，正常培养至 ICSI 后 16~18 小时受精检查。
- 如需要，使用非乙醇制剂（如季氨）清洁台面。

重要说明

- 一个卵母细胞活化培养皿可同时用于 12~16 个卵母细胞。
- 卵母细胞活化皿只能使用一次，且仅对一个患者使用。
- 如果注射一名患者所有的卵母细胞所需的时间超过 30 分钟，则应在注射第一个卵母细胞后 30 分钟内激活第一批卵母细胞。
- 如果需要更多卵母细胞或更多次激活，请根据需要准备卵母细胞激活培养皿。
- AOA 并不一定会导致受精率与标准的 ICSI 病例一样高。
- 如果有 AOA，但所有的卵母细胞都没有受精，那么这个潜在的问题很可能与卵母细胞内的一种 AOA 无法克服的缺陷有关。这只能通过使用精子或精子提取物的鼠卵激活试验（MOAT）来评估。

修订协议

- AOA 也被描述为使用离子霉素活化溶液（细胞培养测试后的 DMSO 中的 1 mmol/L 离子霉素），在预培养细胞培养基前立即稀释到 10 μmol/L。
- 离子霉素 AOA 连续两个步骤进行：第一次激活程序在 ICSI 后 30 分钟，在离子霉素激活溶液中孵育 10 分钟，30 分钟后再第二次激活 10 分钟。
- 在每个激活步骤之前、期间和之后，对卵母细胞的处理都按照标准的现成钙离子载体溶液进行。

参考文献

[1] Ebner, T., M. Köster, O. Shebl, M. Moser, H. Van der Ven, G. Tews, and M. Montag. 2012. "Application of A Ready-to-Use Calcium Ionophore Increases Rates of Fertilization and Pregnancy in Severe Male Factor Infertility." *Fertility and Sterility* 98: 1432–1437.

[2] Ebner, T., M. Montag, Oocyte Activation Study Group, M. Montag, K. Van der Ven, H. Vander Ven, T. Ebner, O. Shebl, P. Oppelt, J. Hirchenhain, J. Krüssel, B. Maxrath, C. Gnoth, K. Friol, J. Tigges, E. Wünsch, J. Luckhaus, A. Beerkotte, D. Weiss, K. Grunwald, D. Struller, and C. Etien.2015. "Live Birth After Artificial Oocyte Activation Using a Ready-to-Use Ionophore: A Prospective Multicentre Study." *Reproductive Biomedicine Online* 30: 359–365.

[3] Ebner, T., P. Oppelt, M. Wöber, P. Staples, R.B. Mayer, U. Sonnleitner, S. Bulfon-Vogl, I. Gruber, A.E. Haid, and O. Shebl. 2015. "Treatment with Ca^{2+} Ionophore Improves Embryo Development and Outcome in Cases with Previous Developmental Problems: A Prospective Multicenter Study." *Human Reproduction* 30: 97–102.

[4] Montag, M., M. Köster, K. van der Ven, U. Bohlen, and H. van der Ven. 2012. "The Benefit of Artificial Oocyte Activation is Dependent on the Fertilization Rate in a Previous Treatment Cycle." *Reproductive Biomedicine Online* 24: 521–526.

[5] Vanden Meerschaut, F., L. Leybaert, D. Nikiforaki, C. Qian, B. Heindryckx, and P. De Sutter. 2013. "Diagnostic and Prognostic Value of Calcium Oscillatory Pattern Analysis for Patients with ICSI Fertilization Failure." *Human Reproduction* 28: 87–98.

第 14 章

冷冻保存：睾丸取精术和显微附睾精子抽吸术
Cryopreservation—Sperm TESE and MESA

Borut Kovačič·著 | 王辰茜 张 蕾·译

低温保存或解冻所需的设备

- 层流罩，内置立体显微镜。
- 自粘标签打印机。
- 试管密封系统（Syms Ⅲ，冷冻生物系统，CBS）。
- 处理钳。
- 带吸管支架的液氮容器（可选：用于控制冷却的可编程慢冻系统）。
- 低温储罐。

冷冻保存当天准备

- CBS 高安全度的睾丸样本试管。
- CBS 高安全性的 0.5 mL 填充喷嘴的附睾样本吸管。
- 吸管抽吸装置。
- CBS 吸管所需试管和量杯或 CBS 试管所需冷冻罐。
- ICSI 培养皿。
- 试管（5 mL）。
- 巴斯德移液管（3 mL，大开口）。
- 手术刀（大号）。
- 手套（无粉）。
- 室温下的 HEPES 或 MOPS 缓冲精子制备培养基（SPM）。
- 液态石蜡。
- 室温下的精子超低温保存培养基（CPM）。
- 固定溶液（如 Bouin 固定剂）。
- 文档。

睾丸组织制备

- 检查患者的血清学检查。
- 佩戴手套。
- 术后应立即将组织置入装有 1 mL SPM 的试管中，并用患者数据正确标记。
- 当取出更多的组织片时，分别处理每一块碎片。
- 将试管中的内容物倒入培养皿中。
- 如果样本有血，将组织转移到另一盘子中加入新鲜 SPM（0.5～1 mL）。
- 如果样本带有血液，则将组织转移至另一个装有新鲜 SPM（0.5～1 mL）的培养皿中。
- 用手术刀切一小块组织，放入装有 Bouin 固定剂的试管中进行细胞病理学检查，并用患者数据标记试管。
- 用两把手术刀，将组织尽可能切成小块，然后在两个手术刀之间挤压。
- 用巴斯德移液管从培养皿中抽出几乎所有的组织或细胞悬液，并将其转移到试管中。
- 用石蜡油将培养皿中剩余的悬浮液覆盖，并在 200 倍的显微镜下评估精子的存在。
- 评估每个显微镜视野的精子浓度（如每 5 个视野有 1 个精子）、精子形态（正常或无定形）、成熟度（存在精子尾巴、细胞质液滴）和活力（是或否）。

附睾样本制备

- 检查患者的血清学检查。
- 佩戴手套。
- 附睾抽吸液应直接收集到 SPM 中。
- 取一滴样本，在显微镜下评估精子是否存在及活力。
- 将剩余样品每 300 g 离心 10 分钟。
- 弃去上清液，在 0.5～1 mL 新鲜 SPM 中重悬。

冷冻保存

- 准备写有日期、患者和样本数据（或代码）的标签，并将它们贴在 CBS 的吸管或试管上。
- 测量睾丸或附睾样本的体积。
- 在含有精子溶液的试管中，以 1∶1 或 0.75∶1 的比例缓慢添加 CPM（旋转加入，需要 2～5 分钟，参见产品说明书）。
- 对于附睾样品，将 0.5 mL CBS 吸管连接到注射器上，并通过填充喷嘴填充吸管。
- 对于睾丸样本，用少量的睾丸样本填充 CBS 试管。
- 如果可能的话，一次活检或抽吸需要准备更多的吸管或试管。
- 用密封器密封吸管或试管。
- 在容器中放置一个吸管或试管架，并在容器中注入液氮，达到吸管架水平以下几厘米的高度。
- 将吸管或试管放在支架上 20 分钟，然后放入液氮中（可选：准备可编程冷冻系统，并冷却样品）。
- 渐变 1：从 22 ℃冷却至 4 ℃，速率为 -5 ℃/min。
- 渐变 2：从 +4 ℃冷却到 -80 ℃，速率为 -10 ℃/min。
- 渐变 3：快速冷却，从 -80 ℃至 -160 ℃。
- 渐变 4：将吸管或试管放入液氮中。
- 使用镊子将 CBS 吸管放置在标有相同患者代码的试管中，并将其放入储罐中。CBS 试管应该放在架子上，并移动到储罐中。
- 填写患者文件（日期、识别代码、吸管或试管数量、试管颜色、储罐中的位置）。

解冻日准备

- 高压蒸汽灭菌的无菌剪刀。
- ICSI 培养皿。
- 5 mL 试管。
- 巴斯德移液器。
- 水浴（37 ℃）。
- 次氯酸盐溶液。
- 无菌水。
- SPM。
- 液态石蜡。
- 可选：增强精子活力的化学物质（如己酮可可碱或 CE 标记的茶碱精子移动物）

解冻

- 确定冷冻罐中吸管或试管的位置，并使用患者文档中的数据验证冷冻样品的颜色、名称或识别代码（强烈建议采用双重控制）。
- 准备水浴至 37 ℃。
- 将吸管或试管从液氮中移到水浴中，放置 10 分钟。
- 用无菌次氯酸盐溶液擦拭吸管或试管，用无菌水冲洗，用无菌纱布擦干。
- 用无菌剪刀剪下吸管或试管的一端，并将内容物转移到试管中。
- 将一小滴样品放入培养皿中，石蜡油覆盖。
- 在 200 倍放大的显微镜下检查精子的存在和活力。
- 加入 SPM（5～10 倍样本体积），缓慢稀释剩余的解冻样品。
- 500 g，离心 10 分钟来洗涤样本，弃上清液，重悬。
- 为 ICSI 准备一个培养皿（可选：通过微操作直接从解冻的样本中分离出精子，并在 ICSI 前将其转移至 PVP 中）。
- 在精子完全固定的情况下，加入精子活力增强溶液。

参 考 文 献

[1] Gil-Salom, M., J. Romero, Y. Minguez, C. Rubio, M.J. De los Santos, J. Remohí, and A. Pellicer. 1996. "Pregnancies after Intracytoplasmic Sperm Injection with Cryopreserved Testicular Spermatozoa." *Human Reproduction* 11: 1309–1313.

[2] Kovačič, B., V. Vlaisavljević, and M. Reljič. 2006. "Clinical Use of Pentoxifylline for Activation of Immotile Testicular Sperm Before ICSI in Patients with Azoospermia." *Journal of Andrology* 27: 45–52.

[3] Mahadevan, M. and A.D. Trounson. 1983. "Effect of Cryoprotective Media and Dilution Methods on the Preservation of Human Spermatozoa." *Andrologia* 15: 355–366.

[4] Verheyen, G., De Croo I, H. Tournaye, I. Pletincx, P. Devroey, and A.C. van Steirteghem. 1995. "Comparison of Four Mechanical Methods to Retrieve Spermatozoa From Testicular Tissue." *Human Reproduction* 10: 2956–2959.

第15章 透明化：卵母细胞、2PN、胚胎、囊胚

Vitrification—Oocytes, 2PN, Embryos, Blastocysts

Ana Cobo, Aila Coello·著 ｜ 王辰茜 张蕾·译

原则

- 透明化作用是一种低温保存过程，通过应用高冷却速率和增加黏度，将水溶液固化成玻璃相而不形成冰晶。
- 该技术的主要缺点是使用了高浓度的低温保护剂，它可以通过化学毒性和渗透压损伤卵母细胞和胚胎。
- 新的改进允许通过使用非常小的体积来降低毒性和支持高冷却速率。
- 下面描述的程序是为冷冻机而开发的。然而，市场上存在不同的方法，建议遵循制造商的建议。

所需设备

- 冷冻机。
- 复位板。
- 冷却架（液氮苯乙烯箱）。
- 液氮。
- 贮藏罐。
- 立体显微镜、秒表或计时器、镊子、巴斯德吸液管、微吸液管和管头。

溶液

- 基础溶液（BS）由添加羟丙基纤维素（HPC）、HEPES缓冲液TCM-199制成，仅用于卵母细胞的透明化作用。
- 平衡溶液（ES）由7.5%的乙二醇（EG）和7.5%的二甲基亚砜（DMSO）组成。
- 透明化溶液（VS）由15% EG、15% DMSO和0.5 mol/L海藻糖组成。
- 解冻溶液（TS）由在WS中溶解的1.0 mol/L海藻糖组成。
- 稀释液（DS）由0.5 mol/L的海藻糖溶解于WS中组成。
- 洗涤液（WS）由添加HPC、HEPES缓冲液TCM-199制成。

透明化过程

当天准备

- 在使用前1小时，将BS、ES和VS调至室温（24~26℃）。
- 将冷却架完全装满液氮。
- 在透明化装置的手柄上写下有关患者的必要信息。

平衡步骤

卵母细胞和胚胎适合不同的程序。

用于卵母细胞

- 将20 μL BS放入第1孔，300 μL VS分别放入Repro板的第2孔和第3孔。
- 将卵母细胞（最多16个）以最小体积的培养基放置在BS孔的底部。比较卵黄周围空间的宽度和透明带的厚度并记录。
- 在之前的BS滴周围添加20 μL ES。等待3分钟。
- 轻轻地加入另一个20 μL ES，等待3分钟。
- 轻轻地加入240 μL ES，等待6~9分钟。卵母细胞的体积需要完全恢复。

用于2PN、卵裂期和囊胚

- 将300 μL ES放入第1孔，将300 μL VS分别放入Repro板的第2孔和第3孔。
- 将胚胎以最小体积的培养基放置在ES的顶部中心。
- 平衡时间如下：
  · 2PN和胚胎：10~12分钟。
  · 囊胚：12~15分钟。

透明化步骤

卵母细胞和胚胎的过程是相同的。

- 将卵母细胞或胚胎置于 VS 的表面，抽吸出其周围剩余的 ES，并去除。将卵母细胞或胚胎放在孔的底部，并继续移除它们周围剩余的 ES，以改变它们的位置。所有这些过程都必须在 30 秒内完成。
- 将卵母细胞或胚胎放置在第 2 个 VS 孔的底部。在 30 秒内，将它们移动到孔中，并去除周围的溶液。
- 将卵母细胞或胚胎置于在移液管的尖端，并将其以最小的体积放在设备条上。吸入过量的溶液，使 VS 滴最小。每个设备必须装载不超过 4 个卵母细胞或 2 个胚胎。
- 将设备直接浸入液氮中并快速移动。将装置放在液氮下，并用管帽覆盖。

回温过程

当天准备

- 加热 TS 小瓶和培养皿至 37 ℃，至少 1 小时。
- 在使用前 1 小时，将 DS 和 WS 置于室温（24～26 ℃）。
- 将冷却架完全充满液氮，然后从储罐中回收装置。使它浸于液氮中。

稀释和回温步骤

对卵母细胞和胚胎的程序是相同的。

- 在液氮下拆除管帽。将 300 μL DS 放入第 1 孔，将 300 μL WS 分别放入 Repro 板的第 2 孔和第 3 孔。
- 将全部 TS 倒入培养皿中。快速将设备浸泡在位于显微镜台上的 TS 中。不要试图在 40 秒内恢复卵母细胞或胚胎。
- 在 TS 中浸泡 1 分钟后，吸取卵母细胞或胚胎，取 1 cm TS。
- 将 TS 从移液管直接吹至 DS 孔的底部，将卵母细胞或胚胎置入 TS 层，等待 3 分钟。
- 吸取 DS 中的卵母细胞或胚胎，并加入 1 cm DS。将 DS 吹到 WS1 孔的底部，并将卵母细胞或胚胎放入 DS 层。等待 5 分钟。
- 吸取最小体积的 WS 和卵母细胞或胚胎，并将其转移到 WS2 的顶部中心。在卵母细胞或胚胎落入到 WS2 的底部后，在 WS2 中重复这一过程。
- 在 WS2 中 1 分钟后，将卵母细胞或胚胎转移到含有适当培养基的培养皿中。在 37 ℃下孵育。

储存

- 建议用蒸汽相氮气冷冻机储存。
- 虽然也允许使用传统的液氮储罐，但在储存和从液氮储罐中回收样品时，应采取更严格的安全措施，因为这些储罐不提供可以在储存温度下操作样品的工作区域。
- 在所有情况下，应在将样品从一个容器移动到另一个容器时，特别注意保持样品浸泡在液氮中，以避免任何温度变化可能引起意外的透明化失败。

注意事项

- 卵母细胞应在收集后 2 小时内透明化。
- ICSI 应在回温后 2 小时内进行。

参考文献

[1] Cobo, A., M.J. de los Santos, D. Castello, P. Gamiz, P. Campos, and J. Remohi. "Outcomes of Vitrified Early Cleavage-Stage and Blastocyst-Stage Embryos in a Cryopreservation Program: Evaluation of 3,150 Warming Cycles." *Fertility and Sterility* 98: 1138–1146.e1.

[2] Cobo, A., M. Meseguer, J. Remohi and A. Pellicer. 2010. "Use of Cryo-Banked Oocytes in an Ovum Donation Programme: A Prospective, Randomized, Controlled, Clinical Trial." *Human Reproduction* 25: 2239–2246.

[3] Rienzi, L., S. Romano, L. Albricci, R. Maggiulli, A. Capalbo, E. Baroni, S. Colamaria, F. Sapienza and F. Ubaldi. 2010. "Embryo Development of Fresh 'Versus' Vitrified Metaphase II Oocytes After ICSI: A Prospective Randomized Sibling-Oocyte Study." *Human Reproduction* 25: 66–73.

[4] Yavin, S. and A. Arav. 2007. "Measurement of Essential Physical Properties of Vitrification Solutions." *Theriogenology* 67: 81–89.

第 16 章

缓慢冷冻：原理、卵母细胞、2PN、胚胎、囊胚

Slow Freezing: Principles, Oocytes, 2PN, Embryos, Blastocysts

Etienne Van den Abbeel·著　王辰茜　张 蕾·译

原则

- 对于大多数哺乳动物细胞，包括卵母细胞和胚胎，非渗透体积已计算约为 20%。换句话说，大约 80% 的细胞体积是水。
- 冷冻生物学研究的是当温度降低到冰点以下时的水的命运。在冷冻期间，细胞面临的挑战不是它们能够承受非常低的温度（低于 −180 ℃）的储存；相反，中间温度区域（−60~−15 ℃）具有致命性，而细胞必须经历两次（一次在冷却周期期间，一次在升温期间）。
- 在细胞缓慢冷冻过程中，加入低温保护剂后，在 0 ℃以下的一定温度下，诱导细胞外冰晶形成。结果，细胞外环境中的盐的浓度增加，细胞产生渗透反应并开始脱水。
- 当细胞进一步缓慢冷却（0.3 ℃/min）至 −40~−30 ℃时，细胞达到准平衡，在注入液氮时没有细胞内冰晶形成的风险。
- 在解冻时，细胞必须迅速解冻（>300 ℃/min），以避免细胞内再结晶。

所需设备材料

- 附带加热板的立体显微镜。
- 无加热板的立体显微镜。
- 带有独立加热板的层流罩。
- 培养箱（37 ℃、适量 CO_2 和低 O_2）。
- 用于处理卵母细胞和胚胎的移液管设备。
- 用于处理和培养卵母细胞和胚胎的细胞培养皿。
- 卵母细胞和胚胎培养基也含有人血清白蛋白（0.5% w/v）（碳酸氢盐缓冲），以下称为"培养基"。
- 卵母细胞和胚胎处理培养基中也含有人血清白蛋白（0.5% w/v）（HEPES/MOPS 缓冲），以下称为"收集培养基"。
- 含 1.5 mol/L 1,2-丙二醇（卵母细胞、2PN 和胚胎冷冻）或甘油（囊胚冷冻）的冷冻培养基（以下简称"冷冻培养基 A"）。
- 含 1.5 mol/L 1,2-丙二醇（卵母细胞、2PN 和胚胎冷冻）或甘油（囊胚冷冻），含 0.2 mol/L 蔗糖或海藻糖（以下简称"冷冻培养基 B"）。
- 优先含有 0.5 mol/L、0.2 mol/L 蔗糖或收集培养基中的海藻糖的解冻培养基（以下分别称为"解冻培养基 A"和"解冻培养基 B"）。
- 收集、冷冻和解冻培养基应保存在 4 ℃的冰箱中。
- 生物冷冻机。
- 37 ℃温水浴。
- 种植钳（细胞外冰晶诱导）。
- 真空瓶。
- 液氮。
- 液氮储存容器。
- 防护手套。
- 冷冻吸管（0.25~0.30 mL）。
- 在培养皿和吸管上的患者识别设备。
- 矿物油或石蜡油。

卵母细胞、2PN、胚胎、囊胚标准冷冻程序

当天准备（冷冻细胞前 1~2 小时）

- 从冰箱（4 ℃）中取出收集和冷冻培养基，在 22~26 ℃下进行平衡。
- 准备 8 个含有 25 μL 收集培养基液滴的培养皿，用油覆盖，保持在 37 ℃。
- 用正确的患者和细胞识别方法来标记塑料冷冻吸管。

程序

- 将每个患者的培养皿从培养箱中取出，在具有加

热台的显微镜下识别培养皿中的冷冻细胞，将它们吸入含有 25 μL 收集培养基液滴（1 个细胞或液滴）的培养皿中，用油覆盖，保持 37 ℃。

- 将含有细胞的培养皿以 22～26 ℃ 培养 10 分钟。
- 将细胞吸取入冷冻培养基 A 中，在 22～26 ℃ 下平衡 10～15 分钟。
- 将细胞吸取入冷冻培养基 B 中，在 22～26 ℃ 下平衡 5 分钟。
- 将冷冻培养基 B 和细胞加入塑料冷冻吸管中。有冷冻培养基 B 的细胞位于两个气泡之间，将细胞与没有细胞的冷冻培养基 B 分开。
- 热密封冷冻吸管，并将其放置在预先设定为缓慢冷冻的生物冷冻机中。
- 生物冷冻机中的温度以 2 ℃/min 的速度从 22 ℃ 降低到 −7 ℃，在此温度下程序设置 10 分钟的预播种。然后，用液氮（LN_2）冷钳在 5 mm 气泡水平上接触吸管，手动进行播种。然后将温度以 0.3 ℃/min 的速度降至 −30 ℃，以 50 ℃/min 的速度降至 −150 ℃，然后将吸管注入 LN_2。
- 将冷冻管放入液氮储存容器中。

卵母细胞、2PN、胚胎、囊胚标准解冻程序

前一天准备
- 准备含有 8 个 25 μL 液滴培养基的培养皿，用油覆盖，保持在 37 ℃。

当天准备（在细胞解冻前 1～2 小时）
- 从冰箱（4 ℃）中取出收集和解冻培养基，在 22～26 ℃ 下平衡。

程序
- 识别患者和解冻吸管，并将其从液氮容器中移入液氮杜瓦瓶中。
- 将吸管先放在 22～26 ℃ 的层流空气柜的工作台上 30～40 秒来解冻，然后在 37 ℃ 的温水浴中摇晃吸管，直到所有的冰晶消失。
- 切开吸管后，将空吸管放入解冻培养基 A 中，在 22～26 ℃ 下平衡 5 分钟。
- 将细胞移入解冻培养基 B 中，在 22～26 ℃ 下平衡 5 分钟。
- 将细胞移入收集培养基中，在 22～26 ℃ 下平衡 5 分钟（1）。
- 将细胞移入收集培养基中，在 22～26 ℃ 下平衡 5 分钟（2）。
- 加热装有收集培养基和解冻细胞的培养皿（2）至 37 ℃，平衡 5 分钟。
- 将细胞吸入含有 37 ℃ 温培养基的培养皿中。
- 在有加热台的显微镜下评估细胞的形态学存活。
- 将装有细胞的培养皿放入培养箱中。

参 考 文 献

[1] Borini, A. et al. 2010. "Multicenter Observational Study on Slow Cooling Oocyte Cryopreservation: Clinical Outcome." *Fertility and Sterility* 94: 1662–1668.

[2] Edgar, D. and D. Gook. 2012. "A Critical Appraisal of Cryopreservation (Slow Cooling Versus Vitrification) of Human Oocytes and Embryos." *Human Reproduction Update* 18: 536–540.

[3] Lassalle, B. et al. 1985. "Human Embryo Features that Influence the Success of Cryopreservation with the Use of 1,2-Propanediol." *Fertility and Sterility* 44: 645–651.

[4] Mazur, P. 1990. "Equilibrium, Quasi Equilibrium and Non-Equilibrium Freezing of Mammalian Embryos." *Cell Biophysics* 17: 53–91.

[5] Van den Abbeel, E. et al. 2005. "Slow Controlled Rate Freezing of Sequentially Cultured Human Blastocysts: An Evaluation of Two Freezing Strategies." *Human Reproduction* 20: 2939–2945.

第17章 卵母细胞选择
Oocyte Selection

Basak Balaban·著 | 王辰茜 张 蕾·译

原则

- 选择存活率最高的卵母细胞来产生健康的后代是控制体外受精或 ICSI 周期成功率最关键步骤之一。
- 形态学虽然是常规实践中最常用的方法,但它是主观的,预测价值有限,因此需要更客观地选择卵母细胞的标准。

形态学

- 最佳卵母细胞形态定义为卵母细胞的球形结构被均匀的透明带包围,没有包涵体的均匀半透明的细胞质,以及大小合适的极体。
- 人类中期Ⅱ(MⅡ)卵母细胞的几种形态学种类已经被鉴定。
  - 细胞质异常:
    - 细胞质芽(轻微扩散或过度的整个或中心位置芽)折射体。
    - 滑面内质网聚集体(sERC)。
    - 真空化。
  - 胞质外异常:
    - 变形透明带。
    - 变色。
    - 形状异常。
    - 卵周隙(PVS)外观和 PVS 中的碎片。
    - 第一极体形态。
  - 巨大的卵母细胞;具有巨大的第一极体的卵母细胞。

形态学检查

- MⅡ卵母细胞形态应在倒置显微镜下至少放大 200 倍。

- 应高度优先检查的偏差的顺序如下:
  - 巨大的卵母细胞和具有较大的第一极体的卵母细胞。
  - 在细胞质内存在光滑内质网簇。
  - 细胞质内存在液泡(临界值 14 μm)。
  - 细胞质内存在细胞器聚集或位于中心位置的浓缩肉芽。
  - 卵母细胞具有折射小体/细胞质包涵体或深色细胞质/深色细胞质/深色细胞质,细胞质有轻微颗粒状/深色颗粒状/弥漫的细胞质粒。
  - 卵形卵母细胞具有卵形带和正常形状的卵膜,或卵形带和卵形的卵膜。
  - 卵母细胞有极大的 PVS。
  - 畸形透明带,卵母细胞变色,PVS 的第一极体形态和碎片。

纺锤体成像

- 通过极化显微镜观察人类 MⅡ卵母细胞中减数分裂纺锤体(MS)的存在和定位已被检验成为卵母细胞选择的客观工具。
- 然而,MS 的形成及其偏差不是静态现象,而是动态现象,这可能会受到在胚胎学实验室物理和化学程序的影响。因此,这种变化的相关性仍然是不清楚和有限的。
- 尽管它对体外受精或 ICSI 的临床结果有预后价值,但它可能会科学地启发我们,增加我们有关配子和减数分裂的知识。

用偏振显微镜评估纺锤体的实用方法

- MS 特性的评估是在偏振显微镜下进行的,使用专门设计的玻璃结构培养皿,以实现清晰的可视化。
- 尽管第一极体的存在是一个客观的卵母细胞成熟的迹象，MS 预计与之相邻，纺锤体可能在核形成和细胞质成熟期（主要是在末期Ⅰ的发展阶段）看不到。
- 在提取卵母细胞后，可能需要在收集和暴露后的 2～4 小时内重复进行可视化检查。
- MS 微管对卵母细胞处理过程中可能发生的化学物质（透明质酸酶）和物理变化（温度和 pH 变化）高度敏感。
- PB1 位置的移动也可能与暴露过程中的物理位移有关。
- 纺锤体成像应重复进行精确分类：透明质酸酶治疗后和 ICSI 前。

积云基因表达

- 积云细胞与卵母细胞密切接触，使得在卵泡形成和卵母细胞成熟过程中，两个隔室之间存在强烈的双向通信。
- 卵丘细胞的基因表达谱可能是卵母细胞质量的重要指标和生物标志物。
- 尽管在卵泡细胞中表达的多组基因已被确定为卵母细胞成熟度和生存能力的可能指标，但在不同的研究中，基因生物标志物组仍然普遍缺乏一致性。

积云细胞收集和分析的实用方法

- 客观分析需要抽吸单个卵泡。
- 需要单独注射和培养卵母细胞。
- 用针和玻璃剥脱移液管进行机械剥离，去除卵母细胞中的卵丘细胞。
- 在最佳的磷酸盐缓冲溶液中洗涤以去除血细胞污染后，在液氮中快速冷冻，并在 -80℃ 下保存，直到 RNA 分离。
- RNA 的提取应采用现成的商业试剂盒。
- qRT-PCR 采用基因表达预先设计的序列。

卵母细胞选择采用卵泡液（FF）评估

- FF 的各种成分被认为是卵母细胞质量的生化预测因子。
- 尽管缺乏前瞻性验证，但大多数临床试验都是在检测代表卵母细胞的个体 FF 中定量的粒细胞集落刺激因子（G-CSF）。

FF 收集和分析的实用方法

- 需要抽吸单个卵泡来进行客观分析。
- 强烈拒绝富集样品。
- 单独注射和培养卵母细胞。
- 如果卵母细胞提取成功，应分别从单个卵泡中收集 FF 并分析。
- 离心回收的样品以去除碎片，然后分成等分。
- 等分物最初存储在 -20℃，然后存储在 -80℃，直到使用市售的酶联免疫吸附测定（ELISA）试剂盒（即瘦素）或非 ELISA 微珠检测技术（即 G-CSF）检测任何感兴趣的激素或蛋白质。

参考文献

[1] Alpha Scientists in Reproductive Medicine and ESHRE Special Interest Group Embryology. 2011. "Istanbul Consensus Workshop on Embryo Assessment: Proceedings of an Expert Meeting." *Reproductive Biomedicine Online* 22: 632–646.

[2] Fragouli, E., M.D. Lalioti, and D. Wells. 2014. "The Transcriptome of Follicular Cells: Biological Insights and Clinical Implications for the Treatment of Infertility." *Human Reproduction Update* 20: 1–11.

[3] Ledee, N., V. Gridelet, S. Ravet, et al. 2013. "Impact of Follicular G-CSF Quantification on Subsequent Embryo Transfer Decisions: A Proof of Concept Study." *Human Reproduction* 28: 406–413.

[4] Montag, M., M. Köster, K. Van der Ven, and H. Van der Ven. 2011. "Gamete Competence Assessment by Polarizing Optics in Assisted Reproduction." *Human Reproduction Update* 17: 654–666.

[5] Rienzi, L., B. Balaban, T. Ebner, and J. Mandelbaum. 2012. "The Oocyte." *Human Reproduction* 27: i2–i21.

第18章 受精卵选择
Zygote Selection

Martin Greuner·著 | 王辰茜 张 蕾·译

原则

- 一些人利用原核特征评分、极体定位和卵细胞膜下外层的晕来评估受精卵母细胞的潜力。

所需设备

- 在 ICSI 或 IVF 后 15～17 小时,用无菌移液管剥离剩余的积云冠状细胞。
- 倒置显微镜(含加热板,霍夫调制对比 400× 和 600×)。
- 照片记录。

前一天准备

- 准备在液滴或孔中进行单细胞培养的培养皿。
- 在培养条件下平衡过夜（CO_2 或低 O_2,保持 37 ℃）。

当天准备

- 将显微镜的加热板加热至 37 ℃。
- 准备好工作区域内的所有设备,以确保细胞在尽可能短的时间内离开培养箱。
- 标记所有材料(带有患者识别项目的评分表和移液管)。

受精卵选择

- 确认患者姓名和材料。
- IVF 或 ICSI 后 15～17 小时,去除剩余的冠状积云细胞。
- 在液滴或孔中的单次培养中分离细胞。
- 将细胞置于 400 倍显微镜下。
- 评估原核的数量。
- 患者文件中的文档。
- 将原核（PN）定位在一个平面上(如果没有,则用移液管转动细胞,直到 PN 对齐)。
- 用 600 倍照片记录细胞,并对所有 2 个 PN 进行快速第一次评分。
- 把培养皿放回保温箱。
- 通过与记录的照片进行比较来验证第一个评分。
- 根据核仁前体（NPB）的数量、晕是否存在、极体的数量和定位的照片记录进行详细的评分。

原核评分

- 原核大小：相等或不相等。
- 原核位置：
  - 紧密结合或完全分开。
  - 有两个大小不等的原核或在卵母细胞中心不对齐的 PN 期显示出发育潜能的降低（Z4）。
- NPB 的位置、大小和数量：
  - Z1：NPB 数量和大小相同的原核(核仁为 3～7 个)在原核连接处对齐或开始对齐。
  - Z2：NPB 数量和大小相同的原核,同样分散在两个原核中。
  - Z3：两个具有 NPB 的数量和大小不等或不对齐的原核。
  - Z4：
    - 不同大小的原核或不在细胞中心位置的原核。
    - 一个原核中只存在一个大的 NPB（牛眼）。
    - 没有 NPB 的原核。
- Z 评分范围从 Z1(预后很好)到 Z4(预后很差)。

重要提示：考虑评分的时间,因为评分随时间变化,NPB 在膜破裂前消失。

极体定位

- 极体的位置可以是一个得分点。两个极体和最近的极体平面与原核方向的角度似乎没有影响,但与最远的极体的角度可能与胚胎质量有关——尽管这一假设必须得到证明。同样地,极体的外观也在讨论之中。

所谓的光环

- 大多数受精卵显示出一个光晕，但其特异性不同。这似乎是因为从线粒体向原核的运输。然而，对称晕和极性晕的重要性和意义尚未被理解。可能是晕的出现和消失，极端或同心的晕可能会产生负面影响。

总结

- 评分后，将胚胎单独培养到所需的移植阶段，将 PN 评分与移植当天的形态结合起来。

参考文献

[1] Alpha Scientists in Reproductive Medicine and ESHRE Special Interest Group Embryology. 2011. "Istanbul Consensus Workshop on Embryo Assessment: Proceedings of an Expert Meeting." *Reproductive Biomedicine Online* 22: 632–646.

[2] Garello, C., H. Baker, J. Rai, S. Montgomery, P. Wilson, C.R. Kennedy, and G.M. Hartshorne. 1999. "Pronuclear Orientation, Polar Body Placement, and Embryo Quality After Intracytoplasmic Sperm Injection and in-Vitro Fertilization: Further Evidence for Polarity in Human Oocytes." *Human Reproduction* 14: 2588–2595.

[3] Greuner, M. and M. Montag. "Morphological Selection of Gametes and Embryos: 2PN/Zygote." *Selecting Gametes and Embryos.* Boca Raton, FL: CRC Press, 2014.

[4] Scott, L. and S. Smith. 1998. "The Successful Use of Pronuclear Embryo Transfers the Day Following Oocyte Retrieval." *Human Reproduction* 13: 1003–1013.

[5] Scott, L., R. Alvero, M. Leondiris, and B. Miller. 2000. "The Morphology of Human Pronuclear Embryos Is Positively Related to Blastocyst Development and Implantation." *Human Reproduction* 15: 2394–2403.

第 19 章

胚胎（第 2~3 天）和囊胚（第 5~6 天）的选择和分级

Selection and Grading of Embryos on Day 2/3 and Blastocysts on Day 5/6

Thorir Hardarson, Julius Hreinsson · 著 | 王辰茜 张蕾 · 译

所需设备

- 倒置显微镜（含加热板，霍夫曼调制对比 200×）。
- 文档表和（或）数字登记系统。

胚胎分级要点

- 动作要快，尽量减少空气暴露。
- 理想情况下，两位胚胎学家一起进行分级，一个在显微镜下工作和操作胚胎，另一个记录观察结果，两者都有助于决策过程。
- 胚胎分级参数是基于 ESHRE/Alpha 共识文件。

早期裂解

- ICSI 后（26±1）小时和 IVF 后（28±1）小时早期裂解检查。
- 记录合配的卵母细胞（PN 消失）和早期分裂的卵母细胞（2 个细胞）。
- 此时的最佳胚胎正处于 2 细胞阶段。
- 合配的卵母细胞是正常的。
- 此时显示 2PN 的卵母细胞发育速度降低。
- 分裂成 3 个或更多细胞的胚胎严重降低了发育潜力。然而，除非使用延时设备，否则往往难以确定地评估。

评分参数（第 2~3 天）

- 推荐的评估时间为授精后（44±1）小时（第 2 天）和授精后（68±1）小时（第 3 天）。
- 最佳的第 3 天胚胎有 8 个相同大小的，碎片率 <10% 的单核细胞。
- 5~6 个细胞胚胎在第 2 天的发育潜力略有降低，而 2~3 个或 7~8 个细胞胚胎的发育潜力严重降低。
- 6~7 个细胞胚胎或 9~12 个细胞胚胎在第 3 天的发育潜力略有降低，而 <6 个细胞胚胎和 >12 个细胞胚胎的发育潜力严重降低。
- 发育潜力随着碎片化程度的增加而降低，其中超过 25% 的碎片化与严重减少相关。
- 双核细胞可以在发育的早期阶段被观察到（2~4 个细胞），这可能是潜能降低的迹象。多核细胞被认为是无法修复的，胚胎中这些细胞数量的增加将严重降低其潜力。
- 细胞大小应该是特定阶段性的，其中 2 个、4 个和 8 个细胞胚胎应该有相同大小的细胞。与预期细胞大小的大偏差（>25%）与发育潜能的降低相关。
- 其他参数，如细胞质粒程度和透明带异常，如形状变形，与胚胎发育潜力的关联更不清楚，但通常被认为是负面的预后因素。

评分参数（第 5~6 天）

- 建议的评估时间为授精后第 5 天的（116±2）小时。
- 最佳的囊胚此时正在膨胀或孵化，有一个突出的内细胞团（ICM）和一个包含许多细胞的滋养外胚层（TE），形成一个粘连的上皮细胞。ICM 和 TE 对进一步的发展都很重要。
- 随着囊胚的发育从 116 小时开始延迟，发育潜力降低，而在第 5 天完全发育的囊胚被认为具有最大的潜力。活的囊胚可以在授精后的第 6 天甚至第 7 天被确定，但由于实际原因，囊胚通常不在第 6 天后进行培养。
- 当细胞数量众多、突出且致密时，ICM 被评为质量良好；当细胞松散组合在一起，为平均质量；当 ICM 包含少量细胞且难以识别时，为质量

较差。
- 当大量细胞形成聚合的上皮细胞时，TE 评为质量良好；含有少量细胞和松散上皮细胞时，为平均质量；细胞少时质量较差。
- 细胞质等异常的潜在影响尚不清楚，但不完全空化被认为是一个负面的预后因素。

延时监测的附加参数

- 利用延时技术对胚胎发育进行持续监测，大大提高了我们对胚胎发育动态的理解。目前使用的这种技术，可以在 10 分钟的间隔内显示胚胎发育，同时允许不间断培养。
- 上述方案中添加的最重要参数是不规则分裂模式的可视化，如当 1 个细胞产生 3 个子细胞时。在发育过程中发生得越早，负面预后影响就越大。此外，还可以观察到细胞周期的时间和分裂的同步性。例如，在一个有 2 个细胞的胚胎中，每个细胞应该分裂成两个子细胞，两者之间的时间间隔很短。也就是说，胚胎发育的 3 细胞阶段应该非常短，或者最好是不存在。此外，还可以观察到 PN 出现的时间（从授精后 6～8 小时）和消失的时间（大约在授精后 20 小时），并可以注意到任何偏差。
- 值得注意的是，在 IVF 中使用延时仍处于起步阶段，尽管它显示出很大的希望，但仍需要进一步的研究才能够作为可行妊娠的预测指标。此外，目前有几种细胞分裂模式难以评估，因为细胞分裂有时是不完整的，并在数量上来回移动。

决策制定和参数权重

- 外部因素，如压力、疲劳和视觉或其他障碍，会对决策产生负面影响。如上所述，让两名胚胎学家同时评估胚胎发育将改善这一过程。
- 权衡评分参数并不明确，对于这一重要任务也没有国际共识，尽管大多数患者有一个以上的分裂胚胎来选择移植和（或）冷冻保存。尽可能多地应用单个胚胎移植，或至少对 >75% 的病例进行移植是至关重要的，因为移植多个胚胎大多只会增加多胎妊娠率，而不会显著增加每个患者的妊娠率。

如何解释胚胎分级中的系统异常

- 异常高水平的多核胚胎（>30%）可能表明在实验室中的温度控制链的异常。
- 发育缓慢或囊胚发育不足可能表明在培养系统中存在毒性作用。

参 考 文 献

[1] Alpha Scientists in Reproductive Medicine and ESHRE Special Interest Group of Embryology. 2011. "The Istanbul Consensus Workshop on Embryo Assessment: Proceedings of an Expert Meeting." *Human Reproduction* 26(6): 1270–1283.

[2] Flin, R., P. O'Connor, and M. Crichton. *Safety at the Sharp End: A Guide to Non-Technical Skills.* Ashgate Publishing Ltd., 2008.

[3] Rubio, I., A. Galán, Z. Larreategui, F. Ayerdi, J. Bellver, J. Herrero, and M. Meseguer. 2014. "Clinical Validation of Embryo Culture and Selection by Morphokinetic Analysis: A Randomized, Controlled Trial of the EmbryoScope." *Fertility and Sterility* 102(5): 1287–1294.

第20章 延时成像
Time-Lapse Imaging

Cristina Hickman·著　王辰茜　张蕾·译

所需设备

- 延时培养箱。
- 延时培养箱培养皿。
- 单步碳酸氢盐缓冲培养基，补充蛋白质。
- 覆盖油。
- 用于注释视频的软件。
- 用于分析形态动力学数据的统计软件。
- 移液管（135 μm，200 μm）。
- 多管分配器和 1 mL CombiTips。
- 手持式 CO_2 监视器。
- 手持式温度监测器。
- 手持式血气分析仪。

安装和验证

- 将延时培养箱放置在稳定的工作台上，清洁、无 VOC 的 C 级（或以上）空气，稳定的温度控制，医用级 N_2 和 CO_2，24/7 报警系统和在线式不间断电源（UPS），插头不能拔出。
- 围绕延时建立质量管理体系，包括如何维护、监控和使用设备的 SOP、注释定义、注释能力评估、注释质量控制（识别错误和空白）、频繁验证选择胚胎的方法（频率将根据延时培养的周期数而变化）。
- 作为指导，每 3～6 个月（如果进行 500 个周期），预测植入潜力的敏感性和特异性验证胚胎选择数据。
- 为患者设置一个接收视频的流程（使用 USB 或在线下载视频的选项）。

卵子收集前

- 将介质置至室温下。不要把培养皿放在加热台上以避免蒸发，并且不要直接使用冰箱里的培养基来减少气泡的形成。
- 一次最多准备 2 个培养皿，以避免蒸发。
- 立体显微镜放大 10 倍，使用 145 μm 移液管（或更小），在延时培养皿的每个内孔中添加约 2 μL 介质。
- 使用连续移液器，在 12 个胚胎培养孔和 4 个洗涤孔中加入 23 μL。
- 立即用油覆盖。
- 在 $37 ± 1$ ℃、$5\%～7.5\%$ CO_2（取决于培养基 pH 验证）、$5\%～6\%$ 氧气下培养皿过夜（约 16 小时）。

卵子收集当天

- 早上，使用 145 μL 移液器清除延时培养皿中的气泡，并尽快将延时培养皿送回培养箱（4 分钟内）。
- 延时使授精可以在没有原核检查的时间限制下发生。因此，可以采用短配子共孵育的方法。如果要进行常规 IVF，在收集卵子结束后 1 小时内，将用于体外受精的 COC 暴露于精子中。配子共孵育时间至少为 2 小时，最好是在 4～6 小时。在配子共孵育结束时，如果卵云出现分散，卵母细胞被剥离（在存在未分散的卵云的情况下，配子共孵育只对受影响的卵母细胞延长至过夜）。具有分散卵云的卵母细胞在评估成熟度前只被部分剥离。未成熟的卵母细胞被送回含有精子的培养皿中进行培养过夜，将成熟的卵母细胞从精子和碎片中彻底清洗出来，然后放在延时培养皿中。应控制从共培养皿中转移到延时培养皿中的精子和碎片的数量，并对每个医生进行监测。
- 用培养皿中的 4 个清洗孔彻底清洗卵母细胞，然后将卵母细胞以最小体积放置在内孔的中心。

- 将培养皿放入延时培养箱中，并将培养皿向下推到培养皿架上。
- 记录 ICSI 结束时间或 IVF 精子暴露时间（如适用）作为受精时间。
- 检查图像是否全部聚焦。

程序中应该采取的步骤

- 从第 0 天到第 6 天，使用 SOP 中概述的定义注释胚胎学事件。如果建立了一个基于延时的胚胎选择模型，则只需要对胚胎选择模型中包含的胚胎学事件进行注释。注释可以在胚胎移植前的任何时间进行，尽管大部分注释应该在胚胎移植日的前几天进行。
- 最好是将胚胎培养到卵子收集后的第 5 天或第 6 天（这将最大限度地增加收集的参数数量）。根据以下标准选择胚胎：
  - 优先选择形成囊胚的双原核（2PN）或单核（1PN）。
  - 去掉在第一次细胞分裂中直接从 1 分裂至 3 个细胞的胚胎［细胞和片段可以通过观察细胞核、进一步的细胞分裂和（或）桑葚胚形成中的包涵体来分化］。
  - 去掉在 32 小时后分裂为 2 个细胞的胚胎。
  - 去掉在 4 细胞段的所有细胞中都观察到具有多核的胚胎。
  - 优先考虑具有更好的滋养层形态和可见的内细胞团的胚胎。
  - 使用多个经过验证的模型，优先考虑得分最高的胚胎。一些设备有一些软件，可以根据形态动力学参数自动对胚胎进行评分和排序。
  - 优先考虑形成囊胚时间（tSB）<110 hpi 的胚胎，并根据加德纳分级达到最扩大阶段的胚胎。
  - 去掉具有 1 个 PN、不均匀和（或）分离的原核、异步的原核外观和消失的胚胎。
  - 优先选择在 4 细胞阶段均匀度增加和碎片化较少的胚胎。
- 提取一段胚胎移植的视频至 U 盘。
- 将适合低温保存的胚胎的图片提取至 U 盘。
- 使用视频和图片报告向患者解释胚胎学观察结果。
- 根据年龄和观察结果来推断妊娠的概率。

使用统计学软件进行模型构建和验证

- 将临床结果添加到数据集中，并确保数据集的完整性，特别是关于中断的视频、遗漏的注释和遗漏的结果（植入或活产）。对数据库中的时间间隔变量的导出执行所有操作（如微软 Excel）。统计数据可以使用统计数据软件包来执行。
- 如果数据质量高（正确的注释；没有缺失的值；可用的结果数据），则可以在已知植入数据（KID）的胚胎中的变量的参数上建立模型。
- 分类胚胎到 KID 阳性（胚胎移植和妊娠囊或胎儿心跳的数量等于移植胚胎的数量），KID 阴性（胚胎移植和没有植入）和孩子未知（胚转移和妊娠囊或胎儿心跳的数量小于移植胚胎的数量）。只有 KID 阳性或 KID 阴性的胚胎可以用来计算 KID 比率（KID 阳性 /KID 阴性）。
- 计算每个形态动力学参数窗口的 KID 比率，还要考虑使用绝对变量之间的时间间隔（即 cc2、cc3）。去选择参数的儿童比率较低，而选择参数的儿童比率较高。根据诊断比值比（DOR）对各种选择参数和去选择参数进行排序。将形态学评估构建成相同的排名，并根据最高的 DOR 进行优先级决策。统计软件可用于计算曲线下面积，以进一步协助模型的建立和胚胎选择决策。模型应每 3～6 个月使用新的数据进行审查。特别是，新鲜转移导致无妊娠，但随后从相同的原始新鲜周期的冷冻转移导致妊娠，可在实施前进一步验证所拟议的模型。

参考文献

[1] Ciray, H.N., A. Campbell I.E. Agerholm, J. Aguilar, S. Chamayou, M. Esbert, S. Sayed, Time-Lapse User Group. 2014. "Proposed Guidelines on the Nomenclature and Annotation of Dynamic Human Embryo Monitoring by a Time-Lapse User Group." *Human Reproduction* 29(12): 2650–2660.

第21章 辅助孵育
Assisted Hatching

Christian De Geyter, Maria De Geyter·著 | 王辰茜 张 蕾·译

原则

- 观察性研究表明，胚胎不能植入可能是由于它们无法逃离透明带。
- 在胚胎培养过程中，透明带的硬化是导致胚胎孵育失败的原因，或者女性不育是导致透明带厚度增加的原因。
- 人工打开透明带，即所谓的辅助孵化或变薄透明带，已被提出来克服这一问题。
- 早期研究表明，辅助孵化对预后不良且有增厚的透明带胚胎有益。

所需设备

- 虽然已经提出了各种方法，包括机械孵化，但目前有两种方法被广泛使用：用酸性 Tyrode 溶液或激光束稀释透明带。
- 为了用 1.48 μm 二极管激光束打开透明带，倒置显微镜需要配备一个加热板、微操作器（仅使用酸性 Tyrode 溶液）和激光系统。然后，激光束由几面反射镜通过倒置显微镜的一个 40 倍物镜（与激光波长兼容）指向待处理的胚胎的透明带。

程序

Tyrode 溶液辅助孵育

- 参见第 22 章。

用激光辅助孵化

- 所有的胚胎最好都应该在第 2 天孵化，因为卵黄周围的空间在胚胎发育的这个阶段是最大的。
- 胚胎被放置在石蜡油下的 IVF 培养基的 10 μL 液滴中。
- 将培养皿和要孵育的胚胎放在倒置显微镜的加热位置。
- 使用激光物镜。
- 放置胚胎，使屏幕上表示激光焦点的十字准星位置不针对卵母细胞的细胞质的任何部分。
- 瞄准十字准星位置时，只瞄准透明带。
- 解锁激光器并将激光束设置为脉冲长度，完全打开透明带。

  注意：特定开口所需的脉冲长度取决于几个参数，如激光二极管的功率、光学系统（透镜质量）、盘底部到介质目标点之间的距离等。因此，不建议使用 msec 特定脉冲长度，但必须为每个单独的设置进行定义。

- 透明带中的孔的大小近似于透明带的厚度。
- 可能需要第二个脉冲穿过整个透明带。
- 使用鼠标上的侧边按钮来触发激光器或任何特定的触发设备。
- 如果胚胎移植安排在囊胚期，应避免过早孵育，因为有过早孵育的风险。囊胚胚胎的移植增加了同卵双胎妊娠的风险。
- 将处理过的胚胎连同培养皿送回培养箱。

辅助孵育对治疗效果的影响

- 只有少数前瞻性比较研究（非随机）比较了不同辅助孵育方法的效果，结果数据显示不同方法的临床妊娠率相似。
- 2012 年，一项对结果研究的系统回顾报道称，辅助孵育显著提高了实现临床妊娠的可能性。然而，关于辅助孵育对活产率的影响的数据还不足以得出任何结论。

参 考 文 献

[1] Balaban, B., B. Urman, C. Alatas, R. Mercan, et al. 2002. "A Comparison of Four Different Techniques of Assisted Hatching." *Human Reproduction* 17: 1239–1243.

[2] Carney, S.K., S. Das, D. Blake, C. Farquhar, et al. 2012. "Assisted Hatching on Assisted Conception (in Vitro Fertilisation (IVF) and Intracytoplasmic Sperm Injection (ICSI)." *Cochrane Database of Systematic Reviews* 12: CD001894.

[3] Cohen, J., M. Alikani, J. Trowbridge, and Z. Rosenwaks. 1992. "Implantation Enhancement by Selective Assisted Hatching Using Zona Drilling of Human Embryos with Poor Prognosis." *Human Reproduction* 7: 685–691.

[4] Schiewe, M.C., J.B. Whitney, and R.E. Anderson. 2015. "Potential Risk of Monochorionic Dizygotic Twin Blastocyst Formation Associated with Early Laser Zona Dissection of Group Cultured Embryos." *Fertility and Sterility* 103: 417–421.

[5] Selva, J. 2000. "Assisted Hatching." *Human Reproduction* 15 (Suppl 4): 65–67.

第22章 不同胚胎阶段的透明带处理

Zona Manipulation at Various Embryo Stages: Mechanical/Acidic Medium

Marius Meintjes·著 | 王辰茜 张蕾·译

所需设备

- 透明带处理（ZM）所需的倒置显微镜（配备显微操作器，400×）。
- 36.5~37.0℃加热显微镜台。
- 固定移液管（OD 100 mm；ID 30 mm）。
- 化学ZM的辅助孵化移液管（OD 10 mm）。
- 酸性Tyrode溶液（pH约2.5）或酸化的HTF（pH 2.4）。
- 机械法ZM所需透明带部分切除（PZD）针。
- 用于准备操作和培养皿层流罩。
- 移动胚胎的移液器。
- 手套（无粉）（可选）。

前一天准备

- 确认已有适当的同意和指令来执行ZM。
- 确认所有的微操作工具都有库存。
- 在使用蛋白质、氨基酸补充和环境缓冲（HEPES或MOPS）培养基的微操作培养皿中，为每个胚胎准备20 μL的微滴，用油覆盖。
- 准备好足够的培养皿来容纳所有的胚胎。
- 准备并平衡操作后的洗涤器皿和培养皿过夜。
- 在同一微操作培养皿中准备额外的20 μL酸化培养基微滴，用油覆盖，并清晰地循环或识别。

当天准备

- 将微操作培养皿预热至36.5~37.0℃。
- 确保操作注射器、管线和工具架密封性良好。
- 将微型工具安装到工具支架中（通常保持移液管在左侧，针或移液管在右侧）。
- 粗调和微调校准工具。
- 检查所有配件是否紧密。
- 确认患者的身份和遵守书面指令/同意书。

透明带处理

预期用途

- 为临床特定患者协助孵育转移胚胎。
- 协助孵化解冻囊胚。
- 透明带破裂以备第3天囊胚活检。
- 透明带破裂以备之后滋养层活检。
- 为碎片清除提供可能。

机械法

- 在每个20 μL微操作液滴中放置1~3个胚胎。
- 使用固定移液管，定位并固定卵裂期胚胎，为PZD针的尖端呈现尽可能大的卵黄周围空间。
- 囊胚的收缩首先可以通过用PZD针穿过透明带（ZP）刺穿滋养层来引起。然后，可以用ICM将囊胚定位到远离操作区域的地方。
- 大约在2点钟的位置穿透ZP。
- 然后，将针向12点钟倾斜，大约在10点钟的位置离开ZP，但仍保持在移液管上方。
- 在这一过程中，要避免破坏卵裂球或滋养层细胞。
- 松开保持移液管。
- 用精细的锯状运动将限制住的ZP区域摩擦保持移液管，直到PZD针穿过10点钟和2点钟穿透之间的区域，留下一个40~50 μm的线性切割。
- 当同时进行活检或碎片切除程序时，可以使用双工具支架。
- 或者，更换活检或碎片去除工具，并将带有ZP缺陷的胚胎转向活检/碎片去除移液管。
- 程序完成后，在培养基中冲洗胚胎，然后转移到培养皿中，在（5.5%~6.5%）CO_2/5% O_2中继续培养。

化学法

- 只在每个20 μL微操作液滴中放置一个胚胎。

- 确保在钻孔后尽快清洗胚胎，不要使用两次液滴。这对于保护胚胎免受长期暴露于较低的培养基 pH 很重要，这可能是由在小体积培养基中使用低 pH 钻孔液造成的。
- 用酸性 Tyrode 液或酸化 HTF 预装移液管，确保移液管内工作 pH 约为 2.5。
- 填充钻孔移液管尖端和最宽移液管直径的中间。
- 从酸化介质微液滴及其上方升高移液管尖端。
- 定位并固定卵裂阶段的胚胎，使其向钻孔移液管有一个大的卵黄周围空间或碎片。
- 不需要诱导囊胚收缩，但需要使 ICM 远离 ZM 区域。
- 施加轻微正压，将预充的钻孔移液管放入 ZM 液滴中。这将防止毛细管作用介导的酸稀释。
- 现在将酸性介质的微脉冲直接应用于 ZP，保持与胚胎接近。
- 在脉冲时，轻轻上下移动直径 10～12 μm 的移液管，使 ZP 均匀地暴露于 25～30 μm 区域未稀释的酸中。
- 当 ZP 在 25～30 μm 区域内足够薄后，将酸性介质脉冲集中在工作区域中心的一个小区域。
- 集中脉冲最终会导致现在明显变薄的 ZP 的薄膜状行为。
- 当观察到这种鼓起时，最终通过施加轻微的吸力而不是继续吹穿 ZP 来穿透 ZP。当吹穿而不是吸穿 ZP 时，多余的酸性介质可能会进入卵黄周围空间，这是不可取的。
- 在 ZP 渗透后，再次保持轻微的正压，以防止移液管内酸性介质的稀释，以确保下一个胚胎的持续钻孔效率。
- 从 ZM 液滴中提起钻孔移液管。
- 如果在任意时间 ZP 的溶解效率下降，用新鲜的酸性溶液重新注入移液管。
- 每个胚胎成功钻孔后，用保持移液管在操作液滴中移动胚胎，以缓解胚胎周围的酸积累。
- 对于随后的活检，双工具支架可与活检移液管一起使用。
- 或者，将钻孔移液管换成活检移液管，然后小心地旋转胚胎，使 ZP 缺陷对着活检移液管。
- 为了去除碎片，酸溶液可以在空培养基液滴中排出，然后使用同样的移液管去除碎片，而不需要更换移液管或需要双工具支架。
- 在培养基中冲洗胚胎，然后转移到培养皿中，在（5.5%～6.5%）CO_2/5% O_2 中继续培养。

激光法
- 有关激光法的透明带处理，详见第 21 章。

参 考 文 献

[1] Balaban, B., B. Urman, C. Alatas, R. Mercan, A. Mumcu, and A. Isiklar. 2002. "A Comparison of Four Different Techniques of Assisted Hatching." *Human Reproduction* 17(5): 1239–1243.

[2] Baruffi, R., A. Mauri, C. Petersen, R. Ferreira, J. Coelho, and J. Franco. 2000. "Zona Thinning with Noncontact Diode Laser in Patients Aged <37 Years with No Previous Failure of Implantation: A Prospective Randomized Study." *Journal of Assisted Reproduction and Genetics* 17: 557–560.

[3] Cieslak, J., V. Ivakhnenko, G. Wolf, S. Shelag, and Y. Verlinsky. 1999. "Three-Dimensional Partial Zona Dissection for Preimplantation Genetic Diagnosis and Assisted Hatching." *Fertility and Sterility* 71: 308–313.

[4] Cohen, J., M. Alikani, J. Trowbridge, and Z. Rozenwaks. 1992. "Implantation Enhancement by Selective Assisted Hatching Using Zona Drilling of Embryos with Poor Prognosis." *Human Reproduction* 7: 685–691.

[5] Jones, A., G. Wright, H. Kort, R. Straub, and Z. Nagy. 2006. "Comparison of Laser-Assisted Hatching and Acidified Tyrode's Hatching by Evaluation of Blastocyst Development Rates in Sibling Embryos: A Prospective Randomized Trial." *Fertility and Sterility* 85(2): 487–491.

第23章 活检：极体、分裂球、滋养外胚层
Biopsy: Polar Body, Blastomere, Trophectoderm

Hakan Yelke, Semra Kahraman·著 | 王辰茜 张蕾·译

所需设备

- 附带加热板的立体显微镜。
- 带有内置加热板的层流罩。
- 加热板或加热培养箱。
- 倒置显微镜，含加热板（37 ℃）、激光和显微操作器。

所需消耗品

- ICSI 培养皿。
- 用于卵裂球活检（BB）的无 Ca^{2+}/Mg^{2+} 的 HEPES 缓冲培养基。
- 用于极体活检（PBB）和滋养外胚层活检（TB）的 HEPES 缓冲培养基（含 Ca^{2+}/Mg^{2+}）。
- 无菌轻石蜡油。
- PBB（ID 18～21 μm）或 BB 移液管（30～35 μm），BB 移液管也用于 TB。
- 保持移液管。
- TB 所需口腔控制支架。
- 剥皮剂或管头（PBB 150～155 μm；BB 和 TB 150～250 μm）。
- PBS（磷酸盐缓冲盐水）溶液。

活检日准备工作

- 将所有加热设备预热到适当的温度。
- 在操作前至少 20 分钟准备活检皿，并加热至 37 ℃。
- 准备 3 列和 4 行 9 μL 液滴：
  - 用于 BB 的无 Ca^{2+}/Mg^{2+} 的 HEPES 缓冲培养基。
  - 用于 PBB 或 TB 的 HEPES 缓冲培养基（含 Ca^{2+}/Mg^{2+}）。
- 用 4 mL 预热过的无菌轻石蜡油（37 ℃）覆盖液滴。
- 在活检培养皿底部标记患者的姓名和需要进行活检的 M Ⅱ 卵母细胞 / 卵裂期胚胎 / 囊胚的数量。

激光法透明带打开步骤

PBB

在受精后（ICSI 后 8～9 小时）进行 PBB，同时去除第 1 个和第 2 个 PB。在那个时间段内，PB1 在卵黄周围空间是游离的，但 PB2 通过一条细胞质带与卵细胞膜轻轻连接（可选：可进行连续的 PBB：ICSI PB1 后 4 小时，ICSI PB2 后 >8 小时）。

- 应注意完全清除 M Ⅱ 卵母细胞进行活检，以避免被积云细胞污染。
- 取出准备好并预加热后的活检培养皿。
- 将 M Ⅱ 卵母细胞转移到含有 HEPES 缓冲培养基的第一柱液滴中。
- 洗涤几次，以去除任何残留的培养基。
- 用固定移液管固定并放置 M Ⅱ 卵母细胞。
- 用激光或机械设备在 ZP 上创建一个直径为 10～15 μm 的开口。
- 确保 PB1、PB2 和 ZP 中的开口与活检移液管在同一聚焦平面上。
- 通过在 ZP 上创建的开口引入 PB 移液管。
- 轻轻抽吸去除 PB1，置于 12 点钟的同一位置，不释放 M Ⅱ 卵母细胞。
- 通过在 ZP 上创建的开口再次引入 PB 移液管。
- 轻轻吸除 PB2，并将其放在 6 点钟位置。
- 从保持移液管中释放 M Ⅱ 卵母细胞。
- 将活检培养皿放置在层流罩的加热台上。
- 从活检培养基中取出活检后的 M Ⅱ 卵母细胞。
- 清洗几次后，将其放入培养皿中的常规培养基中，以去除残留的 HEPES 缓冲培养基（立即检查患者姓名或标签）。
- 把培养皿放回充气的培养箱中。

BB

BB 主要是在第 3 天至少有 7 个卵裂胚的胚胎上进行的，这相当于授精后的 65～72 小时。
- 评估要进行活检的胚胎形态。
- 取出准备好并预加热后的活检培养皿。
- 将胚胎转移到无 Ca^{2+}/Mg^{2+} 的 HEPES 缓冲培养液的第一列液滴中。
- 洗涤几次，以去除任何残留的培养基，移入第二列中。
- 等待 2～3 分钟，以可逆地放松分裂球之间的膜黏附。
- 在活检过程中，应注意尽量减少操作的时间。
- 孵育后，在倒置显微镜下评估要活检的卵裂球是否存在适当的细胞核和细胞质外观。
- 用固定移液管固定并放置胚胎。
- 通过激光或化学技术或机械技术在 ZP 上创建一个直径为 10～20 μm 的开口。
- 确保要活检的卵裂球，ZP 和活检移液管中的开口在同一聚焦平面上。
- 通过在 ZP 上创建的开口插入 BB 移液管。
- 用轻柔的吸力从胚胎中取出一个分裂球。
- 将胚胎从持移液管中释放出来。
- 将吸出的卵裂球放在活检液滴右侧的液滴中。
- 检查是否有细胞核。
- 将活检培养皿放在层流罩的加热台上。
- 从活检培养基中取出活检胚胎。
- 经过几次清洗后，将其与常规培养基一起放入培养皿中，以去除任何残留的无 Ca^{2+}/Mg^{2+} 的培养基（立即检查患者姓名或标签）。
- 把培养皿放回充气的培养箱中。

TB

TB 是第 3 天或第 4 天通过 ZP 开口形成的 TE 细胞突出的囊胚（参见第 21 章和第 22 章）。
- 评估要进行活检的囊胚的形态。
- 取出准备好并预加热后的活检培养皿。
- 将囊胚转移到含有 HEPES 缓冲培养基的第一列液滴中。
- 清洗几次，以去除任何残留的培养基，并将囊胚移到第二列的同一行。
- 在活检过程中，应注意尽量减少操作的时间。
- 定位囊胚，将毛细管固定在与突出 TE 细胞相对的另一侧，以避免直接接触或损伤突出的细胞。
- 确保要进行活检的部分、ZP 中的开口和活检移液管在同一平面上。
- 用 BB 移液管平稳吸出 TE 细胞（范围在 2～9 个细胞）。
- 施加温和的吸入压力，1～2 次，使突出的 TE 细胞塌陷。
- 继续在保持移液管上进行机械摩擦，以促进分离（可选：在 TE 细胞连接处使用单激光脉冲和机械拉伸来分离 TE 碎片）。
- 从固定移液管中释放胚泡。
- 将抽吸出的 TE 细胞放入活检液滴右侧的液滴中。
- 将活检培养皿放在层流罩的加热台上。
- 从活检培养基中取出活检后的囊胚。
- 清洗几次后，将其与常规培养基放入培养皿中，以去除任何残留的 HEPES 缓冲培养基（立即检查患者姓名或标签）。
- 把培养皿放回充气的培养箱中。

活检材料的转移

- 对于微陈列比较基因组杂交（aCGH），将直径为 50 μm 的活检细胞置于充满 2 μL PBS 培养基的 PCR 管中。
- 最大体积为 0.5 μL 的活检样本，最终体积为 2.5 μL。
- 参见第 24 章。

参 考 文 献

[1] de Boer, K.A., J.W. Catt, R.P. Jansen, D. Leigh, and S. McArthur. 2004. "Moving to Blastocyst Biopsy for Preimplantation Genetic Diagnosis and Single Embryo Transfer at Sydney IVF." *Fertility and Sterility* 82(2): 295–298.

[2] Montag, M., N. Limbach, M. Sabarstinski, K. van der Ven, C. Dorn, and H. van der Ven. 2005. "Polar Body Biopsy and Aneuploidy Testing by Simultaneous Detection of Six Chromosomes." *Prenatal Diagnosis* 25(10): 867–871.

[3] Munné, S., A. Lee, Z. Rosenwaks, J. Grifo, and J. Cohen. 1993. "Diagnosis of Major Chromosome Aneuploidies in Human Preimplantation Embryos." *Human Reproduction* 8(12): 2185–2191.

第24章 微阵列比较基因组杂交活检后细胞取样

Sampling of Cells after Biopsy for aCGH

Barry Behr·著 | 王辰茜 张蕾·译

细胞类型

- 极体。
- 卵裂球。
- 滋养外胚层。

所需设备

- 层流净化罩。
- 立体显微镜。
- 无菌无粉手套。
- 帽子、口罩。
- 无菌 PCR 试管和架子。
- 不可擦除马克笔。
- 无菌培养皿。
- 移液装置（即 Stripper）和合适的管头。
- 标本收集试剂盒（阵列洗涤缓冲）。
- 冰箱。
- 干冰或冰袋。

注意事项

- 不要在未佩戴手套的情况下接触运输管。
- 在整个过程中，请佩戴新的手套和口罩。
- 如果意外接触到污染源（如人体皮肤），请更换手套。
- 每个样品使用新的移液管尖端。
- 切勿在层流罩外打开任何 PCR 管、收集试剂盒或阵列清洗缓冲液（AWB）。

样品的制备和装载

- 将含有 PCR 收集试管的标本收集试剂盒放在层流罩中。
- 样品制备应在层流罩中使用无粉手套进行，以防止可能的 DNA 污染。
- 从冰箱中拿出 AWB，放在层流罩中。
- 清洗步骤是避免任何精子或积云细胞污染的关键。
- 在进行活检前，移 4 滴 15～20 µL AWB 至无菌培养皿上。
- 在收集试管的顶部和侧面标记胚胎数量。
- 在从胚胎活检培养皿中取出样本之前，用 3 µL 新鲜 AWB 冲洗管头，然后排出 2 次。
- 使用相同的冲洗 Stripper 尖端，将样品转移到第一个洗涤滴。
- 用 3～5 µL 的阵列洗涤缓冲液冲洗样品，以便将其移动并滚动到同一液滴的不同区域。重要的是要尽量减少从一个洗涤液滴转移到下一个洗涤液滴的液体量。
- 在最后一个清洗步骤后，将活检细胞添加到无菌收集管中。确保添加细胞的管号与正确的活检胚胎数匹配。用细胞转移少量的缓冲液。
- 将试管放入架子。将盖子放在架子上，用实验室胶带密封。
- 在箱子上标注患者姓名和出生日期（或粘贴患者标签）。

将标本运送到基因诊断公司

注意：一定要遵循基因诊断公司的运输和包装说明。

- 一旦所有样品被收集到试管中并放在架子中，就将透明塑料顶部放在架子上。用胶带密封架子的各个面确保运输过程中不会打开。避免翻转试管或架子。
- 通常使用由基因诊断公司提供的绝缘运输箱（硬纸板箱中的聚苯乙烯泡沫容器）。将装有 PCR 收集管的架子放入聚苯乙烯泡沫容器中，加入干冰并密封运输箱。

- 在用运输胶带密封盒子之前，确保箱子中有活检表、申请单、同意书和任何其他需要的文件。

参 考 文 献

[1] Gutiérrez-Mateo, C., P. Colls, J. Sánchez-García, T. Escudero, R. Prates, K. Ketterson, D. Wells, and S. Munné. 2011. "Validation of Microarray Comparative Genomic Hybridization for Comprehensive Chromosome Analysis of Embryos." *Fertility and Sterility* 95(3): 953–958.

[2] Johnson, D.S., G. Gemelos, J. Baner, A. Ryan, C. Cinnioglu, M. Banjevic, R. Ross, M. Alper, B. Barrett, J. Frederick, D. Potter, B. Behr, and M. Rabinowitz. 2010. "Preclinical Validation of a Microarray Method for Full Molecular Karyotyping of Blastomeres in a 24-H Protocol." *Human Reproduction* 25(4): 1066–1075.

[3] Yang, Z., J. Liu, G.S. Collins, S.A. Salem, X. Liu, S.S. Lyle, A.C. Peck, E.S. Sills, and R.D. Salem. 2012. "Selection of Single Blastocysts for Fresh Transfer Via Standard Morphology Assessment Alone and with Array CGH for Good Prognosis IVF Patients: Results From a Randomized Pilot Study." *Molecular Cytogenetics* 5(1): 24.

第25章 胚胎移植：标准和超声引导

Embryo Transfer—Standard and Ultrasound Guided

Bettina Toth·著 | 王辰茜 张蕾·译

原则

- 在胚胎移植（ET）中使用了不同的技术。然而，ET是影响辅助生殖（ART）成功的若干相关因素之一。
- 医生必须意识到，除了培养基的数量（与胚胎一起转移），导管尖端有血液或宫颈大量黏液，以及宫颈或宫腔内畸形或狭窄和经验都对ART的结果有影响。

所需设备

- 胚胎移植所需中心孔培养皿。
- 胚胎移植培养基。
- 处理移液管。
- 胚胎移植导管。
- 宫腔镜。
- 网垫。
- 无菌水（如无菌氯化钠、无消毒剂）。
- 钳子。
- 8-5 MHz阴道超声和（或）5-2 MHz腹部换能器。
- 胚胎移植导管（柔软、回声）。
- 手套（无粉）。
- 文档表。

拾取卵母细胞前准备 / 移植前一天准备

- 患者和团队胚胎移植的时间和地点信息。
- 模拟移植，以防在拾取卵母细胞时，宫颈/宫腔内畸形或狭窄。
- 医生应该了解患者以前的不孕症治疗方法和在胚胎移植过程中可能面临的挑战。
- 如果是腹部超声引导下的ET，必须提前告知患者憋尿。

移植前一天准备

- 准备中心孔培养基和外环培养基（稳定温度），不含油，用于胚胎移植，在适当气体浓度下孵育过夜。

当天准备

- 预使用镁以防宫颈或宫腔内狭窄或畸形，建议使用溴丁多胺或双氯芬酸。
- 经阴道超声引导下的ET患者应在ET前清空膀胱。
- 在ET期间，阴道超声探头必须覆盖一个特殊的覆盖物（非无菌），之后必须清洗探头。
- 胚胎必须在移植前转移到中心孔移植培养皿中，并持续培养至移植。

胚胎移植

- ET应与胚胎学家密切合作进行。
- 所有工作人员应戴手套（无粉）。
- 确认患者姓名和对应胚胎。
- 缺乏经验的医生应该从经腹超声引导下的ET开始。
- 在ET之前，必须用通俗易懂的方式向患者解释手术。
- 患者应保持背侧姿势，膝盖弯曲，摆好舒适体位。
- 与患者交谈，帮助患者在ET过程中放松。
- 使用软回声导管。
- 插入一个无菌的Collin阴道镜。
- 暴露宫颈，用无菌纱垫轻轻清洁（先用1~2个湿纱垫，然后用1~2个干纱垫）。
- 用干纱垫去除宫颈黏液。
- 插入软胚胎导管的外鞘。
- 将超声探头置于阴道或腹部（联合）。
- 通知胚胎学家，已放好胚胎导管的外鞘，可以立即ET。

- 如果在导管放置过程中出现问题，请选择另一个具有刚性外鞘的胚胎导管，或尝试塑造外鞘，使其能够插入宫颈（如新月形）。
- 外鞘由医生固定，直到胚胎学家放置内部的软导管。
- 胚胎学家将胚胎置于柔软的内导管中，在两个气泡之间，使用适当的培养基进行转移。
- 胚胎学家将内导管插入外鞘中。
- 胚胎的移植深度应在子宫中部，距离子宫内膜基底表面 5～15 mm。
- 医生通过经阴道或经腹部超声控制移植深度，并向胚胎学家指示何时达到最佳移植位置（正确放置 ET 导管）。
- 胚胎学家以适度的注射速度稳定地插入胚胎，然后在缓慢拔出导管时按压注射器。
- 患者可以在超声屏幕上看到导管尖端和气泡。
- 移植后，胚胎学家必须检查胚胎导管的外鞘和内鞘，以确保没有保留胚胎。
- 保留的胚胎应该使用同样的技术再次移植（在再次移植前询问患者是否需要休息）。
- 患者保持仰卧位 10～30 分钟。
- 应鼓励 ET 患者在术后 2 周内避免高强度体育锻炼，健康饮食，不饮酒或吸烟。
- 患者应收到一份文件，说明卵泡刺激方案、获得的和受精的卵母细胞数量、胚胎质量和黄体期的药物治疗。

参考文献

[1] Bodri, D., M. Colodrón, D. García, A. Obradors, V. Vernaeve, and O. Coll. 2011. "Transvaginal Versus Transabdominal Ultrasound Guidance for Embryo Transfer in Donor Oocyte Recipients: A Randomized Clinical Trial." *Fertility and Sterility* 95(7): 2263–2268, 2268.e1.

[2] Rovei, V., P. Dalmasso, G. Gennarelli, T. Lantieri, G. Basso, C. Benedetto, and A. Revelli. "IVF Outcome Is Optimized When Embryos Are Replaced Between 5 and 15 mm From the Fundal Endometrial Surface: A Prospective Analysis on 1184 IVF Cycles." *Reproductive Biology and Endocrinology* 11: 114.

[3] Teixeira, D.M., L.A. Dassunção, C.V. Vieira, M.A. Barbosa, M.A. Coelho Neto, C.O. Nastri, and W.P. Martins. 2015. "Ultrasound Guidance During Embryo Transfer: A Systematic Review and Meta-Analysis of Randomized Controlled Trials." *Ultrasound in Obstetrics & Gynecology* 45(2): 139–148.

[4] Tiras, B., U. Korucuoglu, M. Polat, A. Saltik, H.B. Zeyneloglu, and H. Yarali. 2012. "Effect of Air Bubble Localization After Transfer on Embryo Transfer Outcomes." *European Journal of Obstetrics and Gynecology and Reproductive Biology* 164(1): 52–54.

第26章 体外受精实验室的卫生标准

Hygienic Standards in the IVF Laboratory

Vera Baukloh · 著 | 王辰茜 张蕾 · 译

原则

遵守法律和（或）专业标准

- 辅助生殖技术治疗的每一步卫生预防措施是风险和安全管理的一部分，需要考虑到患者及其配子和胚胎，以及工作人员的安全。
- 对于每个国家的每一个医疗程序中的卫生要求，都有不同的法律和（或）专业标准，这是必须考虑到的。
- 对于体外受精技术，特别强调应用适当的消毒剂，以验证不会损害配子和胚胎。这可能会引起与监管机构的讨论，但在体外受精技术领域至关重要。

治疗周期中的潜在风险来源

- 在卵母细胞提取、精子制备、授精、卵母细胞和胚胎处理、低温保存程序和储存，以及胚胎移植过程中的任何阶段都可能发生。
- 必须在每一步都采取适当的措施，以在不干扰工作流程的情况下可靠地防止这种情况发生。

一般卫生注意事项

- 实验室地板必须覆盖光滑的表面材料，以便消毒。
- 在日常工作中，建议用水或使用温和的清洁剂进行清洗。
- 为了应对溢出或污染后的消毒程序，所有的人类配子和胚胎都必须固定在培养箱中。
- 在无工作的间隔期间进行地板消毒，以避免对生物样品造成潜在的危害。
- 限制授权人员进入实验室，以免引入污染。
- 在实验室附近或实验室附近使用专用的更换区。
- 在进入实验室之前，请使用适合该工作区域的特定服装。
- 在实验室中使用耐常规消毒程序的特殊鞋子。

对工作人员的预防防护措施

- 提前按每日计划了解患者的感染情况，并合理采取具体预防措施。
- 佩戴无菌无粉手套和口罩，尤其是在使用体液（卵泡液、精液标本）时。
- 戴上手套前和脱下手套后，用适当的消毒剂（无配子或胚胎毒性）消毒。
- 尽可能避免口控移液操作。
- 避免使用尖锐的材料（玻璃移液管、插管），以防止伤害。
- 按照法律要求，以适当的方式处理所有消耗品。
- 在实验室工作时，不要佩戴戒指、手镯或项链。
- 长发需要绑在一起或用无菌帽覆盖。应鼓励有胡子的男性工作人员在所有实验室程序中戴口罩。

拟用于体外受精程序的消耗品和培养基

- 所有用于处理、培养或移植人类配子或胚胎的材料和培养基都必须是无菌和无毒的。
- 所有测试的结果都应从供应商处获得。
- 所有体外受精培养基都必须含有有效的抗生素。对于长时间的培养，在中间更换培养基可能是合适的，以确保抗生素的效力不会减弱。

培养箱的无菌问题

当怀疑培养箱有污染时，相应的培养箱必须在再次无菌（并得到证明）后才能使用。

工作区域的准备

- 工作区域有尽可能少的物体，以减少颗粒的堆积。
- 在开始日常计划之前，使用无毒的消毒剂浸泡的湿巾清洁区域和设备（不是喷雾！）。
- 在不同程序之间，用无菌水清洗。如果发生体液溢出，再次使用消毒湿巾，但在开始前确保所有配子和胚胎都被安置在恒温箱中。
- 如果有Ⅱ级实验台，在该台内处理配子或胚胎。
- 如果实验室配备了Ⅰ级实验台，在开始工作前以最高功率工作，并在处理过程中关闭，以避免气流的负面影响。
- 在完成所有日常工作后，各区域应再次进行消毒。

常规体外受精程序中的基本注意事项

精液收集
- 为患者提供洗涤设施，以获得精子。
- 提供一种可在样品生产前后使用的带有手动消毒剂的装置。
- 在开始前指导患者适当的生殖器清洗程序，并说明如何处理无菌容器。
- 所有相关步骤也要有书面形式，以防患者因为太紧张而没听清。

卵母细胞受精
- 在 IVF 时，通过无菌移液管或尖端向卵母细胞中加入少量的精子悬液。
- 在 ICSI 时，在覆盖了加热无菌矿物油的液滴（含抗生素）中进行操作。仅使用无菌毛细血管注射单个精子。

氮气用于低温保存
- 与液氮直接接触的样品需要事先通过应用紫外光、过滤或类似的有效方法进行灭菌。
- 如果常规使用非密封的冷冻容器，可能受感染的材料必须储存在隔离的冷冻容器中。

已知 IVF 夫妇或伴侣一方感染的保护措施

注意：如果一方或双方都有细菌源感染，则推迟试管授精治疗，直到适当的抗生素治疗改善病情。

- 已知在男性伴侣中发生感染：如果存在治疗过的病毒感染，在实际计划的治疗周期之前，通过密度梯度离心和随后的洗涤步骤进行精子准备。
  - 整个过程中应戴手套和口罩。
  - 在去除和丢弃上清液时要小心，以避免将潜在的病毒颗粒重新引入准备的精子悬液。
- 所有使用过的材料和上清液都必须作为传染性废物进行处理，并必须进行适当的处理。
- 对所有样品进行实际病毒载量检测，其余的冷冻保存在密封的冷冻容器中（隔离储存！）。
- 如果检测结果为阴性，冷冻样本解冻，用于使女性伴侣的卵母细胞受精，最好是 ICSI。
- 已知在女性伴侣中发生感染：如果女性有病毒感染，临床医生需把患者安排在日程最后进行卵母细胞采集和转移。
- 为该患者分配一个单独的培养箱。
- 操作前戴上手套和口罩。
- 收集所有消耗品和使用后的剩余培养基，并作为传染性废物处置。
- 循环结束后，将应用的培养箱彻底消毒，然后用于其他患者。

注意：如果许多这样的患者定期在一个机构接受治疗，单独的实验室和专用设备是非常可取的。

定期检测实验室的卫生条件
- 必须对实验室内的环境空气和正在使用的所有相关设备进行微生物检测。
- 检测频率可以根据一般的检测结果进行调整，即当检测结果主要为阴性时，频率较低，主要为阳性时，则更频繁。
- 接触板最好适用于所有表面，如培养箱内的流动工作台和托盘，而沉淀板则足以测试培养箱内的环境空气。如果检测呈阳性，则需进行抗生素的细菌鉴定和敏感性检测以选择合适的消毒剂。
- 在每次发生污染后，必须在去污后重复检测，以显示该程序的有效性。只有当测试为阴性时，才能重新引入设备。

参 考 文 献

[1] Barnhart, N., M. Shannon, S. Weber, and D. Cohan. 2009. "Assisted Reproduction for Couples Affected by Human Immunodeficiency Virus in California." *Fertility and Sterility* 91: 1540–1543.

[2] Magli, M.C., E. Van den Abbeel, K. Lundin, D. Royere, J. Van der Elst, and L. Gianaroli. 2008. "Revised Guidelines for Good Practice in IVF Laboratories." *Human Reproduction* 23: 1253–1262.

[3] Mortimer, D. 2004. "A Critical Assessment of the Impact of the European Union Tissue and Cells Directive (2004) on Laboratory Practices in Assisted Conception." *Reproductive BioMedicine Online* 11: 162–176.

[4] Parmegiani, L., A. Accorsi, G.E. Cognigni, S. Bernardi, E. Troilo, and M. Filicori. 2010. "Sterilization of Liquid Nitrogen with Ultraviolet Irradiation for Safe Vitrification of Human Oocytes or Embryos." *Fertility and Sterility* 94: 1525–1528.

第 27 章 体外授精实验室用品质量控制：小鼠胚胎试验

Quality Control of IVF Laboratory Supplies—Mouse Embryo Assay (MEA)

Dean E. Morbeck · 著 | 王辰茜　张 蕾 · 译

设备和用品

- 水浴（37 ℃）。
- 试管架、计时器、探针、剪刀。
- 冷冻保存的单细胞小鼠胚胎，胚胎技术实验室。
- 附带加热板的立体显微镜。
- 试管加热块。
- 37 ℃ CO_2 培养箱；CO_2 设置为 5%～7%（pH 7.2～7.3）。
- 35 mm 胚胎培养皿。
- Stripper 移液管。
- Stripper 移液管头（直径 120～150 μm）。
- 手套（无粉）。
- 胚胎培养用盐溶液培养基（如 HTF）。
- HTF-HEPES。
- 聚乙烯醇（PVA，标准：P8136-250G）。
- 轻质矿物油。
- MEA 工作表。

设置（前一天）

- 准备和过滤加热（HTF-HEPES；mHTF-PVA）和含有 0.1 mg/mL PVA 的测试培养基（HTF）。
- 在 35 mm 培养皿中制备 20 μL 微滴 HTF-PVA（对照）。至少准备 4 滴：3 滴用于冲洗，1 滴用于测试。
- 准备 20 μL 微滴 HTF-PVA，暴露在测试项目（或不同的油）中。至少准备 4 滴：3 滴用于冲洗，1 滴用于测试。
- 将准备好的培养皿放在培养箱中进行过夜平衡。

设置（当天）

- 将所有设备预热到适当的温度。
- 用移液管取 7 mL mHTF-PVA，放入 35 mm 培养皿中，并达到室温。
- 准备水浴附近的工作台，配备定时器、试管架、探针、剪刀和空的 35 mm 培养皿。

生物测序程序

- 每个测试项目至少需要 10 个胚胎，每次测试的最佳数量为 30 个。胚胎以每根吸管 10 个或 20 个为一组供应。每批用于识别吸管的参考表位于带有 QC 记录的抽屉中。
- 将吸管暴露在室温空气中 2 分钟。将吸管水平放置在试管架上，使其被室温空气包围。吸管可以放置在任何地方，也可以以任何方式支撑，只要它水平放置，没有任何东西能接触到包含胚胎的区域。
- 将吸管放在 37 ℃ 的水浴中 1 分钟。
- 将吸管从水浴中取出，轻轻擦干。
- 用以下方式将吸管中的物质倒入 35 mm 的无菌培养皿中：用剪刀去除较低的热密封。通过切割将上面热密封。用探针向下推剩余的棉塞，将吸管中的内容物放入无菌培养皿中。为了确保没有液体残留，将插头推到吸管的最末端。
- 使用胚胎处理移液管（Stripper 移液管头）快速工作，收集液滴中的所有胚胎，转移到室温 mHTF-PVA。将胚胎放在培养基的顶部，使其下沉至培养基底部。胚胎在室温下静置 10 分钟。
- 在 mHTF-PVA 中彻底清洗 Stripper 移液管头，并在加热阶段将 10 个或更多的胚胎转移到测试培养皿中。
- 在第一滴洗涤液滴中排出胚胎，然后将剩余的 mHTF-PVA 排到解冻培养皿中。
- 从下一滴冲洗液滴中取出新鲜的 HTF-PVA，然后将胚胎从第一滴移到第二滴。重复前两个步骤，直到最后一滴。
- 使用变焦或倒置显微镜，观察胚胎，以确定活的受精卵的数量。在 MEA 工作表上记录总数和时间。
- 评估解冻后 24 小时、48 小时、72 小时、96 小时、120 小时和 144 小时的胚胎发育情况。
- 质量控制标准是 96 小时后 >75% 发育到囊胚期和（或）孵化囊胚期，用于单细胞试验。一种增强的试验用于矿物油，其中 >50% 的胚胎应在 144 小时时维持扩大的囊胚。
- 如果不符合标准，请重新测试。在两次测试失败后，通知实验室主任。未通过两次测试的项目将被丢弃，并且不用于患者。

参考文献

[1] Ackerman, S.B., S.P. Taylor, R.J. Swanson, and L.H. Laurell. 1984. "Mouse Embryo Culture for Screening in Human IVF." *Archives of Andrology* 12 (Suppl): 129–136.

[2] Gardner, D.K., L. Reed, D. Linck, C. Sheehan, and M. Lane. 2005. "Quality Control in Human in Vitro Fertilization." *Seminars in Reproductive Medicine* 23: 319–324.

[3] Hughes, P.M., D.E. Morbeck, S. Hudson, J. Fredrickson, D.L. Walker, and C.C. Coddington. 2010. "Peroxides in Mineral Oil Used for in Vitro Fertilization: Defining Limits of Standard Quality Control Assays." *Journal of Assisted Reproduction and Genetics* 27: 87–92.

[4] Morbeck, D.E. 2012. "Importance of Supply Integrity for in Vitro Fertilization and Embryo Culture." *Seminars in Reproductive Medicine* 30: 182–190.

[5] Wolff, H.S., J.R. Fredrickson, D.L. Walker, D.E. Morbeck. 2013. "Advances in Quality Control: Mouse Embryo Morphokinetics Are Sensitive Markers of in Vitro Stress." *Human Reproduction* 28: 1776–1782.

第28章 体外受精实验室中的故障排除
Troubleshooting in the IVF Laboratory

David Mortimer, Sharon T. Mortimer·著　王辰茜　张 蕾·译

原则

- 有效解决问题的能力对 IVF 实验室的工作人员很重要。
- 科学方法的应用是故障排除的基础，包括分析各种实验室过程，以及识别和测量控制或影响每个过程的内部因素和外部因素。
- 故障排除需要对每个过程的基础科学有一个全面的了解：不仅是生物学，还有这个过程所依赖的化学、物理和工程。没有这样的知识，减少或消除问题的能力将大大降低，这就是为什么"授之以鱼，不如授之以渔"。
- 在本章中，故障排除不包括对严重不良事件等"一次性"事件的调查和分析。

过程的重要性

- 有效的故障排除取决于是否能将 IVF 实验室所做的任何事情视为一个过程，所有的 IVF 实验室活动都必须有组织，以提高效率和有效性。
- 流程管理只是如何可视化（如使用流程映射）、理解和分析如何完成某件事的方式：它是如何完成的和事实上是如何完成的。
- 过程控制提供了关于：
  - 该流程如何正常运行：
    - 内部控制的因素。
    - 基于一个或多个关键绩效指标（KPI）的历史绩效。
    - 固有的可变性（KPI）。
    - 外部因素。
    - 测量的不确定度（每个 KPI）。
  - 该流程的能力（基于 KPI）：
    - 最低标准 = "能力"。
    - 基准 = "最佳实践"，基于可能的证明。

如何排除故障

- 根本原因分析（RCA）是标准的回顾性风险管理工具，用于故障排除的框架，并能够在一个或多个流程的上下文中形成思维图像。
- 故障排除练习时必须考虑以下因素。
  - 生物：
    - 患者因素，如不典型的年龄分布、异常的病例组合或转诊模式的改变、不寻常的病理生理学。
    - 治疗因素，如刺激药理学反应、黄体期支持不足、未诊断的精子功能障碍。
  - 组织：
    - 管理方法的选择，如治疗方案的选择、决定 IVF 与 ICSI 的标准。
    - 时间，如触发时间、精子洗涤延迟、ICSI 剥离和注射时间、观察或评估。
  - 技术：
    - 医疗程序方面，如在卵母细胞提取过程中使卵泡液冷却、实习生的 ET 技术较差。
    - 实验室程序方面，如在配子或胚胎处理和（或）评估过程中的温度或 pH 变化。
    - 接触材料，如针头和导管、塑料制品、处理装置、培养基。
    - 失败或错误，如次优方法、SOP 差、实验室 SOP 中未经授权的方法变更。
  - 外在的：
    - 宏观环境因素，如实验室设计或施工、空气质量（特别是挥发性有机化合物或挥发性有机物）。
    - 微环境因素，如工作站和培养箱操作。
  - 随机风险。
- 整个故障排除过程总结参见表 28.1。

附加指导

- 在调查阶段，了解过程中的内容、发生了什么、结果是什么。保持开放的心态是至关重要的，不要做出假设或直接得出结论。
- 在准备行动计划和撰写报告时，讨论（可能）"促成因素"，避免因法律和心理原因使用"原因"或"错误"。此外，在报告中不点名个人。

表 28.1 故障排除过程概述

阶段	行　　为	详　　情
观念	这是一个问题	有人提出问题
检查	定义可能的问题	定义评审规范： • 确定特定问题 • 确定相关 KPI • 建立基准
证明	确定确实存在一个问题	审查和分析 KPI
调查	执行 RCA	• 检查诊所操作的所有方面（不仅仅是体外受精实验室），这可能会影响潜在的过程审核结果、手册、策略和实际执行的流程 • 确定可能的影响因素；如果不清楚某件事是否有影响，那么就进一步调查（可能通过前瞻性地收集额外的数据，甚至通过实验） • 制订一个可能的影响因素的风险矩阵
纠正	制订行动计划	计划可能有效的变更 • 在必要时，教育和培训所有员工 • 确定合适的 KPI 和基准测试，以监控变更 • 预测将实现的改进 = 目标 • 确定变更和后续工作的时间表
	审查所采取的行动的有效性	实施变更
证实	跟进所采取的行动	根据预测的时间轴，使用 KPI 和适当的统计检验来监测变化的有效性
	审查所采取的行动的有效性	将已实现的改进与目标进行比较： • 达到目标：故障排除，进入文档阶段 • 目标未（全部）达到：故障排除未完成，返回检查阶段并重复
记录	就整个练习准备一份正式的书面报告	基本内容： • 记录在每个阶段所采取的所有行动 • 记录在每个阶段所采取的所有行动 • 确定最终结论
	报告授权	• 经过质量委员会的审核和验收 • 报告进入组织的质量手册

参 考 文 献

[1] Alpha Scientists in Reproductive Medicine. 2015. "The Alpha Consensus Meeting on the professional status of the clinical embryologist: proceedings of an expert meeting." *Reproductive Biomedicine Online* in press.

[2] Mortimer, S.T., and D. Mortimer. *Quality and Risk Management in the IVF Laboratory*. Cambridge: Cambridge University Press, 2015.

第29章 显微镜
Microscopy

Markus Montag·著 | 王辰茜 张 蕾·译

体外受精所用显微镜类型

- 采用立体显微镜分离卵丘卵母细胞复合物，透明质酸酶处理，将卵母细胞和胚胎移入培养皿中，用带有精子的卵母细胞受精和胚胎移植。
- 立柱显微镜用于精子评估。
- 倒置光学显微镜用于形态学评估（精子、卵母细胞、受精卵和胚胎）、IMSI、ICSI、活检（极体、卵裂球、滋养外胚层）、辅助孵化和激光操作（精子固定、精子活力测试、活检、辅助孵化）。

显微镜故障排除

显微镜有许多滤光器和分束器，确保正确的定位，以提升图像质量、清晰度、亮度和整体能见度。

- 如果在目镜中没有得到任何图像，首先检查一下，看看是否能看到来自光源的光线。
  - 如果没有指示灯：检查灯泡，必要时更换灯泡（注意：灯泡可能很热）。
  - 如果有灯光：检查滤光器和分束器，因为可能有错误的设置。
- 如果屏幕上没有图像：检查光源，检查摄像机的功率，检查分束器的位置，检查摄像机到屏幕之间的电缆连接。
- 一定要让一个更换的灯泡靠近显微镜（确保使用正确的类型，因为不同的显微镜可能会有不同结果），并附带关于如何更换灯泡的说明。
- 任何可能落灰的部件都需要定期清洗，最好是使用鼓风机。
- 尽量保护物镜的前镜头不受划伤、灰尘等的影响。

显微镜调整

- 显微镜调整需要了解镜下的光路。所有的倒置和标准显微镜都有一个光源、各种滤光片、一个光源孔、一个可调设置的凝聚器和聚光孔、样品架/平面、几个物镜、镜子和分束器、1～2个目镜和一个相机端口。
- 必须定期进行的重大调整：
  - 根据眼睛的强度（屈光度）调整目镜。
  - 调整试样的正确照度如下：关闭光源光圈，透过目镜观察光圈，改变冷凝器的高度位置聚焦光圈，然后利用冷凝器的中心辅助装置聚焦光圈，打开孔径，使其消失在视野之中（此过程称为"科勒调整"）。
- 对于某些物镜，可以通过调节物镜上的环来调整在样本和物镜之间的滑盖厚度/培养皿底部的厚度。

特殊的显微镜技术和调整

阶段对比
- 相差物镜（20倍或40倍）。
- 将冷凝器设置在适当的相环上，取下一个目镜，以观察物镜上的相环和试管中的相环。
- 调整相位环，使两者都匹配。
- 对其他物镜重复此操作。
- 有些显微镜配有可视化辅助设备，适合目镜支架。

霍夫曼对比（HC）/微分干涉对比（DIC）
- 这种模式需要物镜中有一个棱镜，冷凝器中有一个棱镜。
  - 对于DIC，两者都可以进行调整。对于HC，通常只有冷凝器棱镜可以调整。
  - 不同的冷凝器棱镜用于不同的目的（使用正确

的设置)。
- 总是选择一个设置,从左上角照明,因为这是我们对照明的自然感知。
- 一般来说,使用一个在接近均匀的照明下提供高对比度的设置。
- 原始的 DIC 需要玻璃底的培养皿或载玻片。

激光适配显微镜
- 激光器(如用于透明带开放或精子固定)通过在荧光端口组装激光二极管单元或通过物镜进行调整。
- 激光束的传递取决于:
  - 物镜的类型(必须适合于激光器的波长)。
  - 光束路径中的镜像和滤波器(有些可能会阻挡激光器)。
  - 激光通过水的距离(培养基)。
  - 培养基的组成。

活精子细胞器形态学检测(MSOME)/IMSI 所需高倍放大显微镜
- 最初设置使用 100 倍 DIC 物镜,物镜和平板玻璃底培养皿之间需浸油。
  - 按照 DIC 标准进行调整。
- 计算机适应设置需用无油但设置培养皿底部厚度的 60 倍物镜。

极化显微镜
- 这种模式需要光源后面的一个偏光器和冷凝器后面的一个分析器。
- 在标准偏振显微镜(如用于精子双折射)中,两者都可以调整,通常交叉以消除正常光并允许偏振光通过。
- 对于卵母细胞的纺锤体和透明带成像,系统使用了一个环极偏振器与计算机控制的分析仪一起使用。
  - 这不需要调整,但需要一个绿色滤光器照明。
- 偏振显微镜只适用于玻璃底培养皿或载玻片。

延时显微镜
- 延时显微镜有两种类型。
  - 一种是特殊显微镜,它被内置在一个孵育系统中,以形成一个集成的延时系统,以便在胚胎的持续成像下进行孵育。在通过计算机软件启动成像周期之前,必须对图像装配的时间间隔、焦平面数和焦平面之间的距离进行调整。
  - 另一种是独立的显微镜,可以放入培养箱中。可通过计算机软件进行设置调整。

参 考 文 献

[1] Montag M., R. Klose, M. Köster, B. Rösing, K. van der Ven, K. Rink, and H. van der Ven. 2009. "Application of Non-Contact Laser Technology in Assisted Reproduction." *Medical Laser Application* 24: 57–64.

[2] Montag, M., M. Köster, K. van der Ven, and H. van der Ven. 2011. "Gamete Competence Assessment by Polarization Microscopy." *Human Reproduction Update* 17: 654–666.

[3] Montag, M., K.S. Pedersen, and N.B. Ramsing. "Time Lapse Imaging of Embryo Development: Using Morphokinetic Analysis to Select Viable Embryos." In *Culture Media, Solutions, and Systems in Human ART*, edited by P. Quinn, 518–536. Cambridge: Cambridge University Press, 2014.

第30章 保留生育功能
Fertility Preservation

Markus Montag, Jana Liebenthron·著 | 王辰茜 张 蕾·译

在促性腺毒性治疗前保留生育能力的方法

- 制备后的精子/睾丸组织的低温保存（参见第8章和第14章）。
- 激素刺激后的卵母细胞和（或）胚胎的超低温保存（参见第15章）。
  注意：胚胎冷冻保存在分离的情况下存在挑战。
- 卵巢组织的冷冻保存。
  注意：本章仅描述了精子（睾丸取精，TESE）和卵巢组织的冷冻。关于卵母细胞/胚胎的冷冻，请参考第15章。

所需设备

- 如第3章、第6章、第8章、第10章、第11章、第14章、第15章中所述的个别程序的设置。
- 精子冷冻培养基（SFM）。
- 液氮。
- 氮气杜瓦容器。
- 储液罐（气相/液相）。
- 可编程冷冻机。
- 卵巢组织制备培养基。
- 无菌手术刀和手术钳。
- 散热片。
- 低温试管。
- 液氮处理安全设备。
- 文档表。

前一天的准备工作（精子和卵巢组织冷冻）

- 对于精子（TESE），准备方法如第8章和第14章所述。
- 卵巢组织：适合运输、制备和低温保存的培养基，均在4℃下保存。

当天的准备工作（精子和卵巢组织冷冻）

- 做好如第8章和第14章所述的精子（TESE）准备工作。
- 对于卵巢组织：
  · 将带有运输培养基的试管交给手术团队，并进行适当的组织处理指导。
  · 用冷的（4℃）卵巢组织低温保存培养基预填充冷冻管。

精子预冷冻程序（自然精液或准备好的精子）

- 为了冻结自然精液，让精液液化。
- 为了冷冻制备的精子，将精子制剂溶解在合适体积的精子制剂培养基中。
- 确定冷冻的体积和将移液管放入13～15 mL的试管中。
- 在注射器中注入适当体积的精子冷冻培养基。
- 在旋转试管时，慢慢地将SFM放入精液。
  注意：一些SFM加入1∶1 SFM与精液中，其他加入0.7∶1 SFM与精液中。
- 将SFM/精液混合物分配到带有标记的冷冻管中。

睾丸组织预冷冻程序

- 佩戴手套。
- 用精子冷冻/室温培养基预填充冷冻管。
- 确认带有患者姓名或标签的材料。
- 将TESE材料切成小块，然后转移到预填充的冷冻管中。
- 在室温下平衡低温试管30分钟。
- 可选：按照第14章所述的TESE组织制备进行精子制备，并对TESE精子悬液进行精子冷冻。

精液、准备好的精子、睾丸组织的冷冻程序

- 冷冻冷冻管与冷冻混合物（SFM 加精液、精子、组织）以一个适当的程序在一个可编程的缓慢冷冻室。
- 可选：将冷冻管冷冻在氮蒸汽中，位于液氮上方 8~10 cm，置于真空容器中；用松散的安装板覆盖。

精子（准备好的冷冻精子或精液）解冻

- 从储罐中取出冷冻试管。
- 将试管放入温水（37 ℃）中，直到冰完全融化。
- 取出整个体积并放入离心管中（对于冷冻的天然精液，继续通过梯度离心直接制备精子，参见第 8 章）。
- 加入 1~2 mL 体积为 3 mL 的精子制备培养基中，轻轻混合。
- 300~350 g 离心 15 分钟，弃上清液。
- 对于制备的冷冻精子：将颗粒溶解在合适的培养基中，并以合适的体积用于授精、IVF 或 ICSI。

睾丸组织解冻

- 从储罐中取出冷冻试管。
- 将试管放入温水（37 ℃）中，直到冰完全融化。
- 取出组织碎片，放入含有热的精子制备培养基（37 ℃）的离心管中，以方便冷冻培养基的交换。
- 按照第 14 章所述，从组织中制备精子。

卵巢组织冷冻

- 从手术团队中获取组织。
- 在无菌环境下准备（最好在洁净室）。
- 佩戴手套。
- 确认带有患者姓名或标签的材料。
- 从运输试管中提取组织，放入含有制备培养基的培养皿中，置放在冷却板上（约 4 ℃）。
- 使用手术刀和镊子轻轻地从皮质中去除基质组织。
- 准备一层薄薄的皮质层（1~2 mm 厚），在皮质表面留下一层柔软的髓质层。
- 将皮质层切成碎片〔（6~8）mm × 5 mm〕。
- 在容器中 4 ℃下预平衡碎片（最好持续搅拌）低温保存 20 分钟。
- 将碎片转移到预填充有低温保存培养基的预冷低温试管中。
- 将冷冻试管放在合适的可编程冷冻机中。
- 在慢速冻结程序开始前，在 4 ℃下再平衡 10 分钟。
- 在 -8~-6 ℃进行播种。
- 程序结束后将冷冻管转移到储罐（结束温度 <-180 ℃）。

再移植前的卵巢组织解冻

- 在无菌环境中执行所有步骤（参见上文）。
- 制备无菌过滤过的解冻溶液〔D-PBS（20 mL，分别含 0.75 mol/L、0.375 mol/L、0.125 mol/L 蔗糖），10% HSA〕。
- 从储罐中取出含有适当数量组织碎片的冷冻管。
- 将管子放入温水中（37 ℃）中，直到冰刚刚（但不是完全）融化。
- 取出组织碎片，放入含有 0.5 mol/L 解冻溶液的容器中，在室温下持续搅拌 15~20 分钟。
- 将碎片转移到 0.25 mol/L，然后用 0.125 mol/L 解冻溶液，再用 10% HSA 的 D-PBS，每次 15~20 分钟。
- 转移到含有 D-PBS 和 10% HSA 的试管中，并立即转移到手术室进行移植。

参 考 文 献

[1] Bastings, L., J. Liebenthron, J.R. Westphal, C.C.M. Beerendonk, H. van der Ven, B. Meinecke, M., D.D.M. Braat, and R. Peek. 2014. "Efficacy of Ovarian Tissue Freezing in a Major European Center." *Journal of Assisted Reproduction & Genetics* 31: 1003–1012.

[2] Liebenthron, J., and M. Montag. "Development of a Nationwide Network for Ovarian Tissue Cryopreservation." In *Gamete and Embryo Cryopreservation: Methods and Protocols*, edited by A. Agarwal, Z.P. Nagy, and A. Varghese. New York: Springer, 2017; in press.

[3] Liebenthron, J., J. Reinsberg, K. van der Ven, H. van der Ven, M. Köster, M. Kühr, and M. Montag. 2015. "Fertility Preservation Using Ovarian Tissue: 10 Years Experience From a Centralized Cryobanking Facility in Germany." In preparation for submission.

[4] von Wolff, M., M. Montag, R. Dittrich, D. Denschlag, F. Nawroth, and B. Lawrenz. 2011. "Fertility Preservation in Women—A Practical Guide of Preservation Techniques and Therapeutic Strategies in Breast Cancer, Hodgkin's Lymphoma and Borderline Ovarian Neoplasms." *Archives of Gynecology and Obstetrics* 284: 427–435.

第 2 部分
临床诊疗流程

第 31 章 超声评估
Ultrasound Evaluation in Treatment Management

Ippokratis Sarris, Geeta Nargund·著 | 董思维 萨日娜 宋建东·译

设备

- 有腿架的妇科检查床。
- 带阴道探头（5～9 mHz）和腹部探头（3.5～5 mHz）的超声机。
- 超声耦合剂（可选：温暖）。
- 一次性避孕套（乳胶和非乳胶类）。
- 患者用手术服、床单（一次性或可洗）。
- 检查手套［乳胶和（或）非乳胶类］。
- 水龙头和洗手池。
- 需女性家属陪同。

超声评估前

- 询问患者是否有乳胶过敏史并嘱其排空膀胱，然后选择合适的手套和超声探头。
- 告知患者检查目的及操作过程。
- 要求在操作过程中有一位女性家属陪同。
- 嘱患者暴露会阴。
- 检查者操作前洗手，戴手套。
- 探头表面涂抹耦合剂后套一次性安全套，挤压后保证套内没有气体，以降低其可能对检查造成的影响。
- 安全套外侧探头处涂抹耦合剂。

执行超声评估

- 嘱患者膀胱截石位仰卧于检查床上，臀部放在床尾。

  注意：如果患者离床尾太远，探头的移动将受到限制，因为床尾会阻碍探头的活动范围。
- 让患者尽可能最小范围地暴露。
- 在检查即将开始时告知患者，如果她觉得不舒服，就一定要告诉检查者。
- 轻柔地将超声探头置入阴道，一直到宫颈。
- 本阶段开始初步全面地评估盆腔器官，因为在本阶段超声评估的结果将会指导后续的生育治疗的方案。
- 有 3 个主要区域需要系统地进行评估：
  - 子宫。
  - 卵巢。
  - 盆腔的其他器官。

子宫评估

- 应用子宫矢状面视图用于评估子宫内膜。
- 将超声探头垂直放置于子宫中轴线，测量子宫内膜最厚的部位。测量卡尺放置在子宫内膜与子宫肌层的连接处。
- 评估子宫内膜的形态：周期性、三层、居中或高回声。
- 探查任何局灶回声区域（可能是息肉或肌瘤）。
- 探查液体回声的存在（闭经的患者可能是子宫内粘连、输卵管积水或感染）。
- 超声探头纵切面和横切面检查子宫，以显示整个子宫内膜和肌层。
- 探查任何子宫肌层的异常结构如子宫肌瘤、子宫腺肌症或异常形状的腔隙。
- 选用彩色多普勒来检查子宫动脉和子宫内膜下血管。

卵巢评估

- 探头在横切面上找到卵巢。
- 首先检查卵巢和卵泡总计数（测量 2 mm 及以上的所有卵泡）。
- 从卵巢的一端开始，分别系统地测量每个卵泡。
- 卵泡通常以两个正交尺寸表示（内壁至内壁）。
  - 大部分卵泡可能是椭球形，如果只测量两个维度，测量结果平均直径可能会有误差。
  - 如果卵泡测量径线超过 10 mm，在三个维度测

量径线的平均值更准确。
  - 这需要在横向和纵向平面成像卵巢。
- 查找可能存在的任何其他特征或结构的异常，如黄体或囊肿。
- 如果发现异常结构，则通过以下几个方面来描述：测量其三维尺寸、评估回声、评估是否囊性、实性或混合性、寻找其内部分隔和乳头；多普勒血流评估血管状况：流动性及其与其他盆腔结构的关系。
- 评估卵巢的移动性及其与子宫、盆腔其他结构之间的关系，为经阴道取卵术提供参考。
  - 评估是否可以经阴道取卵［是很容易的，还是需要借助腹部压力和（或）探针辅助操作才能完成取卵］。是否有必要经子宫肌层入路，还是只可能由经腹入路取卵。
- 对侧卵巢需重复上述评估过程（除非对侧卵巢缺如）。
- 可选：卵巢间质和卵泡周围血管的彩色多普勒研究，自动卵泡测量算法和三维超声检查。这些操作都被广泛应用在日常临床工作和疾病评估中。

注意：如果经阴道超声不可见，可能需要在膀胱充盈后行经腹超声卵巢评价。有可能因为肌瘤的存在、卵巢粘连固定在子宫上方或因既往肿瘤治疗导致卵巢粘连固定于盆壁，这将对评估经腹取卵的可行性提供依据。

盆腔其余部分评估

- 查找 Douglas 窝的游离液体（可能提示最近有排卵）或包裹性积液（可能是盆腔粘连的表现）。
- 查找任何附件包块并进行描述（同上述卵巢包块的描述）。

注意：偶尔会有因阴道痉挛无法耐受经阴道超声检查的女性，在此情况下，需要经腹部超声扫描检查。

完成超声评估

- 取出超声探头，取下一次性安全套，并与一次性手套一同按医疗垃圾处理。
- 嘱患者自行更衣。
- 消毒超声探头，清理检查床，更换一次性床单。
- 洗手。
- 向被检查者解释检查结果。
- 讨论诊疗计划和下一步治疗。
- 将检查结果和计划详细地记录入病案。

参考文献

[1] Dubey, A.K., H.A. Wang, P. Duffy and A.S. Penzias. 1995. "The Correlation Between Follicular Measurements, Oocyte Morphology, and Fertilization Rates in an in Vitro Fertilization Program." *Fertility and Sterility* 64: 787–790.

[2] Practice Committee of American Society for Reproductive Medicine. 2012. Diagnostic evaluation of the infertile female: a committee opinion. *Fertility and Sterility* 98: 302.

[3] Scheffer, G.J., F.J.M. Broekmans, L.F. Bancsi, J.D.F. Habbema, C.W.N. Looman and E.R. Te Velde. 2002. "Quantitative Transvaginal Two- and Three-Dimensional Sonography of the Ovaries: Reproducibility of Antral Follicle Counts." *Ultrasound in Obstetrics & Gynecology* 20: 270–275.

[4] Raine-Fenning, N., S. Deb, K. Jayaprakasan, J. Clewes, J. Hopkisson et al. 2010. "Timing of Oocyte Maturation and Egg Collection: During Controlled Ovarian Stimulation: a Randomized Controlled Trial Evaluating Manual and Automated Measurements of Follicle Diameter." *Fertility and Sterility* 94: 184–188.

第32章 三维超声与子宫畸形的诊断

Three-Dimensional Ultrasound and the Diagnosis of Uterine Anomalies

Magued Adel Mikhail, Megan Lively, Candice P. Holliday, Botros Rizk · 著
董思维 萨日娜 宋建东 · 译

介绍

三维（3D）超声（US）在显示与探头垂直的冠状面方面独具优势，具有评估宫腔和宫底的独特能力，而二维（2D）扫描无法获得冠状面图像。先天性子宫畸形很常见，对女性生育力和生殖结局的影响非常显著，因此先天性子宫畸形的准确性诊断非常重要。在无症状女性群体中先天性子宫畸形的发病率是很难确定的，在全人群中先天性子宫畸形的发病率为0.1%～3%，而在这些存在子宫畸形的女性中2%～8%合并不育，5%～30%合并流产，3%～38%合并复发性流产。

设备

- 检查室：配备有一个检查床和一个拉帘，以保护患者的隐私。
- 超声机：3D高频超声机，并具有3D阴道探头、存储和分析图片的功能。
- 耦合剂和一次性医用手套。

技术

- 检查应该在具有三维超声技术及结果判读方面有成熟经验的生殖医学专家、放射科医生或超声医生中进行。
- 征得患者口头知情同意后，开始对宫底和宫颈进行解剖定位等系统的二维检查。
- 通过增益调节和深度补偿优化图像。
- 在获得满意的纵向2D图片后，开启3D按钮，使探头保持静止10秒测量子宫体积。
- 在检查过程中需患者配合。
- 3D超声是在一维传感器的基础上检测的，这种传感器的位置已被位置传感器准确测量后获得。体积测量首先使用带有叠加VOL框的2D图像，它将感兴趣区域（ROI）框起来。容积扫描从一个边缘扫向另一个边缘。
- 为了多平面导航，3个图像分别代表3个正交平面（A、B和C）。
- 选择ROI并将其包含在VOL框中。
- 调整图像A和B的方向点，获得C的清晰图像。
- 使用VCI（厚切片）工具对图像进行了改进。
- 平行移位可用于获得不同的平面，当ROI是弯曲的，使用X、Y和Z按钮旋转三个正交平面中的图片时，对全景视图很有帮助。
- Z技术允许容易的图像操作来识别最佳方向，用以显示子宫底部区域，包括外部和内部。
- 表面渲染选项运用在不同程度的对比和光纤使器官可视化。
- 4个图像分别代表A、B、C多维选项，以及3D视图呈现的形象。
- ROI包含在VOL框中，在理想情况下，顶部的绿线可以调整。

子宫畸形的分类

- 1988年美国生育协会（AFS）首次提出子宫畸形的分类，目前依然是子宫畸形分类的基石。
- 欧洲人类生殖与胚胎学会（ESHRE）和欧洲妇科内镜学会（ESGE）在2013年发布了另一种分类。

单角子宫

- 当一个Müllerian管正常发育而另一个不正常时，就会发生单角子宫，导致子宫发育不良或畸形。
- 可以进一步分为：
  - Ⅰ型：残角子宫腔有子宫内膜，与单角子宫腔有瘘管相通。
  - Ⅱ型：残角子宫腔有子宫内膜，与单角子宫腔

不相通。
- Ⅲ型：残角子宫没有功能内膜，无宫腔结构。
- 在83%的病例中，残角子宫与单角子宫是不相通的。
- 2D扫描可以诊断。
- 3D扫描有助于准确诊断，360°评估残角子宫的存在。
- 合并先天性肾脏畸形比较常见。
- 应和患者讨论并告知妊娠前咨询、单胚胎移植和包括流产和早产在内的妊娠合并症等问题。

双子宫

- 双子宫非常罕见，当两条Müllerian管不能融合时就会发生双子宫，从而产生生殖系统的重复。
- 一般来说，重复是局限于子宫和子宫颈，有双子宫双宫颈、双子宫单宫颈两种情况。
- 双子宫双宫颈通常有良好的妊娠结局。

双角子宫

- 双角子宫仅由Müllerian管部分融合引起。
- 这导致不同程度的子宫角分离，可以是完全的或部分的。
- 典型的双角子宫只有一个宫颈和两个子宫内膜腔。
- 应告知患者存在宫颈功能不全和早产的风险。

纵隔子宫

- 由于纵隔血管化不良和纤维组织的存在，纵隔子宫与流产及不良妊娠密切相关。
- 3D超声诊断纵隔子宫是准确的，与MRI相比有很好的一致性。它可以区分纵隔子宫和弓形子宫，不需要通过腹腔镜检查。
- 宫腔镜下子宫纵隔切除术是标准的治疗方法。

弓形子宫

- 以宫底凹陷最低点为顶点，分别与两侧宫角部内膜顶点连线，两线间的夹角为α角；连接两侧宫角部内膜顶点画一条线，测量此线中点与凹陷最低点的距离为d。若α角为钝角、d<1 cm则为弓形子宫。
- 妊娠中期和妊娠晚期的相关产科并发症的发生率较高。

参考文献

[1] Abuzeid, M. and O. Abuzeid. "Three Dimensional Ultrasonography of Subtle Uterine Anomalies: Correlation with Hysterosalpingogram, Two Dimensional Ultrasonography and Hysteroscopic." In *Ultrasonography in Gynecology*, edited by B. Rizk and E. Puscheck, 66–79. Cambridge: Cambridge University Press, 2015.

[2] Assad, N. and S. Huston. "Three Dimensional Ultrasonography in Gynecology". In *Ultrasonography in Gynecology*, edited by B. Rizk and E. Puscheck, 1–11. Cambridge: Cambridge University Press, 2015.

[3] Awonuga, A.O., S. Johnson, M. Singh, and E. Puscheck. "Mullerian Anomaly and Ultrasonographic Diagnosis." In *Ultrasonography in Gynecology*, edited by B. Rizk and E. Puschec, 43–57. Cambridge: Cambridge University Press, 2015.

[4] Kupesic, S. 2005. " Three Dimensional Ultrasound in Reproductive Medicine." *Ultrasound in Obstetrics and Gynaecology* 5: 304–315.

第33章 不孕症超声评估：一站式流程
Infertility Ultrasound Evaluation: One-Stop Procedure

Spiros A. Liatsikos, Geeta Nargund·著 | 董思维 萨日娜 宋建东·译

必需的设备

- 高分辨率超声设备（有阴道探头）、3D设备（彩色和频谱多普勒）。
- 乳胶和非乳胶类避孕套覆盖阴道探头。
- 超声凝胶。
- 生理盐水灌注宫腔声学造影（SIS）和（或）子宫输卵管超声造影（HyCoSy）：镜、球囊导管或简单的宫内授精导管，阴性（生理盐水）和阳性造影剂。

超声检查生育力的时机

- 任何时间，最好是月经周期的第8~10天（28天为一个月经周期）。

超声检查前两天

- 如果计划进行SIS和（或）HyCoSy，建议预防性使用抗生素。除非存在过敏，建议应用甲硝唑和多西环素。

当天准备

- 将超声设备设置为妇科经阴道扫描模式。
- 在超声设备中输入患者的身份信息。
- 在阴道探头上套上一次性安全套并涂抹耦合剂。
- 准备并加热造影剂至室温（用于HyCoSy）[1]。
- 迎接患者并介绍操作者。
- 指导患者为扫描做准备，并坐到适合经阴道检查的合适体位。
- 询问患者的简要病史，包括是否对乳胶、硫黄和含硫产品过敏（特别是进行HyCoSy时）。
- 向患者解释生育力超声检查的程序、经阴道检查的必要性及预期结果。

进行生育力超声评估

子宫

- 确定子宫（有或无）。
- 评估位置（前位、后位、水平位）。
- 评估活动度。
- 测量尺寸（长度、宽度、厚度）。
- 评估形态。识别和区分先天畸形（弓形子宫、纵隔子宫、双角子宫或双子宫），主要结合3D超声扫描来判断。
- 识别和测量肌瘤。评估它们的位置（前、后、底、侧、宫颈）、类型（带蒂、浆膜下、肌壁间、黏膜下），以及与子宫内膜的接近程度。
- 鉴别子宫腺肌症。
- 识别以前手术留下的瘢痕。如果有剖宫产瘢痕破裂，请注意细节。
- 评估子宫血流。采用多普勒法计算子宫动脉收缩期峰值流速（PSV）和搏动指数（PI）。

子宫内膜

- 评估轮廓、形态（月经、早期卵泡、三层、分泌、萎缩、增生、高回声）及其与月经周期的一致性。
- 测量厚度。
- 识别并测量息肉和黏膜下肌瘤。
- 识别宫颈管内黏液。
- 彩色多普勒检查血管（螺旋动脉）延伸至子宫内膜[2]。
- 必要时进行盐水宫腔声学造影（参见下文）。

卵巢

- 识别双侧卵巢（有或无）。
- 评估可能经阴道或经腹取卵的位置、移动度和可及性。
- 评估形态（正常、多囊、多卵泡）。

- 测量尺寸并计算体积。
- 识别、测量和区分囊肿（简单、复杂、子宫腺肌瘤、皮样）。多普勒评估囊性和囊周血管。评估卵巢恶性肿瘤的风险。
- 识别优势卵泡（卵泡期）或黄体（黄体期）。测量尺寸并计算平均直径和这些结构的体积。利用多普勒评估滤泡周围血流量并计算 PSV[3, 4]。
- 评估双侧卵巢内的早期窦卵泡数（直径 2～5 mm），测量尺寸并确定晚期窦卵泡（平均直径 >5 mm）[5]。
- 使用多普勒评估间质血流量并计算 PSV[6, 7]。
- 识别和衡量卵巢旁囊肿。

输卵管
- 识别输卵管积水并测量其尺寸。
- 如有需要，使用 HyCoSy 评估输卵管通畅程度（参见下文）。

Douglas 窝
- 鉴别液体（游离、囊状）并估计其体积。
- 鉴别肿块及其来源。

SIS 和（或）HyCoSy
- 插入窥器，识别宫颈及其外部的骨性结构。
- 经宫颈管插入球囊导管或一个简单的宫腔内人工授精导管。
- 向球囊内注入 1 mL 生理盐水以固定导管。
- 通过导管注入阴性造影剂（生理盐水），直到超声扫描证实宫腔扩张。
- 评估黏膜，识别息肉、黏膜下肌瘤或子宫内膜粘连。
- 注入更多的生理盐水并应用彩色多普勒证实输卵管的通畅性。
- 向每条输卵管缓慢注入 2～5 mL 阳性造影剂。
- 显示输卵管内的造影剂并溢出到腹腔。
- 识别右侧、左侧、双侧输卵管近端或远端闭锁[8]。
- 从球囊中抽吸生理盐水，移除导管和窥器。

超声扫描后
- 为患者提供干净的湿巾。
- 取下一次性安全套并彻底清洁阴道探头。
- 打印超声图像并保存。
- 准备一份所有检查结果的详细报告，并向患者提供一份副本。
- 向患者详细解释超声扫描的正常和异常结果。
- 如果需要，建议行进一步的检查（宫腔镜、腹腔镜等）。
- 讨论治疗方案的选择，并解释每种方案的预期成功机会。
- 如果患者进行了盐水宫腔声学造影和（或）子宫输卵管超声造影，建议预防性应用抗生素 3 天或更长时间。

参 考 文 献

[1] B. Nirmal, A.N. Griffiths, G. Jose, and J. Evans, "Warming Echovist Contrast Medium for Hystero-Contrast Sonography and the Effect on the Incidence of Pelvic Pain. A Randomized Controlled Study," *Human Reproduction* 21(4) (2006): 1052–1054.

[2] R. Mona, M. Carine, S. Valerie, et al., "Study of Uterine Spiral Arteries During Implantation Window in Women with Normal Fertility or Implantation Failure," *American Journal of Reproductive Immunology* 60(1) (2008): 87–88.

[3] G. Nargund, "Time for an Ultrasound Revolution in Reproductive Medicine," *Ultrasound in Obstetrics & Gynecology* 20 (2002): 107–111.

[4] P. Bhal, N. Pugh, D.K. Chui, et al., "The Use of Transvaginal Power Doppler Ultrasonography to Evaluate the Relationship Between Perifollicular Vascularity and Outcome of in-Vitro Fertilisation Treatment Cycles," *Human Reproduction* 14(4) (1999): 919–945.

[5] D.J. Hendricks, E.W. Mol, L.F. Banksi, et al., "Antral Follicle Count in the Prediction of Poor Ovarian Response and Pregnancy After Invitro Fertilisation; a Meta Analysis and Comparison with Basal Follicle Stimulating Hormone Level," *Fertility and Sterility* 83(2) (2005): 291–301.

[6] L. Engmann, P. Sladkevicius, R. Agrawal, et al., "Value of Ovarian Stromal Blood Flow Velocity Measurement After Pituitary Suppression in the Prediction of Ovarian Responsiveness and Outcome of in Vitro Fertilization Treatment." *Fertility and Sterility* 71(1) (1999): 22–29.

[7] J.S. Younis, S. Haddad, M. Matilsky, et al., "Undetectable Basal Ovarian Stromal Blood Flow in Infertile Women Is Related to Low Ovarian Reserve," *Gynecological Endocrinology* 23(5) (2007): 284–289.

[8] S. Killick, "Hysterosalpingo-contrast Sonography as a Screening Test for Tubal Patency in Infertile Women," *Journal of the Royal Society of Medicine* 92 (1999): 628–631.

第 34 章 门诊宫腔镜检查
Office Hysteroscopy

Linda D. Bradley·著 | 董思维 萨日娜 宋建东·译

必需的设备

- 宫腔镜的选择:
  - 软式宫腔镜。
  - 硬性宫腔镜。
- 可选:
  - 相机。
  - 录像机。
  - 拍照。
- 摄像系统。
- 光源。
- 因不同体重、产次的患者选择不同型号的窥器。
- 抽满无菌生理盐水的 60 mL 注射器。
- 无菌延长管。
- 带腿架或膝关节支架的检查台,理想情况下能够改变体位至头低脚高位。
- 可选:
  - 加热垫。
  - 枕头。
- 应急设备:
  - 急救车。
  - 氧气。
  - 氨气。
  - 紧急转运的联系信息。

前一天准备

- 了解预期患者人数,以便有适当数量的无菌宫腔镜可用。
- 在理想情况下,患者将收到书面材料,指导他们在术前进食,并在术前 2~4 小时服用非甾体抗炎药。

当天准备

- 用来抽取生理盐水的无菌盆。
- 准备 60 mL 生理盐水注射器并贴上标签。
- 无菌套管针。
- 清洁阴道和宫颈的消毒剂溶液(婴儿洗发水、聚维酮碘等)。
- 无菌窥器。
- 届时核对患者姓名、出生年月日和诊疗号。
- 测量生命体征,包括血压和脉搏。
- 尿妊娠试验阴性。
- 签署宫腔镜检查及可能子宫内膜活检的知情同意书。
- 确认子宫内膜活检的适当时机(早期增殖期)。
- 与患者充分沟通,交代手术过程、必要性及可能出现的并发症及应急方案,解答患者的疑问。

操作过程

- 戴非无菌检查手套,放置窥器。检查宫颈以排除黏液脓性分泌物或宫颈炎。必要时进行宫颈细胞学和人乳头状瘤病毒(HPV)检测。
- 取出窥器,然后进行双合诊,以确定子宫的大小、位置并排除子宫压痛。如果有感染的迹象,停止计划的手术。
- 用消毒液清洁宫颈。
- 更换手套,戴无菌手套。
- 根据所用宫腔镜的直径,确定是否需要扩张宫颈。
- 如果需要扩张宫颈,用宫颈扩张器,仅在需要时使用细齿宫颈钳来固定宫颈。
- 取出无菌宫腔镜,连接无菌连接管和无菌生理盐水注射器,冲洗导管和宫腔镜以去除导管中的空气。
- 如果使用宫腔镜,请连接摄像头。

- 在直视下插入宫腔镜,并以个体化的速度缓慢推注无菌生理盐水,以获得最佳的可视效果和患者的舒适度。
- 仔细检查宫颈、宫腔和输卵管开口。
- 确定是否有先天性子宫异常、子宫内膜息肉、黏膜下平滑肌瘤、凸向宫腔的平滑肌瘤、子宫内膜增生或子宫恶性肿瘤。
- 根据临床表现,确定是否需要子宫内膜活检。
- 如果有条件,拍摄宫腔镜检查的照片。
- 在病历中记录宫腔镜检查结果。
- 向患者解释检查结果和临床诊疗计划。
- 向患者提供指导,并详细说明如果术后疼痛、发热或有脓性分泌物时应联系谁。
- 有临床指征时预约随访。

参 考 文 献

[1] Bradley, L.D. "Indications and Contraindications for Office Hysteroscopy." In *Hysteroscopy: Office Evaluation and Management of the Uterine Cavity*, edited by L.D. Bradley and T. Falcone. Philadelphia, PA: Mosby, 2009.

[2] Keats, J.P. 2013. "Procedures in the Office Setting Patient Safety in the Obstetric and Gynecology Office Setting." *Obstetrics & Gynecology Clinics of North America* 40: 611–623.

[3] Keyhan, S., and M.G. Munro. 2014. "Office Diagnostic and Operative Hysteroscopy Using Local Anesthesia Only; an Analysis of Patient Reported Pain and Other Procedural Outcomes." *Journal of Minimally Invasive Gynecology* 21(5): 791–798.

第35章 宫腔镜治疗子宫纵隔
Hysteroscopic Management of Uterine Septum

Omar Abuzeid, Mostafa Abuzeid · 著 | 董思维 萨日娜 宋建东 · 译

介绍

子宫纵隔占子宫结构性畸形的34%～48%，不良妊娠结局发生率最高的就是这种类型的Müllerian发育异常。它与不孕的相关问题仍具争议，而宫腔镜下子宫纵隔切除术与能显著改善反复流产史患者的生育结局。

我们常说的纵隔子宫是指完全的子宫纵隔，而子宫不全纵隔是指不完全的子宫纵隔[1]。

有以下症状的患者应怀疑子宫纵隔：
- 复发性流产。
- 不孕。
- 不良孕产史。
- 肾脏发育异常。

目标

- 操作目的是切除子宫纵隔，并恢复子宫内膜腔的正常形态。
- 应注意避免即刻并发症如子宫穿孔，或晚期并发症如宫内瘢痕组织形成、妊娠或分娩期间的子宫破裂。

适应证

- 合并子宫纵隔，并有以下主诉的患者：
  - 复发性流产。
  - 不孕。
  - 不良孕产史。

禁忌证

- 绝对禁忌证：
  - 感染。
  - 妊娠。
  - 子宫恶性肿瘤。
- 相对禁忌证：
  - 子宫出血。

术前评估

- 子宫输卵管造影（HSG）：
  - HSG不能区分纵隔子宫和双角子宫。
  - HSG诊断不全纵隔子宫的敏感性和特异性较差[2]。
- 经阴道二维超声特别是在横切面上使用生理盐水超声造影（SIH）（子宫上段子宫内膜分离）。
- 经阴道三维超声，特别是SIH，通过冠状面的可视化，提高了子宫纵隔的检出率。
- 只有在无法通过上述检查作出诊断的情况下，才考虑进行MRI检查。
- 诊断性宫腔镜检查是确诊的金标准。

设备

- 麻醉人员和设备。
- 患者体位和宫颈暴露。
- 视频成像系统。
- 宫颈扩张器。
- 宫腔镜电切系统。
- 自动化膨宫系统。
- 子宫膨胀介质（等渗溶液，如0.9%生理盐水；非电解质溶液，如1.5%甘氨酸、3%山梨醇、5%甘露醇）。
- 膨胀介质的选择取决于是否使用宫腔镜双极电切器（等渗溶液，如0.9%生理盐水）或单极电切器（非导电液体）。

手术技术

- 所有手术都应在月经周期的卵泡中期或患者服用

- 口服避孕药期间进行。
- 手术前一晚在阴道内放置 200 μg 米索前列醇。
- 通常首先进行诊断性宫腔镜检查以确诊。
- 诊断性宫腔镜检查还应进行：
  - 如果需要，确认子宫纵隔的诊断。
  - 不孕症的常规检查。
  - 疑难病例中需要联合治疗。
- 10 mm 宫腔镜电切镜使用 0° 或 12° 透镜和直切镜襻，点到设置为 70W 切割和 50W 凝固的混合模式（笔者的偏好）切除隔膜。这是一种单极电切镜，需要无电解质溶液作为膨宫液。
- 应在中线横向切断隔膜，避免向后壁或前壁偏移。如此切除可以避免损伤输卵管开口。
- 当到达隔膜和子宫肌层之间的连接处时，可以看到小动脉搏动。如果这些小动脉被切断，它们在分离时出血，表明隔膜已经完全切断。
- 如果同时进行腹腔镜检查，操作者可以安全地切断子宫纵隔而没有穿孔的危险[3]。
- 恢复宫腔正常形态（倒三角形）和对称性，是手术成功的标志。
- 手术结束时，应将宫内压力降至 50 mmHg 以下。这有助于确定出血区域。通常，小的出血会自行停止，但如果有活动性动脉出血，可用单极针状电极电凝止血[4]。
- 持续监测膨宫液差值。
  - 应使用充分扩张所需的最低宫内压力（最好是在低于平均动脉压的水平）。手术过程中的良好范围是 70～80 mmHg。
  - 如果使用非电解质溶液膨宫介质，膨宫液差值达到 750～1 000 mL 时采取必要措施以尽快终止操作。
- 如果非电解质溶液膨宫介质的液体差值达到 1 000～1 500 mL 或生理盐水作为膨宫液差值达 2 500 mL，则立即结束操作。
- 如果非电解质溶液膨宫液差值为 1 000～1 500 mL，则要求检测电解质以排除低钠血症，在等待结果时，静脉注射 1 L 0.9% 生理盐水和 10 mg 呋塞米。
- 如果电解质溶液膨宫液差值为 >2 500 mL，则检测电解质以排除低钠血症，并注意液体过量的可能。在等待电解质结果的同时，静脉注射 10 mg 呋塞米，并启动管理计划。
- 血清钠 <120 mmol/L 时需要咨询重症监护室和重症监护医学专家的意见。

术后护理

- 术后护理应包括在子宫腔内放置一个小儿 Foley 导尿管（8 Fr），并用 3 mL 生理盐水充盈球囊，留置 7 天。
- 不需要抗生素。
- 所有患者应接受 6 周的雌激素治疗，并在雌激素疗程的后 10 天加用孕激素。
- 复查应在术后 8 周，采用经阴道生理盐水 SIH 加 2D 和 3D 超声检查。
- 建议将妊娠计划推迟至术后 2 个月之后，因为有研究表明，宫腔镜活检术后 8 周左右子宫腔可恢复正常[4]。

参考文献

[1] American Fertility Society, "The American Fertility Society Classifications of Adnexal Adhesions, Distal Tubal Occlusion, Tubal Occlusion Secondary to Tubal Ligation, Tubal Pregnancies, Müllerian Anomalies and Intrauterine Adhesions," *Fertility and Sterility* 49(1988): 944–955.

[2] N. Kallia, O. Abuzeid, M. Ashraf, and M. Abuzeid, "Role of Hysteroscopy in Diagnosis of Subtle Uterine Anomalies in Patients with Normal Hysterosalpingography," *Fertility and Sterility* 96(3) Supplement (2011): S12.

[3] M.F.M. Mitwally and M. Abuzeid, "Operative Hysteroscopy for Uterine Septum," in *Textbook of Infertility and Assisted Reproduction*, edited by B.R.M. Rizk, J.A. García-Velasco, H.N. Sallam, and A. Nakrigiannakis, 115–131. Cambridge: Cambridge University Press, 2008.

[4] G.B. Candiani, P. Vercellini, L. Fedele, et al. "Repair of the Uterine Cavity After Hysteroscopic Septal Incision." *Fertility and Sterility* 54 (1990): 991.

第36章 宫腔镜下宫腔粘连分离术

Hysteroscopic Lysis of Intrauterine Adhesions

Bolonduro Oluwamuyiwa, Mostafa Abuzeid·著 | 董思维 萨日娜 宋建东·译

背景和发病机制

阿什曼综合征是由约瑟夫·阿什曼于1948年首次描述的[1]。任何损伤到子宫内膜基底蜕膜的损伤、导致肉芽组织的形成，均可导致宫内粘连和相对子宫的粘连[1]。该综合征表明存在宫内粘连，可闭塞或阻塞宫腔[2]。这些粘连通常是为了治疗不完全流产或稽留流产（约占90%）、产后出血或终止妊娠而进行的大力度刮宫后形成的。1次流产后粘连的发生率为16.3%，3次或3次以上流产后粘连的发生率上升至32%。宫内粘连导致子宫内膜腔部分或完全消失，宫内粘连可以是膜状的、中度的或致密的。

诊断

- 虽然阿什曼综合征可能导致闭经，但大多数患有宫内粘连的女性会出现不孕、复发性流产、月经减少或痛经，而不是闭经[1,4]。
- 阿什曼综合征的诊断是基于高度怀疑因素。
- 在有疑似既往史的女性中，外源性雌激素和孕酮治疗后无撤退性出血提示终末器官即子宫内膜的损伤，并证实临床怀疑[1]。
- 当怀疑阿什曼综合征时，经阴道超声扫描可能显示部分患者月经期宫腔内有血肿成分。
- 经阴道SIS（2D和3D）和HyCoSy可以证实宫腔粘连的存在，以及位置和范围。
- 宫腔镜检查是诊断的金标准[1]。

管理

- 与盲刮不同，宫腔镜下宫腔粘连分离术是宫腔粘连的主要治疗方式[1]。1973年4月实施了首次宫腔镜下宫腔粘连分离术[4]。
- 同时行腹腔镜检查或经腹超声检查有助于维持定位，从而防止子宫穿孔[1,3]。
- 首先松解中央部位的粘连，从子宫下段到底部，然后到两侧宫角处，逐渐恢复腔结构，达到最佳效果[1]。
- 锐利器械的切开、持续满意的膨宫和经验丰富的生殖外科医生是成功的关键[1,3,4]。
- 可能需要多次手术来获得满意的效果。
- 在宫腔部分粘连和膜状粘连的情况下可获得最佳结局。
- 完全性宫腔粘连且致密者预后较差。

所需设备[3]

- 麻醉人员和设备。
- 患者体位和宫颈暴露。
- 摄像系统。
- 宫颈扩张器。
- 宫腔镜手术镜或宫腔镜电切镜。
- 宫腔镜剪刀（柔性或半刚性），切除镜电极，Versapoint，Nd-YAG激光，单极针状电极。所使用的仪器由操作者自行选择。
- 用于电凝血管的双极。
- 自动化流体管理系统（膨宫机）。
- 膨宫介质［CO_2，等渗溶液（如0.9%生理盐水）；非电解质溶液（如甘氨酸1.5%、山梨醇3%、甘露醇5%）］。

操作要点

- 通常情况下，薄而疏松的粘连可以通过宫腔镜尖端，在持续灌注扩张介质的压力下松解[1,4]。
- 在局部麻醉或静脉镇静下使用球囊导管松解宫内粘连[1]。

- 粘连较厚可能需要柔性或更好的半刚性剪刀、冷刀切除镜、电切镜、Versapoint 或 Nd-YAG 激光[4]。
- 腹腔镜下向子宫注射亚甲基蓝染料,以帮助识别前壁和后壁附着的连接处[3]。
- 膨胀介质的选择取决于所使用的技术。如果使用宫腔镜剪刀或双极电刀,可以使用如 0.9% 生理盐水等等渗溶液,而单极电刀需要使用非电解质溶液。
- 密切仔细、连续监测液体损耗。
- 维持最低宫内液体压力以获得最佳视野(最好低于平均动脉压)。
- 通常将宫内液体压力设定为 70~80 mmHg。
- 当非电解质膨宫液差值接近 750~1 000 mL,采取必要的步骤终止操作。
- 当膨宫液差值达到:非电解质膨宫液 1 000~1 500 mL/生理盐水 2 500 mL 时,终止操作。
- 当非电解质溶液液体差值达 1 000~1 500 mL,则要求进行血电解质检查以排除低钠血症。在等待结果时,静脉注射 1 L 0.9% 生理盐水和 10 mg 呋塞米。
- 如果膨宫液差值 >2 500 mL,立即检测电解质以排除低钠血症,并注意液体超负荷。在等待结果的同时,静脉注射 10 mg 呋塞米并启动管理计划。
- 血清钠 <120 mmol/L 时需要重症监护,并与重症医学专家会诊。

术后管理

- 外源性雌激素(如雌二醇,2 mg,口服,每日 2 次),认为术后 6 周应用雌激素可促进子宫内膜再上皮化和增殖。如果在雌激素疗程的最后 10 天使用黄体酮(如甲羟孕酮 10 mg/d),停药后月经来潮则表明功能恢复[1]。
- 在粘连分离术后置入宫腔球囊导管 10~14 天被认为可以在恢复过程中保持子宫壁分离,从而降低复发的概率[1]。
- 宫腔置管后应用多西环素治疗和非甾体抗炎药可以帮助减少子宫收缩及感染的风险[1]。
- 术后宫腔灌注透明质酸凝胶可以显著减少粘连的形成[3]。
- 月经后应通过经阴道 SIS(2D 和 3D)、HyCoSy 或二次宫腔镜检查来评估手术效果[1]。

效果

- 52%~88% 的病例月经恢复正常[1]。
- 生殖功能:
  - 宫腔粘连妇女的生殖结局通常较差[5]。
  - 宫腔粘连分离术后,妊娠结局大大改善[1]。
  - 在不孕症妇女中,宫腔镜下粘连分离术后活产率在 25%~35%[1]。
  - 在已成功妊娠的妇女中,胎盘植入、前置胎盘、早产和产后出血的发生率较高[1]。
- 复发率很高,严重病例的复发率为 20%~60%。

参考文献

[1] M. Fritz and L. Speroff, *Clinical Gynecologic Endocrinology and Infertility*, 8th ed. 459–460, 1175–1176, 1204. Philadelphia, PA: Lippincott Williams & Wilkins, 2011.

[2] K. Chapman and R. Chapman, "Asherman's Syndrome: A Review of the Literature, and a Husband and Wife's 20-Year World-Wide Experience," *Journal of the Royal Society of Medicine* 83(9) (1990): 576–580.

[3] J.A. Rock and H.W Jones, III, *TeLinde's Operative Gynecology*, 10th ed. 336, 355–357, 777. Philadelphia, PA: Lippincott Williams & Wilkins, 2011.

[4] J. Berek, *Berek & Novak's Gynecology*, 15th ed. 788–797. Philadelphia, PA: Lippincott Williams & Wilkins, 2012.

[5] J.G. Schenker and E.J. Margalioth, "Intrauterine Adhesions: An Updated Appraisal," *Fertility and Sterility* 37(5) (1982): 593–610.

第37章 宫腔镜治疗黏膜下肌瘤
Hysteroscopic Management of Submucosal Fibroids

Salem Joseph, Mostafa Abuzeid · 著 | 董思维 萨日娜 宋建东 · 译

介绍

黏膜下肌瘤的存在可能会降低生殖潜力，并且可能与月经过多和缺铁性贫血密切相关。子宫平滑肌瘤与不孕有关，而黏膜下肌瘤与不孕的因果关系更密切。

黏膜下肌瘤与复发性妊娠丢失和产科并发症（如早产）相关。根据欧洲宫腔镜学会分类，黏膜下肌瘤分为三种类型：0型完全位于宫腔内；Ⅰ型大部分位于宫腔内、肌壁间部分小于50%，Ⅱ型肌壁间肌瘤凸向黏膜下、肌壁间部分大于50%[1]。宫腔镜下子宫肌瘤剔除术已成功用于治疗黏膜下肌瘤，该术式提供了更好的依从性、更低的发病率和成本[2]。宫腔镜子宫肌瘤剔除术已被证明可有效提高生育力和辅助生殖的成功率[3]。

手术适应证

- 具有黏膜下肌瘤相关症状的患者：
  - 不孕。
  - 反复性流产。
  - 不良孕产史。
  - 月经过多（要求保留生育功能或子宫者）。

宫腔镜禁忌证

- 绝对禁忌证：
  - 感染。
  - 妊娠。
  - 子宫恶性肿瘤。
- 相对禁忌证：
  - 子宫出血。

目标

- 该手术的目的是完全切除黏膜下的子宫肌瘤，最好一次性手术切除，以恢复子宫内膜腔的正常形态。
- 该术式可切除0型和部分Ⅰ型黏膜下肌瘤。
- 部分Ⅰ型黏膜下肌瘤可能需要多次治疗。
- Ⅱ型黏膜下肌瘤通常采用腹腔镜手术的方法或开腹手术，或者也可以由经验丰富的手术医生进行宫腔镜切除，但通常需要多次手术。
- 应注意避免术中并发症如子宫穿孔，或晚期并发症如子宫瘢痕形成、瘢痕妊娠或分娩期子宫破裂。

术前评估

- HSG。
- 经阴道二维超声，特别是SIH。
- 经阴道三维超声，特别是SIH，可以在冠状位上显示，有助于确定子宫肌瘤受累的位置和程度。
- 多发性子宫肌瘤患者可能需要MRI检查。
- 诊断性宫腔镜检查是确诊的金标准。
- 在宫腔镜治疗Ⅱ型黏膜下肌瘤时可以考虑同时行腹腔镜检查，或可以把宫腹腔镜联合检查作为不孕症检查的一部分。

设备

- 麻醉人员和设备。
- 患者体位和宫颈暴露。
- 视频成像系统。
- 宫颈扩张器。
- 宫腔镜切除或宫腔镜组织旋切系统。
- 自动化液体管理系统。
- 膨宫介质[等渗溶液（如0.9%生理盐水），非电解质溶液（如1.5%甘氨酸、3%山梨醇、5%甘露醇）]。
- 膨宫介质的选择取决于是否使用宫腔镜旋切器或双极电切器（等渗溶液，如0.9%生理盐水）或单极电切器（非电解质溶液）。

手术技术

- 所有手术都应在月经周期卵泡中期或患者服用口服避孕药期间进行。
- 手术前一晚在阴道内使用 200 μg 米索前列醇。
- 通常首先进行诊断性宫腔镜检查，以确认黏膜下肌瘤的诊断和类型。
- 在子宫颈局部注射垂体后叶素（20 U/100 mL 生理盐水）可以减少手术过程中过多的出血和液体亏损。

宫腔镜电切系统的使用

- 宫颈逐渐扩张至 9 号 Hegar 扩张棒。
- 自动化液体控制系统。
- 10 mm 宫腔镜电切镜，带有 0° 或 12° 透镜和弯曲（直角）电切镜环，用于在 70～100 W 切割和 50 W 凝固电流下切除肌瘤，混合一种设置（笔者首选）。这是一种单极电切镜，需要非电解质溶液作为膨宫液。
- 肌瘤电切是将肌瘤逐步切除至与子宫内膜平齐水平，直至显露子宫的轮廓。
- 切除Ⅰ型黏膜下肌瘤时，电切镜可以用于检查子宫肌层的肌瘤根部。
- 应使用充分膨宫所需的最低宫内压（最好低于平均动脉压）。
- 膨宫压力控制在 70～80 mmHg。
- 在手术结束时，特别是当肌瘤位于后壁、阻挡视野时，根据需要使用息肉钳夹出肌瘤碎片。
- 停止膨宫介质灌注后，评估子宫腔的止血及切除是否充分。
- 必须仔细连续监测液体亏损。
- 当非电解质膨宫液差值接近 750～1 000 mL 时，则应采取措施尽快结束操作。
- 如果非电解质膨宫液差值达到 1 000～1 500 mL 或生理盐水膨宫液差值达到 2 500 mL 时，则应结束操作。
- 如果非电解质液体差值为 1 000～1 500 mL，急查电解质排除低钠血症，在等待结果的同时，静脉输注 1 L 0.9% 生理盐水和 10 mg 呋塞米。
- 如果出现低钠血症，考虑立即咨询重症监护专家进行处理。
- 当电解质类膨宫液差值 >2 500 mL 时，急查电解质排除低钠血症、观察液体过量。在等待结果的同时，静脉注射 10 mg 呋塞米并启动管理计划。

宫腔镜组织粉碎器的使用 [4]

- 宫腔镜子宫肌瘤切除术也可以使用宫腔镜组织粉碎器进行。
- 对妇科医生来说，使用宫腔镜组织粉碎器和 TRUCLEAR（Smith & Nephew）进行子宫肌瘤切除术是一种更安全的操作。
- 使用生理盐水作为扩张介质降低了液体过量的风险。
- 消除了潜在的热损伤，因为这些机械装置不需要电能。
- 在宫腔镜粉碎中，切除的组织被收集并通过粉碎系统输送到一个收集袋。

术后管理

- 将儿童 Foley 导尿管（10 Fr）置于子宫内膜腔内，用 4 mL 生理盐水充盈球囊并留置 7 天。
- 不使用抗生素。
- 所有患者均接受雌激素治疗（每日 2 mg 雌二醇）6 周。
- 在雌激素疗程的后 10 天加用孕激素。
- 术后 8 周采用经阴道 SIS、2D 和 3D 经阴道超声对子宫腔进行评估。

参考文献

[1] K. Wamsteker, M.H. Emanuel, and J.H. de Kruif, "Transcervical Hysteroscopic Resection of Submucous Fibroids for Abnormal Uterine Bleeding: Results Regarding the Degree of Intramural Extension," *Obstetrics & Gynecology* 82(1993): 736–740.

[2] N. Makris, E. Vomvolaki, G. Mantzaris, K. Kalmantis, J. Hatzipappas, and A. Antsaklis, "Role of a Bipolar Resectoscope in Subfertile Women with Submucous Myomas and Menstrual Disorders," *Journal of Obstetrics and Gynaecology Research* 33(6) (2007): 849–854.

[3] H. Fernandez, O. Sefrioui, C. Virelizier, A. Gervaise, V. Gomel, and R. Frydman, "Hysteroscopic Resection of Submucosal Myomas in Patients with Infertility," *Human Reproduction* 16(7) (2001): 1489–1492.

[4] T.W.O Hamerlynck, V. Dietz, and B.C. Schoot, "Clinical Implementation of the Hysteroscopic Morcellator for Removal of Intrauterine Myomas and Polyps. A Retrospective Descriptive Study," *Gynecological Surgery* 8(2011): 193–196.

第 38 章 生理盐水灌注宫腔声学造影
Saline Infusion Sonohysterography

Alan Bolnick, Mostafa Abuzeid · 著 | 董思维 萨日娜 宋建东 · 译

介绍

- 2D 和 3D 的 SIS 和 US 是一项适合门诊的检查，旨在帮助评估子宫内膜腔和子宫内膜，并对宫腔的轮廓进行分类。

适应证

- 评估有以下症状的患者的宫腔情况：
  - 不孕。
  - 复发性流产。
  - 不良产科结局病史。
  - 功能性子宫出血。
  - 月经过多。
- 当怀疑有以下病理症状时，应进行 SIS 检查：
  - 先天性子宫畸形：如 T 形子宫、单角子宫、双角子宫、子宫纵隔。
  - 宫腔病变：如子宫肌瘤、子宫内膜息肉、子宫内膜粘连。
- 子宫纵隔、黏膜下肌瘤、子宫内膜息肉或宫腔镜下子宫瘢痕去除术后应进行 SIS 评估。

  注意：有几个原因可以解释为什么经阴道超声不能媲美 SIS：微小异常结构可能因为宫腔塌陷而在常规超声检查中不可见；或者宫腔占位恰好与宫腔形状相似时[2]。

禁忌证

- 疑似妊娠。
- 感染。
- 出血。

检查时机

通常安排在月经周期的早卵泡期，即月经停止后，排卵前。
- 在月经周期的早期增殖期，子宫内膜相对较薄，这有助于影像学观察。
- 在月经周期的黄体晚期，子宫内膜增厚或子宫内膜轮廓局部不规则可能被误诊为子宫内膜增生或小息肉。
- 另外，手术也可以在患者服用口服避孕药的情况下进行。

技术要点

- SIS 是一个非常简单的过程，大约需要 5 分钟完成。
- 建议经阴道超声辅助检查子宫和附件是否有异常。
- 检查过程必须在无菌条件下进行，因为生理盐水通过生殖道后可能会导致逆行感染。
- 进行 SIS 首先应将大小合适的阴道镜轻轻插入阴道，以观察宫颈。
- 用消毒液擦洗宫颈。
- 将一次性薄柔性导管插入颈管，球囊导管尖端应位于颈管内或子宫下段，向球囊内注入 2 mL 的空气。
- 然后果断取出阴道窥器，以免破坏导管。
- 随后，将经阴道超声探头（最好是 3D 探头）置入阴道，在超声引导下，无菌生理盐水（5～10 mL）缓慢注入宫腔。
- 液体扩张宫腔，分离子宫壁，以更好地评估宫腔轮廓、子宫内膜的形状，可以更好地显示异常占位，如子宫内膜息肉和宫腔内肌瘤。
- 三维经阴道超声体积检查可以使用高分辨率的三维阴超机器来实现。
- 当完成子宫内膜腔的最佳扩张时，可以实现子宫的矢状面和横断面的三维容积扫描。扫描体积在多平面进行三维评估。

- 由于膨胀的球囊可能混淆病理，建议在手术结束前立即对球囊进行部分放气。宫颈管内的导管慢慢收，使宫腔内膨宫液充足，以确保宫颈管与子宫下段充分可见。
- 在重建的冠状面上对子宫形态和子宫内膜腔进行数据分析。
- 该检查的痛感通常是最小的，大多数女性在检查时没有痛感或只有轻微的宫缩不适感。
- 可在检查前 30～60 分钟口服 2 片非甾体抗炎药以减轻检查过程中的不适感。
- 无须麻醉。
- 手术前后患者可以正常进食和饮水。
- 不建议预防性使用抗生素，除非有慢性盆腔炎病史。

并发症

- SIS 是一项无创检查，术后不良反应最少，包括宫缩、点滴阴道出血及少量阴道分泌物。
- 盆腔感染是偶发的严重并发症，发生率低于 1%，见于有盆腔炎症病史的女性。

SIS 的诊断特征

- 子宫内膜息肉表现为单发或多发、弥漫性或局灶性、无蒂或带蒂。
- 与子宫内膜相比，息肉呈等回声。
- 子宫内膜息肉可能单独发生，在子宫内膜增生时较少见，如子宫内膜癌[3]。
- 黏膜下平滑肌瘤的位置可以通过 SIS 利用其回声强度和肌瘤突出到子宫腔部分的占比来检测[4]。
- 肌瘤是低回声结节，低于子宫肌层回声。
- 超声检查可能提示子宫内膜增生，其主要表现为 >15 mm 或 >8 mm 的厚度，存在非均匀回声改变和微囊性改变。
- 对于 SIS，粘连通常表现为可移动的条索组织回声，与子宫内膜腔相交，附着在子宫两侧壁上[4]。

SIS 与其他诊断方式的比较

- 经阴道 US、SIS 和诊断宫腔镜检查宫腔异常的敏感性和特异性分别为 56.3%、72%、81.3% 和 100%、87.5%、100%。
- SIS 对评估子宫肌瘤非常有效，在检测黏膜下肌瘤（并确定其壁内成分）和定位其他肌壁间肌瘤方面与宫腔镜相当[5]。
- SIS 是诊断子宫内膜息肉的一种安全、高灵敏度和特异性的方法。其结果与宫腔镜检查和组织病理学分析的结果基本一致。
- 三维 SIS 对子宫腔异常如子宫纵隔的诊断有较高的准确性。SIS 有可能消除不必要的宫腔镜手术。

参 考 文 献

[1] S. Laifer-Narin, N. Ragavendra, E.K. Parmenter, and E.G. Grant, "False-Normal Appearance of the Endometrium on Conventional Transvaginal Sonography: Comparison with Saline Hysterosonography," *American Journal of Roentgenology* 178(1) (2002): 129–133.

[2] E. Moschos, R. Ashfaq, D.D. McIntire, B. Liriano, and D.M. Twickler, "Saline-Infusion Sonography Endometrial Sampling Compared with Endometrial Biopsy in Diagnosing Endometrial Pathology," *Obstetrics and Gynecology* 113(4) (2009): 881–887.

[3] A. Shushan, A. Revel, and N. Rojansky, "How Often Are Endometrial Polyps Malignant?" *Gynecologic and Obstetric Investigation* 58(4) (2004): 212–215.

[4] F.P. Leone, D. Timmerman, T. Bourne, et al., "Terms, Definitions and Measurements to Describe the Sonographic Features of the Endometrium and Intrauterine Lesions: A Consensus Opinion from the International Endometrial Tumor Analysis (IETA) Group," *Ultrasound in Obstetrics & Gynecology* 35(1) (2010): 103–112.

[5] S. Kelekci, E. Kaya, M. Alan, Y. Alan, U. Bilge, and L. Mollamahmutoglu, "Comparison of Transvaginal Sonography, Saline Infusion Sonography, and Office Hysteroscopy in Reproductive-Aged Women with or Without Abnormal Uterine Bleeding," *Fertility and Sterility* 84(3) (2005): 682–686.

第 39 章

腹腔镜检查的一般原则
General Principles of Laparoscopy

Rubin Raju, Mostafa Abuzeid · 著 | 董思维　萨日娜　宋建东 · 译

禁忌证[1]

绝对禁忌证

- 缺乏手术技巧的医生或不具备手术条件的处置室。
- 具有 Trendelenburg 体位（头低脚高位）禁忌证的患者（如视网膜脱离、颅内压增高等）。
- 休克患者。

相对禁忌证

- 晚期妊娠。
- 血流动力学不稳定。
- 怀疑恶性的腹盆腔巨大包块。
- 脑室腹腔分流术。

所需设备

- 金属导尿管 /Foley 导尿管。
- 重锤阴道拉钩。
- Deaver 牵开器。
- 简易举宫器。
- 子宫操纵器（Cohen 套管、ACORN、HUMI 或海绵棒）。
- 手术刀柄和刀片。
- Allis 或 Kocher 宫颈钳，布巾钳。
- 腹腔镜设置：摄像头、光源、光纤、气腹管及气腹机。
- 5 mm 或 10 mm 的 0° 腹腔镜镜头。
- Veress 针。
- 5 mm 或 10 mm Troca。
- 氩气刀。
- 标准腹腔镜托盘套装。
- 腹腔镜工具（针具、剪刀、钳子，具体取决于计划的手术方式）。
- 4-0 薇乔缝线或皮肤胶水。

手术前一天的准备

- 根据麻醉方案，要求患者保持空腹一整夜或至少术前 8 小时。
- 患者可以在手术当天早上用一小口水服用某些药物。
- 如果需要，出具医疗证明。
- 进行尿液妊娠试验。

患者的准备和体位

- 麻醉医生实施全身麻醉。
- 使用腿架使者取膀胱截石位。
- 确保臀部在手术床边缘或略超过手术床边缘。确保大腿屈曲 ≤ 90°，臀部外展 ≤ 45°，避免神经损伤[2]。
- 将手臂安全地放在患者身体两侧，有衬垫。
- 执行标准的"超时"确认患者和程序。
- 对碘过敏患者使用聚维酮碘制剂或非碘基制剂进行阴道准备。
- 对腹–会阴皮肤使用碘基/聚维酮碘制剂消毒。对碘过敏患者使用非碘消毒液消毒。
- 在无菌的情况下铺巾。
- 在麻醉下进行检查。
- 使金属导尿管或 Foley 尿管排空膀胱。
- 重锤阴道拉钩置于阴道后壁。
- 使用 Deaver 牵开器将阴道前壁拉开。
- 用简易举宫器钳夹宫颈前唇。
- 将子宫操作器放入宫颈，然后取出重锤阴道拉钩。
- 小腿达到低截石位，患者大腿与腹部呈 160°～170°。
- 取下手套或更换手套。
- 转向腹部手术区，准备进行腹腔镜检查。

手术要点[2]

- 右利手的外科医生通常站在患者的左侧，助手站

在患者的右侧。
- 根据外科医生和助手的视觉便利性放置视频监视器，通常是在患者的小腿附近。如果只有一个视频显示器，将它放在患者的两腿之间。
- 将气腹机置于手术医生的两侧，这样就可以看到腹内压。
- 将所有的管路和绳索远离手术区域，并将它们固定在手术单上。

首个套管针穿刺孔的选择[1]

- 决定初始套管的位置：脐部（通常），脐部以上，或帕尔默点。对于有腹中线瘢痕或怀疑有广泛腹腔/盆腔粘连的患者，使用帕尔默点（锁骨中线左肋缘下1~2 cm）。如选择帕尔默点穿刺，请麻醉医师放置鼻胃管来减压胃。使用脐入路时，用11号大小的手术刀片在脐下做一个5 mm或10 mm的皮肤横向或纵向切口。
- 用止血钳钝性分离皮下组织至筋膜层。

腹部穿刺孔[1, 2]

- 决定是否使用开放式或封闭式（Veress针，带或不带摄像头的直接套管针）技术。

切开技术[1]

- 用Allis钳或Kocher钳钳夹筋膜，用手术刀垂直切开筋膜5~10 mm。
- 用缝线标记筋膜的切缘并留置。
- 插入5~10 mm Hasson套管并开始充气。
- 将Hasson套管固定在先前放置的缝合标记处。

Veress针闭合穿刺法[1]

- 用布巾夹将腹部抬高至脐部边缘；如果没有，用手抓起腹壁。
- 肥胖患者将Veress针从切口处以90°插入腹腔，瘦弱患者将Veress针以45°插入腹腔。
- 将Veress针连接气腹管，以低流量（1 L/min）充盈腹腔。

- 检查Veress针是否置入腹腔的方法：生理盐水滴注试验、注射器桶试验、抽吸和（或）低启动压力（<10 mmHg）。

直接插入套管穿刺器的闭合穿刺技术[2]

- 如前所述，提起腹部。
- 通过切口将Troca（带或不带摄像头）以90°（肥胖患者）或45°（瘦患者）插入腹腔。
- 取出Troca芯，置入镜头和相机。
- 连接套管到充气管并以低流量（1 L/min）充盈腹腔。
- 如前所述，确认套管置入腹腔。

建立气腹[1]

- 确认穿刺针或Troca置入腹腔后，将CO_2气体调至高流量（>6 L/min），以达到设定的腹腔内压力，以15 mmHg为上限。
- 如果使用Veress针技术，将其取出，再次提起腹壁，用5 mm或10 mm带或不带摄像头的Troca替换Veress针。
- 叩击右季肋区，观察有无肝浊音界消失。

选择辅助穿刺孔[1]

- 在镜头直视下选择第二个穿刺孔，通常在耻骨联合中线上方两横指处。
- 取出套管针，用钝探头代替，以辅助检查盆腔或腹腔。
- 将患者摆成头低脚高位，使肠管移出盆腔。
- 穿刺孔的位置及是否需要辅助穿刺孔应取决于获得病理的方便性。

关闭穿刺孔

- 使用Carter Thomason或EndoClose关闭系统关闭>10 mm的切口，通过使用0号薇乔线缝合筋膜层及皮下组织，或者使用先前留置的筋膜缝线相互打结关闭筋膜。
- 用4-0薇乔线缝合皮肤或使用皮肤胶黏合皮肤切口。

参考文献

[1] T. Bardawil and A. Hernandez-Rey, *Operative Laparoscopy* (2013) http://emedicine.medscape.com/article/1848486-overview#a01.

[2] H.T. Sharp, S.L. Francis, and A. Alvarez Murphy, "Diagnostic and Operative Laparoscopy", in J.A. Rock and H.W. Jones, III, *Te Linde's Operative Gynecology*, 10th ed. 325–7. Philadelphia, PA: Lippincott Williams & Wilkins, 2011.

第40章 显微腹腔镜检查
Microlaparoscopy

Oscar D. Almeida, Jr.·著 | 董思维 萨日娜 宋建东·译

必需的设备

- 显微腹腔镜：2 mm 光纤显微腹腔镜，50 000 纤维集成像束，75° 视野。
- 摄像头和附属设备：
  - 变焦镜头技术。
  - 自动气腹机：CO_2
  - 11 号手术刀片。
- 微仪器（除 Veress 针外均为 2 mm）。
  - 套管针：Veress 针。
  - 以厘米为单位标记的探针，用于测量输卵管长度。
  - 灌洗 / 吸引套管。
  - 注射 / 抽吸针套管。
  - 钳。
  - 剪刀。
    - 腹腔镜剪刀。
    - 单极电刀。
  - 双极钳。
  - Endoloops。

辅助设备

- 子宫操纵器：
  - 充气注射器（10 mL）。
  - 染色管注射器（50 ~ 60 mL）。
  - 亚甲蓝染料或靛胭脂染料。

麻醉和镇痛

- 一般。
- 清醒镇静。
- 局部麻醉。

显微腹腔镜术中清醒镇静的取样方案

注意：持续仔细地监测患者，尤其是呼吸频率，无论如何强调都不为过。

- 阿托品：术前给药 0.2 mg，以降低血管迷走神经反应的风险。
- 盐酸昂丹司琼：4 mg，预防恶心 / 呕吐。
- 盐酸咪达唑仑：1 ~ 2 mg，肥胖患者很少使用 3 mg。
- 枸橼酸芬太尼：250 μg 在 10 分钟内缓慢给药，并滴定 50 μg 的增量，以影响患者的舒适度。
- 预防性使用抗生素。
- 1% 利多卡因加肾上腺素 1 : 10 万，10 mL 用碳酸氢钠 10 : 1 稀释以减少组织刺激。

显微腹腔镜的手术过程

- 患者选择。
- 全面的体格检查和实验室检查。
- 知情同意。
- 在整个手术团队在场的情况下"暂停"。

术前准备和监测患者

- 患者禁食至少 7 小时。
- 静脉注射乳酸林格液。
- 通过鼻导管吸氧。
- 监测包括使用连续心电图（ECG）、心率、呼吸监测仪、脉搏血氧仪和自动血压袖套。获得的数据应每 5 分钟记录一次。
- 在手术台上协助患者取膀胱截石位。
- 术野无菌准备并铺单。
- 考虑使用 Foley 导尿管。

显微腹腔镜的过程

在全身麻醉下
- 同常规腹腔镜检查。

在清醒镇静的局部麻醉下
- 给予清醒镇静。
- 应用局部麻醉阻滞脐孔。
- 用 2 mm Troca 插入 Veress 针，并向腹腔注入 CO_2。

  注意：如果 CO_2 注入量低于 1.5 L，患者对手术的耐受性更好。
- 用 Dermabond 闭合切口。

在清醒镇静的局部麻醉下，用诊断性微腹腔镜和局限性操作型显微腹腔镜手术评估

这种方法的适用性在于，在全身麻醉下进行的许多传统腹腔镜手术可以以更微创的方式进行。
- 诊断盆腔炎。
- 诊断出血性卵巢囊肿。
- 评估右下腹疼痛（急性阑尾炎，阑尾的其他慢性异常）。
- 评估不孕症（试管染色）。
- 评估骨盆疼痛（有意识的疼痛映射）。
- 诊断，并在特定的情况下松解粘连。
- 诊断子宫内膜异位症（目测和活检），在某些病例中，对子宫内膜异位症进行电灼术。
- 卵巢打孔术。
- 监测使用甲氨蝶呤治疗的异位妊娠。

参考文献

[1] Almeida, O.D. Jr. (ed). *Microlaparoscopy*. New York: Wiley-Liss, 2000.

[2] Almeida, O.D. Jr. "Microlaparoscopy in the Evaluation of Infertility: New Horizons." In *Clinical Infertility and In Vitro Fertilization*, edited by B. Rizk and H. Sallam. New Delhi: Jaypee, 2012.

[3] Almeida, O.D. Jr. and B. Rizk. 1998. "Microlaparoscopic Ovarian Drilling Under Local Anesthesia." *Middle East Fertility Society Journal* 3: 189–191.

第41章 腹腔镜子宫肌瘤切除术和小切口开腹术：子宫肌瘤切除术的替代方法

Laparoscopic Myomectomy and Mini-Laparotomy: An Alternative Approach for Myomectomy

Ahmed Abdelaziz, Mostafa Abuzeid·著 | 王 杰 萨日娜 宋建东·译

简介

对于希望保留生育能力的女性，建议进行子宫肌瘤切除术[1]。在这方面，微创手术已被证明是标准开放手术的有效替代方法。达芬奇机器人辅助下腹腔镜子宫肌瘤切除术已被证明是最成功和最易学习的微创方法[2]。然而，机器人手术价格昂贵，并且在世界许多地区无法进行。此外，由于近期自动旋切器不可用，在巨大肌瘤的粉碎方面也产生巨大挑战[3]。

同时，腹腔镜子宫肌瘤切除术也有几个缺点。对于有经验的腹腔镜外科医生也只有在较长的学习曲线后才能进行。腹腔镜缝合的技术难度和用于缝合子宫创面的缝线数量较少均可能导致子宫肌层内血肿的形成。这可能导致感染和子宫瘢痕薄弱。这其中一些问题可以通过使 V-lock 连续缝合克服。过度使用电凝器械可能导致更多组织损伤，从而使子宫瘢痕更加薄弱。甚至有一些腹腔镜下子宫肌瘤切除术后子宫破裂的病例报道[4]。因此，需要一种比标准剖腹手术创伤更小的替代方法越来越可取。为了克服这些问题，在腹腔镜肌瘤切除术的过程中使用小切口开腹术克服了与腹腔镜肌瘤切除术相比存在的挑战，同时保留了微创手术的优势[5]。

腹腔镜子宫肌瘤剔除术中小切口开腹的适应证

- 大肌瘤（≥ 8 cm）。
- 子宫肌层大或深缺损。
- 多发性肌瘤。
- 血管性平滑肌瘤（减少失血）。
- 在子宫肌瘤剔除术期间进入子宫内膜腔，通过充分修复子宫内膜减少子宫内瘢痕组织形成。

术前评估

- CBC（具备定型和筛查功能）。
- US（2D 和 3D）经阴道超声。
- SIH（2D 和 3D）。
- 经腹部超声（2D）和（或）MRI（巨大或多发性子宫肌瘤患者）。

手术技术

- 使用文献中描述的任意腹腔镜技术正常进入腹腔。
- 应使用 4 个手术孔，1 个脐下手术孔，1 个耻骨上手术孔和另外 2 个手术孔应位于腹壁下血管的外侧，每侧各一个。
- 探查腹部查看有无异常。
- 确认肌瘤诊断并评估肌瘤的数量、部位和大小。
- 输卵管通液确定输卵管通畅性。
- 将注意力集中在子宫肌瘤上，在子宫肌瘤附着的子宫肌层区域注射稀释的垂体加压素（20 U 垂体加压素稀释于 100 mL 盐水中）。
- 连接腹腔镜单极电凝器械（30 W 切割电流和 30 W 凝固电流，混凝模式）在浆膜层做一个横切口，向下切割至子宫肌层，直到到达肌瘤被膜。
- 5 mm 或 10 mm 单齿钳钳夹肌瘤，并从子宫壁逐步剥离。
- 在肌瘤剥除过程中，单极电凝止血。
- 通过经宫颈注射的稀释靛蓝胭脂红染料观察肌瘤面有无染色以评估是否进入宫腔。
- 在耻骨上区域做一个 5 cm 的横向切口；分别向上、向下分离皮肤以便在筋膜层行纵向切口。
- 自中线分离腹直肌，常规进肤。
- 使用子宫操作器通过腹部小手术切口将子宫部

提起以便于缝合，这可以更好地显示子宫肌层缺损。
- 肌层缺损使用 2-0 薇乔缝线修复，可采用间断的 8 字缝合或连续缝合。
- 采用棒球连续缝合方法，用 3-0 薇乔缝线修补浆膜层。
- 肌瘤通过小切口提起，并用手术刀切碎。
- 分层闭合筋膜及皮肤层。
- 将 Foley 导管（10 Fr）放入子宫腔，球囊内注入 4～5 mL 生理盐水以减少子宫内瘢痕形成。Foley 导管留置 7 天。
- 这种情况下，患者在术后第 3 天开始服用雌激素（如雌二醇，2 mg/d）6 周。在雌激素疗程的最后 10 天添加孕激素（如黄体酮，10 mg），以促进子宫内膜愈合。
- 患者第二天出院回家。

术后评估

- 告知患者避孕至少 3 个月。
- 如果进入宫腔，使用 US（2D 和 3D）、SIH 评估宫腔情况。
- 若进入宫腔，建议剖宫产分娩。

参 考 文 献

[1] P.C. Klatsky, N.D. Tran, A.B. Caughey, and V.Y. Fujimoto, "Fibroids and Reproductive Outcomes: A Systematic Literature Review From Conception to Delivery," *Obstetrics & Gynecology* 198 (2008): 357.

[2] J. Pundir, V. Pundir, R. Walavalkar, K. Omanwa, G. Lancaster, and S. Kayani, "Robotic-Assisted Laparoscopic Vs Abdominal and Laparoscopic Myomectomy: Systematic Review and Meta-Analysis," *Journal of Minimally Invasive Gynecology* 20 (2013): 335–345.

[3] D. Larraín, B. Rabischong, C.K. Khoo, R. Botchorishvili, M. Canis, and G. Mage, "Iatrogenic Parasitic Myomas: Unusual Late Complication of Laparoscopic Morcellation Procedures," *Journal of Minimally Invasive Gynecology* 17 (2010): 719–724.

[4] G. Pistofidis, E. Makrakis, P. Balinakos, E. Dimitriou, N. Bardis, and V. Anaf, "Report of 7 Uterine Rupture Cases After Laparoscopic Myomectomy: Update of the Literature," *Journal of Minimally Invasive Gynecology* 19 (2012): 762–774.

[5] R. Singh, S. Joseph, M. Ashraf, and M. Abuzeid, "Laparoscopic Myomectomy Followed by Minilaparotomy for Management of a Large Submucous Fibroid," *Journal of Gynecologic Surgery* 29(3) (2013): 161–164.

第42章 腹腔镜单发巨大子宫内膜异位囊肿切除
Laparoscopic Excision of a Large Endometrioma

Rubin Raju, Mostafa Abuzeid·著 | 王 杰 萨日娜 宋建东·译

简介

子宫内膜异位症是指子宫内膜腺体和间质出现在子宫体外；卵巢深部子宫内膜异位症形成的囊肿称为子宫内膜异位囊肿，提示子宫内膜异位症处于进展阶段。

所需设备及材料

- 腹腔镜视频设备。
- 标准诊断和手术腹腔镜套件。
- 其他腹腔镜器械：
  - 5 mm 腹腔镜 Teflon 探针。
  - 5 mm 无创抓钳 ×2。
  - 5 mm 有齿抓钳。
  - 5 mm 尖头持针器。
  - 5 mm 单极电钩。
  - 氩气刀。
  - CO_2 激光。
- 防粘连膜。
- Adept。
- 止血凝胶。

术前患者准备

- 通过窦卵泡计数（AFC）、抗米勒管激素（AMH）和第 2~3 天促卵泡激素（FSH）和促黄体素（LH）水平测定卵巢储备，因为较大的子宫内膜异位囊肿患者可能存在卵巢储备功能下降，同时切除子宫内膜异位囊肿可能导致卵巢储备功能进一步下降[1]。
- 完善 CA-125 水平。若考虑为其他病理类型卵巢囊肿，其他肿瘤标志物可用于鉴别诊断。
- 经阴道超声扫描评价子宫内膜异位囊肿的数量和大小。
- 子宫内膜异位囊肿患者常伴有输卵管积水，因此还可行经阴道超声扫描评估是否存在输卵管积水。
- 告知患者有关术中卵巢切除的可能性，以及术后卵巢储备功能下降的可能性。

子宫内膜异位症的切除及消融[2,3]

- <1 cm 的子宫内膜异位囊肿切开、吸净囊液，内膜用氩气刀或 CO_2 激光消融。
- >1 cm 的子宫内膜异位囊肿则剥除囊肿壁。
- 子宫内膜异位囊肿可完整剥除，但大部分情况下剥除过程中会破裂。
- 如果需要，可使用钝性分离或使用腹腔镜手术剪行粘连分离术，充分游离卵巢，但囊肿常在此步骤中破裂。
- 然后在卵巢皮质层小心做纵向切口，通常沿卵巢门对侧的系膜缘。
- 如果囊肿破裂，立即用吸引器吸净囊液，并冲洗腹腔和盆腔。避免巧克力样囊液在上腹部扩散。
- 然后使用单勾延长破裂口。
- 检查囊腔是否有乳头状结构等可疑特征。
- 通过放大该区域确定卵巢皮质和囊壁之间的解剖层面。尤其是在卵巢皮质组织较薄的区域，有时可使用剪刀切开一小部分卵巢和囊壁组织以便分离卵巢皮质及囊壁。
- 正常卵巢组织可使用无创抓钳。
- 用有齿抓钳抓住囊壁，从正常卵巢组织床上轻轻剥离。避免使用有齿抓钳拉扯卵巢组织，相反，剥离应通过向下轻轻拉动。
- 仍黏附在卵巢床上的剩余囊壁组织可使用氩气刀（40 W，2 L 流速）或汽化 CO_2 激光（8~10 W，连续模式）凝固。

- 氩气刀或 CO_2 激光（散焦光束）也用于凝固卵巢床上的出血点。偶有卵巢门出血，用 4×4 纱布压迫数分钟后不能控制，可使用止血凝胶。
- 大多数权威机构认为卵巢皮质缺损可自行愈合。
- 本章作者倾向于闭合缺损；因此，建议使用采用 1 根或 2 根 4-0 薇乔线间断垂直褥式缝合成型卵巢皮质。

减少术后粘连形成

- 为了减少粘连形成，在卵巢皮质上放置防粘连膜，如 Seprafilm 浆液 [使用 60 mL 生理盐水将 3 片 3 in × 6 in（1 in ≈ 2.54 cm）的薄片制成浆液]。
- 或者，还可以将类似于 Adept 的医用防粘连膜溶液 500～700 mL 放入腹腔。
- 对于晚期子宫内膜异位症，可进行暂时性卵巢悬吊术，以降低卵巢窝和卵巢之间粘连复发的风险[4]。

合并子宫内膜异位症的手术治疗

- 可使用氩气刀凝固或 CO_2 激光汽化骨盆内发现的可疑子宫内膜异位症病灶。
- 如果在输尿管附近的骨盆侧壁、膀胱或肠道发现子宫内膜异位症，需格外小心地使用氩气刀或 CO_2 激光，以避免对这些重要器官造成损伤。
- 如果存在输卵管周围粘连，则根据腹腔镜显微外科原则使用 Teflon 探针和微透热针进行输卵管分离术。
- 如果发现伞端闭锁或输卵管积水，根据指征进行伞端成形术或输卵管造口术或输卵管切除术[5]。

术后随访

- 术后 2 个月 AMH 和 FSH 水平。
- 经阴道超声扫描。

参考文献

[1] E. Somigliana, N. Berlanda, L. Benaglia, et al., "Surgical Excision of Endometriomas and Ovarian Reserve: A Systematic Review on Serum Antimüllerian Hormone Level Modifications," *Fertility and Sterility* 98 (2012): 1531.

[2] M.I. Abuzeid, A. Ahmed, K. Sakhel, R. Alwan, M. Ashraf, M. Mitwally, and M. Diamond, "Unilateral Versus Bilateral Adnexal Disease in Stage III and Stage IV Endometriosis Does Not Affect Pregnancy Outcome After Operative Laparoscopy," *Obstetrical & Gynecological Survey* 64(7) (2009): 452–453.

[3] J.S. Hesla and J.A. Rock, "Endometriosis", in J.A. Rock and H.W. Jones, III, *Te Linde's Operative Gynecology*, 10th ed. 457–459. Philadelphia, PA: Lippincott Williams & Wilkins, 2011.

[4] M.I. Abuzeid, M. Ashraf, and F.N. Shamma, "Temporary Ovarian Suspension at Laparoscopy for Prevention of Adhesions," *Journal of American Association Gynecologic Laparoscopy* 9(1) (2002): 98–102.

[5] M. Mitwally, A. Thotakura, O. Abuzeid, M. Ashraf, M. Diamond, and M.I. Abuzeid, "Suturing Versus Flowering Technique of Bruhat After Fimbrioplasty for Endometriosis-Related Infertility," *Gynecological Surgery* 6(2) (2009): 147–152.

第43章

腹腔镜治疗继发于子宫内膜异位症的伞端微小病变

Laparoscopic Management of Subtle Fimbrial Pathology Secondary to Endometriosis

Omar Abuzeid, Mostafa Abuzeid·著 | 王 杰 萨日娜 宋建东·译

背景

有文献报道,早期子宫内膜异位症不孕妇女存在微小伞端病变[1]。主要有三种伞端病变:
- 伞端粘连:穿过开口处的一个或多个伞端黏膜桥。
- 伞口边缘圆钝:伞端并排黏附。
- 伞口狭窄:伞端实际变窄。

部分伞口狭窄患者在壶腹-伞端交界处可见输卵管远端向心性狭窄。这些患者在输卵管通液过程中,输卵管远端壶腹部部分扩张,染料似细流溢出。输卵管伞端附近的其他微小病变包括:
- 副开口和憩室[2]。
- 输卵管伞端附近的输卵管旁囊肿[2]。

诊断

- 术前输卵管病变的初步检查应包括:病史和体格检查、子宫内膜异位症家族史、性生活史、性传播疾病(STD)史、盆腔炎病史、既往手术史和用药史,以及不孕史等。
- 患者应接受全面检查,包括:
  - 经阴道超声扫描以确定是否存在子宫内膜异位症、子宫腺肌病和输卵管积水。
  - 子宫输卵管造影有少量染色剂流出或出现局部染色可提示存在伞端微小病变。
- 诊断性腹腔镜检查是确诊伞端微小病变的唯一方法。因此,最好由不仅在识别远端伞端病变方面有经验,而且在进行腹腔镜输卵管手术方面有经验的外科医生进行。
- 不仅可以用无创钳抓取并放大伞端评估伞端,还可使用 Teflon 探针注射稀释的靛胭脂进行评估。此外,可以通过输卵管通液检查伞端。

所需设备及材料

- 腹腔镜视频设备。
- 标准诊断和手术腹腔镜套件。
- 其他腹腔镜器械:5 mm 单极电钩。
  - 5 mm 腹腔镜 Teflon 探针。
  - 5 mm 无创抓钳(×2)。
  - 氩气刀。
- CO_2 激光。

腹腔镜手术矫正技术(伞端成形术)

- 伞端粘连:使用腹腔镜 Teflon 探针提起伞端,然后使用单极分离粘连(切割电流为 20 W)。
- 伞口狭窄、伞端前输卵管开口闭锁、伞口边缘圆钝:伞端成形术是通过使用单极电钩切开系膜侧(1~1.5 cm 长),同时通过 Teflon 探针探测伞端。
- 为了保持新的伞口充分开放,应使用氩气刀(Bruhat 开花技术)加热伞口周围管腔浆膜面,翻转伞口的边缘[3, 4]。
- 在整个过程中,应该使用肝素化的乳酸林格液(5 000 U/L)进行冲洗和吸引。
- 可使用氩气刀凝固或 CO_2 激光汽化骨盆内发现的可疑子宫内膜异位症病灶。

参考文献

[1] M. Abuzeid, M. Mitwally, A. Ahmed, E. Formentini, M. Ashraf, O. Abuzeid, and M. Diamond, "The Prevalence of Fimbrial Pathology in Patients with Early Stages of Endometriosis," *Journal of Minimally Invasive Gynecology* 14 (2007): 49–53.

[2] M. Ashraf and M.I. Abuzeid, "Subtle Distal Tubal Pathology," in G.N. Allahbadia, E. Saridogan, O. Djahanbakhch, and R. Merchant, *The Fallopian Tube*, 458–466. Tunbridge Wells: Anshan, 2009.

[3] M. Canis, G. Mage, J.L. Pouly, H. Manhes, A. Wattiez, and M.A. Bruhat, "Laparoscopic Distal Tuboplasty: Report of 87 Cases and a 4-Year Experience," *Fertility and Sterility* 56 (1991): 616–621.

[4] M.F.M. Mitwally, A. Thotakura, M. Ashraf, O. Abuzeid, M.P. Diamond, and M. Abuzeid, "Suturing Versus Flowering Technique of Bruhat after Fimbrioplasty for Endometriosis-related Infertility," *Gynecological Surgery* 6(2) (2009): 147.

第44章 腹腔镜治疗成熟性囊性畸胎瘤
Laparoscopic Management of Mature Cystic Teratoma

Rahima Sanya, Mostafa Abuzeid·著 | 王 杰 萨日娜 宋建东·译

简介

畸胎瘤的发生率为15%～25%[1]，占卵巢肿瘤的20%～40%，是手术中最常见的卵巢肿瘤。平均就诊年龄为20～30岁，双侧发病占10%～15%[1]。

发病机制

- 来源于三层：外胚层（皮肤）、中胚层（肌肉、脂肪）和内胚层：（上皮甲状腺、胃肠道等）[2]。
- 生长缓慢。
- 肿瘤起源于第一次减数分裂后的单个生殖细胞[2]。
- 单层囊肿，有皮脂腺物质，内衬鳞状上皮。可含有毛发、黏液、骨骼和其他组织[1]。

诊断

- 囊肿最常见的超声表现[1]：
  - Rokitansky 结节（通常包含骨骼和牙齿）。
  - 高回声团块，通常为毛发伴皮脂腺物质。
  - 多个细回声带，代表头发。
  - 皮脂腺液漂浮在囊肿液的顶部，导致液位升高。
- 超声的阳性预测值为98%，灵敏度为85%[1]。

临床表现/并发症

- 无症状（50%）：盆腔检查时偶然发现[1]。
- 罕见：甲状腺风暴：由甲状腺组织引起，称为卵巢甲状腺肿。
- 表现为卵巢扭转（10%），一旦肿瘤>11 cm，有很强的相关性[1]。
  - 会出现腹痛、恶心或呕吐，或血流动力学不稳定。
  - 是临床诊断。
  - 超声诊断准确率为74.6%[3]。
- O/E：附件肿块，通常位于子宫前方，因其脂肪含量使其漂浮。
- 囊肿破裂：1%引起肉芽肿性腹膜炎[1]。
- 1%～2%恶变，尤其是60～70岁[1]。

所需设备和材料

- 腹腔镜视频设备。
- 标准诊断和手术腹腔镜套件。
- 其他腹腔镜器械：
  - 5 mm 腹腔镜 Teflon 探针。
  - 5 mm 无创抓钳 ×2。
  - 5 mm 有齿抓钳。
  - 5 mm 尖头持针器。
  - 5 mm 单极电钩。
- 氩气刀或 CO_2 激光。
- 5 000 U 肝素溶于乳酸林格液中，用于冲洗。

患者术前准备

- 经阴道超声扫描。
- 血常规。
- 如果输卵管和卵巢出现不可逆转的损伤，或者患者无生育要求，做好卵巢和输卵管可能切除的准备。

保留卵巢组织的囊肿剥除术

- 解除扭转：观察卵巢、输卵管再灌注情况，尽量复位卵巢，给予再灌注评估时间。
- 评估囊肿的大小：与开腹手术相比，大囊肿腹腔镜手术有较高的破裂风险。
- 如有需要，应用腹腔镜剪刀进行粘连松解以活动卵巢。
- 然后用单极针尖在覆盖囊肿的卵巢皮质上做纵向切口，最好是在侧的系膜缘（远离卵巢门部）。

- 如果囊肿破裂，应对整个腹部进行大量的冲洗。否则将探头插入切口，吸出囊肿内容物。
- 然后使用单极透热针尖延长切口部位。
- 寻找卵巢皮层与囊肿的间隙，有时需延长切口以寻找间隙。
- 使用两个无创钳抓取正常卵巢组织。
- 用有齿钳抓住囊壁，用力向下牵拉，同时用无创钳反向牵拉从卵巢皮质开始剥离。
- 然后用氩气束凝固器（40W，流量 2 L）或蒸汽化 CO_2 激光器（8～10W，连续模式）对剩余皮质进行凝固，以获得止血。
- 若卵巢门出血：使用止血凝胶。
- 卵巢皮质缺损可保持开放性或闭合性；我们倾向使用 4-0 薇乔线从卵巢深部开始间断褥式缝合。
- 使用 Ethicon Endobag 取出残留的囊肿组织并将其从穿刺口中取出。
- 检查对侧卵巢。

减少术后粘连形成

- 为了减少粘连的形成，在卵巢皮层放置一个防粘连膜。
- 腹腔内留置约 1 L 乳酸林格冲洗液。

远期管理

- 一项研究显示，在儿童和青少年人群中，卵巢囊肿切除术后复发率为 3%[4]。
- 成人复发率：0～7.6%，取决于囊肿剥除的手术类型[5]。
- 年度超声检查——文献中没有提出具体的频率。

参 考 文 献

[1] E.K. Outwater, E.S. Siegelman, and J.L. Hunt, "Ovarian Teratomas: Tumor Types and Imaging Characteristics," *Radiographics* 21 (2001): 475.

[2] D. Linder, B. Kaiser McCaw, and F. Hecht, "Parthenogenic Origin of Benign Ovarian Teratomas," *New England Journal of Medicine* 292 (1975): 63–66. DOI: 10.1056/NEJM197501092920202.

[3] R. Mashiach, N. Melamed, N. Gilad, G. Ben-Shitrit, and I. Meizner, "Sonographic Diagnosis of Ovarian Torsion: Accuracy and Predictive Factors," *Journal of Ultrasound in Medicine* 30(9) (2011): 1205–1210.

[4] E.M. Rogers, L. Allen, and S. Kives, "The Recurrence Rate of Ovarian Dermoid Cysts in Pediatric and Adolescent Girls," *Journal of Pediatric and Adolescent Gynecology* 27(4) (2014): 222–226.

[5] P.Y. Laberge and S. Levesque, "Short-Term Morbidity and Long-Term Recurrence Rate of Ovarian Dermoid Cysts Treated by Laparoscopy Versus Laparotomy," *Journal of Obstetrics and Gynaecology Canada* 28(9) (2006): 789–793.

第45章

输卵管插管治疗近端输卵管疾病
Tubal Cannulation for Proximal Tubal Disease

Wael Salem, Osama A.H. Abu Zinadah, Joshua Ekladios, Botros Rizk · 著

王 杰 萨日娜 宋建东 · 译

简介

在20世纪80年代辅助生殖技术（ART）广泛使用之前，输卵管手术是输卵管因素不孕妇女的唯一治疗方式。随着ART技术的不断进步，通过输卵管手术治疗输卵管因素不孕在临床医生和患者中越来越不受欢迎。尽管有这样的大趋势，输卵管手术的效果还是很好的，对没有其他原因导致不孕的年轻女性尤其有利。事实上，输卵管手术和ART是相辅相成的，选择哪一种方法应该基于预期的成功机会、患者的风险因素、成本效益和患者的生殖目标。

流行病学和病因学

- 输卵管疾病占女性不孕症的25%～35%，近端输卵管阻塞占输卵管阻塞病例的10%～25%。
- 在高达50%的病例中，输卵管阻塞的病因可归因于盆腔炎（PID），通常会影响输卵管多个部位。
- 其余50%的输卵管阻塞主要是由子宫内膜异位症、峡部结节性输卵管炎和宫腔内阻塞性病变引起的。

输卵管插管

- 输卵管插管是一种治疗近端输卵管内阻塞的微创技术。
- 输卵管插管有多种用途。
- 以下情况适用于输卵管插管：输卵管痉挛、子宫角息肉、间质水肿、黏膜凝集、慢性输卵管炎、子宫内膜异位症、结节性峡部炎和宫内粘连。
- 虽然这些病因可以通过输卵管插管来解决，但在许多情况下，诊断并不一定明确，应进行全面的病史和诊断评估以指导治疗。

诊断

- 接受输卵管通畅性评估的患者通常会接受HSG。
- 它的优势在于它是一种微创门诊手术。
- 然而，它受到假阳性率的限制，假阳性率可高达50%。
- 输卵管评估的金标准是腹腔镜下的显色插管。
- 如果高度怀疑盆腔疾病（如PID或子宫内膜异位症），则通常会出现这种情况。
- 结合常规不孕评估和全面病史，可以对患者进行风险分层，以评估输卵管插管是否能提供合理的成功机会来解决潜在的输卵管阻塞问题。

技术

- 输卵管插管已被证明可使高达85%的阻塞卵管再通，随后再闭塞率为30%。
- 在正确选择患者后，患者应接受常规的宫腔镜和腹腔镜手术前评估。
- 在进行宫腔镜检查之前进行诊断性腹腔镜检查，可以对盆腔和可能的输卵管阻塞部位进行更彻底的评估。
- 它还提供了在宫腔镜下进行输卵管通液的好处，以便摄影记录输卵管通畅情况。
- 应进行诊断性宫腔镜检查，以确定任何宫内病变情况，特别注意输卵管－子宫角连接部位。

过程

- 组装输卵管插管系统（改良Novy Cornual插管装置）后，将5 mm宫腔镜置入子宫腔，并将引入导管和闭孔器放置到位。
- 鉴别两个输卵管开口有助于制订手术计划。
- 然后，5 Fr导管和闭孔器通过手术通道同步推进

至入口和近端管。
- 取出闭孔器。
- 将导丝推进至外导管水平。
- 随后在导丝上通过输卵管口引入 3 Fr 内导管。
- 此时应注意解读导丝上的触觉反馈量。输卵管内压力升高和依从性降低预示预后不良。
- 然后在对侧重复该操作。
- 输卵管通液可在单侧或双侧进行。

术后疗程及随访

- 由于这是一门门诊手术，通常耐受性很好。
- 虽然罕见，但可能的不良反应包括输卵管夹层、输卵管穿孔或其他正常输卵管的损伤。
- 尚不清楚再插管手术本身是否会导致更高的异位妊娠率。

结论

输卵管插管后的妊娠率为 12%～57%。输卵管插管最重要的方面之一是正确识别正确的患者候选者。对于双侧近端输卵管闭塞且无其他不孕原因的年轻女性，在体外受精前考虑输卵管插管作为一线治疗有许多好处，包括自然妊娠过程、降低成本、避免 IVF 相关并发症，以及后续妊娠的可能性。

参 考 文 献

[1] Capitanio, L., A. Ferraiolo, S. Croce, et al. 1991. "Transcervical selective salpingography: a diagnostic and therapeutic approach to cases of proximal tubal injection failure." *Fertility and Sterility* 55: 1045–1050.

[2] Confino, A., I. Tur-Kaspa, A. De Cherney, et al. 1990. "Transcervical balloon tuboplasty. A multicentre study." *Journal of American Medical Association* 264: 2079–2082.

[3] Das, K., T. Nagel, and J. Malo. 1995. "Hysteroscopic Cannulation for Proximal Tubal Obstruction: A Change for the Better?" *Fertility and Sterility* 63: 1009–1015.

[4] Das, S., L.G. Nardo, and M.W. Seif. 2007. "Proximal Tubal Disease: The Place for Tubal Cannulation." *Reproductive BioMedicine Online* 15(4): 383–388.

[5] Gleicher, N. and V. Karande. 1996. "The Diagnosis and Treatment of Proximal Tubal Disease." *Human Reproduction* 11(9): 1823–1828.

[6] Novy, M.J. 1995. "Transhysteroscopic Techniques For Tubal Catheterization." *Références en Gynécologie Obstétrique* 67–71.

[7] Novy, M., A.S. Thurmond, P. Patton et al. 1988. "Diagnosis of Cornual Obstruction by Transcervical Fallopian Tube Cannulation." *Fertility and Sterility* 50: 434–440.

第46章 机器人辅助腹腔镜子宫肌瘤切除术
Robotic Assisted Laparoscopic Myomectomy

Hashem Lotfy, Arsany Bassily, Lauren Mann, Botros Rizk·著 | 王 杰 萨日娜 宋建东·译

简介

子宫肌瘤是女性生殖系统最常见的肿瘤，影响20%～50%的育龄妇女。根据子宫肌瘤的大小、部位和数量的不同，子宫肌瘤可表现出多种临床症状。这些表现可能包括异常子宫出血、不孕症、习惯性流产、痛经、经期综合征等症状。子宫肌瘤切除术是希望保留子宫女性的首选手术方式。

子宫肌瘤切除术

子宫肌瘤切除术可以通过开腹手术、腹腔镜手术或机器人辅助腹腔镜手术进行。

- 开腹子宫肌瘤切除术的缺点是住院时间长，恢复时间长，出血量增加，更容易形成腹腔粘连。
- 另外，大多数腹腔镜外科医生可能无法实现某些困难肌瘤的切除，以及缺乏细致多层缝合肌瘤床所需的精确度，这都限制了腹腔镜在子宫肌瘤切除术中的应用。
- 机器人手术的优点是微创手术，腹部切口小，出血量少，住院时间短。此外，它为外科医生提供了一种模仿人手的腹腔镜手臂自由运动的方式，而不是传统腹腔镜手臂的有限运动。这一主要优势，加上手术视野的放大3D图像，使外科医生能够进行单纯腹腔镜手术难以完成的子宫肌瘤切除术。

设备

- 达芬奇机器人由以下三部分组成。
  - 外科手术控制台：外科手术控制台由一个双目立体视觉系统组成，该系统传输来自直径12 mm的达芬奇Si或直径8 mm的达芬奇Xi机器人的内镜的图像，该内镜包含两个直径5 mm的相机，可生成手术场的3D图像。外科医生的手部动作通过两个手柄传送到控制手臂和相机，这两个手柄也能够消除细微的震颤。外科医生也可以用他/她的脚控制几个踏板，用于烧灼（单极、双极、超声），移动相机和重新定位。
  - 患者侧推车：达芬奇S、Si和Xi机器人有四只手臂：一只手臂拿着相机，另外三只手臂拿着手术过程中使用的不同仪器。机器人的手臂配备了（内腕）关节，允许手臂在各个方向自由运动。
  - 成像系统：视觉系统由一个注入器、一个光源和一个双摄像头组成。
- 宫腔镜切除装置。
- 子宫机械手。

技术

- 诱导全身麻醉。
- 患者取膀胱截石位。
- 应进行宫腔镜检查以诊断相关的子宫内膜增生、子宫内膜息肉或黏膜下肌瘤。
- 宫腔镜切除装置可作为诊断工具并切除黏膜下肌瘤。
- 子宫操纵器插入子宫腔内。
- 根据子宫的大小，将一个12 mm的摄像机（达芬奇Xi为8 mm）插入脐部或以上的中线。
- 腹腔的可视化，评估肌瘤的大小、位置和可及性，以及腹腔粘连。
- 将两个8 mm的机器人穿刺针放置在中线两侧10 cm的可视位置。
- 在右上象限做第四个切口，用于12 mm穿刺针，可供左上象限的助手使用第四个机器人手臂。

- 行输卵管通液以确保输卵管通畅。
- 可在肌瘤周围注射垂体加压素以减少失血。
- 根据肌瘤的部位和大小，使用单极电钩做子宫切口。
- 识别被压迫的子宫壁包膜，然后在助手或第四机械臂的帮助下，使用牵引和反牵引法在无血管平面内摘除肌瘤。
- 利用电凝法控制子宫伤口出血。
- 使用可吸收的 0 薇乔或 V-Loc 分层缝合肌瘤床。
- 取出肌瘤：
  - 中小型肌瘤可用剪刀切开后取出。
  - 2014 年 3 月，美国食品药品监督管理局（FDA）禁止使用粉碎器，因为它会导致平滑肌肉瘤的扩散和升级。
  - 从那时起，人们提出了许多取出大肌瘤的替代解决方案。
- 可以进行小切口开腹手术或在保护袋内分割肌瘤。

局限性

- 触觉的缺乏可能会导致遗漏一些肌壁间肌瘤，这可以通过术中超声检测肌瘤的位置来克服。一些外科医生更倾向于术前 MRI 来准确检测肌瘤部位。
- 另一个限制是在肌瘤粉碎过程中组织扩散到腹膜腔的风险，以及平滑肌肉瘤扩散的可能性。一种安全可行的组织提取方法应该以保持微创手术优势的方式来解决。
- 子宫肌瘤切除术适用于育龄妇女，不适用于绝经后妇女。

参考文献

[1] Barakat E.E., M.A. Bedaiwy, S. Zimberg, et al. 2011. "Robotic Assisted, Laparoscopic and Abdominal Myomectomy: A Comparison of Surgical Outcomes." *Obstetrics & Gynecology* 117: 256–265.

[2] Hanafi M.M. and S.C. Garbich. 2011. "Comparative Studies Between Robotic Laparoscopic Myomectomy and Abdominal Myomectomy." *Fertility and Sterility*. 96(3): 167–168.

[3] Nezhat C., O. Lavie, S. Hsu, et al. 2009. "Robotic Assisted Laparoscopic Myomectomy Compared with Standard Laparoscopic Myomectomy: A Retrospective Matched Control Study." *Fertility and Sterility* 91: 556–559.

[4] Pundir J., V. Pundir, R. Walavalker, et al. 2013. "Robotic Assisted Laparoscopic Vs Laparoscopic Myomectomy: Systemic Review and Meta-Analysis." *Journal of Minimally Invasive Gynecology* 20(3): 335–345.

第47章 输卵管绝育后机器人辅助输卵管吻合

Robotic Assisted Tubal Anastomosis after Tubal Sterilization

Hashem Lotfy, Rola Turki, Botros Rizk・著 | 王 杰 萨日娜 宋建东・译

简介

输卵管绝育在避孕方法中占很大比例。尽管介绍时已告知患者该避孕方法不可逆，但许多患者在结扎输卵管后要求恢复生育能力。对于这些患者，试管婴儿或手术输卵管再吻合术是唯一可用的选择。显微手术输卵管再吻合术可以通过开腹手术或腹腔镜进行。开腹手术的成功率很高，但它有住院时间长、疼痛增加和伤口护理的缺点。腹腔镜手术克服了开腹手术的缺点，但它需要熟练的外科医生操作，学习曲线很慢。机器人手术在微创妇科领域引发了一场革命，它兼具开腹和腹腔镜手术的优点。

设备

- 达芬奇机器人由以下三部分组成。
  - 外科手术控制台：外科手术控制台由一个双目立体视觉系统组成，该系统传输来自直径12 mm 的达芬奇 Si 或直径 8 mm 的达芬奇 Xi 机器人的内镜的图像，该内镜包含两个直径 5 mm 的相机，可生成手术场的 3D 图像。外科医生的手部动作通过两个手柄传送到控制手臂和相机，这两个手柄也能够消除细微的震颤。外科医生也可以用他／她的脚控制几个踏板，用于烧灼（单极、双极、超声），移动相机和重新定位。
  - 患者侧推车：达芬奇 S、Si 和 Xi 机器人有 4 只手臂：一只手臂拿着相机，另外 3 只手臂拿着手术过程中使用的不同仪器。机器人的手臂配备了（内腕）关节，允许手臂在各个方向自由运动。
  - 成像系统：视觉系统由一个注入器、一个光源和一个双摄像头组成。

步骤

- 诱导全身麻醉。
- 患者取膀胱截石位。
- 子宫操纵器插入子宫腔内用于宫腔操作及输卵管通液。
- 通过脐孔插入 12 mm 的摄像机端口（达芬奇 Xi 为 8 mm）。
- 将两个 8 mm 的机器人穿刺针放置在中线两侧 10 cm 的可视位置。
- 在右上象限放置一个 10 mm 的辅助口，用于吸引、放入和取出缝合材料。
- 用剪刀把之前结扎部位分开。
- 移开输卵管近端部分，然后使用剪刀横切其末端。
- 输卵管通液检查近端是否通畅。
- 切断输卵管远端的内侧端，并使用小儿胃管检查其通畅性。
- 输卵管系膜使用 1 根或 2 根 6-0 可吸收缝线间断缝合。
- 然后用 4 根 7-0 缝合线间断缝合输卵管黏膜，之后再用输卵管通液整个输卵管的通畅程度。
- 最后，缝合输卵管浆膜层。

随访

- 3～6 个月后可行输卵管造影确认通畅性。

结论

机器人手术为希望在输卵管绝育后妊娠的女性提供了除试管授精的另一种解决方案。机器人手术具有腹腔镜手术的优点，出血量少，住院时间短，恢复时间快。此外，其快速的学习曲线导致手术时间的逐步减少。机器人已被用于输卵管绝育后的输卵管再吻合。放大的 3D 图像和腹腔镜臂的自由运动帮助外科医生进行精确的输卵管缝合，大大提高了成功率。

参 考 文 献

[1] Chen, C.C. and T. Falcone. 2009. "Robotic Gynecologic Surgery: Past, Present and Future." *Clinical Obstetrics and Gynecology* 52(3): 335–343.

[2] Dharia-Patel, S.P., M.P. Steinkampf, S.J. Whitten, and B.A. Malizia. 2008. "Robotic Tubal Anastomosis: Surgical Technique and Cost Effectiveness." *Fertility and Sterility* 90(4): 1175–1179.

[3] Falcone, T., J.M. Goldberg, H. Margossian, and L. Stevens. 2000. "Robotic Assisted Laparoscopic Microsurgical Tubal Anastmosis: A Human Pilot Study." *Fertility and Sterility* 73(5): 1040–1042.

[4] Gardner, D.K., B. Rizk, and T. Falcone (eds). *Human Assisted Reproductive Technology: Future Trends in Laboratory and Clinical Practice*. Cambridge: Cambridge University Press, 2011.

[5] Gordts, S., R. Campo, P. Puttemans, and S. Gordts. 2009. "Clinical Factors Determining Pregnancy Outcome After Microsurgical Tubal Reanastomosis." *Fertility and Sterility* 92: 1198–1202.

[6] The Practice Committee of the American Society of Reproductive Medicine. 2015. "Role of Tubal Surgery in the Era of Assisted Reproductive Technology: A Committee Opinion." *Fertility and Sterility* 103(6): 37–43.

第48章 不明原因不孕
Unexplained Infertility

Hassan N. Sallam·著　王 杰　萨日娜　宋建东·译

定义

不明原因不孕没有普遍接受的定义。然而，一般的定义是指同居一年后夫妇出现不明原因不孕，具有以下特征：

- 黄体中期血浆孕酮浓度 >10 ng/mL 表明排卵正常，黄体生成充足。
- 根据 WHO 最低标准至少进行两次正常精液分析：精子计数为 1 500 万个 /mL，初始活力为 40%，渐进活力为 32%，活力为 58%，正常（严格）形态为 4%。
- 子宫输卵管造影和腹腔镜检查均显示输卵管通畅且功能正常，清楚地显示内膜状况，排除子宫内膜异位症的存在。
- 子宫输卵管造影和宫腔镜检查显示子宫腔正常，子宫内膜活检显示无肉芽肿和充分的黄体化。

不明原因不孕的可能原因

不幸的是，不明原因不孕的诊断有时适用于调查不足的夫妇。因此，在这些患者中，在开始治疗之前，必须仔细寻找以下可能的原因：

性交后测试（PCT）

- PCT 应在排卵前性交后 8～24 小时（而不是 2～3 小时）立即进行，旨在评估宫颈黏液的储存功能。
- 用结核菌素注射器或类似装置从宫颈管中取出黏液。
- 阳性试验显示良好的排卵型黏液且含有大量逐渐运动的精子。

黄体功能不全

- 仅仅在超声检查上观察到排卵的迹象并不一定意味着已经发生了足够的黄体化。因此，黄体功能不全可能仍然存在。
- 这种情况传统上是根据子宫内膜组织学来诊断的。
- 然而，黄体中期血浆孕酮的测量是一个更实用和可靠的指标，计算月经周期第 19 天、21 天和 23 天三次读数的平均值是一种更可靠的方法。在足月单胎妊娠的周期中，黄体中期血浆孕酮浓度平均为 25 ng/mL，如果水平低于 10 ng/mL，则妊娠可能终止。
- 或者可以计算整个黄体期血浆孕酮曲线下的面积。

未破卵泡黄素化综合征（也称为闭锁卵泡综合征）

- 在这种情况下，尽管存在所有系统性排卵现象，但卵子不会从卵泡中排出。
- 确切原因尚不清楚。
- 该病与黄体期功能不全和子宫内膜发育不良有关。

轻度子宫内膜异位症（表 48.1）

- 如果在诊断性腹腔镜检查中没有仔细检查，有时会错过轻度子宫内膜异位症（透明囊泡、血管增生、白色瘢痕性病变、红色变性、色素性病灶和腹膜缺损）。
- 通过近接触腹腔镜检查可以更好地观察到，腹腔镜检查可以放大腹膜区域，或者用血液或血清血性液体"涂抹"腹膜和阔韧带，使非典型性病变更加明显。

受精失败

- 许多不明原因不孕症的夫妇在体外受精时，尽管高质量的卵母细胞和精子，但受精一再失败。这种受精失败可能是由于在传统精液分析中无法检测到的精子缺陷或卵母细胞质量问题。
- 无论受精失败的原因是什么，ICSI 都是这些情况下的合理治疗方法，因为它可以避开精子或卵母

表 48.1

步骤 1：控制卵巢过度刺激和宫内人工授精（COH+IUI）	• 这种治疗将克服：任何黄体功能不全，黄素化未破裂卵泡的存在，任何未确诊的微小子宫内膜异位症，以及可疑的 PCT • 如果在 3 个周期的治疗后没有妊娠，建议辅助受孕
步骤 2：体外受精与胞质内单精子注射相结合（IVF+ICSI）	• 这种治疗将澄清和克服：卵母细胞缺陷，精子缺陷，以及意外的受精失败的情况 • 一半的卵母细胞接受体外受精，以评估精子的受精能力 • 另一半接受 ICSI，以确保胚胎移植 • 如果诊断为受精失败，应重复 ICSI 直到妊娠 • 尽管存在质量良好的胚胎，但如果植入失败，表明子宫内膜存在问题，可以添加泼尼松龙（从周期第 2 天开始 5 mg，每日 2 次）

注：COH，控制性超促排卵；IUI，宫腔内人工授精；PCT，性交后测试；IVF，体外受精；ICSI，卵胞质内单精子注射。

细胞因素。

子宫因素

- 不明原因的不孕症可能是由子宫明显异常或宫内病变（子宫纵隔、肌瘤、子宫内膜息肉或宫内粘连）所致。
- 这些异常可以通过子宫输卵管造影和对子宫腔进行细致的宫腔镜检查来诊断。

植入缺陷

- 胚胎的正确植入是 TH2 反应［通过产生阻断抗体并通过白细胞介素（IL）-4、IL-5、IL-6、IL-9、IL-10 和 IL-13 介导有利于植入］和 TH1 反应［通过生成自然杀伤细胞并通过 γ 干扰素（IFN-γ）、IL-2、IL-12 和肿瘤坏死因子（TNF-α）介导有助于排异］之间相互作用的结果。
- 有利于 TH1 反应而不是 TH2 反应的条件可能导致反复早孕流产或胚胎着床失败。

不明原因不孕症的治疗

对于那些仍然不孕的人，已经提出了很多治疗方案，包括 COH、IUI、配子输卵管内移植、IVF、ICSI 或这些方法的任何组合。根据现有文献，建议采用表 48.1 所示方案。

参考文献

[1] Aboulghar, M.A., R.T. Mansour, G.I. Serour, M.A. Sattar, and Y.M. Amin. 1996. "Intracytoplasmic Sperm Injection and Conventional in Vitro Fertilization for Sibling Oocytes in Cases of Unexplained Infertility and Borderline Semen." *Journal of Assisted Reproduction and Genetics* 13(1): 38–42.

[2] Aboulghar, M.A., R.T. Mansour, and G.I. Serour, et al. 1999. "Management of Long-Standing Unexplained Infertility: A Prospective Study." *American Journal of Obstetrics & Gynecology* 181: 371.

[3] Aboulghar, M., R. Mansour, G. Serour, A. Abdrazek, Y. Amin, and C. Rhodes. 2001. "Controlled Ovarian Hyperstimulation and Intrauterine Insemination for Treatment of Unexplained Infertility Should Be Limited to a Maximum of Three Trials." *Fertility and Sterility* 75(1): 88–91.

[4] Guzick, D.S., M.W. Sullivan, G.D. Adamson, et al. 1998. "Efficacy of Treatment for Unexplained Infertility." *Fertility and Sterility* 70: 207.

[5] Hull, M.G., P.E. Savage, and D.R. Bromham. 1982. "Prognostic Value of the Postcoital Test: Prospective Study Based on Time-Specific Conception Rates." *British Journal of Obstetrics & Gynaecology* 89: 299–305.

[6] Pandian, Z., A. Gibreel, and S. Bhattacharya. 2012. "In Vitro Fertilization for Unexplained Subfertility." *Cochrane Database of Systematic Reviews* 4: CD003357.

[7] Sallam, H.N., A.N. Sallam, F. Ezzeldin, et al. 1999. "Reference Values for Midluteal Plasma Progesterone—Evidence From HMG-Pregnancy Cycles." *Fertility and Sterility* 71: 711.

[8] Sallam, H.N., A.N. Sallam, F.E. Ezzeldin, A.F. Agamia, and A.H. Abou-Ali. 2000. "Minimal Requirements for a Successful Outcome in Anovulatory Patients Treated with Human Menopausal Gonadotropins." *The International Journal of Fertility and Women's Medicine* 45(4): 285–291.

第49章 男性不育评估
Male Evaluation for Infertility

Kiranpreet Khurana, Edmund Sabanegh, Jr., Ashok Agarwal·著 | 王 杰 萨日娜 宋建东·译

男性不育评估

诊疗前准备
- 检索既往评估记录（若存在）。
- 记录相关信息。

临床病史评估
- 确定不育症是原发的（没有与任何伴侣妊娠）或是继发的（如果继发，同一伴侣或不同伴侣）。
- 确定夫妻备孕时间。
- 询问是否使用预测工具、性交习惯和性交频率。
- 询问性腺毒素：润滑剂、感染、毒品（药物或非法）、暴露（高温、吸烟、化学物质、重金属）、近期疾病或创伤。
- 评估性功能（性欲、勃起、性高潮、射精）。
- 既往不育或性功能障碍的评估或治疗。
- 评估全身性或激素性疾病的症状（男性乳房发育、潮热、溢乳、性欲减退、面部或身体脱发、腹部肿块、甲状腺肿块）。
- 询问女性伴侣的年龄、不孕史，以及任何相关的诊疗或手术史。如有需要，请咨询产科医生做进一步评估[1]。
- 评估患者的其他内外科病史——糖尿病、囊性纤维化、既往睾丸炎、肝硬化、甲状腺功能障碍、精索静脉曲张、前列腺炎、既往外伤或腹股沟、睾丸或腹膜后手术。
- 评估家族史、社会史、用药史、过敏史和系统检查。

临床查体
- 检查生殖器，注意塔纳分期。
- 检查阴茎（有无病变、肿块、斑块）。
- 检查尿道口位置及是否狭窄。
- 检查睾丸的大小、肿块、硬度。
- 检查输精管是否存在，以及任何可触及的缺陷。
- 检查附睾是否有任何充盈、囊肿（精囊）。
- 评估精索是否存在精索静脉曲张。
- 检查前列腺是否有压痛和明显增大的中线结构。
- 检查身体其他部位是否存在第二性征、神经缺陷、腹部肿块、皮肤病变、甲状腺肿大或肿块。

男性不育分类

病史和体检后，复查两次精液分析。如果存在可能的内分泌疾病症状（性欲下降、勃起功能障碍）或异常体检（男性乳房发育、睾丸体积缩小），可以考虑进行基本的内分泌检查，包括 AMH、睾酮、FSH 和 LH[2]。

基于上述评估，将不育类型分为三种：睾丸前、睾丸或睾丸后[3]。

睾丸前不育
- 症状取决于病因。性欲下降和勃起功能障碍最常见。体格检查可能有小睾丸。
- 睾酮水平低；LH 和 FSH 低或正常。
- 评估原因：高泌乳素（由于泌乳素瘤、压力、甲状腺功能减退、肾衰竭、雌激素过量），垂体或下丘脑问题（肿瘤、创伤、手术、血色素沉着症、Kallman 综合征、Prader-Willi 综合征、Laurence-Moon-Bardet-Biedl 综合征），药物如阿片类药物、外源性雄激素、促黄体素释放素（LHRH）激动剂、促性腺激素释放素（GnRH）拮抗剂。
- 如果睾酮水平低，LH 和 FSH 水平低或正常，通过评估催乳素、促甲状腺激素（TSH）、游离甲状腺素（T_4）、铁、总铁结合力（TIBC）、铁蛋白来检查上述原因，并完善普通或增强垂体和脑部的 MRI 检查。

睾丸性不育

- 症状取决于病因。性欲下降和勃起功能障碍最常见。体格检查可能有小睾丸。
- 睾酮水平低；LH 和 FSH 高。
- 评估原因：原发性睾丸功能衰竭、Klinefelter 综合征、唯支持细胞综合征、成熟障碍、遗传异常、结构性精子缺陷、性腺毒素暴露、感染、精索静脉曲张、隐睾、睾丸萎缩、扭转或缺失。
- 如果睾酮低，LH 和 FSH 高，精液分析显示严重少精症或无精症，提供核型和 Y 染色体微缺失分析，以及遗传咨询。

睾丸后不育

- 除非患者因囊性纤维化、Kartagener 综合征、Young 综合征或狭窄引起的下尿路梗阻而出现血管阻塞，否则症状轻微。通常有正常大小的睾丸和正常的 FSH。可能射精量低。
- 评估原因：射精管梗阻，附睾梗阻，血管梗阻或发育不全，输精管切除术，射精不全或逆行射精，尿道狭窄。
- 如果检查中没有输精管，做囊性纤维化跨膜传导调节蛋白（CFTR）突变检测、遗传咨询和肾脏超声检查。
- 如果存在低容量射精和输精管，检查射精后尿液分析是否有逆行射精；如果尿中未见精子，可考虑经直肠超声检查射精管阻塞。
- 如果射精量正常，可能在输精管或附睾近端有梗阻。

参考文献

[1] J.T. Choy and P. Ellsworth, "Overview of Current Approaches to the Evaluation and Management of Male Infertility," *Urologic Nursing* 32(6) (2012): 286–294, 304 quiz 295.

[2] A. Jungwirth, A. Giwercman, H. Tournaye, et al., "European Association of Urology Guidelines on Male Infertility: The 2012 Update," *European Urology* 62(2) (2012): 324–332.

[3] P.J. Stahl, D.S. Stember, and M. Goldstein, "Contemporary Management of Male Infertility," *Annual Review of Medicine* 63 (2012): 525–540.

第50章 子宫输卵管造影
Hysterosalpingography

Islam Fahmi, Mostafa Abuzeid, Shawky Z.A. Badawy·著 | 王 杰 萨日娜 宋建东·译

简介

子宫输卵管造影（HSG）是一种简单、安全且相对经济的方法，通过X射线成像评估宫颈管、宫腔和输卵管。

适应证

- 疑似先天性子宫畸形。
- 疑似宫腔病变。
- 疑似输卵管病变。
- 术后评估：
  - 宫腔镜下切除子宫纵隔、黏膜下肌瘤、子宫内膜息肉或宫腔镜下松解宫腔粘连。
  - 输卵管手术、伞端粘连松解、输卵管造口术。
- 宫腔镜绝育手术（Essure）。

禁忌证

- 妊娠。
- 感染〔如果患者感染风险高，则应使用预防性抗生素，即多西环素（100 mg，每天2次），从手术前一天开始，持续7天〕。
- （活动性）出血。
- 对碘或任何造影剂成分过敏（在这种情况下，考虑超声子宫输卵管造影或腹腔镜和宫腔镜检查）。

手术时机

- 患者在月经周期的第一天致电。
- 将患者安排在月经周期的增殖期，最好是在月经结束后几天或患者服用避孕药期间。

患者准备

- 手术前1～2小时服用布洛芬600 mg（或用于疼痛控制的等效药物）。
- 如果患者对造影剂过敏：
  - 手术前13小时：50 mg 泼尼松。
  - 手术前1小时：50 mg 苯海拉明。
  - 准备好静脉注射物品。

工具

- 配备荧光透视和监视器的放射科套件。
- 无菌手套。
- 洞巾。
- 润滑凝胶。
- 扩张器。
- 大棉签。
- 消毒溶液。
- 末端有球囊的细而柔软的导管（一次性HSG导管）。
- 单齿抓钳（宫颈钳）和Kahn（或Rubin）套管（用于疑难病例）。
- 卵圆钳。
- 20 mL注射器，17号针头。
- 水溶性造影剂溶液。
- 纱布。

造影剂

- 水溶性和油溶性之间的妊娠率没有显著差异。
- 水溶性造影剂已被发现：
  - 耐受性更好。
  - 消除速度更快。
  - 细节性更好。
- 油溶性造影剂与肉芽肿的形成和较高的过敏反应率有关。
- HSG检查后，油溶性造影剂与水溶性造影剂的妊

娠率无显著差异。

方法

- 正确识别患者。
- 患者排空膀胱。
- 患者于手术台上取膀胱截石位，适当遮盖。
- 消毒外阴。
- 双合诊评估子宫大小及位置。
- 在佩戴无菌手套和使用润滑凝胶的情况下，将内镜插入阴道。
- 使用大棉棒充分消毒宫颈。
- 若需要，宫颈钳钳夹宫颈前唇。
- 一次性 HSG 导管预先充入不透射线的染料，经宫颈管进入子宫下段，并用将 2 mL 空气注入球囊。
- 取出内镜并拍摄初始状态。
- 获得胶片。
- 在荧光镜检查下，缓慢注射造影剂，以最大限度地减少子宫和（或）宫角痉挛的可能性，并避免掩盖注射造影剂注射过快导致忽略的细微充盈缺损。
- 为了进一步减少痉挛的可能性，造影剂可以预热到接近体温。
- 当造影剂开始充满子宫腔时，拍摄另一张照片。
- 当子宫腔内充满造影剂时，会拍摄另一张照片来评估整个子宫腔。有时，患者可能需要以不同的角度重新定位，以提供最佳的可视化效果。
- 密切观察造影剂从子宫腔流入输卵管的过程，评估狭窄情况及部位。同时完成另一段视频拍摄。
- 观察并评估造影剂从导管渗漏到腹腔的情况。同时完成另一段视频拍摄。
- 然后在球囊放气后取出 HSG 导管。
- 取出剩余器械。

特殊情况

- 在一些患者中，上述技术失败的原因是：① 宫颈管扭曲变形，阻止柔性 HSG 导管进入子宫腔；② 宫颈外口非常狭窄。
- 在这种情况下，可以使用具有塑料尖端和橡胶锥的特殊 HSG 套管，如 Kahn 套管。
- 用宫颈钳钳夹宫颈的前唇，以便操纵和牵拉宫颈。

- 将含有造影剂的注射器连接到 Kahn 套管上。
- 然后用造影剂填充导管，以避免因注入气泡而导致的假阳性结果。
- 然后将软管的塑料尖端插入宫颈管。
- 然后将套管的远端和宫颈钳相连接，以便在注入造影剂时处于密封状态。
- 在手术结束时将宫颈钳和套管取出。
- 确切止血。

并发症

- 出血：宫颈钳钳夹部位。
- 穿孔：在放置柔性导管期间（可能性小）。
- 人流反应综合征：在宫颈操作或注射造影剂期间。
- 造影剂外渗：在注射造影剂的过程中，如果使用油溶性造影剂，可能导致油栓塞。
- 感染：由于潜在的亚临床感染或无菌技术不当。
- 过敏反应：对造影剂的任何成分。

说明

- 宫腔充盈：评估对称性、形状，是否存在子宫纵隔或双角子宫和单角子宫。
- 充盈缺损，取决于位置。
  - 子宫腔：可能提示子宫肌瘤、息肉或粘连。
  - 宫角：可能表明闭塞与痉挛，或峡结节性输卵管炎。
  - 壶腹部：可能提示腔内粘连或输卵管妊娠。
  - 伞端：可能提示伞端闭锁或输卵管积水。
- 腔隙形成。
  - 输卵管：可能提示部分闭塞或输卵管周围、卵巢周围或盆腔粘连。
  - 腹腔：可能提示盆腔粘连。

准确性

- HSG 被认为是一种高灵敏度的良好筛查试验。
- HSG 假阳性率低。
- HSG 的准确性取决于操作人员的技术和经验。

与患者沟通

显示器将被激活，患者可看到子宫输卵管造影的结果，若家属在场，可与患者及家属随时沟通。然后到办公室进行进一步检查。

参 考 文 献

[1] Acton, C.M., J.M. Devitt, and E.A. Ryan. 1988. "Hysterosalpingography in Infertility—an Experience of 3,631 Examinations." *Australian and New Zealand Journal of Obstetrics and Gynaecology* 28(2): 127–133.

[2] Deboer, A.D., H.M. Vemer, W.N.P. Williamson, and F.V.M. Sanders. 1988. "All or Acquiesce Contrast Media for Hysterosalpingography: A Perspective, Randomized Clinical Study." *European Journal of Obstetrics and Gynecology and Reproductive Biology* 28(1): 65–68.

[3] Furniss, H.D. 1921. "The Rubin Test Simplified." *Surgery, Gynecology & Obstetrics* 33: 567–568.

[4] Lindequist, S., P. Justesen, C. Larsen, and F. Rasmussen. 1991. "Diagnostic Quality and Complications of Hysterosalpingography: Oil-Versus Water-Soluble Contrast Media: a Randomized Prospective Study." *Radiology* 179(1): 69–74.

[5] Luttjeboer, F., T. Harada, E. Hughes, N. Johnson, R. Lilford, and B.W. Mol. 2007. "Tubal Flushing for Subfertility." *Cochrane Database of Systematic Reviews* CD003718.

[6] Siegler, A.M. 1983. "Hysterosalpingography." *Fertility and Sterility* 40: 139.

[7] Steinkeler, J.A., C.A. Woodfield, E. Lazarus, and N.N. Hillstrom. 2009. "Female Infertility, A Systematic Approach to Radiologic Imaging and Diagnosis." *Radiographics* 29: 1353–1370.

第51章 宫内人工授精：临床观点
Intrauterine Insemination: Clinical Perspectives

Willem Ombele·著 | 杨鹏霞 萨日娜 宋建东·译

宫内人工授精（IUI）的基本原理

- 在受精部位增加活力型精子的数量。
- 辅助生殖的非侵入性技术。
- 与 IVF 相比，在不明原因生育能力低下和中度生育能力低下的男性病例中，IUI 结合卵巢刺激作为一线治疗更具成本效益。

适应证

- 宫颈因素不孕。
- 逆行射精。
- 解剖学因素。
- 不明原因的生育力低下。
- 中度男性因素生育力低下。

禁忌证

- 双侧输卵管阻塞。
- 重度男性生育力低下。

治疗前的评估

- 内分泌检查。
- 经阴道二维超声（卵巢储备评估、卵巢囊肿、先天性子宫畸形）。
- 子宫输卵管 X 线造影或超声。
- 在选定的病例中进行诊断性宫腔镜检查。
- 在选定的病例中进行腹腔镜检查（不明原因的长期不孕症，怀疑子宫内膜异位症、卵巢囊肿、粘连）。
- 原生样本的精液分析。
- 精液清洗后的精液分析。

循证建议

- IUI 用于宫颈因素不孕者：建议采用自然周期 IUI。
- 原因不明的不孕症或轻度子宫内膜异位症：没有 IUI（保守治疗）或 IUI 伴卵巢刺激。
- 中度男性因素生育能力低下者，如果具备以下条件，IUI 成功率增加。
  - 精子形态 >4%。
  - 受精运动计数（IMC）>100 万。
  - 原生样本中总活动精子数 >500 万。
  - 原生样本总活力 >30%。
- 使用 HMG/rec FSH 可以显著提高 IUI 的成功率，并且减少了多胎妊娠的发生率。
- 如果子宫内膜厚度 ≥ 6.3 mm 和（或）HCG 触发时的三层图像，IUI 成功率显著增加。
- HCG 触发和 IUI 之间的最佳时间间隔：12～36 小时。
- 双 IUI（每周期 2 IUI）：可用于男性不育病例。
- IUI 后制动 10～15 分钟。

IUI 精子准备：所需设备

- Ⅱ级层流罩。
- 带有适当浓度 CO_2 的培养箱。
- 带旋转转子的离心机。
- 相衬显微镜。
- 加热阶段作为显微镜下的工作阶段。
- 加热板。
- 马克勒计数室。
- 用于处理精子样品的无菌移液管：1 mL、5 mL、10 mL。
- 15 mL 锥形管。
- 废物接收器。
- 5 mL 管。
- 手套：任一。
  - PureSperm 洗液：

- PureSperm 80 梯度。
- PureSperm 40 梯度。
- 尼达克洗精剂：
  - P80 梯度尼达克。
  - P40 梯度尼达克。
  - 普罗塞特·尼达克。

IUI 的精液的处理：方法 1（PureSperm Wash 精子洗涤）

- 在启动前至少 30 分钟，在室温下将洗精剂及 80% 和 40% 的密度梯度液放入层流罩。
- 将 2 mL 80% 的密度梯度液移液到 15 mL 的锥形管中，制作精子梯度。在 80% 的密度梯度液的顶部非常缓慢地加入 2 mL 40% 的密度梯度液，在试管的一侧非常缓慢地移液，不要混合两层。根据需要制作尽可能多的试管（每个梯度试管最多 1.5 mL 精子样本）。
- 每位患者准备 2×5 mL 精子洗涤液，放入 15 mL 管中。
- 识别患者/精子样本，必要时适当标记所有试管。
- 在开始操作前等待全部精子清理（±30 分钟）。
- 戴手套。
- 所有对精子样本的操作都在层流罩内进行。
- 测量精子样本的体积，将其放入移液管中，在纯精子梯度上轻轻放置 1～1.5 mL 样本。
- 取 100 μL 样本放入 5 mL 试管中计数精子活力和浓度。
- 以 300 g 的转速梯度离心 20 分钟。
- 再次将管道放入层流罩中，通过循环移动移液管的点来输送上层梯度。将这些碎片收集到废物收集器中。每管保留 0.3 mL 精子，将其移入 5 mL 纯精子洗涤液中。
- 以 500 g 的转速再次离心 10 分钟。
- 再次去除上层，将精子颗粒重新悬浮到第二管 5 mL 纯精子洗涤液中。
- 再次以 500 g 的浓度离心 10 分钟。
- 再次去除上层，将精子颗粒重新悬浮在 0.7 mL 纯精子洗涤液中。从这个样本中取一小滴，用于计数获能后的精子活力和浓度。
- IUI 前至少静置 15 分钟。

IUI 精子准备：方法 2（使用 ProInsert）

- 在开始前至少 30 分钟，在室温下将精子清洗剂及 80% 和 40% 的密度梯度液放入层流罩中。
- 根据可容许的体积（每个梯度管最多 1.5 mL 精子样本），取需要插入的离心管数量。
- 使用血清学移液管向外通道添加 2 mL 80% 梯度的纯精子。梯度将向下进入原插入室，通过室底部的一个孔，并向下进入离心管的壁，在离心管的底部形成一层。
- 根据制造商的规格，在外部通道使用新的移液管和 P40 重复上述步骤。
- 根据需要尽可能多准备管子。
- 每位患者在 15 mL 管中准备 2×5 mL 洗精剂。
- 识别患者/精子样本，并在必要时适当地标记所有试管。
- 在开始操作前等待全部精子清理（±30 分钟）。
- 戴手套。
- 所有对精子样本的操作都在层流罩内进行。
- 在移液器中测量精子样本的体积，轻轻地在梯度液的顶部取 1～1.5 mL 样本，移液到外通道中，注意不要接触到精液的中心通道边缘。
- 取 100 μL 样本放入 5 mL 试管中计数精子活力和浓度。
- 300 g 离心梯度 20 分钟。
- 再次将管子放入层流罩中。
- 将 ProInsert 试剂盒中的精子移液管连接到 1 mL 注射器上。
- 将移液管通过中心通道缓慢进入 ProInsert，向下进入精子颗粒，注意不要破坏精子颗粒。抽吸 200 μL 的精子颗粒，然后缩回移液管，直到移液管尖端安全位于液面以上；抽吸一些空气，然后将移液管从中央通道缩回。将颗粒转移到 5 mL PureSperm Wash 溶液中（精子洗涤液中）。
- 再次离心 10 分钟，500 g。
- 再次去除上层，将精子颗粒重新悬浮在 5 mL PureSperm Wash 溶液中（精子洗涤液中）。
- 以 500 g 再次离心 10 分钟。
- 再次去除上层，并重新悬浮在 0.7 mL 的 PureSperm Wash 洗液中（精子洗涤液中）。精子准备好后，从这个样品中取一小滴用于计数精子活力和浓度。
- 进行 IUI 前至少静置 15 分钟。

参 考 文 献

[1] Bensdorp A.J., R.I. Tjon-Kon-Fat, P.M. Bossuyt, C.A. Koks, G.J. Oosterhuis, A. Hoek, et al. 2015. "Prevention Of Multiple Pregnancies in Couples with Unexplained or Mild Male Subfertility: Randomised Controlled Trial of in Vitro Fertilisation with Single Embryo Transfer or in Vitro Fertilisation in Modified Natural Cycle Compared with Intrauterine Insemination with Controlled Ovarian Hyperstimulation." *BMJ* Jan 9: 350: g7771. doi: 10.1136/ bmj.g7771.

[2] Cohlen, B. and Ombelet W. (eds). 2014. *Intra-Uterine Insemination: Evidence-Based Guidelines for Daily Practice*. Boca Raton, FL: CRC Press.

[3] Ombelet W., H. Vandeput, G. Van de Putte, A. Cox, M. Janssen, P. Jacobs, et al. 1997. "Intrauterine Insemination After Ovarian Stimulation with Clomiphene Citrate: Predictive Potential of Inseminating Motile Count and Sperm Morphology?" *Human Reproduction* 12: 1458–1463.

[4] Ombelet W., N. Dhont, A. Thijssen, E. Bosmans, and T. Kruger. 2014. "Semen Quality and Prediction of IUI Success in Male Subfertility: A Systematic Review." *Reproductive Biomedicine Online* 28: 300–309.

第52章 体外受精中用促性腺激素释放素激动剂诱导卵泡成熟

GnRH Agonist to Trigger Final Follicular Maturation in IVF

Nayana Talukdar, Robert F. Casper · 著　｜　杨鹏霞　萨日娜　宋建东 · 译

简介

卵巢过度刺激综合征（OHSS）是 IVF 周期中控制性卵巢刺激（COS）的主要问题之一。高危患者包括多囊卵巢综合征（PCOS），超声显示卵巢多卵泡形态，或在以前的刺激周期中实际发生过 OHSS 的患者。由于传统的人绒毛膜促性腺激素（HCG）扳机对黄体产生的促生效应时间较长，这可能会促进 OHSS 的发生，因此控制 HCG 的排卵剂量是避免 OHSS 的最佳选择，但这样会导致周期取消，并且与重大的社会、情感和经济因素有关。此外，使用 HCG 扳机的患者，其中一些周期可能也不会发展为 OHSS。因此，作为传统 HCG 触发器的替代方案，使用大剂量 GnRH 激动剂在"有风险"的患者中触发排卵的概念已成为 GnRH 拮抗剂周期中高反应者的护理标准[1]。

GnRH

- 自 20 世纪 90 年代初以来，GnRH 激素剂已被用于诱导最终卵母细胞成熟和触发排卵，无论是在使用 COS 的 IVF 周期还是非试管婴儿周期[2,3]。
- GnRH 激素剂作用于垂体前叶释放 LH 和 FSH，类似于自发性中期促性腺激素激增。
- LH 的半衰期短（60 分钟，而 HCG 为 24 小时），加上垂体脱敏导致黄体溶解，从而消除或显著降低 OHSS 的风险。
- 然而，GnRH 激素剂扳机只能用于使用 GnRH 拮抗剂抑制促性腺激素激增的周期。
- 由于 GnRH 受体对 GnRH 激动剂的亲和力高于 GnRH 拮抗剂，因此在使用 GnRH 拮抗剂的 IVF 周期中，脑垂体仍然对 GnRH 激素剂有反应。

GnRH 激动剂的剂量

当 GnRH 激素剂用作扳机药物时，已公布的不同药物的使用剂量：醋酸亮丙瑞林（0.5～4 mg，皮下注射）、曲普瑞林（0.2 mg，皮下注射）和布舍瑞林（0.5 mg，皮下注射）。

预防 OHSS 的研究

- 在使用拮抗剂方案的 IVF 高危患者中，由 GnRH 激素剂扳机的患者没有发生 OHSS，而 HCG 扳机组为 31%。
- 在另一项研究中，使用 GnRH 激素剂扳机与供体中中度/重度 OHSS 发生率相关性较低（0 与 HCG 扳机的 1.26% 相比），而每次胚胎移植的受体着床率和妊娠率与两种扳机相当[4]。

黄体功能不足及管理

- 虽然 GnRH 激素剂扳机作为一种预防 OHSS 的新方法的有效性是明确的，但低着床率和妊娠率阻碍了其在 IVF 周期中的使用。
- 维持血清雌激素水平超过 200 pg/mL（725 pmol/L），孕酮水平超过 20 ng/mL（65 nmol/L），"增强"或"积极"黄体支持，在 GnRHa 和 HCG 扳机周期中，新鲜胚胎移植的着床率（36% vs. 31%）和临床妊娠率（56.7% vs. 51.7%）相当[1]。
- 加强黄体支持的方法有黄体酮（100 mg 每日肌内注射，200 mg 阴道黄体酮）或雌激素联合黄体酮（微粉化黄体酮凝胶 90 mg 每日 2 次，加上每日 3 次口服雌二醇）。
- 在 GnRH 激素剂扳机周期中对黄体功能不足的支持治疗需要高剂量的雌孕激素替代治疗，有多种联合方案，要么补充高剂量的类固醇，要么通过

最小剂量去刺激黄体。
- 在一个这样的方案中，在取卵前 36 小时使用 GnRH 激素剂和低剂量 HCG（≤ 15 U/lb 体重或高达 1 500 U）的"双扳机"，同时积极补充雌激素和黄体酮（参见下文），与单独使用 GnRH 激素剂扳机相比，已被证实可以提高妊娠率。
- 该理念是模拟黄体早期 LH 的作用，以支持着床和黄体卵巢类固醇生成[5]。
- 在"低风险患者"（>12 mm 的卵泡小于 12 个）中，在取卵当天和 4 天后再次给予 1 500 U HCG，不给予任何额外的黄体支持，发现可以获得良好的妊娠率[6]。

IVF 周期分割

- 到目前为止，最受欢迎的策略是处理高风险 OHSS 和黄体期不全的"冻结全部"策略，也称为 IVF 周期的"分割"[7]。
- 在这一策略中，COS 是在本次周期使用 GnRH 激素剂扳机后对胚胎/卵母细胞进行冷冻，然后在随后的解冻周期中进行冷冻胚胎移植。
- 如果有最佳的冷冻保存方案，这种策略是可行的。
- 这种方法可以保护胚胎和子宫内膜免受在卵巢刺激过程中所达到的生理上激素水平的有害影响。

参考文献

[1] L. Engmann, A. DiLuigi, D. Schmidt, J. Nulsen, D. Maier, and C. Benadiva, "The Use of Gonadotropin-Releasing Hormone (GnRH) Agonist to Induce Oocyte Maturation After Cotreatment with Gnrh Antagonist in High-Risk Patients Undergoing in Vitro Fertilization Prevents the Risk of Ovarian Hyperstimulation Syndrome: A Prospective Randomized Controlled Study," *Fertility and Sterility* 89 (2008): 84–91.

[2] Y. Gonen, H. Balakier, W. Powell, and R.F. Casper, "Use of Gonadotropin-Releasing Hormone Agonist to Trigger Follicular Maturation for in Vitro Fertilization," *J Clinical Endocrinology & Metabolism* 71 (1990): 918–922.

[3] J. Itskovitz, R. Boldes, J. Levron, Y. Erlik, L. Kahana, J.M. Brandes, "Induction of Preovulatory Luteinizing Hormone Surge and Prevention of Ovarian Hyperstimulation Syndrome by Gonadotropin-Releasing Hormone Agonist," *Fertility and Sterility* 56 (1991): 213–220.

[4] D. Bodri, J.J. Guillen, A. Galindo, D. Mataro, A. Pujol, O. Coll, "Triggering with Human Chorionic Gonadotrophin or a Gonadotrophin-Releasing Hormone Agonist in Gonadotrophin-Releasing Hormone Antagonist-Treated Oocyte Donor Cycles: Findings of a Large Retrospective Cohort Study," *Fertility and Sterility* 91 (2009): 365–371.

[5] B.S. Shapiro, S.T. Daneshmand, F.C. Garner, M. Aguirre, and C. Hudson, "Comparison of 'Triggers' Using Leuprolide Acetate Alone or in Combination with Low-Dose Human Chorionic Gonadotropin," *Fertility and Sterility* 95 (2011): 2715–2717.

[6] S. Kol, P. Humaidan, J. Itskovitz-Eldor, "GnRH ago-nist ovulation trigger and hCG-based, Progesterone-Free Luteal Support: A Proof of Concept Study," *Human Reproduction* 26 (2011): 2874–2877.

[7] P. Devroey, N.P. Polyzos, and C. Blockeel, "An OHSS-Free Clinic by Segmentation of IVF Treatment," *Human Reproduction* 26 (2011): 2593–2597.

第53章 促性腺激素释放素激动剂方案
GnRH Agonist Protocols

Justin Tan, Rabea Youcef Khoudja, Michael Dooley, Michael H. Dahan, Seang Lin Tan·著
杨鹏霞 萨日娜 宋建东·译

GnRH 激动剂的作用机制

- GnRH 激动剂刺激垂体引起 FSH 和 LH 升高,在几个小时后达到峰值,随着 GnRH 激动剂的持续使用,FSH 和 LH 逐渐下降,因此通常在几天内(3～4 天)患者对持续的 FSH/LH 刺激产生点火效应。
- GnRH 激动剂方案包括以下几种(表 53.1 和表 53.2)。
  - 长方案:该方案仍然是当今世界上最常用的方案。
    - 基本上有两种变化:① 在卵泡期早期开始使用 GnRH 激动剂;② 在前一个周期的黄体中期开始使用。
    - 在这两种情况下,在使用 GnRH 激动剂之前添加口服避孕药,可以更容易地完成计划[1]。
    - 黄体中期开始的优势是垂体抑制后囊肿形成的发生率通常低于卵泡早期开始。
    - 当确认被抑制时,开始使用促性腺激素,并将布舍瑞林剂量降至 200 mg/d(布舍瑞林以该剂量持续使用至检测 HCG 当天,包括当天);如果使用亮丙瑞林,则将剂量降低至 200 mg/d。
    - 促性腺激素的起始剂量将取决于患者的年龄、卵巢功能或之前对促性腺激素的反应。对于第一个周期,剂量应符合以下要求:
      - ① <30 岁:100～150 U 人绝经期促性腺激素(HMG)/FSH。
      - ② 30～38 岁:150～225 U HMG/FSH。
      - ③ 39～40 岁:225～300 U HMG/FSH。
      - ④ >40 岁:300～450 U HMG/FSH。
    - 如果患者患有多囊卵巢综合征,使用的日剂量比正常情况下少 75 U。如果 FSH>10 mU/mL,则使用比正常要求更高的剂量。
    - **注意**:FSH 的最大剂量为 600 U/d。使用前一个周期中 HMG/FSH 的有效剂量作为后续周期的起始剂量。如果前一个周期的雌二醇相对于卵泡数量较低,则给予 LH(理想的比例为 3∶1)。
      - 进行多次超声检查,并进行个体化的雌二醇测定。
      - 当最大的卵泡平均直径达到 17～18 mm 或更大,有 3 个卵泡为 18 mm 时,给予 HCG,并在 34～38 小时后安排取卵。
      - 长方案的一个主要优点是在 2～3 天的窗口内灵活的选择 HCG[2]。
  - 短方案:从月经周期的第 2 天开始给布舍瑞林,从月经周期的第 3 天开始给 HMG 或 FSH,两者都持续到 HCG 给药的那天。
  - 超短方案:在周期的第 2、3、4 天给布舍瑞林,从周期的第 3 天开始给 HMG 或 FSH,直到 HCG 给药那天[3]。
  - 超长方案:该方案在刺激开始前进行数月的垂体抑制(典型的 3 个周期的亮丙瑞林或曲普瑞林)。该方案已被证明对 3 期或 4 期子宫内膜异位症患者特别有用[4, 5]。

GnRH 激动剂方案与 GnRH 拮抗剂方案的对比

由于患者需要延长治疗周期和更复杂的治疗,因此已经转向对患者更友好的 GnRH 拮抗剂方案,该方案具有类似的活产率。

GnRH 激动剂在下调冷冻胚胎移植周期中的应用

研究表明,除非卵泡的形成或生长是使用雌二醇引起的,否则 HRT-FERC 周期不需要下调 GnRH 激动剂[5]。

表 53.1　<35 岁、FSH<10 女性在首次 IVF 中使用长方案和拮抗剂的比较[6]

特征	刺激方案	
	激动剂 +FSH（n=16 001）	拮抗剂 +FSH（n=7 112）
年龄（$\bar{x} \pm SD$）	30.4 ± 2.7	30.5 ± 2.8
植入率（%）	8 331（57.6）	3 403（54.1）（$P<0.05$）
所有周期的平均活产率（%）	52.6	49.2（$P<0.05$）
eSET 周期（%）	1 489（10.85）	767（12.87）（$P<0.05$）
eSET 周期中的活产率（%）	53.93	46.15（$P<0.05$）
中度 OHSS（%）	342（2.1）	120（1.7）（$P<0.05$）
严重 OHSS（%）	118（0.7）	42（0.6）

表 53.2　长方案的结果优于拮抗剂[6]

比较项目	刺激方案	
	优势比（置信区间）	调整比（置信区间）
所有周期的妊娠结局植入情况	1.15（1.04～1.27）	1.14（1.03～1.26）
婴儿安全出生情况	1.14（1.04～1.26）	1.13（1.03～1.25）
所有选择性设置的周期植入情况	1.41（1.13～1.76）	1.36（1.08～1.73）
婴儿安全出生情况	1.37（1.11～1.68）	1.33（1.07～1.66）

参 考 文 献

[1] M.M. Biljan, N.G. Mahutte, N. Dean, R. Hemmings, F. Bissonnette, and S.L. Tan, "Effects of Pre-Treatment with an Oral Contraceptive on the Time Required to Achieve Pituitary Suppression with Gonadotropin-Releasing Hormone Analogues and Subsequent Implantation and Pregnancy Rates," *Fertility and Sterility* 70 (1998): 1063–1069.

[2] S.L. Tan, O. Royston, S. Campbell, H.S. Jacobs, J. Betts, B.A. Mason, R.G. Edwards. "Cumulative Conception and Livebirth Rates After In-Vitro Fertilization," *Lancet*, 339 (1992): 1390–1394.

[3] S.L. Tan, N. Maconochie, P. Doyle, S. Campbell, A. Balen, P. Bekir, P. Brinsden, R.G. Edwards, and H.S. Jacobs, "Cumulative Conception and Live-Birth Rates After In Vitro Fertilization With and Without the Use of Long, Short, and Ultrashort Regimens of the Gonadotropin-Releasing Hormone Agonist Buserelin," *American Journal of Obstetrics and Gynecology* 171 (1994): 513–520.

[4] J. Ren, A. Sha, D. Han, P. Li, J. Geng, and C. Ma, "Does Prolonged Pituitary Down-Regulation with Gonadotropin-Releasing Hormone Agonist Improve the Live-Birth Rate in in Vitro Fertilization Treatment?" *Fertility and Sterility* 102(1) (2014): 75–81.

[5] A. van de Vijver, N.P. Polyzos, L. Van Landuyt, M. De Vos, M. Camus, D. Stoop, H. Tournaye, and C. Blockeel, "Cryopreserved Embryo Transfer in an Artificial Cycle: Is GnRH Agonist Down-Regulation Necessary?" *Reproductive Biomedicine Online* 29(5) (2014): 588–594.

[6] D. Grow, J.F. Kawwass, A.D. Kulkarni, T. Durant, D.J. Jamieson, and M. Macaluso, "GnRH Agonist and GnRH Antagonist Protocols: Comparison of Outcomes Among Good-Prognosis Patients Using National Surveillance Data," *Reproductive BioMedicine* 29 (2014): 299–304.

第54章 晚期子宫内膜异位症体外受精前应用促性腺激素释放素激动剂

GnRH Agonists before IVF for Advanced Endometriosis

Hassan N. Sallam, Nooman H. Sallam·著 | 杨鹏霞 萨日娜 宋建东·译

子宫内膜异位症和 IVF

子宫内膜异位症患者接受 IVF 或 ICSI 治疗的临床妊娠率低于输卵管性不孕症患者此外[1]，晚期子宫内膜异位症患者（ASRM 分期Ⅲ期和Ⅳ期）的临床妊娠率显著低于轻微和轻度子宫内膜异位症患者（分期Ⅰ期和Ⅱ期）。这种相关性是由于卵母细胞缺陷还是由于子宫内膜缺陷，还是由于两者缺陷，一直是一个有争议的问题[2, 3]。

晚期子宫内膜异位症 IVF 前手术

晚期子宫内膜异位症 IVF 前手术的作用仍有争议[4-6]。在 IVF 前子宫腺肌瘤切除术的适应证有以下建议：① 既往没有通过手术证实子宫内膜异位症；② 肿块引起的严重盆腔疼痛；③ 生长迅速；④ 可疑的超声特征；⑤ 剩余卵泡难以进入；⑥ 体积过大担心妊娠期间破裂[6]。

IVF 前治疗晚期子宫内膜异位症的保守治疗方法

很多人提议，晚期子宫内膜异位症患者在 IVF 前也可以选择进行保守治疗，包括皮质类固醇激素[7]、达那唑[8]、口服避孕药[9]和 GnRH 激动剂。

IVF 前使用 GnRH 激动剂

在我们对体外受精前使用长效 GnRH 激动剂的随机研究进行的荟萃分析中，我们发现使用这种方法，临床妊娠率增加了 4 倍[10]，还发现活产率增加了 9 倍，尽管这一发现仅基于其中一项研究[10]。

方案

- 第一次注射长效 GnRH 激动剂应在卵泡早期给予，每 28 天重复一次。
- 以下制剂每一种均可用于此种治疗方案：
  - GnRH 激动剂醋酸亮丙瑞林（3.75 mg，皮下注射）。
  - GnRH 激动剂戈舍瑞林的储备制剂（3.6 mg，皮下注射）。
  - GnRH 激动剂曲普瑞林微球的储备制剂（3.2 mg，肌内注射）。
- 控制卵巢过度刺激应在第 3 次注射后 30～45 天开始，每天给予短效 GnRH 激动剂。
  - 例如，开始给予醋酸亮丙瑞林 0.5～1.0 mg/d 皮下注射，持续 7～10 天。
  - 一旦确认促性腺激素抑制，剂量应降至 0.25～0.5 mg/d 皮下注射，并应开始外源性促性腺激素刺激，并按常规方式进行 IVF 或 ICSI。
- 或者，GnRH 拮抗剂方案可以在最后一次 GnRH 储备制剂注射后 30 天开始，肌内注射促性腺激素，并以通常的方式进行 IVF 或 ICSI。

结论

在晚期子宫内膜异位症患者中，IVF 前给予长效 GnRH 激动剂可以显著增加临床妊娠率。根据现有证据，子宫内膜异位症患者接受 IVF 或 ICSI 治疗前应接受 GnRH 激动剂治疗至少 3 个月，因为这将使临床妊娠的概率增加 4 倍。

注意：目前还没有关于这种治疗方法对母亲和胎儿有不良反应的证据。

参 考 文 献

[1] K. Barnhart, R. Dunsmoor-Su, and C. Coutifaris, "Effect of Endometriosis on in Vitro Fertilization," *Fertility and Sterility* 77 (2002): 1148–1155.

[2] A. Pellicer, J. Navarro, E. Bosch, N. Garrido, J.A. García-Velasco, J. Remohi, et al., "Endometrial Quality in Infertile Women with Endometriosis." *Annals of the New York Academy of Science* 943 (2001): 122–130.

[3] A.M. Mohamed, S. Chouliaras, C.J. Jones, and L.G. Nardo, "Live Birth Rate in Fresh and Frozen Embryo Transfer Cycles in Women with Endometriosis" *European Journal of Obstetrics & Gynecology and Reproductive Biology* 156 (2011): 177–180.

[4] P.H. Bianchi, R.M. Pereira, A. Zanatta, J.R. Alegretti, E.L. Motta, and P.C. Serafini, "Extensive Excision of Deep Infiltrative Endometriosis Before in Vitro Fertilization Significantly Improves Pregnancy Rates." *Journal of Minimally Invasive Gynecology* 16 (2009): 174–180.

[5] I. Tsoumpou, M. Kyrgiou, T.A. Gelbaya, and L.G. Nardo, "The Effect of Surgical Treatment for Endometrioma on in Vitro Fertilization Outcomes: A Systematic Review and Meta-Analysis." *Fertility and Sterility* 92 (2009): 75–87.

[6] J.A. García-Velasco and E. Somigliana. "Management of Endometriomas in Women Requiring IVF: To Touch or Not to Touch." *Human Reproduction* 24(3) (2009): 496–501.

[7] C.H. Kim, H.D. Chae, B.M. Kang, Y.S. C hang, and J.E. Mok, "The Immunotherapy During in Vitro Fertilization and Embryo Transfer Cycles in Infertile Patients with Endometriosis." *Journal of Obstetric and Gynaecologic Research* 23 (1997): 463–470.

[8] C. Tei, T. Miyazaki, N. Kuji, M. Tanaka, K. Sueoka, and Y. Yoshimura. "Effect of Danazol on the Pregnancy Rate in Patients with Unsuccessful in Vitro Fertilization-Embryo Transfer." *Journal of Reproductive Medicine* 43(6) (1998): 541–546.

[9] D. de Ziegler, V. Gayet, F.X. Aubriot, P. Fauque, I. Streuli, J.P. Wolf, J. de Mouzon, and C. Chapron. "Use of Oral Contraceptives in Women with Endometriosis Before Assisted Reproduction Treatment Improves Outcomes." *Fertility and Sterility* 94(7) (2010): 2796–2799.

[10] H.N. Sallam, J.A. Garcia-Velasco, S. Dias, A. Arici, and A.M. Abou-Setta, "Long-Term Pituitary Down-Regulation Before in Vitro Fertilization (IVF) for Women with Endometriosis." *Cochrane Database of Systematic Reviews* 1 (2006): CD004635.

第55章 促性腺激素释放素激动剂微剂量方案
Microdose GnRH Agonist Flare Protocol

Magued Adel Mikhail, Wael Salem, Botros Rizk·著 | 杨鹏霞 萨日娜 宋建东·译

简介

卵巢储备低下的患者占 IVF 中心人群的 9%~24%。反应不良者在实现最优的卵母细胞质量和数量，同时周期取消率最低，并达到足够的妊娠率方面存在多重挑战。总体而言，反应差的患者卵母细胞的产量、受精率、妊娠率和活产率均下降。

改善反应不良者预后的方法包括增加促性腺激素剂量，减少 GnRH 激动剂剂量，雌激素启动，以及同时使用 GnRH 激动剂和促性腺激素的长方案。

微剂量方案在 1994 年首次被提出作为长方案的替代方案，因为它可以提高卵母细胞的产量，减少周期取消，减少黄体生成素提前激增，提高妊娠率。

本章强调了微剂量方案（MDF）在特别注意适当的患者选择和方案技术方面的优点。

微剂量方案的优点

- 调查 MDF 方案的初步研究表明，在配对对照试验中，将患者先前的周期与 MDF 周期进行比较，可以获得更高的卵母细胞产量和持续妊娠率。
- MDF 的益处在很大程度上被认为主要由于卵泡早期内源性 FSH 释放的增强。
- 成功利用 MDF 的最重要决定因素之一是选择适当患者。
- 在卵巢储备减少的女性中，MDF 可能对卵巢体积小、窦卵泡计数减少和抗苗勒管激素水平低的女性最有益。

方案

- 一般来说，患者可以提前口服复方服避孕药来减少黄体支持和随后孕激素、雄激素升高带来的有害影响的风险。
- 周期第 3 天开始每天 2 次注射醋酸亮丙瑞林 20 mg。
- 促性腺激素在月经周期第 5 天开始。
- 在周期第 6 天开始使用生长激素，因为有多项研究证据表明，添加生长激素可以增加妊娠率。

促性腺激素刺激

- 患者反应不良的危险因素分层应考虑其年龄和卵巢储备标志物。
- 在此临床决策之前，适当的重组 FSH 剂量通常在 300~450 U。
- 值得注意的是，关于使用超过 300 U 的重组 FSH 存在争议，因为之前有一项前瞻性随机研究表明，剂量超过 300 U 对结果没有改善。

扳机

- 当卵泡平均直径达到 18 mm 时，给予 HCG 扳机促使卵母细胞最终成熟。

黄体支持

- 使用阴道或肌内注射黄体酮的方法进行黄体支持已经在文献中被广泛认为是促进 IVF 周期的必要条件。
- 天然微粒化黄体酮，300~600 mg 分每天 2~3 次阴道给药。
- 肌内注射黄体酮，每天可以用 25~100 mg。
- 黄体支持的开始时间通常不早于取卵日，不迟于 HCG 扳机后的 5 天。

结论

目前，对反应不良的患者的管理仍存在争议，目前还没有一种理想的治疗方案被证实适用于不良反应患者。

- 最理想的方案应该是可以获得最佳数量的卵母细胞和最优质的胚胎，同时最大限度地减少周期取消率，以最大限度地提高妊娠率和活产率。

- 微剂量 GnRH 激动剂骤发方案是通过使用低剂量 GnRH 激动剂来开发内源性促性腺激素的释放。
- 该方案已被证明可以增加卵母细胞的产量，同时最大限度地减少早发的 LH 峰和周期取消，有效地提高反应不良者的妊娠率。
- 对于符合适应证的患者，微剂量 GnRH 激动剂方案为卵巢刺激方案提供了多种益处，同时最大限度地减少了不良结局的发生。

参考文献

[1] Aboulghar, M. "Role of GnRH Antagonist in Assisted Reproduction." In *Ovarian Stimulation*, edited by M. Abulghar and B. Risk, 49–60. Cambridge: Cambridge University Press, 2011.

[2] Berkkanoglu, M., and K. Ozgur. 2010. "What Is the Optimum Maximal Gonadotropin Dosage Used in Microdose Flare-Up Cycles in Poor Responders?" *Fertility and Sterility* 94(2): 662–665. doi:10.1016/j.fertnstert.2009.03.027. Epub 2009 Apr 14.

[3] Cheong, Y., N. Brook, and N. Macklon. "New Concepts in Ovarian Stimulation." In *Human-assisted Reproductive Technology*, edited by D.K. Gardner, B.R.M.B. Risk, and T. Falcon, 55–72. Cambridge: Cambridge University Press, 2011.

[4] Keay, S.D., N.H. Liversedge, R.S. Mathur, and J.M. Jenkins. 1997. "Assisted Conception Following Poor Ovarian Response to Gonadotrophin Stimulation." *British Journal of Obstetrics and Gynaecology* 104: 521–527.

[5] Kolibianakis, E.M., and G. Griesienger. "GnRH Antagonist in ART." In *Human-assisted Reproductive Technology*, edited by D.K. Gardner, B.R.M.B. Risk, and T. Falcon, 73–79. Cambridge: Cambridge University Press, 2011.

[6] Schoolcraft, W., T. Sclenker, M. Gee, J. Stevens, and L. Wagley. 1997. "Improved Controlled Ovarian Hyperstimulation in Poor Responder in Vitro Fertilization Patients with a Microdose Follicle-Stimulating Hormone Flare, Growth Hormone Protocol." *Fertility and Sterility* 67: 93–97.

[7] Scott, R., and D. Navot. 1994. "Enhancement of Ovarian Responsiveness with Microdoses of Gonadotropin-Releasing Hormone Agonists During Ovulation Induction for in Vitro Fertilization." *Fertility and Sterility* 61: 880–885.

[8] Surrey, E.S., J. Bower, D.M. Hill, J. Ramsey, and M.W. Surrey. 1998. "Clinical and Endocrine Effects of a Microdose GnRH Agonist Flare Regimen Administered to Poor Responders Who Are Undergoing in Vitro Fertilization." *Fertility and Sterility* 69(3): 419–424.

第56章 体外受精的促性腺激素释放素拮抗剂周期

Gonadotropin-Releasing Hormone Antagonist Cycle for In Vitro Fertilization

Michael H. Dahan, Justin Tan, Baris Ata, Rabea Youcef Khoudja, Seang Lin Tan · 著

杨鹏霞 萨日娜 宋建东 · 译

简介

GnRH 拮抗剂已经在 IVF 周期中以下两种人群已经得以应用：

- 有发生 OHSS 风险的人群（高反应者）。
- 卵巢刺激反应差的人群。

GnRH 拮抗剂有两种治疗方案：

- 每日给药方案（250 mg 醋酸加尼瑞克或西曲瑞克）。
- 3 日给药方案（3 mg 西曲瑞克）。

IVF 的 GnRH 拮抗剂周期

- 在月经第 2～3 天开始用促性腺激素刺激。
- 高反应者：根据年龄、体重、AFC、AMH 和既往反应，起始剂量为每天 100～225 U。
- 反应不良者：根据临床最大剂量指南，起始剂量为 300～600 U。
- 如果患者体重超过 170 lb（77.1 kg），额外添加 75 U 促性腺激素。
- 应考虑每天增加 75～225 U 的 LH 活性。
- 传统上，FSH/LH 应为 2∶1 或 3∶1[1]。

GnRH 拮抗剂的两个启动方案

- 可变的启动方案：当卵泡直径为 12～14 mm 时（最好最多给予 3～4 天拮抗剂）。
- 固定的启动方案：GnRH 拮抗剂在促性腺激素启动后 4～6 天启动。

超声监测（经阴道）

- 在月经周期的第 2 天或第 3 天，确认没有新的大于 1.5 cm 的卵泡或血清雌二醇 >100 pmol/L。如果有，取消周期并等待下一次。
- 可变周期的第 5 天或固定周期的第 7 天复查超声。
- 根据卵泡大小每 1～3 天查一次超声。
- 当 GnRH 拮抗剂启动时，血清雌二醇水平通常会下降，但这与不良结果无关。然而，一些作者就会将促性腺激素的剂量增加 75 U。

扳机募集

- 当存在两个 17 mm 的卵泡时。
- 当至少 50% 的卵泡是 10～20 mm（以平均直径测量）。如果考虑新鲜 ET，那么达到上述标准以后，不应该延迟 HCG 的扳机时间[2]。

取卵前 34～38 小时进行扳机募集

- 可以使用 HCG 5 000～10 000 U 或重组 HCG 250 μg 进行扳机。

对高反应者 GnRH 拮抗剂周期优于其他周期的益处

- GnRH 激动剂可以代替 HCG 来触发排卵。
  - 传统给予 500～1 000 μg 布舍瑞林或 1 mg 醋酸亮丙瑞林。
  - 然而，除非所有胚胎都被冷冻用于 FERC，否则必须给予加强黄体支持或给予 1 500 U 的小剂量 HCG 进行黄体支持[3]。
- 如果收集到的卵母细胞超过 15 个，所有的胚胎应该冷冻并在随后的冷冻周期中移植[4]。
- 如果 OHSS 风险不高，且收集的卵母细胞少于 15 个，可考虑在卵母细胞收集后添加 1 500 U HCG 或添加强化黄体支持并进行新鲜胚胎移植[5]。
- GnRH 激动剂扳机后进行新鲜移植的替代黄体支

持策略：
- 从募集当晚开始，每天给予肌注 100 mg 孕酮和戊酸雌二醇 2 mg，每天 3 次[6]。
- 取卵后，每 3 天晚上皮下注射 HCG 500 U。

GnRH 拮抗剂周期中的新鲜胚胎移植
- 无论哪种扳机方法：从取卵当晚开始给予黄体酮支持。

卵子供体
- 使用 GnRH 拮抗剂与 GnRH 激动剂扳机可用于降低供体 OHSS 的风险。为了使获得的卵子数量最大化，可以在最大卵泡为 20 mm 时进行扳机。
- 可以口服少于 30 天的避孕药进行预处理，从而使其与卵母细胞受体周期同步。

- 使用口服避孕药预处理可以减少刺激，因此可以考虑将促性腺激素刺激剂量增加 75 U。

反应不良者
- 在 GnRH 拮抗剂周期开始前，可以尝试在黄体期使用雌激素进行预处理。
- 在自发 LH 激增后 5～7 天开始使用雌激素（每天 4～6 mg 雌二醇或雌二醇贴剂隔日更换）。一直到在自然月经周期的第 2 天停止。
- 在周期第 3 天用经阴道超声测量卵泡并启动促性腺激素刺激。

GnRH 拮抗剂周期对反应不良者独特的优势
- 从 CD 2 开始使用芳香化酶抑制剂或氯米芬 5 天。
  - 促性腺激素可在 CD 4 加用。
- 假如卵泡已长到 12～14 mm，CD 8 启动拮抗剂[6,7]。

参 考 文 献

[1] L. Engmann, A. Shaker, E. White, J.S. Bekir, H.S. Jacobs, S.L. Tan. "A Prospective Randomized Study to Assess the Clinical Efficacy of Gonadotrophins Administered Subcutaneously and Intramuscularly," *Human Reproduction*, 13 (1998): 836–840.

[2] E.M. Kolibianakis, C. Albano, M. Camus, et al., "Prolongation of the Follicular Phase in in Vitro Fertilization Results in a Lower Ongoing Pregnancy Rate in Cycles Stimulated with Recombinant Follicle-Stimulating Hormone and Gonadotropinreleasing Hormone Antagonists," *Fertility and Sterility* 82 (2004): 102–107.

[3] A. Seyhan, B. Ata, M. Polat, W.Y. Son, H. Yarali, and M.H. Dahan, "Severe Early Ovarian Hyperstimulation Syndrome Following GnRH Agonist Trigger with the Addition of 1 500 IU hCG," *Human Reproduction* 28(9) (2013): 2522–2528.

[4] H.M. Fatemi, B. Popovic-Todorovic, P. Humaidan, S. Kol, M. Banker, P. Devroey, and J.A. García-Velasco, "Severe Ovarian Hyperstimulation Syndrome After Gonadotropin-Releasing Hormone (GnRH) Agonist Trigger and 'Freeze-All' Approach in GnRH Antagonist Protocol," *Fertility and Sterility* 101(4) (2014): 1008–1011.

[5] P. Humaidan, H. Ejdrup Bredkjaer, L.G. Westergaard, and C. Yding Andersen, "1 500 IU Human Chorionic Gonadotropin Administered at Oocyte Retrieval Rescues the Luteal Phase When Gonadotropin-Releasing Hormone Agonist Is Used for Ovulation Induction: A Prospective, Randomized, Controlled Study," *Fertility and Sterility* 93(2010): 847–854.

[6] K.H. Lee, C.H. Kim, H.J. Suk, Y.J. Lee, S.K. Kwon, S.H. Kim, H.D. Chae, and B.M. Kang, "The Effect of Aromatase Inhibitor Letrozole Incorporated in Gonadotrophin Releasing Hormone Antagonist Multiple Dose Protocol in Poor Responders Undergoing in Vitro Fertilization," *Obstetrics & Gynecology Science* 57(3) (2014): 216–222.

[7] A.J. DiLuigi, L. Engmann, D.W. Schmidt, C.A. Benadiva, and J.C. Nulsen, "A Randomized Trial of Microdose Leuprolide Acetate Protocol Versus Luteal Phase Ganirelix Protocol in Predicted Poor Responders," *Fertility and Sterility* 95(8) (2011): 2531–2533.

第57章 体外受精的微刺激
Minimal Stimulation for IVF

Ippokratis Sarris, Geeta Nargund·著 | 杨鹏霞 萨日娜 宋建东·译

IVF 微刺激的关键方面

- 与下调后的常规刺激相比,在自然周期中使用较低剂量(较低的日剂量和较短的天数)的外源性促性腺激素进行 IVF 卵巢刺激。
- GnRH 拮抗剂方案代替 GnRH 激动剂方案。
- 使用口服制剂(如抗雌激素或芳香化酶抑制剂)单独或联合外源性促性腺激素进行卵巢刺激。
- 目的是获得温和的反应和更高"质量而不是数量"的卵母细胞。
- 目的是预防 OHSS,必要时可使用 GnRH 激动剂。

IVF 微刺激的优点

- 治疗时间较短。
- 符合女性的自然周期。
- 更便宜。
- 患者的不适感更少。
- 与传统的 IVF 刺激相比更安全,尤其是在降低 OHSS 风险和减少对妇女及其子女潜在的长期健康影响方面,因为后者暴露于高于生理水平的雌激素。
- 可能有更好的卵母细胞、胚胎和子宫内膜质量。
- 女性对温和且安全的方法更加喜爱。
- 治疗适应证广泛。

所需的患者信息

- 年龄。
- AMH 水平。
- AFC 2~6 mm。
- 体重指数(BMI)。
- 既往刺激周期史(如有):
  - 周期类型。
  - 给予的促性腺激素刺激剂量和类型(每日剂量和持续时间)。
  - 扳机日的雌二醇反应水平,12 mm 以上的卵泡数,成熟和未成熟的卵子数,受精率和胚胎质量。
  - 并发症。

周期类型的选择,刺激的药物和剂量

- 没有固定的方案或给药算法,重要的是以最低的药物负荷量和最短的持续时间实现轻微的卵巢反应。
- 通过延迟刺激开始时间或开始给予较低的剂量,实现较低的促性腺激素累积剂量的目的。
- 前者的目的是将卵巢刺激限制在卵泡中后期,只允许少数卵泡继续发育,从而使周期尽可能接近正常的卵巢生理功能。
- 已经提出的一些方案:
  - 周期第 2 天开始每日给予 100~150 U FSH,连同 GnRH 拮抗剂,固定启动方案(如周期 6~7 天)或可变启动方案[当最大的卵泡达到 13 mm 和(或)血清雌二醇水平高于 1 000 pmol/L,且三维成像提示子宫内膜厚度超过 5.5 mm]。
  - 一旦优势卵泡形成(如第 4~6 天),与 GnRH 拮抗剂(可变启动方案)一起开始每日给予 150 U FSH。
  - 在周期第 2~3 天开始口服复方制剂,如抗雌激素(如克罗米芬或他莫昔芬)或芳香酶抑制剂(如来曲唑),5 天后停药,然后每天给予低剂量的 FSH 和灵活启动的 GnRH 拮抗剂,或者可以继续口服直到优势卵泡准备破卵(加或不加隔日给予 150 U FSH 2~3 天)。
- 黄体支持与标准方案没有区别。

- 如果认为比较危险，可以口服吲哚美辛用于预防卵泡早破。

周期监测

- 在开始使用卵巢刺激药物前进行超声评估，以排除囊肿的存在。
- 要检测血清雌二醇和 LH 水平。
- 尿液 LH 检测可作为血清 LH 检测的替代方案，以监测在不使用 GnRH 拮抗剂的口服化合物的周期中过早的 LH 峰。
- 决定扳机时间的适应证可以与传统 IVF 相同，除非在不使用 GnRH 拮抗剂的周期中检测到较高的 LH 水平。
- GnRH 激动剂可以作为有 OHSS 高风险女性的扳机药物。

IVF 微刺激的缺点

- 难以规划周期和避免周末取卵。
- 胚胎学实验室必须非常出色，才能有效地进行 IVF 微刺激，因为卵母细胞数量较少，允许犯错的余地有限。
- 可用于冷冻保存的胚胎数量更少。
- 从传统的 IVF 转向微刺激时，临床医生有一个潜在的"学习曲线"。

参 考 文 献

[1] Baart, E.B., E. Martini, M.J. Eijkemans, D. Van Opstal, N.G. Beckers, A. Verhoeff, N.S. Macklon, and B.C. Fauser. 2007. "Milder Ovarian Stimulation for in-Vitro Fertilization Reduces Aneuploidy in the Human Preimplantation Embryo: A Randomized Controlled Trial." *Human Reproduction* 22: 980–988.

[2] Fauser, B.C.J.M., G. Nargund, A.N. Andersen, R. Norman, B. Tarlatzis, J. Boivin, and W. Ledger. 2010. "Mild Ovarian Stimulation for IVF: 10 Years Later." *Human Reproduction* 25: 2678–2684.

[3] Kwan, I., S. Bhattacharya, A. Kang, and A. Woolner. 2014. "Monitoring of Stimulated Cycles in Assisted Reproduction (IVF and ICSI)." *Cochrane Database of Systematic Reviews* 8: CD005289.

[4] Nargund, G., B.C.J.M. Fauser, N.S. Macklon, W. Ombelet, K. Nygren, and R. Frydman. 2007. "Rotterdam ISMAAR Consensus Group on Terminology for Ovarian Stimulation for IVF. The ISMAAR Proposal on Terminology for Ovarian Stimulation for IVF." *Human Reproduction* 22(11): 2801–2804.

[5] Pelinck, M.J., M. Hadders-Algra, M.L. Haadsma, W.L. Nijhuis, S.M. Kiewiet, A. Hoek, M.J. Heineman, and K.J. Middelburg. 2010. "Is the Birthweight of Singletons Born After IVF Reduced by Ovarian Stimulation or by IVF Laboratory Procedures?" *RBM Online* 21: 245–251.

[6] Revelli, A., A. Chiadò, P. Dalmasso, V. Stabile, F. Evangelista, G. Basso, and C. Benedetto. 2014. "'Mild' vs. 'Long' Protocol for Controlled Ovarian Hyperstimulation in Patients with Expected Poor Ovarian Responsiveness Undergoing in Vitro Fertilization (IVF): A Large Prospective Randomized Trial." *Journal of Assisted Reproduction and Genetics* 31: 809–815.

[7] Verberg, M.F.G., M.J.C. Eijkemans, N.S. Machlon, E.M.E.W. Heijnen, E.B. Baart, F.P. Hohmann, B.C.J.M. Fauser, and F.J. Broekmans. 2009. "The Clinical Significance of the Retrieval of a Low Number of Oocytes Following Mild Ovarian Stimulation for IVF: A Meta-analysis." *Human Reproduction Update* 15: 5–12.

第58章 卵巢过度刺激综合征
Ovarian Hyperstimulation Syndrome

Magued Adel Mikhail, Daniel Antonious, Candice P. Holliday, Botros Rizk · 著
杨鹏霞　萨日娜　宋建东 · 译

简介

OHSS 是排卵过度刺激最严重的并发症。OHSS 是由卵巢过度刺激释放血管活性物质而引起的全身性疾病。严重的表现包括血栓形成、肾功能和肝功能障碍、急性呼吸窘迫综合征（ARDS），以及罕见的死亡。

OHSS 的病理生理学

OHSS 以双侧卵巢多囊性增大、腹腔积液和第三腔液移位为特征。卵巢有明显的间质水肿、卵泡膜叶黄素囊肿，以及皮质坏死和新生血管区。液体转移是由于毛细血管通透性增加和血管内皮生长因子（VEGF）等血管活性药物介导的液体渗漏。

OHSS 的分类

- OHSS 可根据发病情况分为早发性和晚发性。
  - 早期 OHSS 出现在 HCG 后 3～7 天，与对刺激的过度反应有关。
  - 晚期 OHSS 出现在 HCG 后 12～17 天。这与妊娠有关，可能很严重。
- 根据严重程度，OHSS 可分为轻度、中度和重度。
  - 轻度：Rizk 和 Aboulghar 在新的分类中省略了轻度，因为它不需要任何特殊处理。
  - 中度：症状为腹痛、不适和腹胀。血液学和生化特征通常正常。无腹水的临床证据。超声显示腹腔积液和卵巢增大。
  - 重度：
    - A 级：症状包括腹泻、呼吸困难、恶心、呕吐、腹痛和少尿。临床上，有明显的腹胀和腹腔积液的证据。胸部检查时可明显发现胸腔积液。超声检查显示卵巢增大和明显的腹腔积液。血液学和生化特征可能异常。
    - B 级：所有 A 级标准加严重呼吸困难，大量紧张性腹腔积液，明显少尿，卵巢明显增大，血细胞比容增加，肌酐升高，肝功能紊乱。
    - C 级：严重程度为 B 级并发呼吸窘迫、肾衰竭或静脉血栓形成。

OHSS 的发生率

IVF 周期中 OHSS 的发生率，20%～33% 为轻度病例，3%～6% 为中度病例，0.1%～2% 为重度病例。

预防 OHSS

- 识别高危患者，监测周期，顺延或延迟 HCG，使用 GnRH 激动剂扳机，取消周期是预防 OHSS 发生的措施。
- 一级预防旨在减少促性腺激素的剂量，注意事项包括识别有风险的患者，对多囊卵巢综合征患者使用除促性腺激素以外的治疗方法，如二甲双胍和卵巢预处理，以及使用低剂量的 GnRH 拮抗剂。
- 二级预防包括不给或延迟给 HCG、卵泡抽吸、胚胎低温保存、黄体期孕激素支持。

管理

- 应排除异位妊娠和卵巢扭转等其他病理情况。
- 管理取决于严重程度，并发症的存在和妊娠情况。
- 治疗可以是密切监测、内科和外科治疗。
- 应该解决电解质失衡，激素和血流动力学变化，肺部表现，肝功能障碍，低白蛋白血症，神经系统表现，附件扭转和血栓预防。
- 对于中度 OHSS，通常是门诊治疗，如果症状变得严重，则住院治疗。
- 对于严重的 A 级 OHSS，除非生化指标正常且患者符合门诊管理，否则建议住院治疗。

- 对于严重的 B 级 OHSS，患者应该住院治疗，并需要密切监督。
- 对于严重的 C 级 OHSS，患者应在重症监护室治疗。

中度 OHSS 的门诊管理

管理主要是监测症状、生命体征、生化指标、镇痛和预防血栓。

重度 OHSS 的住院管理

- 定期评估生命体征，每日体重和腰围测量，严格要求液体平衡，特别注意尿量。
- 生化监测应包括血清和电解质、肾功能和肝功能化验、凝血功能和血细胞计数。
- 超声检查可以准确评估卵巢大小、腹腔积液和妊娠部位。
- 如果怀疑有胸腔积液，则需要进行胸片检查。
- 呼吸或肾功能恶化需要做血气和酸碱平衡。
- 可能需要有创的血流动力学监测，如中心静脉压。

内科治疗

- 主要目的是通过充分保护肾功能来纠正循环容量和电解质失衡。
- 以 125～150 mL/h 的速度静脉滴注晶体液进行容量补充。
- 可使用血浆胶体进行扩容。白蛋白、右旋糖酐、甘露醇、新鲜冰冻血浆和羟乙基淀粉（HAES）已经被广泛应用。如果低钾血症明显，应予以纠正。
- 必须使用肝素或依诺肝素进行血栓预防。如果有血栓栓塞并发症的临床证据或高凝状态的实验室证据，则需要抗凝治疗。
- 抗凝治疗的持续时间有争议。建议在妊娠前 3 个月继续使用。一些研究人员建议持续到妊娠 20 周。
- 在扩容前使用利尿剂可能是有害的，因此应仅限于治疗肺水肿。
- 在少尿患者中使用多巴胺可显著改善肾功能。

外科治疗

- 通过减少患者体重、腿部水肿和腹围，穿刺术可以暂时缓解呼吸和腹部压迫。它还能改善尿量。穿刺术在超声引导下进行，可以最大限度地减少内脏损伤的风险。对于有明显胸腔积液的患者，胸腔穿刺术可能是必要的。
- 如果需要手术，有几个麻醉挑战，包括血栓栓塞倾向、血液浓缩、肺损害和腹腔积液。
- 小心定位很重要，因为头低位可能会进一步损害残余肺功能容量。IV 通路可能具有挑战性。
- 一般来说，OHSS 应避免剖腹手术。
- 在出血性卵巢囊肿的情况下，应由经验丰富的妇科医生进行，以保留卵巢。
- 在卵巢扭转的情况下，可能只需要腹腔镜解旋，否则需要剖腹手术。
- 异位妊娠的手术治疗并不常见。
- 在极端情况下终止妊娠可改善严重并发症的临床结局。

参 考 文 献

[1] Rizk, B. "Ovarian Hyperstimulation Syndrome." In *Progress in Obstetrics and Gynecology*, edited by J. Studd, 311–349. Edinburgh: Churchill Livingstone, 1993.

[2] Rizk, B. *Ovarian Hyperstimulation Syndrome: Epidemiology, Pathophysiology, Prevention and Management*. Cambridge: Cambridge University Press, 2006.

[3] Rizk, B. and M. Aboulghar. "Classification, Pathophysiology and Management of Ovarian Hyperstimulation Syndrome." In *A Textbook of In-vitro Fertilization and Assisted Reproduction*, 2nd ed., edited by P. Brinsden, 131–55. Carnforth: The Parthenon Publishing Group, 1999.

[4] Rizk, B., and M. Aboulghar. "Ovarian Hyperstimulation Syndrome." In *Ovarian Stimulation*, edited by M. Aboulghar and B. Risk, 103–129. Cambridge: Cambridge University Press, 2011.

[5] Rizk, B., and J. Smitz. 1992. "Ovarian Hyperstimulation Syndrome After Superovulation using GnRH agonists for IVF and Related Procedures." *Human Reproduction* 7(3): 320–327.

[6] Rizk, B., C.B. Rizk, M.G. Nawar, J.A. García-Velasco, and H.N. Sallam. "Ultrasonography in the Prediction and Management of Ovarian Hyperstimulationsyndome." In *Ulrasonography in Reproductive Medicine and Infertility*, edited by B. Rizk, 299–312. Cambridge: Cambridge University Press, 2010.

第59章 卵巢过度刺激综合征的预测
The Prediction of OHSS

Jan Gerris, Jana Claeys·著 | 杨鹏霞 萨日娜 宋建东·译

简介

OHSS 很少在自然周期中自发发生。在接受 ART 技术的妇女中，大多数病例是 COH 的医源性并发症，这是一种潜在的可能危及生命的疾病。OHSS 的主要症状是腹胀和疼痛、呼吸问题和少尿；可能会出现血液浓缩、腹腔积液、电解质紊乱和全身器官衰竭；也可能发生血栓栓塞事件，并且常有因血栓栓塞致命的事件被报道。

OHSS 并不罕见。最近的文献报道接受 ART 的妇女的发病率为 1%～5%。目前，临床预后因素是预测和预防 OHSS 的唯一可能。

治疗主要是对症支持，因此，预防 OHSS 的发生至关重要。

病理生理学

- OHSS 的病理生理主要是由于血管通透性增加，导致血管内液体向第三间隙外渗。
- 其机制是 HCG 介导的 VEGF 增加，VEGF 是一种刺激血管内皮的血管生成细胞因子。这可能是由外源性 HCG（"早期 OHSS"）或成功植入胚胎产生的 HCG（"晚期 OHSS"）造成的。
- 遗传易感性也可能起到了一定的作用。

OHSS 的危险因素（表 59.1）

- 识别 OHSS 高风险患者是必要的，因为治疗在很大程度上是对症支持。
- 由于囊胚玻璃化冷冻技术已经大大提高了胚胎冷冻技术，这些因素中一个或多个的存在可能构成了分段治疗方法的一个原因，即冷冻所有获得的卵母细胞，然后一个一个移植冷冻胚胎。
- 研究表明，虽然没有一个参数足以估计风险，但获卵数可能是最好的指标，因为它是最直接的衡量卵巢反应的指标。
- 获得 10～20 个（或更多）卵子是预测中度至重度 OHSS 的最佳范围。
- 这与刺激结束时中等大小卵泡的数量相关。
- 考虑到高数量的卵母细胞与 OHSS 的风险之间的相关性，应用较温和的刺激方案似乎是合理的，特别是在高反应者中。
- 在 GnRH 拮抗剂方案中使用 GnRH 激动剂触发排卵可以作为替代 HCG 的一种方案。

表 59.1 与 OHSS 相关的危险因素

主要危险因素
- 年龄小 - 瘦体型 - PCOS - 高 AMH 水平 - 高 AFC - 促性腺激素反应升高史
次要的危险因素
- 高剂量促性腺激素治疗 - ART 周期中获得大量的发育中卵泡和卵母细胞 - 排卵扳机日血清雌二醇水平高 - COS 期间需要平稳 - 黄体期补充 HCG - 妊娠

参 考 文 献

[1] Aljawoan, F., L. Hunt, and U. Gordon. 2012. "Prediction of Ovarian Hyperstimulation Syndrome in Coasted Patients in an IVF/ICSI Program." *Journal of Human Reproductive Sciences* 5: 32–36.

[2] Humaidan, P., J. Quartorolo, and E. Papanikolaou. 2010. "Preventing Ovarian Hyperstimulation Syndrome: Guidance for the Clinician." *Fertility and Sterility* 94: 389–400.

[3] Kahnberg, A., A. Enskog, M. Brännström, K. Lundin, and C. Bergh. 2009. "Prediction of Ovarian Hyperstimulation Syndrome in Women Undergoing in Vitro Fertilization." *Acta Obstetricia et Gynecologica* 88: 1373–1381.

[4] Papanikolaou, E., P. Humaidan, N. Polyzos, and B. Tarlatzis. 2010. "Identification of the High-Risk Patient for Ovarian Hyperstimulation Syndrome." *Seminars in Reproductive Medicine* 28: 458–462.

[5] Steward, R., L. Lan, A. Shah, J. Yeh, T. Price, J. Goldfarb, and S. Muasher. 2014. "Oocyte Number as a Predictor for Ovarian Hyperstimulation Syndrome and Live Birth: An Analysis of 256,381 in Vitro Fertilization Cycles." *Fertility and Sterility* 101: 967–973.

第60章 胚胎移植技巧
Tips on Technique of Embryo Transfer

Omar Abuzeid, Mostafa Abuzeid·著 | 杨鹏霞 萨日娜 宋建东·译

简介

体外受精-胚胎移植（IVF-ET）的成功结果取决于胚胎质量、子宫内膜容受性和胚胎移植技术。细致、无创伤的移植过程是成功移植的关键[1]，影响 ET 成功的关键因素有以下几个：

- 宫颈黏液[2]。
- 血。
- 子宫收缩。
- 胚胎在宫腔内正确位置着床[3]。

在本章中，我们简要讨论了优化 ET 成功机会的原则，特别强调：

- 超声扫描在 ET 手术前和 ET 过程中的作用[4]。
- 关于 ET 技术的一些实用要点。

宫颈问题[5]

- 宫颈问题是影响胚胎在宫腔内正常分娩的最重要因素之一。
- 导致宫颈变形的原因：
  - 通常为先天性。
  - 有时由于宫颈肌瘤。
  - 很少由于一个大的纳囊或多个纳囊。
- 子宫-宫颈角度变形的原因：
  - 急性前倾/前屈子宫。
  - 子宫后倾（尤其是如果子宫因盆腔粘连而后倾并固定）。
  - 广泛的盆腔粘连，导致子宫向一侧倾斜，即侧向倾斜。
  - 当子宫向一侧倾斜，导致不寻常的侧方成角，如患有单角子宫，尤其是合并子宫内膜异位症和盆腔粘连时。
  - 在极少数情况下，子宫-宫颈角几乎是半圆形的外观，可能无明显原因。
  - 一些接受剖宫产术（CS）的患者可能在宫颈管和子宫下段之间有一个锐角。这可能是继发于愈合后的 CS 瘢痕牵拉并扭曲该区域。
  - 其他的可能偶尔会由于子宫和前腹壁之间的粘连而出现扭曲的角度。
- 引起子宫颈问题的其他原因：
  - 宫颈也可能在 CS 后位置较高，或由于子宫肌瘤或盆腔粘连。
  - 有时困难是由于宫颈外口狭窄，外部导管难以进入。
  - 有时宫颈很短，与侧穹窿齐平（锥形切除史）。
  - 宫颈狭窄是移植困难的一个罕见原因（圆锥活检史）。
  - 宫颈息肉也可能干扰 ET 操作。

计划体外受精-胚胎移植前的评估和程序

- 包括：
  - 仔细的病史和体格检查。
  - 阴道 US（2D 和 3D）。
  - SIS（2D 和 3D）。
- 某些可纠正的病理因素，包括任何宫颈问题的原因，可能会干扰着床，需要识别和手术矫正：
  - 黏膜下肌瘤。
  - 子宫内膜息肉。
  - 子宫瘢痕组织。
  - 子宫纵隔。
- 模拟试验导管应在超声引导下进行。
- 当发现宫颈问题时，需要制订治疗方案：
  - 考虑宫颈扩张和宫腔镜检查。
  - 有些患者可能需要宫腔镜检查和切除纵隔。在这种情况下，一些研究人员建议在手术后将

Foley 导尿管留在子宫内 1 周。
- 在冷冻解冻周期中，考虑在取卵当天或 ET 前两天考虑宫颈缝合。
- 在经阴道超声扫描指导下考虑 ET。
- 使用特殊的胚胎移植导管，用于困难的移植，如 Rocket ET 导管。
- 如果模拟试验无法进行，且至少有一条通畅健康的输卵管，则考虑输卵管移植手术，如第 2 天的输卵管胚胎移植（TET）。

IVF-ET 时的步骤

- ET 前 30 分钟口服安定 10 mg 和布洛芬 600 mg。
- 使用经腹部超声扫描有助于使 ET 程序更加简单和无创伤性。
- 膀胱充盈应达到最佳状态，避免充盈不足或过度膨胀。
- 偶尔，子宫内膜腔内可见液体，可使用胚胎移植导管抽吸。
- 使用新生儿鼻胃管，通过温和的吸引和温和的冲洗，小心地清除宫颈黏液。
- 避免任何可能导致出血的宫颈创伤，因为出血与不良的妊娠率相关。
- 避免在 ET 过程中使用可能引起子宫收缩的技术，如用宫颈钳钳夹子宫颈，用导管尖端接触子宫底，或将 ET 导管的外硬鞘穿过内部 os。
- 模拟试验应在实际的 ET 之前立即进行。
- 如果宫颈位置高，不能使用短导管（18 mm）；应使用 23 mm 的导管。
- 小心谨慎的进行移植，应确保胚胎在子宫腔内的正确释放。
- 超声引导可以让临床医生看到导管的尖端。
- 胚胎应被轻轻放在距离宫底约 1 cm 处。
- 胚胎学家应检查导管，以确保导管中没有胚胎。

临床实践要点

- 取卵前和取卵当天，必须进行阴道超声检查以评估子宫和宫颈管。
- 经腹超声引导对 ET 至关重要。
- 有以下情况的患者应考虑宫颈治疗：
  - 有困难模拟试验史。
  - 有宫颈疾病史。
  - 盆腔粘连史（既往 CS）。
  - 肥胖。
- 如果预计会有很大的困难，应考虑：
  - 经阴道超声检查 ET。
  - 如果可能，行输卵管胚胎移植。

参 考 文 献

[1] R.T. Mansour and M.A. Aboulghar, "Optimizing the Embryo Transfer Technique," *Human Reproduction* 17(5) (2002): 1149–1153.

[2] R.T. Mansour, M.A. Aboulghar, G.I. Serour, and Y.M. Amin, "Dummy Embryo Transfer Using Methylene Blue Dye," *Human Reproduction* 9 (1994): 1257–1259.

[3] H.N. Sallam, "Embryo Transfer Factors Involved in Optimizing the Success," *Current Opinion in Obstetrics and Gynecology* 17 (2005): 289–298.

[4] A.M. Abou-Setta, "Effect of Passive Uterine Straightening During Embryo Transfer: A Systematic Review and Meta-Analysis," *Acta Obstetrica et Gynecologica* 86 (2007): 516–522.

[5] M. Abuzeid and B. Rizk, "Ultrasonography-Guided Embryo Transfer," in *Ultrasonography in Reproductive Medicine and Infertility*, ed. B.R.M.B. Rizk. Cambridge: Cambridge University Press, 2010, 234–250.

第 61 章 胚胎移植难题
Difficult Embryo Transfers

Gautam N. Allahbadia, Goral N. Gandhi·著 | 刘 佳 萨日娜 宋建东·译

ET 困难的影响因素

- 耗时。
- 导管进入时阻力大。
- 需要更换导管。
- 需要探查或宫颈。
- 需要可塑性针芯。
- 导管的任何部分都有血。
- 至少需要两次尝试才能成功植入胚胎。

所需设备

- 双探头超声装置,经阴道和经腹部。
- 探头(非乳胶、非粉状)。
- 超声波胚胎移植导管。
- 超声造影试验胚胎移植导管。
- 胚胎移植针(韧性)。
- Towako 子宫内膜内胚胎移植导管(如发生子宫内膜内转移)。
- 冲洗宫颈内膜的培养基。
- 2 mL 冲洗注射器。
- 1 mL ET 注射器。
- 无粉手套。
- 双爪钳。
- 海绵钳。
- 海绵。
- 双阀内镜。
- Sims 扩张器。
- 宫腔探针。
- 1 mm 扩张器。

ET 前一天的准备工作

- 将转移培养基、冲洗培养基和培养皿孵育放置一晚。

操作步骤

经阴道超声(TVS)引导下 ET

- 一般用于子宫后倾的患者。
  (1)排空膀胱后行经阴道妇科 B 超检查,以确认子宫的大小、位置,宫颈管的方向长度,以及附件区情况(以确认附件区没有肿块将正中位置的子宫压迫至一侧)。
  (2)将双瓣自持扩张器插入阴道,将外口置于中心。
  (3)使用 2 mL 注射器与预热冲洗液,连接到超声试验 ET 导管,将导管推进到宫颈外口水平。无须接触导管尖端,即可对外口进行有力冲洗,清除外口上存在的任何宫颈黏液。一些黏液和分泌物在重力作用下继续从宫颈后唇流下。不要使用任何海绵或棉花来清除任何分泌物。不要触摸宫颈。
  (4)将超声回声试验 ET 导管推进至内口正前方并取出,以保证导管容易取出。
  (5)装载胚胎的超声回波 ET 导管现在在 TVS 引导下推进到胚胎种植的选定区域,通常距宫底 1~1.5 cm。在所有移植中,只有 30 μL 含有胚胎的培养基在 TVS 控制下被轻轻地排入宫腔。移植后立即将导管轻轻取出,然后在立体显微镜下检查,以确保所有胚胎都已移植。
  (6)如果移植困难,超声回声 ET 试管可以数字化成型,以适应宫颈管的曲线。或者,使用可塑样式来引导 TVS 转移。很少使用 Sims 扩张器和双爪钳来矫正子宫。更罕见的是使用子宫探针和金属扩张器的情况。

经腹超声(TAS)引导 ET

- TAS 引导下 ET 是大多数医院试管婴儿移植的标准操作。

（1）将双瓣自持扩张器插入阴道，使宫颈外口位于中心。
（2）在膀胱充盈的情况下行进腹部妇科超声，以确定子宫的大小和位置，子宫、宫颈管的方向和长度，以及附件。

- 其余步骤（3）~（6）与上述 TVS 中详述的相同，除外使用 TAS，而不是 TVS。

TVS 引导下经子宫肌层胚胎宫内植入

- 在少见的宫颈发育不全或由既往手术或疾病导致的宫颈功能不全的病例中，需要在短时间全身麻醉下，在 TVS 引导下，通过子宫肌层将 ET 直接注入子宫内膜腔内。
- 目前市场上有专门用于 TVS 引导的肌层内移植的肌层内移植套件，包括一根 17G 33 cm 针头和一根 40 cm 超软 ET 导管。

（1）排空膀胱后行经阴道妇科 B 超检查，以确认子宫的大小、位置，宫颈管的方向长度，以及附件区情况（以确认附件区没有肿块将正中位置的子宫压迫至一侧）。
（2）在 TVS 引导下，将 17G 33 cm 针头推进子宫肌层，直至尖端到达子宫内膜线。将超软 ET 导管穿过管腔插入子宫内膜管。
（3）注入约 10 μL 转移介质以确认 ET 导管的尖端位于子宫内膜腔内并且针头稳定。
（4）在 TVS 控制下拔出导管，然后装入胚胎和 30 μL 移植介质，通过针管腔重新插入子宫内膜腔。
（5）在 TVS 控制下，将含有胚胎的移植介质轻轻地排入子宫腔。
（6）移植后立即轻轻取出导管，并在立体显微镜下检查，以确保所有胚胎均已移植。
（7）确认排出后，将针头连同导管一起取出。

TAS 引导下子宫肌层内移植到宫腔内

- 在罕见情况下，由先前的手术或疾病导致宫颈发育不全或宫颈残缺，需要在短时间全身麻醉下使用 TAS 引导将子宫肌层内 ET 直接插入子宫内膜腔。
- 对于 TAS 引导的子宫肌层内移植，使用 16G 或 17G 羊膜穿刺针和超软 40 cm ET 导管（来自市售 GIFT 套件）。

（1）在空膀胱的情况下对子宫和骨盆进行 TAS 检查，以确认子宫的大小和位置、宫颈管的方向和长度，以及附件（针对任何可能将子宫推离中间位置的占位肿块）。
（2）在 TAS 控制下，将带有内针的 16G 14 cm 羊膜穿刺针经腹部穿过子宫肌层，直到尖端到达子宫内膜中央条纹。取出内部金属探针，将超软 ET 导管穿过管腔插入子宫内膜管。

- 其余操作步骤［第（3）~（6）步］与上文详述的 TVS 子宫肌层内输送至子宫腔的步骤相同，只是使用的是 TAS，而不是 TVS。

参 考 文 献

[1] Akhtar, M.A., R. Netherton, K. Majumder, E. Edi-Osagie, and Y. Sajjad. 2015. "Methods Employed to Overcome Difficult Embryo Transfer During Assisted Reproduction Treatment." *Archives of Gynecology and Obstetrics* Feb 17. [Epub ahead of print] PubMed PMID: 25687658.

[2] Phillips, J.A., W.P. Martins, C.O. Nastri, and N.J. Raine-Fenning. 2013. "Difficult Embryo Transfers or Blood on Catheter and Assisted Reproductive Outcomes: A Systematic Review and Meta-Analysis." *European Journal of Obstetrics & Gynecology and Reproductive Biology* 168(2): 121–128. doi:10.1016/j.ejogrb.2012.12.030. Epub 2013 Jan 22.

[3] Sullivan-Pyke, C.S., D.H. Kort, M.V. Sauer, and N.C. Douglas. 2014. "Successful Pregnancy Following Assisted Reproduction and Transmyometrial Embryo Transfer in a Patient with Anatomical Distortion of the Cervical Canal." *Systems Biology in Reproductive Medicine* 60(4): 234–238. doi: 10.3109/19396368.2014.917386. Epub 2014 May 5. PubMed PMID: 24797727.

[4] Teixeira, D.M., L.A. Dassunção, C.V. Vieira, M.A. Barbosa, M.A. Coelho Neto, C.O. Nastri, and W.P. Martins. 2015. "Ultrasound Guidance During Embryo Transfer: A Systematic Review and Meta-Analysis of Randomized Controlled Trials." *Ultrasound in Obstetrics & Gynecology* 45(2): 139–148. doi: 10.1002/uog.14639. Epub 2015 Jan 5. PubMed PMID: 25052773.

第62章 卵母细胞体外成熟培养用于不孕症治疗和生育力保存

In Vitro Maturation of Oocytes (IVM) for Fertility Treatment and Fertility Preservation

Michael H. Dahan, Justin Tan, Rabea Youcef Khoudja, Andrew Mok, Seang Lin Tan·著

刘 佳 萨日娜 宋建东·译

简介

- IVM 的适应证：
  - 避免基线卵泡数高的女性发生 OHSS，即 PCO 或 PCOS。
  - 对于有卵巢刺激禁忌证的女性，如患有严重子宫内膜异位症且刺激后病情会恶化的女性。
  - 适用于目前患有雌激素敏感性恶性肿瘤的女性。
- 在自发性或黄体酮诱导的撤药性出血的第 2～3 天进行基线扫描。
  - 子宫内膜厚度 >5 mm 提示之前可能遗漏了息肉或子宫肌瘤，如果最近没有做过子宫检查，则应进行子宫检查。
  - 此外，由于该手术通常是在患有多囊卵巢综合征的女性身上进行的，停用孕激素后出现的子宫内膜增厚可能代表未确诊的子宫内膜增生或恶性肿瘤。因此，应进行子宫内膜取样，特别是如果受试者有长期无排卵周期史且未进行定期停用孕激素。
- 在周期第 2～3 天扫描时，还应进行卵巢囊肿和基线卵泡计数评估，因为基线 AFC 可以指导可取出的卵母细胞数量和妊娠率[1]。
- 4～6 天后进行重复扫描，此时预计可以获得直径为 10～14 mm 的卵泡。这是因为与仅获取 GV 卵母细胞相比，获取体内成熟的卵母细胞将提高妊娠率[2]。
- 研究表明，如果在采集卵母细胞的当天子宫内膜最大直径至少为 6～8 mm 并且呈现"三线征"，则可以获得最高的妊娠率。

HCG

可以使用或不使用 HCG 触发进行 IVM。但是，我们发现 HCG 触发会增加获得的 MⅡ期卵母细胞数量和妊娠率[3]。

如果在取卵前 38 小时给予 10 000 U HCG，卵丘细胞会更蓬松，收集到的卵母细胞数量会更多，并且会取回更多的 MⅡ 卵母细胞。更蓬松的卵丘细胞有助于胚胎学家找到卵母细胞，特别是如果他们在 IVM 方面经验不足的话。滑动技术可用于帮助寻找卵母细胞。

认为 MⅡ 卵母细胞不是从 IVM 的小卵泡中收集的是一种误解。已知直径小至 4 mm 的卵泡可产生 MⅡ 卵母细胞。看来，不依赖 LH 的卵母细胞成熟发生在启动了闭锁途径的卵泡中。因此，MⅡ 卵母细胞可以从小的卵泡中收集。在 OPU 当天提取的 MⅡ 卵母细胞产生的胚胎具有相同的妊娠能力，无论其收集的卵泡大小，即小于或大于 10 mm。

HCG 促排时机

当卵泡平均直径为 10～14 mm，子宫内膜最大厚度至少为 6～8 mm 且有"三线征"时，即可进行卵泡取卵。经验不足的医生更容易从 10 mm 以上的卵泡中获取卵母细胞，并且获得体内成熟的卵母细胞的可能性更高。

如果子宫内膜最大直径 <6 mm，则从 OPU 当天起给予雌二醇 12 mg（2 mg 口服 +2 mg 阴道给药，每日 3 次）。如果子宫内膜 >8 mm，则雌二醇 6 mg（口服 2 mg，每日 3 次）就足够了。如果在 HCG 激发之前开始给予雌二醇，卵泡生长可能会延迟。

如果卵泡不能长到 10～12 mm，如 PCOS 无排卵患者，应给予人绝经期促性腺激素 150 U 皮下注射，持续 3～5 天，注射促性腺激素可使子宫内膜增厚，使所有卵泡增大[4]。使用 19 号单腔锥形针头进行卵子收集。与体外受精卵子采集相比，抽吸压力较低，可进行多次卵巢穿刺。最近的一项进展是

引进 Steiner-Tan IVM 针，事实证明这种针能产生更好的效果[5]。

卵母细胞收集指南

由于 IVM 针头比 IVF 针头更细，更容易弯曲，而且较小的卵泡也更难穿刺，因此在与塑料接头连接之前，应将针头握在金属上，而不是像 IVF 采集那样握在接头上。这样可以减少针头的弯曲。进入卵泡后，旋转针头，刮擦卵泡壁，并在所有液体排出后长时间停留，以帮助分离黏附的卵母细胞。典型的 IVM 卵子采集持续 20～30 分钟，平均可获得 5～15 个卵母细胞，尽管记录显示最多可采集 125 个卵母细胞[6]。重要的是，与 IVF 卵子采集相比，IVM 的并发症或疼痛评分发生率并不高，并且基本上没有 OHSS 风险[7]。

进行 IVM 的胚胎学家应该能够在不剥离卵丘细胞的情况下识别生殖囊泡、MⅠ和MⅡ卵母细胞。任何成熟的（MⅡ）卵子都会在采集卵母细胞后 2～3 小时通过 ICSI 受精。如果是 MⅠ卵母细胞，则在采集后 12～16 小时检查是否转化为 MⅡ卵母细胞；生殖囊泡（GV）卵母细胞和 MⅠ在 IVM 培养基中培养，有多个商业品牌可供选择。这些培养基含有 75 U 的 FSH 和 LH。培养时间为 24～48 小时。每 12 小时检查一次卵母细胞的成熟度，最多 48 小时。24 小时后仍处于 GV 状态但在 48 小时后成熟的卵母细胞有 90% 的可能性存在遗传异常。许多中心仅培养 24 小时。卵子达到 MⅡ阶段后，就会通过 ICSI 受精。胚胎移植在 ICSI 后 2～5 天进行。

为了使子宫内膜同步进行新鲜移植，从卵母细胞采集当天开始，每天分次服用 6～12 mg 戊酸雌二醇。还应在采集卵母细胞的晚上开始使用黄体酮支持，方式和剂量与 IVF 相同。

IVM 不太常见的适应证：

- 之前对卵巢刺激反应不佳的患者，如果给予了最大剂量的 FSH，而且取出的卵子很少，而又拒绝捐献卵子，IVM 可能适合[8]。
- 女性在年轻时通过之前的 IVF 意外地产生了大多数质量差的胚胎通过这种方法可以获得重复妊娠和活产[9]。
- 乐意捐献卵子但不愿意经历卵巢刺激的女性可以用此方法。
- PGS 或 PGD 女性，需避免卵巢刺激时，可用此方法。
- 在接受癌症化疗的妇女中，当没有更多的时间进行 IVF 或有激素刺激的禁忌证时，可以使用 IVM 进行生育力保存（详见 Rao 等）[10]。

IVM 妊娠的结果和结局

IVM 的结果显示，37 岁以上女性的妊娠率可高达 50%。IVM 后的先天性畸形率与 IVF 或 ICSI 相似[11]。非整倍体率在 IVF 和 IVM 胚胎中是相当的[12]。

新进展

最近有研究通过补充左旋肉碱来提高联合 IVM 和卵母细胞玻璃化冷冻的成功率。最终进展是最近的研究，表明如果在 IVM 中不进行新鲜体外受精，而在 FERC 周期中移植胚胎，其妊娠率与 IVF 相当。

参 考 文 献

[1] S.L. Tan, T. J. Child, B. Gulekli, "In-Vitro Maturation and Fertilization of Oocytes from Unstimulated Ovaries: Predicting the Number of Immature Oocytes Retrieved by Early Follicular Phase Ultasonography," *American Journal of Obstetrics & Gynecology* 186 (2002): 684–689.

[2] W.Y. Son, J.T. Chung, B. Herrero, N. Dean, E. Demirtas, H. Holzer, S. Elizur, R.C. Chian, and S.L. Tan, "Selection of the Optimal Day for Oocyte Retrieval Based on the Diameter of the Dominant Follicle in hCG-primed In Vitro Maturation Cycles," *Human Reproduction* 23 (2008): 2680–2685.

[3] R.C. Chian, W.M. Buckett, T. Tulandi, and S.L. Tan, "Prospective Randomized Study of Human Chorionic Gonadotropin Priming Before Immature Oocyte Retrieval in Unstimulated Women with Polycystic Ovarian Syndrome," *Human Reproduction* 15 (2000): 165–170.

[4] S.E. Elizur, W.Y. Son, R. Yap, Y. Gidoni, D. Levin, E. Demirtas, and S.L. Tan, "Comparison of Low-Dose Human Menopausal Gonadotropin and Micronized 17ß-Estradiol in in Vitro Maturation Cycles with Thin Endometrial Lining," *Fertility and Sterility*

92 (2009): 907–912.

[5] B.I. Rose and D. Laky, "A Comparison of the Cook Single Lumen Immature Ovum IVM Needle to the Steiner-Tan Pseudo Double Lumen Flushing Needle for Oocyte Retrieval for IVM," *Journal of Assisted Reproduction and Genetics* 30(6) (2013): 855–860.

[6] M.H. Dahan, B. Ata, R. Rosenberg, J.T. Chunh, W.Y. Son, and S.L. Tan, "Collection of 125 Oocytes in an in Vitro Maturation Cycle Using a New Oocyte Collection Technique," *Journal of Obstetrics and Gynaecology Canada* 36 (2014): 900–903.

[7] A. Seyhan, B. Ata, W.Y. Son, M.H. Dahan, and S.L. Tan, "Comparison of Complication Rates and Pain Scores After Transvaginal Ultrasound-Guided Oocyte Pickup Procedures for in Vitro Maturation and in Vitro Fertilization Cycles," *Fertility and Sterility* 101 (2014): 705–709.

[8] B. Gulekli, T.J. Child, R.C. Chian, and S.L. Tan, "Immature Oocytes from Unstimulated Polycystic Ovaries: A New Source of Oocytes for Donation." *Reproductive Technologies* 10 (2001): 295–297.

[9] M. Al-Sunaidi, T. Tulandi, H. Holzer, C. Sylvestre, N. Dean, R.C. Chian, and S.L. Tan, "Repeated Pregnancies and Live Births After in-Vitro Maturation Treatment (Case Report)," *Fertility and Sterility* 87 (2007): 1212.

[10] G.D. Rao, R.C. Chian, W.S. Son, L. Gilbert, and S.L. Tan, "Fertility Preservation in Women Undergoing Cancer Treatment," *The Lancet* 363 (2004): 1829.

[11] R.C. Chian, L. Gilbert, J.Y.J. Huang, E. Demirtas, H. Holzer, A. Benjamin, W.M. Buckett, T. Tulandi, and S.L. Tan, "Live Birth After Vitrification of in Vitro Matured Human Oocytes," *Fertility and Sterility* 91 (2009): 372–376.

[12] X.Y. Zhang, B. Ata, W.Y. Son, W.M. Buckett, S.L. Tan, and A. Ao, "Chromosome Abnormality Rates in Human Embryos Obtained From in-Vitro Maturation and IVF Treatment Cycles," *Reproductive Biomedicine Online* 21 (2010): 552–559.

第63章 体外受精的并发症和结果
Complications and Outcome of IVF

Jan Gerris·著 | 刘 佳 萨日娜 宋建东·译

结果变量

对于什么是风险、什么是并发症,目前尚无绝对的国际共识。

- ESHRE IVF 监测项目在其年度报告公布了 IVF、ICSI 和 IUI 与伴侣和供体精子的经典结果变量,以及一些并发症。
- 自 2008 年以来,后者已经停止,可能是因为数据收集存在严重的违规行为、不一致和国际差异,以及定义的差异。
- 传统上,所谓的"全新的"IVF 尝试(包括卵巢刺激)的结果变量是:
  · 取卵时的 OPU 数。
  · OPU 成熟卵母细胞数量。
  · OPU 后第 1 天正常受精卵数量。
  · 适合移植或冷冻保存的胚胎数量(OPU 后 2~3 天或 5 天)。
  · HCG 阳性的患者数量。
  · 持续妊娠(有胎心的孕囊)。
  · 活产。
- 所有这些都可以表达在每个启动周期,每个 OPU 或每个胚胎移植。
- 此外,植入后变量可以通过每次新的尝试来表达,或者以累积的方式表达,包括冷冻和解冻后移植的任何胚胎的增强结果。
- 作为一次卵母细胞获取的累积结果,健康出生单胎的百分比被认为是最高质量的结果变量。

并发症

表 63.1 列出了 IVF 并发症,表 63.2 列出了减少 IVF 并发症的措施。

表 63.1 IVF 并发症

并发症(结果)	理论可发生率	实际最低发生率
多胎妊娠	0.9%(生理性)	<10%
	1.5%~2% 同卵	
OHSS	0.0(几乎)	<0.5%
取卵时出血	0.0	?
取卵后感染	0.0	?
先天性异常	~自然受孕(3%~4%)	~自然受孕(3%~4%)
细胞生成异常	~自然受孕(3%~4%)	~自然受孕(3%~4%)
冷冻保存的效果	无	?
玻璃化冷冻的影响	无	?
肿瘤学效应	无	可能无
孕产妇死亡	无	与 ART 无关

续 表

并发症（结果）	理论可发生率	实际最低发生率
减胎术	无	?
社会心理影响	无	无
ART 孩子未来生育能力	无	?
实验室误差	无	KPI

表 63.2　减少 IVF 并发症措施

并发症（结果）	降低影响的措施
多胎妊娠	应正确地行单胚胎移植 严格遵守国家或专业指南，如果没有则应该制定
OHSS	一级预防 二级预防 充分管理
取卵时出血	直接从一个卵泡移动到下一个卵泡，尽量减少阴道壁穿刺点的数量
取卵后感染	预防性抗生素治疗子宫内膜异位症或既往患过 PID
先天性异常	对所有 ART 妊娠进行严格跟进，以筛查和发现异常
细胞生成异常	必要时进行非侵入性产前检测
冷冻保存的效果	对胚胎冷冻保存和解冻后出生的儿童的长期观察数据进行重复分析
玻璃化冷冻的影响	对胚胎玻璃化冷冻和解冻后出生的儿童的长期观察数据进行重复分析
肿瘤学效应	对 ART 儿童长期观察数据进行重复分析
孕产妇死亡	优化早期妊娠随访
减胎术	通过明智的胚胎移植政策进行预防
社会心理影响	有风险或焦虑的患者由生殖心理学家筛查
ART 孩子未来生育能力	长期记录 ART 儿童的生育问题，尤其是 TESE+ICSI 后出生的儿童
实验室误差	严格遵守基于 KPI 的验证质量控制系统

参 考 文 献

[1] de Mouzon, J., V. Goossens, S. Bhattacharya, J.A. Castilla, A.P. Ferrarretti, V. Korsak, M. Kupka, K.G. Nygren, and A. Nyboe Andersen, and The European IVF-monitoring (EIM) Consortium, for the European Society of Human Reproduction and Embryology (ESHRE). 2012. "Assisted Reproductive Technology in Europe, 2007: Results Generated From European Registers by ESHRE." *Human Reproduction* 27: 954–966.

[2] Gerris, J., F. Olivennes, and P. De Sutter (eds). *Assisted Reproductive Technologies: Quality and Safety*. London: Parthenon Publishing, 2004.

[3] Kupka, M.S., A.P. Ferrarretti, J. de Mouzon, K. Erb, T. D'Hooghe, J.A. Castilla, C. Calhaz-Jorge, C. De Geyter, V. Goossens, and The European IVF-monitoring (EIM) Consortium, for the European Society of Human Reproduction and Embryology (ESHRE). 2014. "Assisted Reproductive Technology in Europe, 2010: Results Generated From European Registers by ESHRE." *Human Reproduction* 29: 2099–2113.

第64章 体外受精后的产科并发症
Obstetric Complications after In Vitro Fertilization

Brian Brocat, David F. Lewis·著 | 刘 佳 萨日娜 宋建东·译

产妇的发病率

早产
预防措施
- 既往无自发性早产史：
  - 妊娠 16～20 周的宫颈长度（CL）。
  - 如果宫颈长度 <20 mm，则使用阴道孕酮[1]。
- 自发性早产既往史：
  - 从妊娠 16 周开始至妊娠 36 周，每周肌内注射 17α-己酸羟孕酮[2]。
  - 考虑对妊娠 34 周前分娩的女性进行连续 CL 监测。如果妊娠 16～24 周 CL 小于 15 mm，则考虑进行宫颈环扎术[3]。
- 在产检时，对早产的症状和体征进行教育和筛查。
- 预防措施，如环扎、卧床、子宫托和预防性宫缩抑制剂，未显示对多胎妊娠有益[4]。

早产的处理
- 产房观察。
- 如有早产表现并伴有宫颈功能不全，建议保胎治疗。
- 妊娠 22～34 周使用皮质类固醇[5]。
- 如果认为即将分娩，使用硫酸镁保护神经。
- B 族链球菌。
- 建议在具备早产儿救治能力的医院进行分娩。

未足月胎膜早破（PPROM）
- 通过病史及体格检查诊断（有无羊水积聚、显微镜下羊水干结呈蕨状、羊水硝嗪试验）。
- 妊娠 22～34 周住院治疗。
- 妊娠 22～34 周使用皮质类固醇。
- 抗生素（阿莫西林和红霉素）1 周。
- 早产不可避免使用硫酸镁神经脑保护。
- 每日产前检查。
- 如果有临产迹象、绒毛膜羊膜炎或胎儿检查结果不稳定，则需要分娩。
- 无其他并发症或分娩指征，尽量保胎至 34 周。

先兆子痫前期
- 预防：
  - 有早发型先兆子痫或先兆子痫病史的女性。
  - 从妊娠早期开始服用低剂量阿司匹林[6]。
  - 监测子痫早期症状，进行患者教育。
- 妊娠期高血压疾病的管理：
  - 咨询母胎医学以确定最佳管理和分娩计划。
  - 评估子痫前期严重的特征。
  - 监测 HELLP 综合征的相关表现：全血细胞计数、生化、肝功能。
  - 如果为重度子痫前期，使用硫酸镁预防子痫。
  - 使用静脉抗高血压药物（一线药物，如拉贝洛尔或肼屈嗪）控制孕妇血压。
  - 22～34 周使用糖皮质激素促胎肺成熟。
  - 轻度子痫前期，症状较轻可维持妊娠至 37 周。

前置胎盘
- 在妊娠中期，进行胎儿系统发育 B 超检查时，同时确定胎盘位置。
- 如果确诊为前置胎盘，应注意骨盆休息和出血预防措施。
- 建议在妊娠 34～36 周分娩。

胎儿的发病率

先天性畸形
- 提供针对非整倍体和开放性脊柱裂的血清分析物筛查。
- 在妊娠 18～20 周时筛查胎儿异常。
- 妊娠 22 周时的胎儿超声心动图[7]。

胎儿死亡
- 考虑从妊娠 32 周开始进行产前检测[8]。

胎儿生长受限

- 每次产前检查时测量宫底高度。
- 考虑在妊娠 28~32 周时进行超声检查以评估胎儿生长情况。
- 如果存在胎儿生长受限的额外风险因素，则每 3~4 周进行一次连续超声检查以评估胎儿生长情况。
- 如果总体估计胎儿体重 <10 百分位数或腹围 <5 百分位数，请参考母胎医学[9]。
- 一旦诊断出生长受限，就开始产前检查和脐动脉多普勒研究。

产前护理

- 建议进行常规产前护理。
- 筛查可能影响妊娠结果的合并症，如肥胖、高龄产妇和其他慢性疾病（糖尿病、高血压、甲状腺异常）。
- 接受辅助生殖技术的女性的母体血清非整倍体分析物筛查可能会发生改变[10]。

分娩

- 无其他指征时，足月分娩。
- 剖宫产仅适用于有产科指征的患者。

参 考 文 献

[1] S.S. Hassan, R. Romero, D. Vidyadhari, S. Fusey, J.K. Baxter, M. Khandelwal, et al., "Vaginal Progesterone Reduces the Rate of Preterm Birth in Women with a Sonographic Short Cervix: A Multicenter, Randomized, Double-Blind, Placebo-Controlled Trial," *Ultrasound in Obstetrics & Gynecology* 38(1) (2011): 18–31.

[2] P.J. Meis, M. Klebanoff, E. Thom, M.P. Dombrowski, B. Sibai, A.H. Moawad, et al., "Prevention of Recurrent Preterm Delivery by 17 Alpha-Hydroxyprogesterone Caproate," *New England Journal of Medicine* 348(24) (2003): 2379–2385.

[3] J. Owen, G. Hankins, J.D. Iams, V. Berghella, J.S. Sheffield, A. Perez-Delboy, et al., "Multicenter Randomized Trial of Cerclage for Preterm Birth Prevention in High-Risk Women with Shortened Midtrimester Cervical Length," *American Journal of Obstetrics and Gynecology* 201(4) (2009): 375 e1–e8.

[4] American College of Obstetricians and Gynecologists Committee on Practice Bulletins-Obstetrics, Society for Maternal-Fetal Medicine, and ACOG Joint Editorial Committee, "ACOG Practice Bulletin #56: Multiple Gestation: Complicated Twin, Triplet, And High-Order Multifetal Pregnancy," *Obstetrics and Gynecology* 104(4) (2004): 869–883.

[5] T.N. Raju, B.M. Mercer, D.J. Burchfield, and G.F. Joseph, Jr., "Periviable Birth: Executive Summary of a Joint Workshop by the Eunice Kennedy Shriver National Institute of Child Health and Human Development, Society for Maternal-Fetal Medicine, American Academy of Pediatrics, and American College of Obstetricians and Gynecologists," *American Journal of Obstetrics and Gynecology* 210(5) (2014): 406–417.

[6] American College of Obstetricians and Gynecologists, *Task Force on Hypertension in Pregnancy, American College of Obstetricians and Gynecologists. Hypertension in Pregnancy.* Washington, DC: American College of Obstetricians and Gynecologists, 2013.

[7] American Institute of Ultrasound in Medicine, "AIUM Practice Guideline for the Performance of Fetal Echocardiography," *Journal of Ultrasound in Medicine* 32(6) (2013): 1067–1082.

[8] Practice Bulletin No.145: Antepartum Fetal Surveillance. *Obstetrics and Gynecology* 124(1) (2014): 182–192.

[9] J.A. Copel and M.O. Bahtiyar, "A Practical Approach to Fetal Growth Restriction," *Obstetrics and Gynecology* 123(5) (2014): 1057–1069.

[10] S.T. Chasen, "Maternal Serum Analyte Screening for Fetal Aneuploidy," *Clinical Obstetrics and Gynecology* 57(1) (2014): 182–188.

第65章 辅助生殖双胎妊娠
Twins Pregnancy after ART

David F. Lewis, Brian Brocato · 著　刘 佳　萨日娜　宋建东 · 译

超声评估双胎妊娠[1]

- 确定双胞胎类型（同卵双胞胎/异卵双胞胎）。
- 14周时测定绒毛膜性和羊膜性：
  - 妊娠囊的数量等于绒毛膜的数量。
  - 卵黄囊的数量等于羊膜的数量。
- 评估附件。

产前护理[2]

- 体重增加目标。
- 产前诊断技术的好处和局限性。
- 产前维生素和补充剂。
- 增加早产风险。
  - 早产：55%。
  - 早产胎膜早破：22%。
  - 并发症指征分娩：23%。
- 子痫前期风险增加。
- 增加生长受限和（或）发育异常的风险。
- 增加胎盘早剥的风险。
- 前置胎盘风险增加。
- 增加胎儿畸形的风险，包括心脏缺陷。
- 增加孕妇风险。
- 基于绒毛膜性和羊膜性的详细计划。
- 分娩计划：剖宫产指征。

妊娠早期：前3个月

- 完整的病史和体格检查。
- 常规产前检查。
- 12周开始阿司匹林（ASA）81 mg[3]。
- 监测血压、尿量。
- 至少每4周就诊1次。

妊娠中期

- 2级超声，18~22周胎儿超声心动图。
- 每4周进行一次连续的胎儿超声检查。
- 宣教早产的体征和症状。
- 宣教先兆子痫的体征和症状。
- 24~28周口服葡萄糖耐量试验（OGTT）。
- 百白破疫苗。

妊娠晚期

- 每4周连续超声检查生长情况。
- 每2周产检1次，直至36周，之后每周产检1次。
- 根据胎儿表现和产科并发症制订分娩计划。
- 在没有其他指征的情况下，双绒毛膜双胎在38周分娩。

延迟分娩的双胞胎[4]

第一胎分娩

- 如果第二胎没有延迟分娩，与患者讨论风险，包括：
  - 感染。
  - 出血。
  - 深静脉血栓形成。
  - 凝血功能障碍。
  - 死亡。
- 胎儿：
  - 极度发育迟缓。
  - 脑性瘫痪。
  - 感染。
  - 脑室周围白质软化。
- 胎盘自然娩出。
- 根据情况考虑抗生素、宫缩抑制剂。
- 密切观察感染情况。
- 考虑使用类固醇/硫酸镁进行脑保护。
- 连续超声检查监测生长情况。
- 产前胎儿监护（NST/OCT）。

双胎之一死亡

- 首次就诊时向患者解释风险。胎龄越小，风险越高。单绒毛膜/单羊膜的风险大于双绒毛膜/双羊膜的风险。
- 14 周后双胞胎无法存活的风险增加。
- 解释幸存双胞胎患神经系统感染的风险（MC 18%，DC 1%）。
- 妊娠期 ≥ 23 周，但 ≤ 34 周时，期待治疗。
- 皮质类固醇和硫酸镁用于神经保护。
- 胎儿产前监护。
- 每 3~4 周进行一次全身超声检查以了解生长情况。
- 如果 20 周后死亡，进行系列凝血功能检查。
- 34 周前分娩。

单绒毛膜/双羊膜双胞胎

- 在 14 周之前确诊。
- 告知患者：
  - 胎儿畸形。
  - 早产、生长受限、双胞胎输血综合征（TTTS）、产后出血的风险（10% 出现 TTTS 的证据），使用多普勒评估膀胱、液体、心脏功能，并评估阶段。
    - 第Ⅰ和第Ⅱ阶段，考虑羊水减少。
    - 第Ⅲ和第Ⅳ阶段，可能进行产前检测和密切随访。
    - 最后转诊至胎儿护理中心。
  - 双胞胎中一个胎儿死亡，存活的双胞胎可能留下后遗症。
  - 16 周时进行系列超声检查，每 2 周一次，直至 28 周。评估胎儿膀胱、生长情况、双胞胎周围最大羊水池深度。
- 28 周后，每 2~3 周检查一次，每 4 周检查一次生长情况。
- 详细检查和 18~22 周胎儿超声检查。
- $37\frac{6}{7}$ 周顺利分娩。

单绒毛膜/单羊膜[5]

- 14 周时建立 EDC、绒毛膜、羊膜。
- 关于单绒毛膜/单羊膜双胞胎风险的建议：
  - 先天性异常。
  - 妊娠并发症：
    - 早产。
    - 生长受限。
    - TTTS。
    - 产后出血。
    - 双胞胎中一个胎儿死亡，存活的另一个胎儿可能留下后遗症。
    - 产前管理（包括监测）。
    - 分娩计划。
- 管理：
  - 妊娠 16~28 周，每 2 周进行一次超声；≥ 28 周，每 2~3 周监测羊水量。
  - 妊娠 18~22 周，进行详细的胎儿超声心动图监测。
  - 妊娠 32~34 周，可选择剖宫产。
- 其他并发症：
  - 早产。
  - 未足月胎膜早破。
  - 胎盘早剥。

参考文献

[1] American College of Obstetrics and Gynecology, Practice Bulletin No.144. *Multifetal Gestations: Twin, Triplet, and Higher-Order Multifetal Pregnancies*. American College of Obstetrics and Gynecology, 2014, 1–8.

[2] American Academy of Pediatrics, *Guidelines for Perinatal Care*, 7th ed. American College of Obstetrics and Gynecology, 2012.

[3] M.L. LeFevre, "Low-Dose Aspirin Use for the Prevention of Morbidity and Mortality From Preeclampsia: U.S. Preventative Services Task Force," *Annals of Internal Medicine* 161 (2014): 819–826. doi:10.7326/M14–1884.

[4] A. Rao, S. Sairam, and H. Shehata, "Obstetric Complications of Twin Pregnancies," *Best Practice & Research in Clinical Obstetrics and Gynecology* 18(4) (2004): 557–576.

[5] L.L. Simpson, "Twin-Twin Transfusion Syndrome: Society for Maternal-Fetal Medicine," *American Journal of Obstetrics and Gynecology* 208 (2013): 3–18.

第66章 体外受精与子宫内膜异位症
IVF and Endometriosis

Graciela Kohls Ilgner, Juan Antonio García-Velasco·著 刘 佳 萨日娜 宋建东·译

所需设备

- 超声。

卵巢刺激前准备

- 通过超声扫描评估子宫内膜异位症的位置和大小。
- 确定 OPU 期间卵泡的可及性。
- 检查卵巢在 OPU 过程中的活动性以到达健康的卵巢组织。
- 如果卵巢固定且卵泡无法触及,请考虑手术。
- 通过 AFC、AMH 或基础 FSH 和雌二醇检查卵巢储备。
- 制订卵巢治疗方案;大多数子宫内膜异位症患者的卵巢储备较低。

GnRH 激动剂超长方案

- 在刺激开始前,使用通常 3 个周期的 GnRH 激动剂来延长垂体抑制时间。或者,我们可以给予 2 个月的连续口服避孕药（OCP）。
- 该方案已被证明对 3 期或 4 期子宫内膜异位症患者特别有用。

在促排卵期间

- 检查输卵管,因为促排卵期间可能会出现一些输卵管积水。
- 子宫内膜异位症患者有较高的输卵管积水风险。

OPU 前的准备

- OPU 后感染的风险低至 0.3%～0.6%[1]。
- 我们通常在 OPU 前一晚为所有患者预防性使用抗生素（口服阿奇霉素 1 g）。

在 OPU 期间

- 子宫内膜异位症患者的感染风险仍然较低,但高于其他患者。
- 因此,如果在手术过程中意外刺破巧克力囊肿,必须考虑静脉注射抗生素[2]。

ET 期间

- 抗生素并未系统性地用于治疗 ET,但对于输卵管卵巢脓肿风险较高且前几天未接受预防治疗的患者,应考虑使用抗生素。

子宫内膜异位症的并发症

- 子宫内膜异位症（巧克力囊肿）破裂。

卵母细胞质量或子宫内膜

- 与输卵管因素相比,子宫内膜异位症的妊娠率较低。
- 病理学（子宫内膜或卵母细胞的负面影响）在文献中仍有争议。

参考文献

[1] J. Remohí, J. Bellver, J. Domingo, E. Bosch, and A. Pellicer, *Manual Práctico De Esterilidad Y Reproducción Humana.* Madrid: McGraw Hill, 2008, 285–293.

[2] L. Benaglia, E. Somigliana, R. Icmmello, E. Colpi, A.E. Nicolosi, and G. Ragni, "Endometrioma and Oocyte Retrieval-Induced Pelvic Abscess: A Clinical Concern or an Exceptional Complication?" *Fertility and Sterility* 89(2008): 1263–1266.

第67章 子宫平滑肌瘤
Leiomyoma of the Uterus

Shawky Z.A. Badawy·著 刘 佳 萨日娜 宋建东·译

简介

平滑肌瘤被认为是子宫最常见的良性肿瘤。这些平滑肌瘤可能存在于子宫体、宫颈部分或两个位置。它们具有雌激素和孕激素受体，因此它们对卵巢激素有反应并继续生长。生长程度可能缓慢或相对较高。平滑肌瘤对女性构成健康问题，因为她们需要频繁因治疗、复发和生育问题去医疗机构。它也是美国子宫切除术常见的原因之一。

病理生理

- 关于这些平滑肌瘤如何发展的理论包括来自子宫壁的平滑肌细胞或来自邻近血管周围的平滑肌细胞。
- 这些平滑肌细胞与纤维组织混合在一起，平滑肌瘤通常有一个"假囊"，这是来自周围子宫壁的压缩组织。
- 因此，在手术过程中，为了到达需要切除的实际肌瘤，外科医生必须打开囊膜，清除肌瘤，然后再次缝合囊膜，使其成为子宫壁的一部分。
- 肌瘤的血液供应来自子宫血管的分支和支流。
- 随着肌瘤的增大，血供增加，就会引起子宫大量出血的问题，这是一种常见的症状。
- 子宫平滑肌瘤可能会发生某些变化，称为退化，包括透明变性、囊性变性。在这种类型的退化中，细胞发生透明变性，然后在这些平滑肌瘤中出现以空腔形式出现的囊性变化。
- 另一种变性是红色变性，这可能是由平滑肌瘤的某些出血事件引起的。这种情况在妊娠期间尤其常见。
- 如果肌瘤带蒂，肌瘤就有可能沿蒂部发生扭转影响血供，引起剧烈疼痛，需要紧急手术治疗。
- 在妊娠期间，这些平滑肌瘤通常会因妊娠激素（尤其是高水平的雌激素和孕激素）的刺激而增大。这可能导致流产、早产、胎位不正，以及剖宫产率的增加。

临床表现

- 如果平滑肌瘤体积较小且位于浆膜下或肌壁内，则可能完全没有症状。在这种情况下，只需每6个月进行一次随访，即可发现任何早期变化。
- 子宫平滑肌瘤的主要症状是子宫出血，表现为月经量大，尤其是黏膜下和肌壁间肌瘤。这种出血可能很严重，并可能导致贫血。此外，这类平滑肌瘤会导致不孕，因为子宫内膜环境不良会干扰着床。最后，输卵管受压，尤其是当平滑肌瘤位于韧带内时，会干扰卵子的拾取和受精。
- 子宫体或宫颈内大的平滑肌瘤会压迫膀胱，导致排尿次数增多或排尿困难，尤其在月经前后，会出现明显的水肿，这些患者会因急性尿潴留而到门诊或急诊就诊。

诊断

- 如果患者在盆腔检查中发现子宫增大并且有提示平滑肌瘤的症状，则需要进行放射学评估以确定肌瘤的大小和位置，从而协助进行适当的治疗。
- 超声波评估通常是第一步，通常可以显示肌瘤的位置和大小，并有助于治疗。
- 盆腔MRI不会对超声评估提供太大帮助，除非无法通过超声清楚地评估卵巢。

平滑肌瘤的处理

- 对于不孕症病例，在进行任何手术干预之前，进行子宫输卵管造影以确定子宫腔和输卵管的状况非常重要。
- 对于黏膜内肌瘤和浆膜下肌瘤，手术干预可以是腹腔镜手术或开腹手术。对于黏膜下肌瘤，宫腔镜切除术是标准手术。
- 最近有很多关于腹腔镜手术和腹腔内肌瘤切除术的讨论。大家一致认为，这些肌瘤应该是完整的，不应进行任何碎切术，因为碎切术可能会导致腹腔内留下碎片，而这些碎片将来可能会被证明是恶性的。这就是为什么美国许多中心建议肌瘤应完整切除，并已停止碎切术。
- 对于症状非常严重、已经生育孩子且不想妊娠的患者，子宫切除术是最佳选择。当然，如果患者尚未达到更年期年龄，那么卵巢可以保留下来，为身体提供对个人健康至关重要的卵巢激素。

新的治疗方案

- 核磁引导的超声波：
  - 超声波可以通过 MRI 图像导向肌瘤，并随着时间的推移导致肌瘤缩小。
  - 这是一种新方法，需要更多的数据来评估该技术的有效性。
- 子宫动脉栓塞术（UAE）：
  - UAE 是由介入放射科医生进行的一种非侵入性门诊手术。
  - 通过股动脉、髂动脉和子宫动脉插入导管，然后进行栓塞以阻止血液流向肌瘤。
  - 肌瘤会逐渐缩小，出血症状也会消退。
- GnRH 激动剂：
  - 提倡使用 GnRH 激动剂，特别是用于患者的术前准备。
  - 通常使用 GnRH 激动剂，患者会出现促性腺激素减退症。
  - 子宫肌瘤在 3 个月内缩小，通常减少约 50%。
  - 该技术已被证明有助于通过手术切除肌瘤并进行适当的子宫重建。
  - 不良反应是血管舒缩症状和一定程度的骨质流失。
  - 如果需要缓解潮热症状，可以在治疗期间给予患者极小剂量的孕激素。

参 考 文 献

[1] Evans, P. and S. Brunsell. 2007. "Uterine Fibroid Tumors: Diagnosis and Treatment." *American Family Physician* 75(10): 1503–1508.

[2] Manga, A.K., C.R. Woodhouse, and S.L. Stanton. 1996. "Pregnancy and Fibroids Causing Simultaneous Urinary Retention and Ureteric Obstruction." *British Journal of Urology* 77: 606–607.

[3] Marino, J.L., B. Eskenazi, M. Warnder, S. Samuels, P. Vercellini, N. Gavoni, et al. 2004. "Uterine Leiomyoma and Menstrual Cycle Characteristics in a Population Based Cohort Study." *Human Reproduction* 19: 2350–2355.

[4] Myers, E.R., M.D. Barber, T. Gustilo-Ashby, G. Couchman, D.B. Matcher, and D.C. McCrory. 2002. "Management of Leiomyomata: What Do We Really Know?" *Obstetrics & Gynecology* 100: 8–17.

[5] Schwartz, P.E., and M.G. Kelly. 2006. "Malignant Transformation of Myomas: Myth or Reality?" *Obstetrics & Gynecology Clinics of North America* 33: 183–198, xii.

[6] Wilcox, L.S., L.M. Koonin, R. Pokras, L.T. Strauss, Z. Sia, and H.B. Peterson. 1994. "Hysterectomy in the United States, 1988–1990." *Obstetrics & Gynecology* 83: 549–555.

第68章 多囊卵巢综合征门诊管理

Office Management of Polycystic Ovarian Syndrome

Shawky Z.A. Badawy·著 | 刘 佳 萨日娜 宋建东·译

PCOS 诊断标准

- 必须满足以下 3 项标准中的 2 项：
  - 闭经 / 月经稀发和无排卵。
  - 雄激素过多和（或）高雄激素血症。
  - 多囊卵巢的超声表现。
- 这些患者会有月经紊乱、无排卵、雄激素水平升高或多毛。

内分泌检查

- 内分泌检查包括以下内容：甲状腺评估（TSH 和 T_4）、催乳素水平、皮质醇水平、硫酸脱氢表雄烯和总睾酮及游离睾酮水平。
- 过去，FSH 和 LH 水平的检测是基于这样一个事实：由于循环雌激素水平高，下丘脑垂体因子受到抑制，导致 LH 分泌高于 FSH 分泌。然而，这并非诊断依据，因为肥胖无排卵患者也可能存在这种情况，即使他们没有多囊卵巢综合征。
- PCOS 患者的主要内分泌发现是睾酮水平升高；总睾酮和游离睾酮水平，或者仅仅是游离睾酮水平都会过高。
- 这些患者的临床表现包括闭经、月经稀发、多毛症和不孕症。此后，我们将重点关注这些临床表现。

闭经或月经稀发的管理

- 为了防止子宫出血和防止导致子宫内膜增生和癌症的子宫内膜变化，对该症状的治疗至关重要。
- 患者可以使用类固醇口服避孕药进行治疗。
  - 这些口服避孕药模拟月经周期内膜脱落，防止增生和癌症的发生。
  - 它将使月经周期变得规律，患者可以定期预测月经周期的开始。
- 第三代避孕药含有去氧孕酮，是一种孕激素，它对孕酮受体有很高的亲和力，但不会与雄激素受体结合，因此不具有雄激素性。
- 也可以使用含有屈螺酮作为孕激素的第四代避孕药。这已被证明对缓解月经不调和多毛症的症状非常有效。
- 确保没有使用避孕药的禁忌证。
  - 如果有使用避孕药的禁忌证，那么这些患者只能周期性服用孕激素，每月使用 10 天。
  - 这将防止子宫内膜增生，并调整月经周期。
  - 然而，这些周期性孕激素不会起到避孕的作用，因此患者应该使用屏障方法来防止可能发生的偶尔排卵和妊娠。
- 这些治疗方法对于青少年及目前不想妊娠的育龄妇女的效果很好。

多毛的治疗

- 多毛是由雄激素过多导致的。
- 因此，面部、胸部、腹部会出现毛发生长，此外还会有过多的分泌物和油性皮肤，甚至可能出现痤疮。
- 治疗这种情况的方法是使用避孕药。
- 这通常需要至少 6 个月的时间，患者才会发现明显的变化。
- 之后患者应继续维持这些变化。
- 有时过程缓慢，患者会要求其他处理，如电解或激光脱毛。

不孕症的治疗

- 治疗是诱导排卵。
- 在采取这一步骤之前，主治医师必须确定子宫输卵管造影已经完成，并且没有子宫或输卵管因素。

- 此外，男性因素也必须进行评估。
- 目前有几种药物用于诱导排卵。

枸橼酸氯米芬
- 克罗米芬柠檬酸盐是一种选择性雌激素受体调节剂（SERM），可刺激卵巢的卵泡生成和类固醇生成。
- 在月经中期，雌二醇会升高到峰值，这将刺激 LH 作为卵母细胞成熟和排卵的触发激素。
- 克罗米芬柠檬酸盐通常能成功诱导约 80% 的患者排卵。
- 值得注意的是，由于这些患者的睾酮水平较高，克罗米芬柠檬酸盐可能不如单纯无排卵且没有 PCOS 的患者有效。因此，降低这些患者的睾酮水平至关重要。这可以通过让患者在开始卵巢刺激前两个周期服用避孕药来实现，也可以让患者服用二甲双胍。二甲双胍会降低胰岛素水平，从而降低睾酮水平。二甲双胍和克罗米芬柠檬酸盐的组合可能对那些对单独使用克罗米芬柠檬酸盐没有反应的患者有帮助。

促性腺激素
- 与克罗米芬柠檬酸盐相比，纯化的尿促性腺激素或重组促性腺激素诱导排卵的成功率更高。然而，多胎妊娠率将高于克罗米芬柠檬酸盐。
- 在治疗 PCOS 的这个阶段，咨询或将患者转诊给生殖内分泌科医生非常重要，因为他们有设施和时间密切跟踪这些患者。
- 卵巢打孔术已在 PCOS 患者中尝试过。目前没有明确的对照研究支持其作为促进排卵的更好方法。此外，研究表明，这可能导致输卵管周围和卵巢周围粘连，从而使该过程复杂化。

参 考 文 献

[1] Amer, S.A., T.C. Li, and W.L. Ledger. 2004. "Ovulation Induction Using Laparoscopic Ovarian Drilling in Women with Polycystic Ovarian Syndrome. Predictors of Success." *Human Reproduction* 19: 1719–1724.

[2] Dunaif, A. 1997. "Insulin Resistance and the Polycystic Ovary Syndrome: Mechansim and Implications for Pathogenesis." *Endocrine Reviews* 18(6): 774–800.

[3] Lord, J.M., I.H.K. Flight, and R.J. Norman. 2003. "Metformin in Polycystic Ovary Syndrome. Systemic Review and Meta Analysis." *BMJ* 327(7421): 951–953.

[4] Roy, S., R.B. Greenblatt, D.R. Mahesh, Jr., E. Bailey. 1982. "A Decade's Experience with an Individualized Clomiphene Treatment Regimen Including Its Effect on the Post Coital Test." *Fertility and Sterility* 37: 161–167.

[5] Stein, I.F., and M.L. Leventhal. 1935. "Amenorrhea Associated with Bilateral Polycystic Ovaries." *American Journal of Obstetrics & Gynecology* 29: 181–191.

[6] Yildz, BO. 2008. "Oral Contraceptives in Polycystic Ovary Syndrome: Risk Benefit Assessment." *Seminars in Reproductive Medicine* 26(1): 111–120.

第69章 子宫腺肌症：影像学检查和治疗

Adenomyosis: Imaging and Treatment

Magued Adel Mikhail, Candice P. Holliday, Botros Rizk·著　刘佳　萨日娜　宋建东·译

简介

子宫腺肌病是指子宫肌层中存在异位的子宫内膜腺体和基质，同时邻近的子宫肌层增生肥大。子宫腺肌病的表现为盆腔痛、痛经（10%～30%）、月经过多（40%～50%）、阴道出血（10%～12%）、异常子宫出血和性交困难。子宫腺肌病通常无法确诊。

影像学检查

- 经阴道超声检查（TVUS）：TVUS 对子宫腺肌病的诊断敏感性和特异性分别为 57%～97.5%。TVUS 的子宫腺肌病征象包括子宫肌层厚度不对称、平行阴影、线状条纹（太阳射线状）、子宫肌层囊肿、高回声岛和子宫内膜–子宫肌层交界处不规则。
- 3D TVUS：3D TVUS 的子宫冠状切面可以准确评估和测量子宫内膜交界区。
- MRI：MRI 是一种精确的非侵入性工具。由于其能够检测出低强度病变，因此其敏感性和特异性与 TVUS 相同或略高。

子宫腺肌症的治疗

- 治疗方案取决于患者的年龄、症状和对未来生育的愿望。
- 治疗可以是药物、手术或联合治疗。

保守治疗

- 药物治疗可能包括：前列腺素合成酶抑制剂、口服避孕药、孕激素、达那唑和 GnRH 激动剂。
- 口服孕激素可用于治疗子宫腺肌病的症状，主要是月经过多，并可能导致子宫内膜萎缩。
- 左炔诺孕酮宫内节育系统（LNG-IUS）可诱导子宫内膜腺体萎缩和间质蜕膜化，从而显著减少月经失血量。当使用剂量为 20 mg/d 时，LNG-IUS 可成功控制月经过多和痛经。
- 达那唑宫内节育器含有 300～400 mg 达那唑，容量较大，插入前需要进行宫颈扩张。
- GnRH 激动剂形式可产生低雌激素环境，使得子宫体积减小，症状改善，但不孕症无法治疗。由于其不良反应，它不能使用超过 6 个月，也不能在腹腔镜切除子宫腺肌病之前使用，以减少出血，因为它可能使与正常组织的区分变得困难。
- 芳香化酶抑制剂可用于治疗子宫内膜异位症、平滑肌瘤和子宫腺肌病，因为芳香化酶（P450 酶）存在于子宫内膜中。该酶具有将 C19 雄激素转化为 C18 雌激素的能力。需要更多研究来评估其疗效和适用性。

手术治疗

- 保守手术包括子宫内膜消融术、腹腔镜子宫肌层电凝术或切除术。这些手术已被证实对超过 50% 希望保留生育能力的患者有效。
- 宫腔镜检查能够诊断子宫腺肌病病灶，并通过消融或切除病灶进行治疗。
- 子宫内膜消融术局限于子宫内膜连接处，已被证明可以控制 55% 患者的症状至少 2 年。如果子宫腺肌病侵袭超过 2.5 mm，子宫内膜消融术可能会失败。
- 腹腔镜子宫肌层电凝术可使子宫腺肌病病变缩小。然而，可能无法完全去除病变。术后子宫破裂的风险增加，这就是为什么总是提供绝育的原因。手术过程中出血并不常见，可以通过血管收缩剂控制；然而，术后感染或出血仍需要报告。
- 局部子宫腺肌病切除术是一种类似于子宫肌瘤切除术的手术，可通过腹部、腹腔镜或机器人辅助

腹腔镜进行。它通常用于有子宫腺肌病症状但尚未完成生育的年轻患者。
- 如果手术不适合，可以尝试一些放射学手术，包括 UAE 和 MRI 引导超声消融术。
- UAE 被认为是一种微创且安全的保守治疗方法。UAE 在子宫腺肌病的保守治疗中具有长期有效性，一些作者推荐将其作为主要的保守治疗方法，但其复发风险和失败率为 40%，并且可能需要进行子宫切除术。
- MRI 引导下的超声消融术可在门诊局部麻醉下进行。
- 一旦不再需要生育能力，子宫切除术是诊断和治疗子宫腺肌病的最终手术，可通过腹部、阴道、腹腔镜或机器人辅助腹腔镜手术进行。

联合治疗
- 外科手术和药物的结合可能会带来良好的效果，因为药物治疗具有暂时效果，而保守手术治疗有效率有 50%。

参 考 文 献

[1] Bratby, M.J. and W.J. Walker. 2009. "Uterine Artery Embolisation for Symptomatic Adenomyosis—Mid-Term Results." *European Journal of Radiology* 70(1): 128–132.

[2] Farquhar, C. and I. Brosens. 2006. "Medical and Surgical Management of Adenomyosis." *Best Practice & Research in Clinical Obstetrics & Gynecology* 20(4): 603–616.

[3] Kepkep, K., Y.A. Tuncay, G. Göynümer, and E. Tutal. 2007. "Transvaginal Sonography in the Diagnosis of Adenomyosis: Which Findings Are Most Accurate?" *Ultrasound in Obstetrics & Gynecology* 30(3): 341–345.

[4] Mehasseb, M.K., S.C. Bell, J.H. Pringle, and M.A. Habiba. 2010. "Uterine Adenomyosis is Associated with Ultrastructural Features of Altered Contractility in the Inner Myometrium." *Fertility and Sterility* 93(7): 2130–2136.

[5] Meredith, S.M., L. Sanchez-Ramos, and A.M. Kaunitz. 2009. "Diagnostic Accuracy of Transvaginal Sonography for the Diagnosis of Adenomyosis: Systematic Review and Metaanalysis." *American Journal of Obstetrics and Gynecology* 201(1): 107.e1–e6.

[6] Wang, P.H., W.H. Su, B.C. Sheu, and W.M. Liu. 2009. "Adenomyosis and Its Variance: Adenomyoma and Female Fertility." *Taiwanese Journal of Obstetrics and Gynecology* 48(3): 232–238.

第70章 异位妊娠：评估与治疗

Ectopic Pregnancy: Evaluation and Management

James M. Shwayder·著 | 刘 佳 萨日娜 宋建东·译

症状

可能存在异位妊娠的患者的症状包括异常出血、腹部或盆腔疼痛，以及月经量少或月经推迟。

实验室检查

- 初步（表70.1）检查包括尿妊娠试验（UPT）。
- 如果UPT呈阳性，将抽取样本（但不送检）进行全血细胞计数、血型和筛查及定量血清HCG。而后，结合TVS结果综合评估。

单胎妊娠的影像学检查

- 明确的诊断。
  - 对此类患者的初步评估是进行TVS。在进行定量HCG检测之前进行TVS，以便通过此项检查做出明确诊断，如确定宫内妊娠（IUP）或异位妊娠（EP）。
  - 与明确诊断一致的发现包括胚胎（有或没有心脏活动），或妊娠囊（卵黄囊位于IUP或EP位置）[1]。
  - 等待HCG直至达到1 000 mU/mL并推迟超声检查有两个问题：① 高达50%的异位妊娠破裂的HCG水平<1 000 mU/mL[2,3]。② 使用现代设备识别IUP的阈值水平为390 mU/mL[4]。
- 确定胎儿的生存能力。
  - 如果确诊为宫内节育器畸形，那么问题就是妊娠的可行性。
  - 新指南认为，只有当顶臀长（CRL）≥7 mm时，超声提示无胚心，可诊断稽留流产[5]。
  - 一旦确定IUP，获得连续定量HCG水平几乎没有价值。
  - 妊娠状态最好通过连续TVS来确定。
  - 一般来说，CRL每天增加1 mm。一些临床医师会推迟1周的随访，以观察妊娠发育的明确变化。在出现阴道出血的情况下，根据出血类型和检查结果以确定是否需要抗RHD免疫球蛋白（RhoGAM）。
- 异位妊娠管理。
  - 如果确诊为EP，则需监测定量HCG、CBC及妊娠情况。
  - 如果血流动力学不稳定，则需紧急进行手术治疗。
  - 如果患者血流动力学稳定，则根据HCG水平或患者既往病史来决定药物治疗或手术治疗。
  - 如果初始HCG>5 000 mU/mL（13%失败）或存在心脏活动（11%失败），则药物治疗（如甲氨蝶呤）失败的情况更为常见。
  - 无论HCG水平如何，曾经进行过输卵管结扎术或曾经用甲氨蝶呤治疗过同一输卵管内的EP的患者都更适合进行手术治疗。
- 缺乏超声明确诊断。
  - 当无法作出明确诊断时，就会出现治疗方案选择问题。
  - 如果子宫内膜腔内有囊状结构，尤其是偏心植入，则宫内妊娠的可能性更大。事实上，宫腔内存在光滑无回声的囊状结构。无附件肿块的胎儿患有IUP的可能性超过99%[6]。
  - 相反，如果宫内积液不多（83%的EP没有宫内积液），则异位妊娠的可能性更大[6]；如果存在附件肿块，87%的EP会出现此症状[6]。
  - 异位妊娠的概率取决于附件的情况[7]。具有声学透亮中心的高回声环，即"输卵管环"，有95%的可能性是异位妊娠，而任何与卵巢分离的肿块（单纯性囊肿除外）有92%的可能性是异位妊娠。
- 不明位置妊娠（PUL）。
  - 未发现囊状结构或附件肿块的妊娠被视为PUL[1]。
  - 在这些情况下，连续定量HCG水平对于诊断至关重要。

- 初始 HCG 需要 48 小时内重复检测。
- 正常宫内妊娠在 48 小时内平均上升 2.24 倍（范围 1.53～3.28）[8]。
- 如果未出现正常升高，则应加强对 EP 或至少是异常妊娠的怀疑。需要谨慎，因为高达 15% 的正常妊娠会出现 HCG 异常升高。
- 然后将 TVS 结果与 HCG 水平进行关联。
- 子宫内膜厚度需要重视，因为在 97% 的病例中，子宫内膜厚度 ≤ 8 mm 都与异常妊娠有关，无论是宫外妊娠还是宫内妊娠[9]。
- 鉴别水平是指高于该水平的所有单胎宫内妊娠都应被识别。最近的研究确定了鉴别水平 HCG=3 510 mU/mL[4]。
- 值得注意的是，HCG 水平稳定或下降的患者可能适合期待治疗，因为当初始 HCG<200 mU/mL 时，88% 的此类患者会自然流产；而当初始 HCG>2 000 mU/mL 时，高达 25% 的患者也会发生自然流产[10]。

并发症

- 多胎妊娠，无论是宫内还是宫外，都无确定的 HCG 曲线变化或鉴定值。
- 因此，在对辅助生殖患者进行诊断时需特别谨慎，因为她们多胎妊娠风险更大。

表 70.1　异位妊娠检查流程

实验室检查	
1. UCG：如果呈阳性，则进行影像学检查	
2. 最初抽取但未送检的样本	
a. 全血细胞计数	
b. 类型和筛查	
c. 定量监测 HCG	
影像学检查	
最初进行 TVS	
a. 确定 IUP	
i. 有或无心脏活动的胚胎	
ii. 宫内妊娠囊与卵黄囊	
b. 可能宫内妊娠：宫内妊娠的可能性	
i. 无附件肿块的宫内囊性结构	>99%
ii. 子宫内膜增厚	N.A.
c. 确诊 EP	
i. 胚胎有或无胎心	
ii. 附件中有卵黄囊的妊娠囊	
d. 可疑异位妊娠：异位妊娠的概率	
i. 中心为回声透明的高回声环（"输卵管环"）	95%
ii. 除单纯囊肿外，卵巢上存在任何肿物	92%
iii. 当 HCG 低于鉴别水平时，子宫内膜变薄	
e. 妊娠部位不明	
i. 缺乏确定或早期的囊状结构或附件肿块	
后续监测	
1. 定量监测 HCG	
a. 48 小时后复查	
b. 预计翻 2.24 倍（范围 1.53～3.28）	
2. 复查 TVS	
a. 识别宫内不孕的阈值 =390 mU/mL	
b. 鉴别水平 =3 510 mU/mL	

参考文献

[1] K. Barnhart, N.M. van Mello, T. Bourne, et al., "Pregnancy of Unknown Location: A Consensus Statement of Nomenclature, Definitions, and Outcome," *Fertility and Sterility* 95 (2011): 857–866.

[2] M.C. Frates, P.M. Doubilet, H.E. Peters, and C.B. Benson, "Adnexal Sonographic Findings in Ectopic Pregnancy and Their Correlation With Tubal Rupture and Human Chorionic Gonadotropin Levels," *Journal of Ultrasound in Medicine* 33 (2014): 697–703.

[3] D. Saxon, T. Falcone, E.J. Mascha, T. Marino, M. Yao, and T. Tulandi, "A Study of Ruptured Tubal Ectopic Pregnancy," *Obstetrics & Gynecology* 90 (1997): 46–49.

[4] A. Connolly, D.H. Ryan, A.M. Stuebe, and H.M. Wolfe, "Reevaluation of Discriminatory and Threshold Levels for Serum β-hCG in Early Pregnancy," *Obstetrics & Gynecology* 121 (2013): 65–70.

[5] P.M. Doubilet, C.B. Benson, T. Bourne, and M. Blaivas, "Diagnostic Criteria for Nonviable Pregnancy Early in the First Trimester," *New England Journal of Medicine* 15 (2013): 1443–1451.

[6] C.B. Benson, P.M. Doubilet, H.E. Peters, and M.C. Frates, "Intrauterine Fluid With Ectopic Pregnancy: A Reappraisal," *Journal of Ultrasound in Medicine* 32 (2013): 389–393.

[7] D.L. Brown and P.M. Doubilet, "Transvaginal Sonography for Diagnosing Ectopic Pregnancy: Positivity Criteria and Performance Characteristics," *Journal of Ultrasound in Medicine* 13 (1994): 259–266.

[8] K. Barnhart, M.D. Sammel, P.F. Rinaudo, L. Zhou, A. Hummel, and W. Guo, "Symptomatic Patients with an Early Viable Intrauterine Pregnancy: HCG Curves Redefined," *Obstetrics & Gynecology* 104 (2004): 50–55.

[9] S. Spandorfer and K. Barnhart, "Endometrial Stripe Thickness as a Predictor of Ectopic Pregnancy," *Fertility and Sterility* 66 (1996): 474–477.

[10] J. Korhonen, U.H. Stenman, and P. Ylöstalo, "Serum Human Chorionic Gonadotropin Dynamics During Spontaneous Resolution of Ectopic Pregnancy," *Fertility and Sterility* 61 (1994): 632–636.

中国磁浮交通
基础理论与先进技术丛书

周晓明·主编

长沙磁浮快线

建设管理实践

Construction and Management Practice of
Changsha Maglev Express

上海科学技术出版社

内 容 提 要

中低速磁浮作为现代科技在轨道交通领域的最新结晶,具有低噪声、低振动、转弯半径小、爬坡能力强等优点。2014年5月16日,我国首条中低速磁浮商业运营示范线路——长沙磁浮快线正式开工建设;2016年5月6日,开通试运营。

本书从磁浮建设管理层面进行系统阐述,主要介绍了项目背景、意义、技术标准、设计规模及运输能力、客流预测、建设线路及限界、磁浮车站、车辆基地、轨排及道岔、磁浮车辆、磁浮工程车辆、供电系统、信号系统、通信系统、常规机电设备、车辆及机电设备新技术等相关内容,最后介绍了联调联试及试运营评审,是一部集项目设计、基础设施建设、运营筹备于一体的应用型专著。

本书介绍的长沙磁浮快线建设管理成果,对从事中低速磁浮交通研发、设计、建设、运营的学者、专家、技术人员具有较大的参考和借鉴价值,对中国中低速磁浮交通的推广与发展具有示范意义。

图书在版编目(CIP)数据

长沙磁浮快线建设管理实践 / 周晓明主编. -- 上海:上海科学技术出版社, 2023.1(2023.6 重印)
(中国磁浮交通基础理论与先进技术丛书)
ISBN 978-7-5478-5983-4

Ⅰ.①长… Ⅱ.①周… Ⅲ.①磁浮铁路－轨道(铁路)－铁路施工－研究－长沙 Ⅳ.①U237

中国版本图书馆CIP数据核字(2022)第209643号

长沙磁浮快线建设管理实践
周晓明 主编

上海世纪出版(集团)有限公司 出版、发行
上海科学技术出版社
(上海市闵行区号景路159弄A座9F-10F)
邮政编码 201101 www.sstp.cn
上海当纳利印刷有限公司印刷
开本 787×1092 1/16 印张 25.75
字数 550千字
2023年1月第1版 2023年6月第2次印刷
ISBN 978-7-5478-5983-4/U·139
定价:220.00元

本书如有缺页、错装或坏损等严重质量问题,请向印刷厂联系调换

编委会

中国磁浮交通基础理论与先进技术丛书

主任

陈小鸿

副主任

（以姓氏笔画为序）

丁叁叁　王　平　周晓明　盛雄伟

委员

（以姓氏笔画为序）

万建军　龙志强　刘万明　闫晓言

李耀华　佟来生　张昆仑　徐洪泽

梁　潇　翟　鸣

编委会

主编单位

湖南磁浮交通发展股份有限公司

协编单位

中车株洲电力机车有限公司

中铁第四勘察设计院集团有限公司

主编

周晓明

副主编

钟　可　张劲夫　范永忠　黄海涛　潘百舸　杨　勇

编委

（以姓氏笔画为序）

方院江　白　帆　乔林真　孙晓军　李　进　李　铭

杨　勇　佟来生　谷建辉　张晓凤　张新辉　欧阳虹

周　舟　胡华斌　高烨妮　黄始强　靖士元　谭勇金
翟志勇

编写人员

（以姓氏笔画为序）

马　婷	邓文剑	邓志林	龙　侨	叶　朋	冯国栋
兰黄芳	朱　巧	向明雄	刘　坚	刘　里	刘　奇
汤　敏	李　尹	李　林	李　朋	杨　勇	吴　坤
邹同友	闵　欢	张天翔	陈　岑	陈巧玲	陈邵阳
欧阳虹	罗有建	孟　妍	胡　靖	钟国华	姚　峰
贺木华	郭乐洋	唐　飞	涂振华	龚剑波	梁　迪
彭　力	程　斌	程　耀	曾佳平	谢余良	谢建波
廖明章					

审查

（以姓氏笔画为序）

邓莉萍　李　铭　杨　勇　谷建辉　张晓凤　张新辉
钟　可　高烨妮　黄海涛

序 | 长沙磁浮快线建设管理实践

每一次交通运输的变革都曾为时代按下快进的按钮,轨道交通经过一百多年发展,开始迈入磁浮交通时代。2014年5月16日,我国首条中低速磁浮商业运营示范线路——长沙磁浮快线正式开工建设。它将用绿色的灵魂领跑在伟人故里湖南,引领我们畅想"中国梦,新常态"时代的交通发展新格局。

湖南在省会长沙敷设一条中低速磁浮线路,把中部地区客流量第一的长沙黄花国际机场与集沪昆、京广高铁交汇的长沙火车南站连接起来,促进空铁无缝对接、一体化发展,建设以航空和高铁两大枢纽为中心,融磁浮、地铁、城铁、高速公路、内河航运等于一体的现代化交通体系。

中低速磁浮交通作为现代科技的最新结晶,对于正努力建设两型社会的湖南来说无疑是发展公共交通的最佳解决方案之一。这条连接了高铁和航空枢纽的磁浮交通走廊,率先在中部地区建设机场延伸服务设施——城市航站楼系统,让旅客在磁浮高铁站内就可以办理航班值机和行李托运,为换乘旅客提供更加便捷、优质的无缝换乘通道。

本著作从背景、总体设计、土建工程、机电设备、新技术、系统联调、试运营评审等方面进行了详细阐述,介绍了长沙磁浮快线从建设到试运营评审的全过程,分享了长沙磁浮快线建设过程中所应用的新的科研成果,并针对性地提出了相关优化建议。该著作是一本侧重于工程应用的中低速磁浮专著,对中低速磁浮交通在中国的发展推广有着重要意义。

最后,衷心祝贺本著作的成功出版,祝愿中低速磁浮交通紧追磁浮的浪潮,驶向产业的蓝海。

中国工程院院士

刘友梅

2022年8月

前言 | 长沙磁浮快线建设管理实践

2016年,我国首条拥有完全自主知识产权的磁浮商业运营示范线——长沙磁浮快线开通试运营,意味着我国磁浮人多年的潜心研究成果真正实现了从实验室到工程化的成功转化,长沙磁浮快线成为全球最长的中低速磁浮商业运营线,中国成为世界上少数几个掌握该项技术的国家之一。长沙磁浮快线是长沙黄花国际机场与长沙高铁南站之间的"空铁联运线",也是"中国智造"呈现的"品牌线",更是湖南走向世界的"窗口线"。长沙磁浮快线被交通运输部评为"中国运输领袖品牌",还获得了第十六届"中国土木工程詹天佑奖""2017年度湖南省优秀工程设计一等奖""2018年度省科技进步一等奖""2018—2019年度国家优质工程金奖""庆祝中华人民共和国成立70周年经典工程""2019—2020年度全国城市轨道交通行业劳动竞赛先进班组""首届湖南省科技创新奖""2020年度上海市科学技术二等奖""2022年吴文俊人工智能科学技术二等奖"等诸多国家和省、市级荣誉奖项。

目前,国内北京、清远、凤凰等地相继建设了中低速磁浮线路,磁浮产业日益壮大,恰逢长沙磁浮快线完成140 km/h第二阶段提速之际,编者认为有必要总结长沙磁浮快线的建设成果,以期对后续磁浮线路的建设提供点滴参考。

本书主要从磁浮建设层面进行系统介绍,全书共分为19章。第1~3章主要介绍项目背景、概况、意义、建设节点、设计原则、技术标准、设计规模及运输能力、客流预测分析、建设管理、工程档案资料管理等内容;第4~7章主要介绍线路及限界、磁浮车站、车辆基地、轨排及道岔等内容;第8、9章主要介绍磁浮车辆及磁浮工程车辆等内容;第10~17章主要介绍供电系统、信号系统、通信系统、常规机电设备、自动化、给排水及消防系统、自动售检票系统、车辆机电设备新技术等内容;第18、19章主要介绍联调联试及试运营评审等内容。

本书以长沙磁浮快线为背景,湖南磁浮交通发展股份有限公司抽调骨干力量参与编写,同时得到了中车株洲电力机车有限公司、中国第四勘察设计院集团有限公司等单位的大力支持,在此表示由衷的感谢！中低速磁浮交通属于新技术、新产业,涉及众多工程技术及多学科交叉领域,受编者水平局限,不足之处在所难免,敬请广大读者批评指正。

周晓明

2022 年 8 月

目录 长沙磁浮快线建设管理实践

第 1 章 概述 1
 1.1 项目建设背景 3
 1.2 项目基本概况 3
  1.2.1 线路设置 3
  1.2.2 工程规模 4
 1.3 项目效益分析 6
 1.4 主要建设节点 8

第 2 章 总体设计 9
 2.1 主要设计原则 11
 2.2 与城市规划的关系 12
  2.2.1 线路功能定位 12
  2.2.2 线站位选择 13
 2.3 主要技术标准 14
 2.4 系统设计规模及运输能力 20
  2.4.1 客流特征分析 20
  2.4.2 列车编组与站台长度 20
  2.4.3 列车对数及输送能力 22
 2.5 客流预测分析 23
  2.5.1 航空旅客磁浮乘坐意愿分析 23
  2.5.2 长沙磁浮快线开通初期客流预测 24

第 3 章 建设管理 29
 3.1 管理体系和制度建设 31

3.2 项目管理的具体内容 ·· 32
　　3.2.1 项目总体施工组织设计 ··· 32
　　3.2.2 项目进度控制 ··· 33
　　3.2.3 项目质量控制 ··· 36
3.3 建设安全管理 ··· 39
　　3.3.1 安全目标 ·· 39
　　3.3.2 保证措施 ·· 39
　　3.3.3 架梁过程中的安全措施 ··· 40
　　3.3.4 地下、地上管线的安全措施 ····································· 41
　　3.3.5 雨季施工质量安全保障措施 ····································· 41
　　3.3.6 安全质量监督管理中的经验总结 ····························· 42
3.4 工程档案资料管理 ··· 44
　　3.4.1 工程档案资料管理内容 ··· 44
　　3.4.2 工程档案资料管理方法及措施 ································· 45
　　3.4.3 工程档案资料归档要求 ··· 45

第4章 线路及限界 ·· 47
4.1 线路设计 ··· 49
4.2 限界设计 ··· 52

第5章 磁浮车站 ·· 55
5.1 车站概况 ··· 57
5.2 主要设计原则与技术标准 ··· 58
5.3 站房细部设计 ··· 60
　　5.3.1 车站内设备和管理用房设计 ····································· 60
　　5.3.2 基础处理 ·· 61
　　5.3.3 出入口天桥结构方案 ··· 61
　　5.3.4 车站与高架区间的连接方案 ····································· 62
　　5.3.5 各站具体结构方案 ··· 62
　　5.3.6 结构防水设计 ··· 63
　　5.3.7 建筑防火设计 ··· 64
5.4 导向标识 ··· 65
　　5.4.1 系统设计 ·· 65
　　5.4.2 设备制造与安装 ··· 66
　　5.4.3 设备与系统调试 ··· 73
5.5 经验总结 ··· 75

第6章 车辆基地 ... 77
6.1 选址及总平面图 ... 79
6.2 设计原则及规模 ... 80
6.3 分区任务 ... 82
6.4 工艺设备 ... 84
6.4.1 设备总体设计 ... 84
6.4.2 设备配置清单 ... 84
6.4.3 设备安装调试 ... 87

第7章 轨排及道岔 ... 99
7.1 工程设计 ... 101
7.1.1 轨排 ... 101
7.1.2 道岔 ... 105
7.2 轨道施工 ... 105
7.2.1 轨排 ... 105
7.2.2 道岔 ... 118
7.3 经验总结 ... 120

第8章 磁浮车辆 ... 123
8.1 车辆设计 ... 125
8.1.1 总体技术特点 ... 125
8.1.2 机械系统 ... 127
8.1.3 电气系统 ... 130
8.1.4 悬浮系统 ... 131
8.2 车辆监造 ... 132
8.2.1 监造目标 ... 132
8.2.2 监造依据 ... 133
8.2.3 监造内容及流程 ... 133
8.2.4 监造工作方法 ... 135
8.2.5 质量控制重点及基本要求 ... 136
8.2.6 主要部件试验与检验 ... 137
8.2.7 车辆试验与检验 ... 139
8.2.8 监造常见问题 ... 140
8.3 车辆调试 ... 144
8.3.1 试验大纲 ... 144
8.3.2 试验验收 ... 144
8.3.3 试验报告 ... 144

    8.3.4　试验项目及标准 ·················· 145
    8.3.5　型式试验及例行试验 ·············· 145
    8.3.6　试验项目 ···························· 146
  8.4　车辆设计优化建议 ························ 153

第9章　磁浮工程车辆 ··························· 155
  9.1　牵引维护车 ································ 157
  9.2　特种作业车 ································ 163
  9.3　综合检测车 ································ 166
  9.4　智能巡检车 ································ 174
  9.5　磁浮工程车的运用 ························ 176

第10章　供电系统 ······························· 181
  10.1　系统设计 ·································· 183
    10.1.1　设计范围 ··························· 183
    10.1.2　主要设计原则 ···················· 183
    10.1.3　系统构成及功能 ················· 185
    10.1.4　系统方案 ··························· 185
    10.1.5　系统运行方式 ···················· 187
    10.1.6　制动能量吸收装置设置方案 ··· 189
    10.1.7　系统防雷和过电压保护 ········ 189
    10.1.8　继电保护和自动装置 ··········· 190
    10.1.9　接地系统 ··························· 191
    10.1.10　接触轨系统 ······················ 191
  10.2　设备制造与安装 ························· 199
    10.2.1　10 kV GIS 开关柜 ················ 199
    10.2.2　DC 1 500 V 开关柜 ·············· 208
    10.2.3　整流变压器 ······················· 223
    10.2.4　整流器 ······························ 225
    10.2.5　接触轨系统 ······················· 229
  10.3　设备系统调试与试验 ··················· 236

第11章　信号系统 ······························· 243
  11.1　系统设计 ·································· 245
    11.1.1　工程范围 ··························· 245
    11.1.2　工程现场条件 ···················· 245
    11.1.3　系统概述 ··························· 245
    11.1.4　系统结构及功能 ················· 247

		11.1.5 系统工作原理	254
		11.1.6 系统运行模式	266
		11.1.7 系统主要技术参数	268
		11.1.8 接口	269
	11.2	设备制造与安装	271
	11.3	设备系统调试与试验	273
第12章	通信系统		275
	12.1	系统设计范围	277
	12.2	系统设计方案	277
第13章	常规机电设备		289
	13.1	站台门	291
		13.1.1 系统设计	291
		13.1.2 设备制造与安装	293
		13.1.3 设备系统调试与试验	295
	13.2	自动扶梯、自动人行道及垂直电梯	296
		13.2.1 系统设计	296
		13.2.2 设备制造与安装	300
		13.2.3 设备系统调试与试验	304
	13.3	低压配电及照明系统	305
		13.3.1 系统设计	305
		13.3.2 设备制造与安装	308
		13.3.3 设备系统调试与试验	310
	13.4	通风及空调系统	312
		13.4.1 系统设计	312
		13.4.2 设备制造与安装	314
		13.4.3 设备系统调试与试验	323
第14章	自动化		325
	14.1	门禁系统	327
		14.1.1 系统设计	327
		14.1.2 设备选型	328
	14.2	火灾自动报警系统	330
		14.2.1 系统设计	330
		14.2.2 设备选型	331
	14.3	环境与设备监控系统	335
		14.3.1 系统设计	335

　　　　14.3.2　设备选型 ··· 336

第 15 章　给排水及消防系统 ··· 339
　15.1　系统设计 ·· 341
　15.2　设备制造与安装 ·· 343
　15.3　设备系统调试与试验 ··· 345

第 16 章　自动售检票系统 ·· 349
　16.1　系统设计 ·· 351
　　16.1.1　系统概述 ··· 351
　　16.1.2　工程设计 ··· 351
　　16.1.3　AFC 系统构成 ··· 352
　　16.1.4　系统功能设计 ·· 353
　16.2　设备系统调试与试验 ··· 355

第 17 章　车辆及机电设备新技术 ··· 357
　17.1　车辆新技术 ·· 359
　17.2　机电设备新技术 ·· 362
　　17.2.1　信号系统测速定位技术 ··· 362
　　17.2.2　接触轨系统设备新技术 ··· 363

第 18 章　系统联调 ··· 367
　18.1　联调联试目的 ·· 369
　18.2　联调基本条件 ·· 369
　18.3　联调组织架构 ·· 370
　18.4　联调计划安排原则 ··· 371
　18.5　联调测试项目 ·· 372
　18.6　项目测试内容 ·· 375
　18.7　系统联调结果 ·· 379
　18.8　联调问题分析 ·· 382

第 19 章　试运营评审 ··· 385
　19.1　试运营准备情况 ·· 388
　19.2　试运营评审结论 ·· 391

第1章

概　述

第1章

1.1　项目建设背景

2011年1月,由中国南车株洲电力机车有限公司牵头,中铁二院、西南交通大学、同济大学、南车电气、南车电机六方共同签署了战略合作框架协议,从此全面启动了中低速磁浮交通项目的建设。

2012年1月20日,由中国南车自主研发、首台可投入商业运营的中低速磁浮车辆在中国南车株洲电力机车有限公司正式下线。同年8月10日,中低速磁浮交通试验线全线开通试运行,标志着我国中低速磁浮交通装备制造及科技创新能力步入了世界前列。

中低速磁浮交通与城市轨道交通相比,无论从技术的先进性、乘客的舒适性、安全性、经济性、节能环保性等方面都具有较强的竞争力。随着近几年车辆悬浮控制、轨道、道岔、信号等核心技术工程化的突破,我国中低速磁浮研发的技术成果已具备进行工程化、商业化的条件。

长沙作为湖南省省会城市,位于我国中南部的长江以南地区,是三大板块——长三角、珠三角、京津冀地区的衔接点,发挥着承东启西、连南接北的重要枢纽作用。长沙南站是我国两条骨干客运专线沪昆高铁与武广高铁的交会站,是全国性交通枢纽,为承接东部与南部沿海的产业转移创造更好的"硬件"。航空是长沙立体交通中必不可少的支点,长沙黄花国际机场旅客吞吐量居中部地区第一。国铁和航空旅客增长迅速,亟需一条连接机场和长沙南站的交通线路将两大枢纽连接起来,为乘客提供安全、快捷、舒适的交通出行方式。在长沙南站至黄花国际机场选择修建中低速磁浮交通,将实现长沙两大重要交通节点的"无缝衔接",提升客流服务质量和长沙的形象,同时也为湖南带来新兴产业的发展。

1.2　项目基本概况

1.2.1　线路设置

长沙磁浮快线起于磁浮高铁站,止于磁浮机场站。磁浮线路在磁浮高铁站东广场北侧引出，向东沿劳动东路南侧走行，跨浏阳河后走行至劳动东路中央分割带，沿劳动东路向东至黄兴大道交叉前转向北，设磁浮榔梨站后下穿沪昆客专，之后线路沿黄兴大道中行至机场高速，向东上跨黄兴大道东半幅车道后沿机场高速公路南侧走行，过收费站后向北上跨机场高速公路，沿机场大道西侧走行 0.5 km 后再向东上跨机场大道后垂直接入 T1、T2 航站楼间连廊，线路长 18.55 km。全线设磁浮高铁站、磁浮榔梨站、磁浮机场站三个车站，均为高架站。全线采用一个交路、正线双线运行模式，磁浮高铁站、磁浮机场站两端点站均采用单线模式，站前折返。

1.2.2 工程规模

1）土建工程

（1）磁浮高铁站。磁浮高铁站是长沙磁浮快线的起始站，车站位于长沙南站东站房的北侧，呈东西向布置，站房与长沙南站的出站平台及落客高架平台相接。

（2）磁浮榔梨站。磁浮榔梨站是长沙磁浮快线中间站，车站位于长沙县榔梨镇南端、黄兴大道与劳动东路交叉口，场地南侧为劳动东路，东侧为黄兴大道，北侧有沪昆高铁线横穿而过，磁浮榔梨站出站后即下穿沪昆高铁线。

（3）磁浮机场站。磁浮机场站是长沙磁浮快线的终点站，车站位于黄花国际机场 T1 与 T2 航站楼之间，垂直于 T1 与 T2 航站楼连廊，呈东西向布置，站房与 T1 与 T2 之间的连廊相接。

（4）车辆段。磁浮车辆段位于长沙市雨花区、京广高铁路线以东、劳动东路和曲塘路之间。车辆段作为长沙磁浮快线的后勤保障基地，设置了车辆停放、车辆检修、车辆清洗、工区维修、材料存放、后勤服务、办公、管理及车辆调度等多种功能，内设综合检修库、附属楼、洗车机库及污水处理站、牵引变电所、材料棚、门卫室等建筑。

（5）牵引变电所。长沙磁浮快线共设置 7 座牵引变电所，其中 3 座位于车站内部，1 座建于车辆段内。另外 3 座设置于区间，分别命名为区间变电所一、区间变电所二和区间变电所三。

（6）城市航站楼。长沙磁浮快线城市航站楼位于磁浮高铁站东侧，为地上一层设计。旅客在磁浮高铁站内即可办理航班值机和行李托运，为旅客提供更加便捷、优质的无缝换乘通道。

2）机电设备系统

（1）车辆。长沙磁浮快线共计配属中低速磁浮列车 7 列，列车采用 3 辆编组，最高运行速度 100 km/h，采用 DC 1 500 V 接触轨供电。

（2）供电。供电系统包括外部电源系统、开闭所、中压供电网络、牵引供电系统、动力照明供电系统、电力监控系统。采用分散式供电方式，由地方电网变电站馈出 10 kV 进线电源，并经 10 kV 中压网络向沿线的牵引变电所供电。牵引供电制式采用在走行梁两侧绝缘敷设的 DC 1 500 V 正极轨授电、负极轨回流方式。

(3) 通信。通信系统由专用通信及公安通信两个相对独立的系统组成。专用通信系统由传输、无线通信、公务通信、专用电话、视频监视、广播、时钟、乘客信息显示、电源、集中网管、计算机网络等子系统组成。公安通信系统主要由视频监视、计算机网络及有线专用电话等子系统组成。

(4) 信号。信号系统由正线及车辆段两部分构成。正线信号系统配置列车自动监控子系统(ATS)、计算机联锁子系统(CI)、列车超速防护子系统(ATP);车辆段信号系统独立配置计算机联锁系统。

(5) 道岔。长沙磁浮快线道岔结构形式为三段定心式道岔,驱动采用曲柄摆杆结构机构。其工作原理为曲柄驱动装置安装于道岔梁中心轴线的基础上,主梁侧面装有导槽,通过电机驱动曲柄来拨动导槽实现道岔的转撤,转撤完成后通过锁定装置进行精确定位并锁定道岔。

(6) F轨。F轨是承受磁浮车辆悬浮力、导向力及牵引力的基础构件,是轨道结构最重要的部件。除传统钢轨具有的承受和传递列车重力、导向力、牵引力和制动力的功能外,还应与车上安装的电磁铁、直线感应电机和传感器构成电磁回路,实现悬浮、导向,以及牵引、制动及悬浮间隙测量的功能。

(7) 通风空调。集中空调冷热源采用屋顶式风冷热泵机组,专业设备机房采用多联空调系统。消防泵房、会议室、卫生间、开水间及信号材料室设机械排风、自然补风;无外窗的检修室等设机械送排风。

(8) 给排水与消防。采用城市自来水管网供水,生产、生活和消防用水共用水源。各种污水、废水分类集中处理,就近排放到城市管网。消防采用消火栓和自动喷水系统;对于重要的电气设备用房,设置独立的气体灭火系统。

(9) 火灾报警及环境与设备监控系统。火灾报警及环境与设备监控系统采用中心、车站两级管理,中心、车站、就地三级控制的监控管理模式;通过通信提供的传输通道组建骨干网,在控制中心设置全线的消防控制中心。

(10) 自动售检票系统。自动售检票系统采用非接触IC卡作为单程票、储值票的全封闭式的票务管理系统,与长沙既有线网制式保持一致。本线接入长沙市线网清分中心,系统设备可满足长沙市轨道交通线网内无障碍换乘及与长沙市公交"一卡通"的兼容条件,实现各轨道交通线路之间和与城市公交卡之间的一卡通用。

(11) 安防及门禁系统。安防及门禁系统由车站和车辆段两部分构成。车站安防系统主要由门禁、紧急告警和可视对讲系统构成,车辆段安防系统主要由电视监控、门禁、防盗报警、电子围墙、电子巡更和停车场管理系统构成。

(12) 电扶梯、站台门。在车站出入口、站厅至站台间设置了自动扶梯和自动人行道。在车站内设置无障碍垂直电梯方便残障人士及携带大件行李旅客出行。自动扶梯、自动人行道均采用变频启动和节能模式设计。车站站台采用的站台门系统主要由控制系统、固定门、滑动门等部分组成。

1.3　项目效益分析

湖南省委省政府、长沙市委市政府为实现磁浮交通商业化、产业化,在"星城"长沙建造了我省自主创新的"首台套"重点工程、践行"一带一路"的重点项目——长沙磁浮快线。作为我国首条拥有完全自主知识产权的磁浮商业运营示范线,长沙磁浮快线在建设期间保证了车、轨、梁、接触轨四者位置关系的高精度匹配,解决了大跨度梁设计施工、线路沉降控制、轨排道岔规模化建造等问题,并攻克了F轨规模化生产技术难题,全面掌握了中低速磁浮交通的"轨排、车辆、接触轨、悬浮控制、定位测速"等关键核心技术,使我国实现了磁浮技术从研发到应用的全覆盖,成为世界上少数几个掌握该项技术的国家之一,成功助推了"中国制造"向"中国智造"转变。

2016年5月6日,长沙磁浮快线开通试运营,成为全球最长的中低速磁浮商业运营线,意味着我国多年的磁浮研究真正实现了从实验室到商业运营的成功转化。时至今日,长沙磁浮快线已被各界评价为建设富饶美丽幸福新湖南的"超级工程"和空铁联运的"超级枢纽"。近年来,随着磁浮城市航站楼启用、线路完成提速"升级",长沙磁浮快线的"空铁联运"效应进一步强化;同时作为民生工程的重大科技成果,长沙磁浮快线始终以助推磁浮事业发展为己任,助力磁浮东延线建设,举办了"磁浮科技体验营",接待了国内外各地考察调研,积极参与行业交流,承接了多项培训咨询,让磁浮技术真正改善人民生活、增进人民福祉、实现人民期盼。长沙磁浮快线还带来了如下效益。

1) 促进磁浮产业链的发展

在设备制造选型方面采用国内产品,降低设备购置费用。在方便维修、降低运营成本的同时,还推动了磁浮产业的发展,拉动了内需,促进了经济发展,增加了国家税收和国内就业。经过多年的科研积累,我国中低速磁浮交通系统已基本实现100%国产化。在我国轨道交通需求日益增长的背景下,中低速磁浮交通系统如能得到广泛应用,除了能产生良好的经济和社会效益外,还将形成一个新的产业链,给国民经济带来新的增长点。

2) 打造空铁一体化综合交通枢纽

长沙磁浮快线是湖南省构建国家中部空铁一体化综合交通枢纽、促进世界磁浮技术发展和实现磁浮技术工程化、产业化的重大自主创新项目,也是我国首条完全拥有自主知识产权的磁浮商业运营示范线路。磁浮技术作为一项新兴产业,运用于空铁客流集中运送,成为长沙市轨道交通网络的重要组成部分。本线的建成为机场客流到市区及地州市高铁客流到机场提供了高速、高效、舒适、安全的轨道交通出行方式,同时加快了湖南省国民经济和社会发展,提升了板块区域价值。

3) 乘车环境更加安全、快捷、舒适

长沙磁浮快线是全封闭式轨道交通系统,其事故损失率很低,较沿线的大巴,提供的乘车环境更加安全、快捷、舒适。2016年5月6日开通试运营以来,截至2021年4月底,共运送旅客约1 887.66万乘次。长沙磁浮快线的最高日均客流更是达到了1.8万乘次。运营单位不断根据实际情况采取相应措施,缩短行车间隔,增加发车频次,以满足日益增长的客流需求。

4) 低噪声

根据国家标准,距城市轨道中心线30 m处的噪声极限值为70 dB(相当于正常说话音量),而长沙磁浮快线在距轨道中心5 m处的噪声测试平均值仅为66 dB,磁浮列车在开阔空间行驶没有地下行驶的封闭感,直观安全感好,能给乘客带来良好的视觉感受。同时,磁浮列车的低噪声也大大提高了舒适度,进一步控制了城市路面噪声对市民的影响,以绿色发展推动"资源节约型社会、环境友好型社会"建设。

5) 投资省

地铁造价每千米6～8亿元,轻轨造价每千米2～3亿元,长沙磁浮快线综合造价(不含征地拆迁)为1.95亿元/km。采用中低速磁浮系统可减轻政府基础设施的财政负担,节省的资金可用于建设更多的城市基础设施,或者用于改善民生,创造更多的社会效益。

6) 适应强、占地少、拆迁量少

中低速磁浮列车最小转弯半径为50 m,最大爬坡能力为70‰,相比传统轮轨交通可以更好地绕开建筑物、障碍物,选线灵活。线路主要选择城市道路绿化带或高速公路林带路,由高架敷设,磁浮线路灵活行走在市政道路中间、高速公路旁侧,自由地下穿或上跨高铁及高速,可大幅度减少拆迁工程量,既可减少拆迁费用,更重要的是可显著减少因拆迁引起的社会稳定问题。

7) 检修维护量少、设备寿命长、维护成本低

长沙磁浮快线具有维修里程长、维护成本低的优点。长沙磁浮快线采用"精益修"模式,每个修程的里程标准为8 000～9 000 km(地铁双周检5 000 km),架修里程为140万km(地铁为60万km)。磨耗件较少,无轮对、轴承的磨耗,无须镟轮;列车悬浮运行,无刚性冲击,间接延长了关键电子部件及部分机械部件的使用寿命,降低维护成本。磁浮车辆悬浮使得列车运行过程中未与轨排接触,避免了传统轨道易出现的设备接触性磨损,无须打磨维护和相应的打磨工装,故检修维护量少、设备寿命长、维护成本低。

1.4　主要建设节点

长沙磁浮快线主要建设节点如下：

(1) 2014 年 4 月 30 日，工程可行性研究报告获湖南省发改委批复。

(2) 2014 年 5 月 16 日，长沙磁浮快线工程开工。

(3) 2015 年 10 月 5 日，长沙磁浮快线实现全线"梁通"。

(4) 2015 年 10 月 16 日，长沙磁浮快线实现全线"轨通"。

(5) 2015 年 12 月 1 日，磁浮机场站受电成功，顺利实现全线"电通"。

(6) 2015 年 12 月 2 日，首列磁浮列车驶入磁浮机场站，顺利实现全线"车通"，并启动综合联调。

(7) 2015 年 12 月 26 日，长沙磁浮快线试运行启动。

(8) 2015 年 12 月 31 日，组织了"中低速磁浮列车成套技术工程化与高可靠运营示范"科技重大专项启动会。

(9) 2016 年 3 月 17 日，综合联调项全部完成，总包单位提交最终综合联调报告。

(10) 2016 年 3 月 17—20 日，长沙磁浮快线开展试运营条件评审。

(11) 2016 年 5 月 4 日，湖南省交通运输厅批复同意长沙磁浮快线开通试运营。

(12) 2016 年 5 月 6 日，长沙磁浮快线开通试运营。

(13) 2016 年 12 月 28 日，长沙磁浮快线城市值机系统通过竣工验收。

第 2 章

总体设计

第 2 章

2.1　主要设计原则

长沙磁浮快线的设计以《国务院办公厅关于加强城市快速轨道交通建设管理的通知》（国办发〔2003〕81号）提出的"城轨交通建设必须坚持经济、实用、安全的原则"为主要基本原则，以城市总体规划和快速轨道交通线网规划为依据，以缓解城市交通的紧张状况、提高城市公共交通体系的运营服务水平和改善投资环境，促进城市经济发展为目的，以长沙市轨道交通集团的"安全地铁、精品地铁、绿色地铁、经营地铁、人文地铁"的发展理念为指引，达到"投资省、效率高"的目标。总体设计参考以下主要设计原则：

（1）设计年度。初期2019年，近期2026年，远期2041年。

（2）行车组织。按长沙南站至黄花国际机场全线统筹组织设计。

（3）线路走向。线路走向和站点设置及线路敷设方式均与城市总体规划相协调，符合本市轨道交通线网规划的要求，并结合线路沿线的自然、建设条件合理确定线站位。

（4）以车辆外形轮廓尺寸为基础，依据轨道的条件确定车辆限界和设备限界，并通过设备（含电缆支架等）的合理布置，依据运营条件确定建筑限界，确保列车安全运行。

（5）车站规模。依据远期客流，以满足交通功能为目标，充分体现"以人为本"的设计理念，为乘客提供便捷的乘车条件，努力降低工程投资。

（6）轨道结构应坚固、稳定、耐久、维修方便，并能满足绝缘、减振、降噪要求。

（7）设计技术合理、节能、先进，并符合国家有关规定、规范、标准。设备的选型及运行产生的噪声、振动等满足环保的要求。

（8）线路的走向应符合城市总体规划、地理环境、地形条件、线路所经区域特征等情况，以及行车安全、消防、减振、降噪、景观、节能减排和居民隐私等相关要求。

（9）线路的平面位置和高程及敷设方式应根据城市现状与规划的道路、地面建筑物、管线和其他构筑物、文物古迹保护要求、环境与景观、地形与地貌、工程地质与水文地质条件、采用的结构类型与施工方法及运营要求等因素。

（10）车站应设置在主要客流集散点、各类交通枢纽及轨道交通的换乘点等。

2.2 与城市规划的关系

2.2.1 线路功能定位

根据国家发改委 2013 年 4 月出台的《促进综合交通枢纽发展的指导意见》,提出"十二五"期间我国需基本建成 42 个全国性综合交通枢纽,其中长沙与北京、上海、广州等城市一同入选。长沙,地处中国的中部,连南接北,承东启西,是具有比较明显优势的区位,交通地位也是逐步提升。一方面,长沙南站是我国两条骨干客运专线沪昆与武广的交汇站,其支撑的高速客运交通网络将北至北京、南抵深圳、西达昆明、东至上海,是全国性铁路交通枢纽;另一方面,为承接东部与南部沿海的产业转移创造更好的"硬件",航空是长沙立体交通中必不可少的支点,近年来长沙黄花国际机场旅客吞吐量居中部地区第一,是中部地区的人员往来、物流集散、中转服务等综合功能服务集散地。

长沙磁浮快线的建设将实现长沙南站和机场这两大重要交通节点的"无缝衔接",对提升客流服务质量、改善城市形象、增强长沙综合交通枢纽辐射带动具有积极作用,是长沙打造中部综合交通枢纽的重要配套项目。本线路的功能定位为服务于长沙南站至黄花国际机场客流运输,同时兼顾长沙至浏阳间城际功能的城市快速轨道交通,并从以下两个方面发挥着重要优势。

1) 空铁联运的快速骨干客运交通线路

长沙位于我国中南部的长江以南地区,是三大板块长三角、珠三角、京津冀地区的衔接点,发挥着承东启西、连南接北的重要枢纽作用,特别是随着武广高铁建成通车、沪昆高铁开建,东西、南北交通走廊将交汇于长沙。随着长沙市及长株潭经济圈经济健康快速的发展,长沙同国内各地区乃至国外城市间的交流也日益频繁,作为区域内重要的交通枢纽,黄花国际机场的吞吐量也逐年攀升,而作为武广高铁与沪昆高铁两条客运专线交汇站的长沙南站,也将成为区域对外交流的重要客流节点。与机场和长沙南站间其他交通方式相比,长沙磁浮快线具有安全、速度快和输送能力大等特点,本项目将成为沟通黄花国际机场和长沙南站的大能力快速骨干交通线路。

2) 长沙市轨道交通网络和长株潭城际轨道网的重要组成部分

长沙市轨道交通线网总体布局为米字形构架,呈中心轴带放射形态,共包括 12 条线路,总规模约 456 km。随着长沙市轨道交通网的建设,未来区域内将形成以高标准、快速轨道系统联系的城市轨道交通网络体系,进而改善城市交通结构,缓解城市交通压力。本线衔接高铁枢纽站、长沙县与黄花国际机场,未来将承担空港集疏运客流及沿线市域的旅客交流。长沙市轨道交通线网中的 11 号线同样覆盖了长沙南站和黄花国际机场两个重要交通节点,其设站较为密集,旅行时间相对较长,主要承担长沙市东南组团沿线间的交流及 T3、T4 陆侧客流的集疏运;轨道交通 6 号线主要承担城市北部片区同机场的交流,重点解决的是城市内的通勤、通学出行。本项目则除了承担长沙市区同机场间的快速客运交流外,还承担长沙至浏阳市间的城际客运量,是长沙市轨道交通网络和长株潭城际轨道网中长浏城际的重要组成部分。

2.2.2 线站位选择

长沙磁浮快线位于长沙市东南部,经过长沙市雨花区和长沙县(㮾梨镇、黄兴镇、黄花镇)两个行政区,涉及多个乡镇。工程线路起于长沙南站,北行后折向东,沿劳动路中央分隔带东行,至 7.1 km 处跨劳动路沿黄兴大道中央分隔带北行,在黄兴大道与机场高速口折向东,沿机场高速南侧东行,过机场收费站后上跨机场高速公路进入黄花国际机场,在 T1、T2 航站楼之间设磁浮机场站,正线全长 18.55 km,共设高架车站 3 座。新建车辆综合基地一处,位于长沙南站以北、劳动东路南侧;新建 7 座牵引降压变电所,分别位于各车站内和线路区间。其中项目前期对于线路有两大系列方案,对于站点也有多种摆放考虑,最终经过多方论证、比选,形成现行方案,具体选择情况如下。

1) 线路选择

线路选择有起点设在长沙南站西广场或东广场两大系列方案。其中起点设在西广场方案车站设于既有长沙南站西广场北,线路自车站引出后,沿潭白北路向北走行至机场高速南侧,转而向东先后上跨武广高铁、机场高速后,沿机场高速公路北侧走行至长沙县七中南侧设磁浮㮾梨站,出站后继续向东,上跨长沙大道后接入 T1、T2 航站楼间连廊,设磁浮机场站。但最终由于该方案不仅多次穿越了高压电线,而且与三条高压走廊冲突,须迁改高压铁塔 15 座,同时西广场方案行走在城市的物流仓库集中区,厂房、仓库、平房密集,拆迁量大。经研究后,西广场方案可行性差而予以放弃,从而选择东广场方案。

2) 磁浮高铁站站位选择

本次东广场设站方案考虑平行站房设置和垂直站房设置两个方案。其中垂直站房设置根据出站后线路走向方案可选择在地铁 2、4 号线北侧和南侧,其性质基本相同,与东广场的衔接和与高铁、地铁的交通疏解效果基本一致,只是根据出站后线路走向不同有侧重地选择南侧或北侧。结合区域内地形条件、城市远景用地布局规划等,线路方案平行站房设置方案研究了沿沪昆高铁方案和沿劳动路方案,垂直站房设置研究了沿劳动路方案和沿中轴大道方案。最终由于平行站房沿沪昆高铁方案在毛家里附近、浏阳河北侧与沪昆高铁南侧间的走廊带十分狭窄,线路无法通过,垂直站房沿劳动路方案线形极差且压覆河堤,垂直站房沿中轴大道方案对会展产生切割影响,十分不利,此次磁浮高铁站站位选择推荐平行站房沿劳动路方案,即沪昆东广场北侧铁路站房与进出场匝道之间平行站房设站,后沿劳动路南侧、黄兴大道西侧至机场高速南侧方案。

3）磁浮榔梨站站位选择

本次磁浮榔梨站站位方案研究了在沪昆客专北侧和沪昆客专南侧设站两个方案。最终由于沪昆客专南侧设站有利于带动劳动路和黄兴大道南段土地开发和价值提升,最终选择此方案。

4）磁浮机场站站位选择

本次磁浮机场站站位方案根据地形条件、机场规划和既有机场布局情况,研究了线路从机场T2航站楼南侧、中部、北侧引入三个方案。其中南侧方案为磁浮机场站设于黄花国际机场T2航站楼南侧,站房平行于高架桥设置于国际出发与高架桥之间,线路提前由机场高速北侧跨至南侧,后转向东南,绕过机场管理处后于T2航站楼南引桥附近设站。中部方案为线路跨过机场高速及其圆形景观绿化带后在正对T2航站楼前停车场设站。北侧方案为线路沿机场高速公路北侧走行,后向北沿临空一号景观绿化带外围再向东小角度相继跨过长沙大道及机场大道,至T1、T2航站楼之间,在建空管塔台北侧约50 m机场连廊1期工程终点处设站,该站与航站楼垂直。最终由于北侧设站方案与机场的规划衔接最好、换乘最便捷、投资较省,并经征求机场集团意见,其同意北侧设站方案,故本次推荐采用北侧设站方案。

长沙磁浮快线的线站位选择需全面从项目建设的经济性、美观性和攻克工程难点出发,在实用的基础上突出磁浮具有美观、半径小、坡度大、噪声小、对环境的适应性好等特点。以上简要描述了主要的线站位选择,另外还有很多有意思的局部比较方案也体现了项目建设的严谨性和科学性,由于篇幅原因就不一一描述了。最终还是希望读者能亲自乘坐长沙磁浮快线,真实体验长沙磁浮快线的技术特点,发现更多线站位选择的"小心机"和"大聪明"。

2.3 主要技术标准

长沙磁浮快线的走向是根据城市总体规划、地理环境、地形条件、线路所经区域特征等情况,以及行车安全、消防、减振、降噪、景观、节能减排和居民隐私等相关要求,经综合比较后确定的。

线路的平面位置和高程及敷设方式根据城市现状与规划的道路、地面建筑物、管线和其他构筑物、文物古迹保护要求、环境与景观、地形与地貌、工程地质与水文地质条件、采用的结构类型与施工方法及运营要求等因素,经技术经济综合比较后确定的。始发车站设置在客流集散点、各类交通枢纽及轨道交通的换乘点——黄花国际机场和长沙南站。

1）线路

（1）正线数目：双线。

（2）线间距：4.4 m。

（3）线路平面曲线半径根据线路性质、行车速度、工程难易程度，并结合周边环境因地制宜地合理选用。长沙磁浮快线线路平面的曲线半径属于一般情况，故数值选取参考表 2-1 规定的数值。

表 2-1 平面曲线半径　　　　　　　　　　　　　　　　单位：m

线　路	一　般　情　况	困　难　情　况
正　线	150	100
辅助线	100	75
车场线	75	50

（4）线路平面圆曲线与直线之间根据曲线半径、横坡设置及设计速度等因素设置缓和曲线，缓和曲线线形采用三次抛物线形，其长度参考采用表 2-2 数值。

表 2-2 缓和曲线长度　　　　　　　　　　　　　　　　单位：m

曲线半径 R/m	设计速度 $V/(\text{km}\cdot\text{h}^{-1})$															
	120	110	100	95	90	85	80	75	70	65	60	55	50	45	40	35	30
5 500	25	20	20	20	20	20	20	20	20	20	20	20	20	20	20	20	20
5 000	30	25	20	20	20	20	20	20	20	20	20	20	20	20	20	20	20
4 500	30	25	20	20	20	20	20	20	20	20	20	20	20	20	20	20	20
4 000	35	30	20	20	20	20	20	20	20	20	20	20	20	20	20	20	20
3 500	40	30	25	20	20	20	20	20	20	20	20	20	20	20	20	20	20
3 000	45	35	30	25	20	20	20	20	20	20	20	20	20	20	20	20	20
2 500	55	45	35	30	25	20	20	20	20	20	20	20	20	20	20	20	20
2 000	70	55	40	35	30	25	20	20	20	20	20	20	20	20	20	20	20
1 500	90	70	55	45	40	35	30	25	20	20	20	20	20	20	20	20	20
1 200	115	90	65	60	50	40	35	30	25	20	20	20	20	20	20	20	20
1 000	125	110	80	70	60	50	40	35	30	25	20	20	20	20	20	20	20
800	125	115	100	85	75	60	50	45	35	30	25	20	20	20	20	20	20
700		125	105	95	85	70	60	50	40	35	25	20	20	20	20	20	20
650		115	105	100	90	75	65	55	45	35	30	20	20	20	20	20	20

续表

曲线半径 R/m	设计速度 V/(km·h^{-1})														
	120	110	100	95	90	85	80	75	70	65	60	55	50	45	40	35	30
600			105	100	95	80	70	55	45	40	20	20	20	20	20	20	20
550			105	100	95	90	75	60	50	40	20	20	20	20	20	20	20
500				100	95	90	80	70	55	45	20	20	20	20	20	20	20
450				100	95	90	85	75	60	50	40	30	25	20	20	20	20
400					90	85	80	70	55	45	35	25	20	20	20	20	20
350						85	80	75	65	50	40	30	25	20	20	20	20
300								75	70	60	45	35	30	20	20	20	20
250								70	65	55	40	30	25	20	20
200										65	60	50	40	30	25	20
150												55	50	40	35	25
100													50	45	35

(5) 道岔后的连接曲线半径不小于道岔导曲线半径,并布设缓和曲线。

(6) 正线及辅助线上圆曲线最小长度、两相邻曲线之间的夹直线长度不小于 25 m,最小应不小于一节车辆长度。

(7) 车站站台计算长度段的线路设在直线上。

(8) 道岔靠近车站设置,道岔垛梁端部距站台计算长度端部的距离不小于 5 m。

(9) 道岔设在直线上,道岔垛梁端部距平曲线起点距离,正线不小于 20 m,车场线不宜小于 5 m。

(10) 地面和高架桥上的车站站台计算长度段线路设在平坡上,其坡度不大于 3‰。

2) 轨道

(1) 轨距:1 860 mm。

(2) 轨道结构具有足够的强度、稳定性、耐久性和适量弹性,确保列车安全、平稳、快速运行和乘客舒适。

(3) 轨道结构采用成熟、先进的技术和施工工艺。

(4) 轨道结构型式为 F 形,在满足轨道功能的前提下,便于养护维修。

(5) 轨道结构制作及安装有足够的精度,以满足车辆平稳、快速运行及乘客舒适。

(6) 轨道设计与磁浮车辆及运输需求相适应。

3) 行车组织

(1) 主要设计标准有《城市轨道交通工程项目建设标准》(建标 104—2008)、《城市轨道交通技术规范》(GB 50490—2009)。

(2) 列车编组:初、近、远期均采用 3 辆编组。

(3) 系统最大设计能力为 20 对/h。

4) 车辆

(1) 最高运行速度：100 km/h。

(2) 外形尺寸：每列车长 48.28 m(车钩至车钩)，宽 2.8 m，高 3.7 m。

(3) 牵引供电：DC 1 500 V 接触轨供电。

(4) 最小行车间隔：3 min。

5) 车站(高架站)

(1) 站厅层：公共区地坪装修层厚度 150 mm；公共区装修后净高高度不小于 3 000 mm。

(2) 站台层。

① 站台计算长度按远期 3 辆编组设计取整为 50 m，高架站站台设置安全门。

② 站台最小宽度：侧式站台(垂直于侧站台开通道口)的侧站台不小于 3 500 mm。

(3) 楼梯与自动扶梯、电梯。

① 车站内公共区楼梯每个梯段的踏步级数(n)为 3~18 级。

② 楼梯宽度：单向客流楼梯净宽不小于 1 800 mm；双向客流楼梯净宽不小于 2 400 mm；与上下行扶梯并列设置的楼梯宽度不小于 1 500 mm；消防专用楼梯宽度不小于 1 200 mm；站台至轨行区的工作梯(兼疏散梯)宽度不小于 1 200 mm。

③ 楼梯台阶面至上部障碍物的最小高度不小于 2 300 mm。

④ 管理、设备区(管理用房较多一端)内设一座净宽不小于 1 200 mm 的工作人员专用楼梯。

⑤ 自动扶梯的倾角为 30°，有效净宽按 1 000 mm 计算。

⑥ 车站内站台到站厅高差大于 6 m，设上、下行自动扶梯。

⑦ 站厅至站台设置一部电梯，每个车站至少有一个出入口设无障碍电梯，清客站台考虑设置轮椅牵引机。

(4) 车站疏散能力。车站设计满足在高峰小时发生事故灾害时的紧急疏散，能在 6 min 内将一列进站列车的预测最大载客量及站台上的候车乘客全部撤离站台的要求。

6) 通风空调

(1) 室外空气计算参数：空调室外计算干球温度 35.8℃；空调室外计算湿球温度 27.7℃；夏季通风室外计算温度 32.9℃；冬季通风室外计算温度 4.6℃。

(2) 室内空气计算参数参照《地铁设计规范》(GB 50157—2013)的要求执行。

(3) 人员新风量标准。设备及管理用房空调计算人员新风量按 30 m³/h 计。

(4) 风速标准：主风管风速不大于 8 m/s；分支风管风速 5~6 m/s；送、排风口风速 2~5 m/s；自然引风口风速 1.2~2.5 m/s。

(5) 噪声标准：设备及管理用房噪声不大于 60 dB(A)；通风空调设备传至室外的噪声符合《声环境质量标准》(GB 3096—2008)的要求。

7）通信

（1）通信系统设计应贯彻安全可靠、经济实用、以人为本的指导思想。

（2）长沙磁浮快线通信系统是一个由专用通信、公安通信组成的综合通信系统，系统的组网应尽量实现各线相同系统、相关系统间的设备、信息、管线、孔洞、接地及设备用房的共享并预留一定的接入条件。

（3）根据长沙磁浮快线的特点，系统设计重点考虑通信无线装置与火车站、机场的电磁兼容，需引入铁路列车和机场航班信息的显示，同时对磁浮道岔和区间特殊地段应增设摄像机监视。

8）信号

（1）信号系统具有中心、车站级自动/手动两种控制模式，具有良好的电磁抗干扰性及兼容性，在磁浮系统所产生的电磁环境和本工程现场环境下，信号系统应安全可靠地正常工作。

（2）凡涉及行车安全的设备必须满足"故障-安全"原则。系统导向危险侧安全性指标不大于 $10^{-9}/h$。

（3）全线按双线右侧运行设计。信号系统的间隔设计满足正线远期行车间隔（180 s）的要求，追踪间隔按 160 s 设计，折返间隔按 180 s 并留有一定余量设计。

（4）主要行车指挥设备的计算机采用双机热备冗余结构，安全设备的计算机系统采用硬件冗余的三取二或二乘二取二的安全型冗余计算机系统。

（5）车载 ATP 系统采用三取二或二乘二取二安全型冗余计算机系统，列车可实现车头车尾测速测距设备的热备冗余。

（6）联锁设备能与磁浮单开和三开道岔转换设备安全接口实现安全、可靠的控制及表示；计轴设备能适应磁浮列车的电磁环境要求，安全、稳定、可靠工作。

（7）全线配置集中监测系统；信号系统设备按每天 24 h 运行考虑，全线所有信号设备室设置 UPS，UPS 电池后备供电时间为 30 min。

（8）道岔监测系统由道岔专业独立设置，各道岔状态信息与微机监测系统互联，实现维修维护信息的集成。

9）牵引变电所

（1）牵引变电所主接线力求简单，运行可靠、灵活，继电保护配置应满足可靠性、选择性、灵敏性和速动性的要求，各级保护应相互协调配合，并力求简单。

（2）牵引变电所房屋净高应满足设备的安装、运营要求，并应满足《火力发电厂与变电站设计防火规范》的防火要求。

（3）牵引变电所设备的操作通道、检修通道、运输通道等设置，应满足相关规程、规范的要求，保证运营维护人员的人身安全。

（4）正线牵引变电所按无人值班、定期巡视方式设计；车辆段牵引变电所按初、近期有人值班，远期无人值班方式设计。

10) 自动售检票系统

(1) 长沙磁浮快线采用计程、计时票价制,全封闭式票务管理。售票采用自动和人工两种方式,检票采用自动方式。

(2) 系统按远期客流规模进行设计,终端设备按近期超高峰小时客流配置,预留远期设备的接入和安装条件。

(3) 系统具备正常、非正常、火灾等多种运行控制模式,满足各种运营需求,在紧急情况下系统能与监视系统、火灾报警系统等实现联动控制。当出现运营异常情况时,AFC 系统应具有中央、车站、AFC 终端三级控制运行功能及紧急情况下的疏散能力。

11) 火灾报警系统

(1) 长沙磁浮快线火灾自动报警系统按两级监控方式设置:第一级为中央级,设置于 OCC;第二级为车站级,作为就地 FAS 消防控制室,设置于车站控制室、车辆段消防控制室。全线消防系统所有的指挥调度权在中央级。

(2) 在各车站,消防广播与车站广播系统合用,系统设火灾紧急广播功能,火灾时可强行转入紧急广播状态;车辆段等相关地面建筑单独设置消防广播。

(3) 火灾自动报警系统具有最高优先权。

(4) 车辆段内的重要设备用房设置气体自动灭火系统保护。

(5) 长沙南站、黄花国际机场通过互设火灾模块和消防电话的方式实现长沙高铁和机场的火警信息互通。

12) 环境与设备监控系统

(1) BAS 系统遵循分散控制、集中管理、资源共享的原则进行设计。

(2) 环境与设备监控系统应为开放性控制系统,设备应采用工业级控制产品。

(3) 与机场、高铁的换乘站 BAS 系统独立设置。

13) 门禁系统

(1) 系统满足 24 h 不间断运行和消防疏散要求。

(2) 门禁系统具有在线、离线、灾害三种工作模式,并可根据不同情况自动转换。

(3) 门禁系统采用本线路 AFC 票卡作为进入授权区域的门禁卡,门禁卡可设置授权等级。

(4) 系统控制器具有断电保护、数据存储(系统参数、黑名单、应用软件、事件记录、票卡信息等)离线独立工作等性能。

(5) 门禁系统能与 FAS 互联,实现联动控制;采用断电释放式的电控锁,并在火灾或紧急情况时统一断电,打开设备管理和通道门。

14) 自动扶梯、电梯

(1) 自动扶梯选用公共交通型重载扶梯;载荷条件为在任何 3 h 间隔内,持续重载时间不少于 1 h,其载荷应达到 100% 的制动载荷(120 kg/梯级),其余 2 h 的载荷为 60% 的制动载荷。

(2) 扶梯类型。在车站内选用室内型扶梯,出入口选用室外型扶梯。

(3) 车站电梯选用额定载重量为 1 000 kg(13 人)的无机房电梯。

(4) 电梯采用无人值守的工作方式;车站内的电梯不具有消防功能,采用二级负荷供电。

(5) 电梯配置应满足残疾人专用要求。

2.4 系统设计规模及运输能力

2.4.1 客流特征分析

1) 设计预测客流量

客流预测成果是行车组织的主要基础资料,各设计年度高峰小时断面客流量和全日断面客流量及分布特征是确定系统规模、列车运行交路、编制列车运行计划的基础。全线客流预测主要数据见表 2-3。

表 2-3 长沙磁浮快线客流预测主要数据汇总

客流指标	初期(2019 年)	近期(2026 年)	远期(2041 年)
全日总客流量/人次	34 755	48 956	75 620
高峰断面客流量/(人次·h^{-1})	1 888	2 676	4 106

2) 设计客流断面流量分析

长沙磁浮快线仅在磁浮高铁站和磁浮机场站两个起终点站间运行,全线中间站仅有一个车站,因此本线无开行小交路列车条件及必要性。分析各年度高峰小时断面客流量作为确定系统各设计年度高峰小时列车开行对数,进而确定系统设计规模。

2.4.2 列车编组与站台长度

列车编组方案直接影响工程投资和建设规模,因此需从各年度的客流大小、输送能力要求、运营组织、车辆段工艺及工程投资等多方面综合研究,优化编组方案,达到缩小土建规模、降低工程投资、节省运营费用、提高服务水平的目的。

1) 编组原则

(1) 满足旅客运输需要,运输能力应有一定的储备。

(2) 充分考虑服务水平变化对旅客带来的影响,服务水平宜逐年提高。

(3) 降低系统运营成本,提高运营效益。

(4) 有利于车辆维修和运营管理,尽量避免列车编组变化引起的车辆改造。

(5) 尽量降低设备系统因列车编组变化引起的扩容和软、硬件更换。

2) 车辆选型

根据客流预测资料显示,各研究年度旺季高峰小时单向最大断面客流量分别是初期 2 201 人/h,近期 2 501 人/h,远期 5 669 人/h。根据前期研究推荐车型,该车型能够满足远期预测客流量的运输需要,而且还为客运量的可能增长留有足够的适应空间。车辆主要技术参数见表 2-4。

表 2-4 本线车辆主要技术参数

序号	参　数	数　值	
1	车辆基本长度/m	端车 15.7	中车 ≤15
2	车体宽度/mm	2 800	
3	车体高度/mm	≤3 700	
4	客室地板面沿车辆中心线到天花板高度/mm	≥2 100	
5	每节车辆车门(对数)	2	
6	每节车悬浮架模块装配数量/个	5	
7	定员/(人·辆$^{-1}$)	4 人/m²:端车 100 人,中车 107 人 3 人/m²:端车 85 人,中车 90 人	
8	最高速度/(km·h^{-1})	100	
9	挂钩操作速度/(km·h^{-1})	5	

3) 列车编组方案比选

(1) 满足各设计年度预测客运量的编组方案在不考虑列车编组的机械性能及各种方案的可行性、延续性,仅考虑满足预测客流量要求的前提下,能满足各设计年度预测运量要求的可能编组方案见表 2-5。

(2) 列车编组方案的选择。根据表 2-5,由于本线客运量较小,因此根据初、近、远期预测客流量,本次比选了 3 辆和 4 辆编组两种方案,考虑机场客流行李相对较多,因此站立标准按 3 人/m² 和 4 人/m² 考虑。

① 远期列车编组方案的选择。本线远期采用 3 辆编组 3 人/m² 定员,高峰小时列车对数为 25 对,追踪间隔 2.4 min,不能满足系统能力;若按 4 人/m² 定员,高峰小时列车对

表 2-5　满足各设计年度预测客流的列车编组方案

项　　目		年　　度		
		初期（2019年）	近期（2026年）	远期（2041年）
预测高峰小时最大断面客流量/(人次·h^{-1})		1 888	2 676	4 106
按3人/m^{2}站立标准	列车编组数/(辆·列$^{-1}$)	3	3	3
	列车定员/(人·列$^{-1}$)	260	260	260
	高峰小时列车对数/(对·h^{-1})	9	12	18
	高峰小时行车间隔/min	6.7	5.0	3.3
	运用车数	7	8	12
	高峰小时单向设计输送能力/(人次·h^{-1})	2 340	3 120	4 680
	设计输送能力富余量/%	19.3	14.2	12.3
按4人/m^{2}站立标准	列车编组数/(辆·列$^{-1}$)	3	3	3
	列车定员/(人·列$^{-1}$)	307	307	307
	高峰小时列车对数/(对·h^{-1})	7	10	16
	高峰小时行车间隔/min	8.6	6.0	3.75
	运用车数	5	7	12
	高峰小时单向设计输送能力/(人次·h^{-1})	2 149	3 070	4 912
	设计输送能力富余量/%	12.1	12.8	16.4

数为20对,追踪间隔3 min,满足系统设计能力,追踪间隔较小,服务频率较高。若远期采用4辆编组3人/m^{2}定员,高峰小时列车对数为18对,追踪间隔3.3 min,4人/m^{2}定员,高峰小时列车对数为15对,追踪间隔4 min,均能满足系统设计能力。综合来看,本线采用3辆编组4人/m^{2}标准和4辆编组3人/m^2、4人/m^{2}标准均能满足系统设计能力。但是目前株机公司现有成熟磁浮车为3辆编组,因此采用3辆编组4人/m^{2}定员,车型更成熟,适应性更强。故本次远期车辆编组方案暂定3辆编组,按4人/m^{2}站立标准。

② 初、近期列车编组方案的选择。在远期编组方案研究的前提下,可知满足初、近期预测客流量的编组可选择3、4辆编组的四种方案。考虑到车辆的使用寿命及初、近期的时间跨度仅隔7年,认为近期编组应等同于初期编组,才有利于车辆选型的经济性。因此,初、近期车辆编组方案选择3辆编组。

4）站台长度

车站站台长度对工程投资影响很大,本线采用3辆编组,车站站台有效长度按50 m设计。

2.4.3　列车对数及输送能力

设计输送能力以预测客流各年限高峰小时单方向最大断面客流量、列车编组辆数、车辆定员及列车最小间隔时间为依据进行设计,并按我国现行设计规范,综合考虑系统服务水平、工程投资等问题,各设计年度系统设计能力均留有一定的储备余量。根据推荐的列车编组方案,各设计年度输送能力见表2-6。

表 2-6 长沙磁浮快线设计输送能力

项 目	设 计 年 度			
	初期(2019年)	近期(2026年)	远期(2041年)	系统规模
高峰小时单向最大断面预测客流量/(人次·h^{-1})	1 888	2 676	4 106	
列车编组/(辆·列$^{-1}$)	3	3	3	3
列车定员/(人·列$^{-1}$)	307	307	307	307
列车超员/(人·列$^{-1}$)	457	457	457	457
高峰小时列车开行对数/(对·h^{-1})	7	10	16	20
高峰小时列车运行间隔/min	8.57	6.0	3.75	3.0
高峰小时单向设计输送能力/(人次·h^{-1})	2 149	3 070	4 912	6 140
运能储备/%	12.1	12.8	16.4	

注：列车定员按除坐席外每平方米站立4人计算,列车超员按除坐席外每平方米站立7人计算,长沙磁浮快线远期高峰小时开行16对/h,最大设计输送能力为4 912人次/h,可满足高峰小时运量需求,并留有16.40%的运能富余。系统能力为6 140人次/h,比远期预测客流留有约33%的余量。

2.5 客流预测分析

2.5.1 航空旅客磁浮乘坐意愿分析

1) 外地旅客

对于出发地点为非长沙市的旅客到黄花国际机场乘坐飞机,其可选择的交通方式有：① 直接从居住地前往机场,比如乘坐小汽车或出租车；② 先乘坐对外交通方式到达长沙市区,换乘市内交通方式到达机场,比如乘坐高铁到达长沙南站换乘机场大巴前往机场。在对外交通方式中,高速铁路由于运行速度较快,相比于私家车和出租车具有一定的竞争力,而普通铁路再换乘的方式由于时间过长,竞争力很低。在外地乘客中,有49%的乘客所在城市已经开通了到长沙市的高铁，51%的乘客所在城市还未开通到长沙市的高铁。

进一步对比规划有高铁城市的居民未来是否愿意乘坐高铁换乘市内交通前往黄花国际机场，其中54.8%的受访者选择"基本愿意"，38.8%的受访者选择"看具体情况考虑"，仅有6.4%的人选择"不愿意"。对于已有高铁城市的居民乘坐高铁换乘市内交通前往机场的意愿调查也呈现类似比例。值得注意的是，在开通磁浮后，有63.1%的人选择了"基本愿意"，比未开通磁浮时增长了超过10%，可以发现磁浮线的开通对外地出发旅客选择高铁换乘市内交通方式到达机场具有刺激效应。

分析发现，居民收入对于外地乘客方式选择具有一定的影响，随着收入水平的提高，乘坐高铁换乘的比例呈现出先增长、后降低的规律，这是由于高铁票价对于低收入者较高，他们更倾向于选择价格更低的方式去往机场；而对于高收入者，其时间价值较高，倾向于采取如小汽车等更快捷的方式前往机场。

2）长沙市居民

长沙市区出发的旅客对长沙南站至机场的交通方式选择意愿显示，当磁浮票价定为20元及以下，磁浮线具有很强的吸引力，选择乘坐磁浮的乘客比例高达87.4%。进一步对市区各区进行细分，发现类似的规律，不同区出发的旅客在需要从长沙南站去机场时选择磁浮的比例都超过了80%。

对不同送行人数的旅客选择意愿进行对比分析，送行人数少于3人时对磁浮乘坐意愿没有明显影响，而当送行人数达到3人及以上时，磁浮竞争力有所下降，更多旅客选择乘坐出租车前往机场。这是由于3人乘坐磁浮线的合计价格已经超过了出租车，因此这部分旅客倾向选择出租车，而没有旅客会选择机场大巴。

对不同件数托运行李的旅客意愿进行分析，当托运行李少于3件时，对磁浮乘坐意愿没有明显影响，当托运行李为3件或3件以上时，磁浮的竞争力有所下降，更多的旅客选择乘坐出租车前往机场。

2.5.2　长沙磁浮快线开通初期客流预测

1）出发地非长沙市的航空旅客客流预测

根据国内外类似机场案例统计及调查结果分析，设定黄花国际机场中转旅客比例为10%。根据机场调查，计算得出黄花国际机场旅客的平均迎送人数为0.52人，迎送系数确定为0.52。根据机场调查，出发地点非长沙市旅客比例为23.5%，其中有高铁至长沙城市占比为49%，因此有高铁连通的外地城市旅客比例占总陆侧航空客流比例为11.5%。

外地旅客需要乘坐高铁或者长途巴士到达长沙南站或汽车南站，然后再换乘市内交通前往黄花国际机场。根据调查外地乘客的换乘意愿结果，对于结果进行量化，对于选择"基本愿意"的按选择概率80%，选择"看具体情况考虑"的按选择概率40%，"不愿意"的按选择概率为0，计算得出其换乘比例为46.8%。对比开通磁浮前后选择发现，磁浮开通后会对换乘客流比例产生 10%～15% 的促进。根据问卷调查,已开通高铁城市出发的外地旅客在长沙南站选择磁浮前往机场的比例为 90.6%。根据以上参数,计算开通初期外地旅客贡献的磁浮客流见表 2-7。

表 2-7 外地出发旅客磁浮客流预测

项 目	研 究 年 度			
	2016 年	2017 年	2018 年	2019 年
航空吞吐量/(万人次·年$^{-1}$)	2 153	2 354	2 573	2 813
中转比例/%	10	10	10	10
迎送系数	0.52	0.52	0.52	0.52
陆侧交通客流/(万人次·年$^{-1}$)	2 945	3 220	3 520	3 848
日均陆侧交通客流/(人次·d^{-1})	80 693	88 227	96 435	105 430
有高铁外地城市的客流比例/%	11.5	11.5	11.5	11.5
外地有高铁的机场客流/(人次·d^{-1})	9 280	10 146	11 090	12 124
外地有高铁现状换乘比例/%	37.5	37.5	37.5	37.5
增长系数	1.10	1.12	1.14	1.16
外地有高铁换乘客流/(人次·d^{-1})	3 480	3 805	4 159	4 547
磁浮乘坐比例/%	90.6	90.6	90.6	90.6
外地有高铁的磁浮客流/(人次·d^{-1})	3 153	3 447	3 768	4 119

2) 出发地为长沙市的航空旅客客流预测

根据国内外类似机场案例统计及调查分析,设定黄花国际机场中转比例为 10%。根据机场调查,出发地为长沙市航空旅客的平均迎送人数为 0.52 人,迎送系数确定为 0.52。根据机场调查,出发地为长沙市旅客占比为 76.5%,主要地点是雨花区、岳麓区、天心区、开福区和芙蓉区,以各区出发旅客比例作为分区客流量计算参数。

对潜在磁浮线客流的判断基于两个指标:首先,根据以往交通方式选择研究和交通方式转移的实践案例分析,公共交通对于私家车的竞争力非常有限,特别是考虑到长沙磁浮快线仅有三个站点,辐射半径较小,因此认为对于现状以小汽车方式直接出行的客流不具备明显竞争力。另外,对于现状乘坐普通公共交通前往机场的旅客,当旅客出行时间低于一定水平时,磁浮线也不具备足够竞争力。考虑到长沙南站的可达性差异,认为不同区域的出行时间阈值设定不同:对于较近的雨花区,认为旅客出行时间超过 40 min 时乘坐磁浮线至机场这一方式开始具备竞争力;对于距离最远的岳麓区,认为出行时间超过 80 min 时乘坐磁浮线至机场这一方式才具有竞争力;对于其他的区域,认为出行时间超过 60 min 具有竞争力。对出发地点为长沙市航空旅客的分区磁浮乘坐意愿进行统计分析,计算长沙磁浮快线开通初期出发地点为长沙市的旅客的磁浮客流见表 2-8。

表2-8　长沙市区出发旅客磁浮客流预测

项　目	研　究　年　度			
	2016年	2017年	2018年	2019年
航空吞吐量/(万人次·年$^{-1}$)	2 153	2 354	2 573	2 813
中转比例/%	10	10	10	10
迎送系数	0.52	0.52	0.52	0.52
陆侧交通客流/(万人次·年$^{-1}$)	2 945	3 220	3 520	3 848
日均陆侧航空客流/(人次·d^{-1})	72 634	79 397	86 788	94 870
长沙市出发旅客比例/%	76.5	76.5	76.5	76.5
磁浮乘坐量/(人次·d^{-1})	4 785	5 230	5 717	6 250

3) 长沙磁浮快线开通初期客流预测

开通初期暂不考虑通勤客流及榔梨地区居民客流,结合出发地非长沙市的航空旅客客流预测和出发地为长沙市的航空旅客客流预测,对长沙磁浮快线开通初期客流预测见表2-9。

表2-9　长沙磁浮快线开通初期客流预测

项　目	研　究　年　度			
	2016年	2017年	2018年	2019年
线路客流/(人次·d^{-1})	7 938	8 677	9 485	10 369

4) 长沙磁浮快线中远期客流预测

根据黄花国际机场总体规划,2040年机场年吞吐量7 100万人次,考虑吞吐量增长,预测2041年机场吞吐量为7 200万人次,黄花国际机场的吞吐量中远期稳步上升。在航空旅客的来源地方面,现状旅客的40%来自长沙市本地旅客,60%为外地旅客。按2013年长沙市人口662.8万计算,长沙市本地居民年人均乘坐飞机次数为1.09次。根据对长三角、珠三角和京津冀地区的年人均乘坐飞机次数分析,远期长沙市本地居民年平均乘坐飞机次数将达到2次左右。现状湖南省其他城市年人均乘坐飞机次数在0.29次以下,考虑城镇化进程推进和社会经济水平发展,省内其他城市居民的乘坐飞机次数有较大增长潜力。因此,远景年黄花国际机场客流中,外地旅客比例会进一步提高而本地旅客比例将进一步降低。同时,随着规划中的高铁相继开通和长沙磁浮快线的开通,省内其他城市和周边省城市旅客乘坐高铁到达长沙然后换乘磁浮到达黄花国际机场的旅客比例也会上升。通勤客流方面,根据国内外机场的经验,与机场相关的员工总数量和机场年吞吐量存在着正比关系,因此在远景年机场员工的总出行次数会呈现和吞吐量接近等比例的增长。地铁2号线二期工程和地铁4号线的开通会大大拓展磁浮线的辐射范围,因此远景年通勤人群乘坐磁浮线的比例会提高。

沿线客流方面,根据长沙城市总体规划,长沙磁浮快线经过的黄黎分区已编控规,规划城市建设用地34.26 km^2,人口规模约45.85万人。其中黎托片(武广新城)控制性详细规划城市建设用地16.83 km^2,人口规模约35.15万人;黎托南片控制性详细规划城市建设用地10.10 km^2,人口规模约4.2万人;长沙县(黄兴镇、集镇)控制性详细规划城市建设用地5.41 km^2,人口规模约4.5万人;长沙㮾梨汽车零部件产业基地控制性详细规划城市建设用地1.92 km^2,人口规模约2万人。长沙磁浮快线一期仅开通磁浮高铁站、磁浮㮾梨站和磁浮机场站三站,2041年预计开通预留的会展中心站和汽车城站。长沙会展中心定位于"设施先进、功能配套、立足湖南、服务全国、对接全球、国内一流、世界先进的集展览中心、会议中心、商务中心、购物中心、娱乐中心和接待中心于一体的大型综合性会展城"。根据长沙市轨道线网规划,地铁6号线会延伸至黄花国际机场,对于长沙磁浮快线具有一定的分流作用。但是磁浮线停站少、运行速度快,比较符合航空旅客时间价值高的消费诉求。

结合上述分析得出,长沙磁浮快线中远期客流呈稳步上升趋势,预计年客流增长量在3%左右。

第 3 章

建设管理

第3章

3.1 管理体系和制度建设

项目建设管理对于适应建立社会主义市场经济体制有着积极的意义和作用,可以进一步加强工程建设的行业管理,同时使工程建设项目管理逐步走上法制化、规范化的道路,保证工程建设的工期、质量、安全和效益。

为了保证建设项目管理的开展,有利于项目全过程工作科学化、规范化、有效化,在分析总结建设项目管理存在具体问题的基础上,提出了在项目建设前期、建设期全过程中应建立的一些相应制度,构建建设项目全程管理体系,促进建设项目全过程全面落实管理措施,实现建设项目全过程的经济效益、社会效益统一。

1) 组织机构

建设单位根据工程建设管理的工作内容,针对工程建设发生的时间和特点,依据合理分工、相互促进的原则建立和完善公司的组织机构及职责,使公司指定的项目管理目标和计划能具体落实到每个责任部门。建设单位组织机构如图3-1所示。

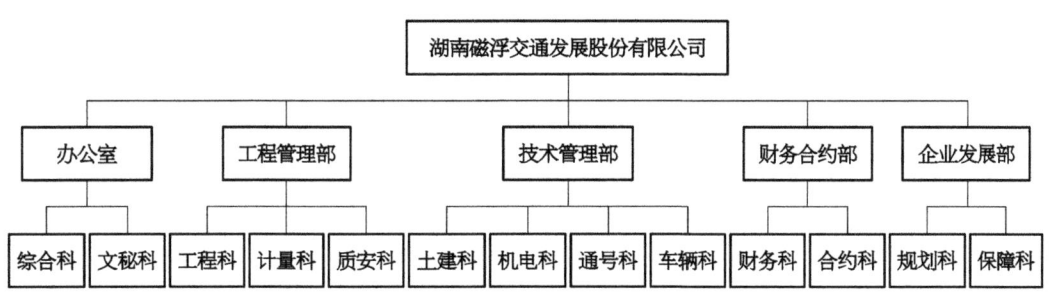

图3-1 建设单位组织机构

湖南磁浮交通发展股份有限公司(建设单位)下设办公室、工程管理部、技术管理部、财务合约部、企业发展部一室四部,负责磁浮交通项目的建设、经营、沿线路及站区的综合开发、土地一级整理及开发、市政基础设施建设等。

2) 管理制度

为推动项目建设管理制度化、规范化和科学化,进一步提升工程建设管理水平,依据国家有关工程建设的法律法规和专业规范,对建设项目的实践经验不断总结和改进,形成了一系列符合本项目的建设管理制度:《长沙磁浮工程计量实施办法》《长沙磁浮工程施工监理管理办法》《长沙磁浮工程项目试验检测管理办法》《长沙磁浮工程质量验收管理办法》《建筑工程五方责任主体项目负责人质量终身责任追究暂行办法》《长沙磁浮工程文明施工管理办法》《长沙磁浮工程质量、安全文明施工和进度管理处罚办法》等。

3.2 项目管理的具体内容

3.2.1 项目总体施工组织设计

施工组织设计是用以指导施工组织与管理、施工准备与实施、施工控制与协调、资源的配置与使用等全面性的技术、经济文件,是对施工活动的全过程进行科学管理的重要手段。

1)设计组织方案

为保障施工进度,对设计周期进行安排,并要求总包单位设计方由专人组织成立相关机构,并出具设计与施工交叉作业的保障措施、施工图设计质量保证措施与设计进度保障措施等一系列举措。

2)施工组织安排

安排总体施工目标,对质量、工期、安全、投资、环境保护等提出系列要求。由于项目体量大,对标段进行划分。对工期进行总体及细部的安排,并明确技术要点。

(1)主要工程量。根据设计图纸,按照标段进行工程量统计:正线与车站、车辆段分开统计;区间按照路基与桥梁分别统计;桥梁按照桩基、承台、桥墩、梁分别统计;梁按照现浇梁、预制梁分别统计;现浇梁按照连续梁、简支梁分别统计。

长沙磁浮快线正线工程包含桩基842根、承台204个、桥墩197个、预制简支梁942片、现浇简支梁78片、现浇连续梁37联(其中包含跨浏阳河的挂篮施工连续梁)。

长沙磁浮快线包含三个磁浮车站(磁浮高铁站、磁浮㮾梨站、磁浮机场站)、三个区间变电所、一个车辆维修基地。

长沙磁浮快线共包含四个段路基,总长为1 009.9 m。

(2)标段划分。根据工程量多少及专业进行施工标段划分,共分为6个土建标段、1个轨道标段、1个机电标段。标段具体划分情况如下:

TJⅠ标:工程范围DK0+000~DK5+015,重点工程包含浏阳河特大桥、车辆段、磁浮高铁站。

TJⅡ标:工程范围DK5+015~DK10+095,重点工程包含㮾梨互通特大桥。

TJⅢ标:工程范围DK10+095~DK14+075,重点工程包含长珠高速特大桥。

TJⅣ标：工程范围 DK14+075～DK18+255，重点工程包含机场高速特大桥。

TJⅤ标：工程范围磁浮榔梨站、磁浮机场站，重点工程包含磁浮榔梨站、磁浮机场站站房工程。

TJⅥ标：工程范围全线制、架梁工程，重点工程包含长沙煜坤梁场。

GDGC 标：工程范围全线轨道工程。

JDGC 标：工程范围全线机电工程。

3）主要管理目标与保障措施

长沙磁浮快线是国内第一条自主研发的中低速磁浮线路，工程技术新、创新点多，本项目提出了获取国家级优质工程奖、鲁班奖及完成各科研课题的目标，并列入了工作计划。在创新目标之外，也提出了质量管理目标和工期保证措施。

3.2.2 项目进度控制

1）总工期目标

本项目 2014 年 5 月 16 日正式开工建设，计划 13 个月完成线下工程，2015 年 12 月底达到建成通车条件，总工期计划 20 个月。

2）阶段工期目标

（1）梁通时间：浏阳河以西 2015 年 3 月 18 日，浏阳河以东 2015 年 6 月 30 日。

（2）轨通时间：浏阳河以西 2015 年 10 月 15 日，浏阳河以东 2015 年 11 月 15 日。

（3）电通时间：浏阳河以西 2015 年 10 月 30 日，浏阳河以东 2015 年 11 月 30 日。

（4）车通时间：浏阳河以西 2015 年 11 月 1 日，浏阳河以东 2015 年 12 月 1 日。

3）进度计划的控制措施

（1）建立信息沟通平台。针对磁浮工程的特点，成立进度控制专题小组，把建设单位、监理单位、总包单位进度控制专人用现有通信工具（电话、QQ、微信等）联系起来，形成全方位的沟通网络系统，采取这样的沟通方式有利于提高沟通的及时性、准确性，大大提高了工作效率（图 3-2）。

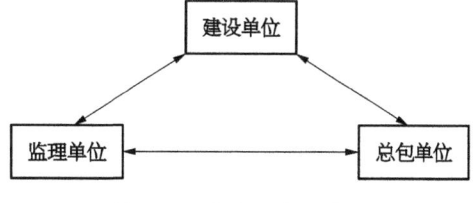

图 3-2 信息平台网络图

（2）分析要素，妥善安排。

① 在排布工期前对项目重难点及对工期有影响的各要素进行总结分析，如：某段道岔梁暂缺图纸无法施工，尽快安排与设计院进行对接，规定最迟出图时间；某段大桥要进行止水帷幕施工，再进行桩基施工，督促尽早明确并安排止水帷幕施工，规定止水帷幕最迟施工时间；下穿沪昆高铁段地址路基段与相关公司对接过程中，及时完成安全评估报告，并请求对方组织审批施工方案，发放施工许可证，并与其签订安全协议，规定完成时间。

② 规定设计院供图计划，明确时间节点。

③ 将征地拆迁、临建设施等纳入工期安排。

(3) 日报制度。根据总体施工计划进行划分，明确到日，具体工程明确到标段，现场代表每日填写工作日志，每日一汇总，和计划进行对比，根据对比情况进行现场调度，将汇总情况发至建设管理群，让公司领导随时掌握施工进度。施工标段滞后天数在 3 d 之内由现场代表和监理进行调度，超过 3 d 由工程部长进行调度，超过一周由公司副总进行调度，超过 10 d 由公司董事长或总经理进行调度(图 3-3)。

工 作 日 志							
日 期	2014-11-29	星期六	温度/℃	10~14	天 气	小雨转中雨	
当日施工情况							
起止里程	工程内容	单位	设计数量	开累完成	当日完成	计划完成	与计划对比	完成比例
曲塘路特大桥 DK0+000~DK1+482	桩基	根	261	189	3	10	30%	72%
	承台	个	62	27	0	1	0%	44%
	墩身	个	61	18	0	1	0%	30%
浏阳河特大桥 DK1+482~ DK4+991.27	桩基	根	537	470	3	5	60%	88%
	承台	个	131	67	0	3	0%	51%
	墩身	个	125	18	0	2	0%	14%
出入段特大桥	桩基	根	44	36	0	2	0%	82%
	承台	个	11	2	0	1	0%	18%
	墩身	个	11	0	0	1	0%	0%
具体部位	桩基	曲塘路 28-3、28-7、15-4，浏阳 44-5、45-3、42-5					
	承台							
	墩身							
开累完成	桩基	695		承台	96			墩身	36
当日工作内容							
参加会议	上午参加全线生产调度会						
方案审批							
拆迁腾地	无						
管线迁改	长沙南站有沪昆的地下管线需迁改						
质量、安全情况	组织监理对浏阳河大桥高墩施工的脚手架进行安全巡检						
监理旁站情况	四名现场监理到位旁站						
其他							
							填表人：

图 3-3 工作日志

(4) 周例会制度。每周周四下午定期组织召开施工调度例会。由工程部门负责人组织,公司副总出席,要求总监、总包及各标段施工负责人参加。

各标段负责人汇报上周的工程施工进度情况,与计划相比是否满足工期要求,对于进度滞后是否采用赶工措施,增加人力、物资、设备的投入,并且针对目前施工存在的问题进行汇报。监理要将上周发现的问题进行汇报。现场代表对情况进行补充。

例会将对表现好、保证施工进度的标段进行表扬,作为每月检查评分的依据;对施工进度达不到总体要求的单位进行批评;对施工单位提出的问题安排专人进行落实;每周的会议将由监理进行记录,形成纪要。

(5) 月(季度)调度会。由公司办公室组织,工程部门配合,公司主要领导出席,要求施工、设计、监理、勘察等相关单位负责人参加。

会议流程同周例会。

会议重点解决施工中遇到的问题,对表现好的施工单位进行表扬,对不能如期完成施工任务的施工单位进行处罚,发函约谈其法人。

(6) 组织开展劳动竞赛。长沙磁浮快线技术新、时间紧、任务重、要求高、协调难度大,为保工期、保质量,施工中适时地开展劳动生产竞赛活动,发扬"能攻善战、敢为人先、争创一流"的精神,加强思想教育,采取合理的奖罚措施等一系列手段,振奋职工精神,掀起施工高潮,加快施工进度。例如土建一标项目部自 2014 年 10 月起,在 15 个月内先后开展了"大干 120 天,确保方针线下工程""冲刺 120 天,确保梁通目标实现"和"决战 60 天,确保目标实现"的劳动竞赛活动。通过三次劳动竞赛,极大地激发了各施工班组的工作热情,保证了各重大节点工期(图 3-4)。

(7) 成立突击队。对工程的难点重点工程,发挥共产党员、共青团员的模范作用,成立专门的突击队伍,确保工程如期完成(图 3-5)。

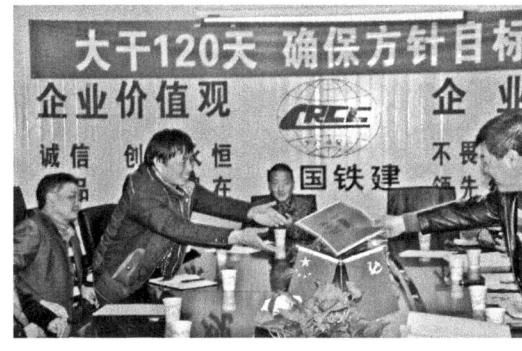

图 3-4　发放劳动竞赛奖励

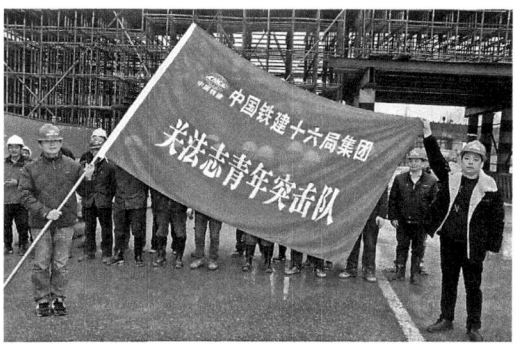

图 3-5　青年突击队授旗仪式

(8) 加强质量、安全、环保控制,以保证工期。采用先进的施工经验和技术,严格按照相关技术规范施工,确保每道工序质量一次性检验合格;建立健全各项规章制度,采取各种有效措施,确保施工安全;做好环境保护工作,做到文明施工。避免质量、安全、环保诸方面造成工程的停顿、间断或返工,保证本工程能够顺利连续实施。

(9)设备、物资、资金保障。根据工程特点,合理配备施工机械,发挥机械化程度高的优势,建立机械保养、维修体系,严格执行设备管理和维修保养制度,责任明确到人,实行"三定制度",即定人、定机、定岗位,确保机械设备的完好率和利用率。大型设备和新购买或生产制造的设备,及早联系并签订购货合同,着手谈判与购买,确定进场时间,不影响工期计划。

建立强有力的物资设备保障体系,保证各种物资、设备按时到位。对工程所需材料做到有组织、有计划地进行采购与供应,并做好材料的储备和保管工作,保证施工用料及时到位、材料质量满足工程要求。

加强资金调度,确保重点工程的资金正常使用,保证重点工程按计划顺利进行。

3.2.3 项目质量控制

1)质量目标

工程质量达到设计标准和验收要求,并满足现行国家、地方、部门和行业的规范、标准等要求,成品交验合格率100%,确保国家优质工程。

2)质量管理体系及标准

本项目各施工标段建立以项目经理为组长,总工程师为副组长,专职检验工程师、质检员和施工班组长等参加的全面质量管理机构。各施工标段项目经理部按照ISO9001质量体系模式建立本项目工程的质量保证体系,成立以项目经理部总工程师为组长的质量攻关小组,定期或不定期举行活动,分析工期、安全、质量、成本、环保问题,并针对出现的问题分析原因、制定对策,不断提高工程质量;质检部门负责进行质量检查和评审工作。各工程队根据项目经理部质量目标及管辖工程特点成立相应的质量管理小组,定期组织有关人员进行质量教育、督促检查和质量评比。按照ISO9001质量体系要求,实施本标段质量控制工作,提高质量控制和保证能力,使工程质量始终处于受控状态。

3)质量控制的措施

(1)建立健全质量责任制。

① 工程质量终身责任制。项目相关单位的法定代表人及有关责任人要按各自职责对参与的工程质量负终身责任。

② 实行工程质量风险金制度。各级项目主要负责人在项目实施前与上级主管单位签订工程管理目标责任书,并按责任分工、责任大小、分不同档次交纳质量风险金。工程竣工验收后,完成目标任务,方可返还所交风险金,否则扣除风险金作为惩罚。

(2)制度保证措施。建立健全工程质量管理规章制度,指定《工程质量管理实施办法》等规范性文件。成立质量管理领导小组,负责指导、督促、检查全线质量工作。加强对施工单位质量管理行为的监督管理,及时发现工程建设过程中出现的质量问题,采取有效措施督促彻底整改,确保各项管理目标顺利实现。

(3) 产品质量保证措施。

① 建立健全各级质量管理组织,分工负责,做到以预防为主、预防和检查相结合,形成一个有明确任务、职责、权限,互相协调和促进的有机整体。

② 建立健全各级质量管理小组。由管理部门的专业人员及施工班组生产人员分别组成重点、难点工程及技术复杂工程 QC 小组,以施工质量为目标,运用科学的管理方法,开展攻关活动。

③ 健全质量管理规章制度,主要是技术管理制度、质量责任制度、创优规划、QC 小组活动条例。以技术责任制、质量责任制、岗位责任制等为核心,重在落实。

④ 确定各部门主管人员和施工人员在保证和提高工程质量中所承担的任务、职责和权限,做到各尽其职、各负其责。

⑤ 主动接受五方责任主体监督、随时抽查和重点检查,并为之提供必要的检查条件。

⑥ 建立质量管理信息系统。配备完善的计算机硬件和软件,全面使用计算机进行进度、质量、试验检测等工程管理工作,形成一个高效、准确的信息传递及反馈系统,确定各种质量信息传递的程序,及时掌握外部和内部的质量动态,以便有关人员及时做出相应的决策。

(4) 质量控制的工作重点。

① 加强原材料质量控制。要始终将原材料质量控制作为一项基础性、长期性、关键性的工作来抓,通过多层次检查和抽查,及时发现施工过程中的原材料质量问题,把好源头控制关,切实保证原材料质量合格。

② 强化对混凝土的质量控制,所有拌和站必须在设备管理、称量误差控制、温控措施、混凝土拌和质量控制、混凝土质量检验、安全文明施工等方面达标,要严格控制混凝土及沥青混凝土的拌和、运输、浇筑、振捣、养生等环节的施工工艺,确保混凝土最终质量。

③ 抓好工程关键环节、质量重点的过程控制。突出抓好不良地基处理、路基填筑、桥台背回填施工、水中桥梁基础、预制梁的制架、悬灌梁、现浇梁的施工、路面工程及交通工程等方面的工作,落实各项质量管理措施,确保工程质量管理持续有序、可控。

④ 加强试验检测工作,保证试验检测频次和精度,试验检测设备必须足量配置,试验检测人员必须持交通运输部颁发的检测证书上岗,上岗前项目公司组织进行专门的培训和考核,考核合格后方能在工程开展有关的试验检测工作。

(5) 施工测量控制。施工测量是工程施工控制的关键环节之一,测量的准确与否直接关系着整个工程的施工成败。在施工中,每个合同段都应配备全站仪等精密仪器,由经验丰富的测量工程师负责,由技术熟练、责任心强的测工组成测量组,严格按国家的有关规定进行测量。

开工前首先对设计单位所交的导线控制点、水准基点等桩进行详细检查核对,确认无误后再进行测量放样,并对各主要控制桩放设护桩,绘图备查。同时在施工过程中,应经常对桥梁的墩位、跨度、标高和线路中线等进行复核，发现问题及时纠正，确保万无一失。

(6) 经济措施。实行工程质量责任制，定期对工程质量进行检查评比，对质量优的单位和个人实施奖励，对造成质量问题的单位和个人严加惩处；实行质量保证金制度，对每个承包商的工程预留5%的质量保证金，待工程质量验收合格、缺陷责任期满后返回，否则视问题大小扣除相应的质量保证金用于问题整改。

4) 质量验收

根据《长沙磁浮工程项目质量验收管理办法》《长沙磁浮交通工程设计暂行行车组织规则》《长沙磁浮交通工程施工及验收暂行行车组织规则》等，组织相关验收工作。为规范磁浮行业验收依据，后修订了《中低速磁浮交通施工质量验收规范》等地方标准。

(1) 组织机构及职责。

① 发包人(湖南磁浮交通发展股份有限公司)。收到验收申请后，组织、监督各方单位进行验收工作。

② 监理人。工程质量控制的责任人，对各检验批、各分部分项工程及单位工程质量验收及竣工验收全面负责。监理人要严格按照相关规定做好质量控制和验收把关。

③ 承包人。对各检验批、各分部分项工程及单位工程及竣工验收进行质量自检，合格后申请相关单位复检。对验收不合格工程进行返工、修补及再次报验。积极配合各级验收部门的工作，提供必要协助。收集各级质量验收资料，并整理归档。

(2) 验收分类及方法。

① 检验批验收。检验批验收由监理人组织开展，监理部应制定不同工序的检验批验收实施细则，报发包人。检验批验收合格，由监理组长签认检验批质量检验表后方可进行后续工序的施工。

② 分项工程验收。分项工程验收由监理人组织开展，监理部需制定不同工序的分项工程验收实施细则，报发包人。分项工程验收合格，由总监理工程师签发分项工程验收表后方可进行后续工程的施工。

③ 分部工程验收。分部工程验收由监理人组织开展，发包人全程参与，监理部制定不同分部工程验收实施细则，报发包人。分部工程验收合格后由总监理工程师签发分部工程验收表。

④ 单位工程验收。长沙磁浮快线单位工程验收由发包人组织成立单位工程验收小组，负责单位工程验收各项工作的开展，勘察人、设计人、监理人、承包人等参加。对重要分部工程应核查质量验收记录，进行质量抽样检查，经验收记录核查和质量抽样检查合格后，方可判定所含的分部工程质量合格。单位工程质量验收时，可委托第三方质量检测机构进行工程质量抽测。工程质量监督机构出具验收监督意见。

⑤ 项目工程验收。项目工程验收工作由建设单位组织，各参建单位项目负责人及运营单位、负责转向验收的城市政府有关部门代表参加，组成验收组。验收组对工程勘察、设计、施工、监理、设备安装质量等方面进行评价，审查对试运行有影响的相关专项验收情

况;审查系统设备联合调试情况,签署项目工程验收意见。工程质量监督机构出具验收监督意见。

⑥ 竣工验收。工程竣工验收由建设单位组织,各参建单位项目负责人及运营单位、负责规划条件核实和专项验收的城市政府有关部门代表参加,组成验收委员会。验收委员会签署工程竣工验收报告,并对遗留问题做出处理决定。工程质量监督机构出具验收监督意见。

3.3 建设安全管理

3.3.1 安全目标

指导思想和总体要求:坚持以科学发展观和构建和谐社会为指导思想,恪守"以人为本"理念,坚持"安全第一、预防为主、综合治理"的基本方针,正确把握安全生产与工程进度之间的关系,紧密结合工程特点,完善各项安全生产制度,强化培训和安全生产责任制的落实,通过深化安全检查和专项整治活动,切实加强施工现场的过程控制,确保安全生产始终处于平稳可控状态。

(1)安全管理目标:杜绝死亡事故,杜绝多人伤亡事故,杜绝重大机械事故,杜绝重大交通事故,杜绝重大火灾事故。

(2)安全管理重点:地上、地下的管线保护;高墩施工防高空坠落和落物伤人;通航孔施工防高空坠落和落物影响通航安全;跨越既有长株高速公路、机场高速公路、沪昆高速铁路的安全防护;防现浇梁支架垮塌、防掉梁、防起重机和架桥机倾覆;水上作业及防洪防汛;雨季防洪;机械设备的安全使用;临时用电的安全管理等。

3.3.2 保证措施

建立健全安全生产保障体系,成立以第一责任人为组长的安全生产领导小组,负责全线的安全生产管理工作。工程管理部设置质量安全科安全生产管理职能部门,配置专职安全生产管理人员,并赋予安全生产管理人员和现场监理人员的安全生产一票否决权。

贯彻执行国家有关安全生产的法律、法规、规章,建立安全生产保障体系,健全安全生产责任制,积极采用先进的安全生产技术和管理方法,加强和改进安全生产管理,保证建设工程安全生产,依法承担建设安全生产责任。

坚持"三同时"制度,安全设施必须按照国家有关规定,与主体工程同时设计、同时施工、同时投入生产和使用。

要求施工单位主要负责人依法对本单位的安全生产工作全面负责。施工单位应当建立健全安全生产责任制度和安全生产教育培训、安全技术交底制度；制定特种作业人员执证上岗制度，起重机械、提升脚手架、模板等自升式架设设施由有资质单位装拆及检验、验收登记制度，安全检查制度；制定危险岗位的安全操作规程和书面告知制度、意外伤害保险制度、职工伤亡事故报告制度、安全生产事故应急救援制度和预案等。保证本单位建立和完善安全生产条件所需资金的投入，对所承担的工程进行定期的检查和专项检查，并做好安全记录。

长沙磁浮快线跨越公路，交叉工程较多，施工干扰大，安全防护要求高，施工期间确保公路运营的安全。

施工前参照《公路养护安全作业规程》中有关公路上施工作业控制区有关要求及既有道路的实际情况进行交通疏导方案设计，报请有关部门批准后进行现场布置设防，所有安全标志设施沿线设置，用醒目的语言或标志（符号）警示来往车辆，施工封闭范围夜间间隔 10 m 设置警示灯，两端 24 h 安排专人值班。保证既有公路的行车安全。

根据建设项目的特点和范围，对施工现场易发生重大事故的部位、环节进行监控，制定施工现场安全事故应急救援预案。按照应急救援预案，建立应急救援组织或者配备应急救援人员，配备救援器材、设备并定期组织演练。

加强施工用电及消防安全管理。

各类重型机械设备是施工安全的重点，运梁车、铺架设备等施工起重机械和整体提升脚手架、模板等自升式架设设施必须经具有专业资质的检验检测机构检测。未经检测合格的设施不得使用。桥梁施工要在高空作业、水上作业、架梁施工、模板及支撑体系的稳定性等方面严格控制，消除事故隐患，确保施工安全。

3.3.3　架梁过程中的安全措施

1）运梁作业

（1）运梁前，安排专人对运梁道路路基的宽度、平整度、强度进行检查，避免沉陷、滑坡等现象发生，组织设计单位、监理单位、总承包项目部及预制梁标段现场核查并交底，落实安全责任整改问题库，逐一整改销项。

（2）运梁施工安排专人对运梁车紧急制动器等定期进行检查，确认合格后方可使用。

（3）运梁过程中，明确专人指挥，并经常检查梁体在平车上的稳定状况。

（4）梁体运输过程中，严格控制运梁车的速度，经机场高速运梁段同步由协调机场高速交通警察开道压车。

2）架梁作业

（1）架梁作业尽可能安排在白天进行，禁止工人疲劳上岗。轨道梁安装起吊过程中，墩顶工作人员要暂时离开，禁止工作人员站在墩台帽顶指挥或平行作业。

（2）架梁人员用无线对讲机建立统一的指挥系统，关键岗位人员需持证上岗。所有起重设备都应符合国家关于特种设备的安全规程，并进行严格管理。作业过程中需严格执行下列规定：

① 吊装前应检查安全技术措施及防护设施等准备工作是否齐备，检查机具设备、构件的重量、长度及吊点位置等是否符合设计要求，严禁无准备盲目施工。

② 钢丝绳使用前须检查其破损程度，每一节距内折断的钢丝不得超过5%。对于新钢丝绳，使用前也要检查。

③ 吊装作业前需进行试吊。按设计吊重分阶段进行观测，确定无误后方可进行正式吊装作业。施工前，工地主要领导及专职安全员应在现场亲自指挥和监督。

④ 遇有大风及雷雨等恶劣天气时应停止作业。

（3）起吊梁时，在钢丝绳与构件接触的拐角处设衬垫；起吊时离开作业地面0.1m后，暂停起吊，经检查确认安全可靠后方可继续起吊。

（4）吊钩的中心线通过梁体的中心线，严禁倾斜吊卸梁。安装的轨道梁必须平起稳落、就位准确，与支座密贴。

（5）轨道梁架设作业在连续紧张工作一段时间后应适当进行人员休整，避免长时间处于高度紧张状态，并检查、保养、维修吊装设备。

3.3.4 地下、地上管线的安全措施

为确保施工过程中地下、地上管线的安全，制定如下保护措施：

现场查明管道（线）埋深、管径、走向、与桩基净距等，对有疑点处组织专人调查挖探，并形成勘察报告，编制详细的保护措施和应急预案。严禁盲目施工而危及管线安全。

对于建筑界线内的高压线路，与电力部门共同制定迁建方案，由专业队伍进行施工，在项目开工前迁建完成，对不能迁建的电力线路，在施工前制定安全措施，在施工时重点检查，确保施工及电力线路的安全。

3.3.5 雨季施工质量安全保障措施

1）路基工程

（1）路堑施工前，先施作好沿线路方向的两侧排水沟，按照"永临结合"的原则。应对全线截、排水沟等进行全面的疏通，确保大雨或暴雨形成的地表水能迅速排走，保证地表水不流入路堑并确保现场施工便道的畅通。

（2）路堑开挖宜自上而下、分层分段开挖，边坡开挖后立即进行防护处理，做到随挖随护、及时封闭，以减少开挖边坡地裸露时间，确保雨季路基边坡的稳定和水土的保持。设计没有骨架防护的边坡按要求及时进行喷播植草或种植草籽等。

（3）路堑开挖到设计标高后立即施作两侧沟。

（4）路堤施工前，应先按设计修建排水沟，如设计修建的排水沟未能形成贯通时，可

修建临时排水设施,与桥、涵构筑物等排水系统相连,保证施工期间雨水排放畅通。

(5) 路堤 A、B 组填料填筑要做到随挖、随运、随铺、随整平和压实。雨季施工的每一压实层面应做成 4% 的向外排水横坡。路堤边坡随时保持平整,不留凹坑,收工前必须将当天铺筑的松土碾压完毕,路堤成型后及时施作防护工程。

(6) 路基挡土墙等构造物基础施工,对基坑开挖的土、石不得弃于河内或堵塞路堑侧沟。基础施工完成,及时对基坑进行回填防护,防止基坑被冲刷或浸泡。

(7) 在路基上开挖沟槽、集水井等之前要做好防排水措施,开挖后要及时回填。路基浆砌或混凝土结构物未达到一定强度时不得经雨水冲刷,大雨来临之前采取覆盖和临时引排水措施。

(8) 大雨、暴雨后对路基施工进行全面检查,及时排除 CFG 桩、预应力管桩桩帽的积水,对于路堑边坡病害开展调查,制定措施进行补救;对于路基挡墙、排水盲沟等构筑物,检查反滤层、泄水孔的泄水功能;对不良地质地段的坡体、防护构筑物要加强监控观测;对大雨后路基面平整度、排水坡、水土流失情况进行综合评价,以便进一步指导雨季施工。

(9) 雨后的路基面必须晾晒、刮除表面浮土和复压处理,并经抽检合格才能继续施工。

2) 桥梁工程

(1) 雨季桥梁施工重点要做好全线跨河水中墩施工的防洪工作。在汛前对堤防、吊机、脚手架等桥梁施工场地等进行整治、清理,发现问题要及时修复和加固,提高防洪河堤抗洪能力及河道泄洪能力。洪峰来临之前对水上、岸上设备、设施、材料等加强锚固、存放或转移至安全的地方避风泊位。

(2) 在汛中对各种灾害、隐患进行及时处理,力争做到治早、治小,避免灾害发展。抗洪期间除必须使用的开关箱外,其他一律断电,对低洼处的开关箱转移到高处,保证发电机能随时启动。

(3) 桥墩施工完毕后,所有模板、机具、设备迅速从河道中撤出,尽量减少对河道的占用时间,立即清理河道、疏通河滩。

(4) 预制梁施工加强地表沉陷、台座及轨道基础等的沉降观测,发现问题及时处理。

3.3.6 安全质量监督管理中的经验总结

1) 确保岗位人员双固定

(1) 设计单位、监理单位、施工单位均为企业,企业以追求利润并实现利润的最大化而存在,很多施工单位因为片面地追求经济利益,而忽视了自身本应承担的社会责任,过于重视施工进度,忽视施工质量安全监管,导致施工质量大打折扣,也存在较多安全隐患,导致很多工程在施工过程中经常发生施工事故,造成不必要的人员伤亡;同时,监理市场良莠不齐,大牌子、小队伍普遍存在,监理人员从事监理工作的事业心、责任心和积极性不强,监理手段简单落后,难以有效地对质量安全进行控制管理,质量安全隐患未能及时得到有效消除。

(2) 面对诸多问题，长沙磁浮快线建设以 PPP 模式委托中国铁建股份有限公司承担设计施工总承包的任务，其具备较高的总体实力、广泛的专业覆盖面及较强的企业主体意识。同时通过多家比对招投标程序聘请监理单位，在监理资质、人员选择上确保监理人员素质、专业能力，能胜任工作要求，能够做到全过程监理，无论是在施工的准备阶段、施工阶段还是在交工阶段都要全过程监理，以便对每道工序进行全方位、全过程的控制和管理。选择具有较好资质等级、经验、信誉等的监理及施工单位尤为重要。

(3) 施工过程中明确建设方、监理方、设计方、施工方各自的管理职能和工作权限，组织开展固定岗位固定人员的履约检查，确保关键岗位人员齐备，使得长沙磁浮快线建设过程中质量安全平稳可控。

2) 构建完善的质量安全监督管理模式

无论地铁、高铁，还是长沙磁浮快线，任何一个项目的实施都必须具备健全的项目监督管理模式，监督管理主体可以及时发现问题，并进行有效的解决，避免因此而引发更多的失误。质量安全监督管理机制要体现科学性和规范性，从政府职能部门、建设参与方、具体从业人员等几个方面进行综合考虑。

(1) 在长沙磁浮快线前期工作推进中，严格遵循国家相关法律法规，在尚未完善建设程序的情况下，主动邀请市质监站、市安监站进行提前介入监管，及时发现问题、解决问题，伴随各种有力监督，加强各参建单位的自我约束，建立有效的自我监督机制。

(2) 确保前期工作质量，对施工阶段质量安全管理具有先导作用，组织各方责任主体在勘察设计阶段认真对设计文件进行审查论证，严格设计周期和专项施工方案论证，确保提交设计文件质量。

3) 提升监管人员专业素养

在施工过程中，为了更好地保证监督管理的有效性，加强对质量安全生产监督人员的专业素质培训考核，确保负责该项工作的人员有充足的专业知识可以及时对整个施工过程中出现的问题进行监督处理。其间组织召开多次相关专业培训，范围扩大至建设方工程管理、技术管理专业人员、监理单位、总承包项目部质量安全生产相关人员，覆盖至各施工标段关键岗位人员。同时下发《长沙磁浮快线质量管理办法》《长沙磁浮快线安全生产与文明施工管理办法》《长沙磁浮快线奖惩管理办法》等标准性文件，明确各级单位、具体管理人员的责任，具体落实到人、责任上肩，要求各级单位充分认识到安全质量生产的重要性和严重性，把质量安全生产作为一项重点项目来抓，提高质量安全责任心，在保证工程质量安全的前提下进行施工。

4) 加强从业人员质量安全生产教育

施工人员素质的高低在一定程度上决定了施工质量安全系数的高低，为了保证工程质量安全，要求各标段项目部组织开展农民工学校活动，加强对施工人员进行相关的质量安全重要性教育，强化整个团队的质量安全意识，使质量安全成为施工者心中的一个信念，施工者在施工过程中进行自我监督。对施工人员分类进行适当的安全教育培训，培训后才可上岗,某些特种作业人员必须按国家法律规定持证上岗。对于新引进的材料和技术,组织各级单位及相关操作人员进行培训教育,指导其在生产过程中应该注意的质量和安全问题。

5) 加强现场质量安全管理力度

落实工程质量安全管理,建设单位具有举足轻重的作用,负有义不容辞的责任。以质量安全控制为纽带,协调设计、监理、施工单位三者关系,强化设计、监理、施工把好质量控制,保证工程达到预期的质量目标。同时根据政府监督机构、监理单位、社会媒体等质量安全信息反馈,及时研判质量安全隐患,跟踪督促做好整改,决不留隐患。

长沙磁浮快线建设过程中组织开展专题质量安全月度检查20余次,日常巡查检查100余次,对建设过程中的所有现浇连续梁支架专题邀请市安监站参与逐个验收,确保支模架体系的质量与安全,严格遵守上级单位下发的质量安全管理文件,并督促监理单位、施工单位积极落实。

6) 构建有效的监督系统

长沙磁浮快线在施工过程中建立有效的监督系统,由建设单位、设计单位、监理单位到总承包单位、各级标段项目部都设立专门的质量安全监督小组,保障施工过程的质量安全平稳有序。从材料的配置到施工过程中的各个环节,专门的质量监督小组进行监督,责任规范到每一个人,确保各个岗位的监督人员认真检查、严格把关,对于异常的现象问题及时发现、及时上报并提出有效的解决方案。监督系统内部的每个职员都具有自身的责任意识,端正态度,意识到自己工作的重要性,为保证施工的质量安全,严格督查,做到不留隐患,确保施工的质量安全。

7) 建立质量安全事故应急救援制度

建立质量安全救援制度,并确保这种救援制度的有效实施,在意外安全事故发生时,可以尽快启动应急救援程序,并将损失降低到最小,明确各类等级的质量、安全事故应急救援措施,明确各单位各级质量安全监督人员的责任,对施工过程中的具体问题不断细化,出现问题依据责任进行追究。

3.4 工程档案资料管理

3.4.1 工程档案资料管理内容

在新建、改建、扩建的轨道交通工程建设过程中形成的具有保存价值、以各种载体存储的文件,包括工程准备阶段文件、监理文件、施工文件、竣工验收和备案文件、设备文件等均应是归档的工程档案资料。

3.4.2 工程档案资料管理方法及措施

(1) 建立科学的管理制度,逐步实现保管的规范化、标准化。

(2) 配置适宜安全保存档案的专门库房,配备防盗、防火、防溃、防有害生物的必要设施。

(3) 根据档案的不同等级采取有效措施,加以保护和管理。

(4) 根据需要和可能,配备适应档案现代化管理需要的技术设备。

3.4.3 工程档案资料归档要求

1) 工程纸质文件归档质量要求

(1) 工程文件的内容及深度必须符合国家有关工程勘察、测绘、设计、施工、监理等方面的技术规范、标准和规程。

(2) 工程文件的内容必须真实、准确、完整,与工程实际相符合。

(3) 工程文件应字迹清楚,不得使用圆珠笔、铅笔、红色墨水、蓝色墨水等易褪色材料书写,绘制图样清晰,图表整洁,签字盖章手续完备。

(4) 工程文件中文字书写应符合国家用字规范,须采用国家颁布实施的简化汉字,图表的绘制应符合国家制图标准的规定。

(5) 工程文件中文字材料幅面尺寸宜为 A4 幅面(297 mm×210 mm);图纸宜采用国家标准图幅。

(6) 工程文件应采用能够长期保存的韧性大、耐久性强的纸张。用蓝晒图归档的竣工图必须是新蓝图。打印图应符合国家档案字迹和纸张耐久性要求。

(7) 对破损的文件、图纸应进行托裱,不得使用胶纸带粘贴。

(8) 工程文件为外文版的,应用中、外文两种文字准确表达。有关文件的中文翻译件应由翻译责任者签证,并与原件一并归档。如无翻译件的材料,案卷目录中的案卷题名和卷内目录中的文件(图纸)名称应用中、外文两种文字准确表达。

(9) 各类原始的施工用表应印刷或者打印,不得使用复印表格填报。利用计算机打印的归档文件,文件内容可以打印但签名及结论性意见必须手写。所有编制的档案案卷目录、卷内目录要用激光机直接打印。

2) 工程文件编制要求

(1) 图纸会审须有图纸会审记录及图纸会审纪要,图纸会审记录有勘察、设计、施工、监理、建设五方责任单位的签字,加盖行政公章。图纸会审应填写汇总表。会审记录与会审纪要应配套存放。

(2) 施工组织设计企业内审表需加盖企业行政公章,形成施工组织设计审查会议纪要的应将纪要配套存放。

(3) 各专项施工方案由相关责任人签字,加盖项目部章。专项施工方案应填写汇总表。

(4) 施工技术交底应交、接底双方签认齐全,有班组长及班组所有施工人员签字的文字记录。

(5) 开工报告、分部验收记录表及各种单位工程的验收记录表、竣工验收类文件的签章应使用单位行政公章。

(6) 设计变更资料应完整,设计变更需填报汇总表。

(7) 原材料、成品、半成品、构配件需分类汇总。生产厂家的出厂合格证、检验报告、厂家资质等产品质量证明文件,需有监理的签字、盖章。质量证明文件只能提供复印件的应加盖厂家或销售部门的公章,与现场抽样送检资料对应存放。

3) 工程变更依据性文件归档质量要求

(1) 设计变更通知单、工程洽商记录等设计变更的依据性文件应注明其原始编号或日期。

(2) 在设计变更的依据性文件中,应包含被修改图的图号等内容。

(3) 设计变更依据性文件需进行汇总,工程设计变更依据性文件汇总表应有施工单位盖章和技术负责人签字、监理单位盖章和总监理工程师签字确认。

4) 竣工图归档质量要求

(1) 竣工图必须与工程实物相一致。

(2) 竣工图逐张加盖竣工图章、档号章,编页码。竣工图章和档号章应使用不褪色的红色印泥盖印,加盖在图签的上方或周围不压盖图形文字的空白处。竣工图章按规范要求填写,内容完整、字迹清楚。竣工图章中的各方签字必须手签。

(3) 施工图没有变更,应由施工单位在原施工图上加盖竣工图章后作为竣工图。

(4) 施工图有施工变更或一般性变更的,由施工单位依据经确认的变更文件及实际施工情况,在原施工图上进行修改补充,并在修改部分附近注明变更四要素(变更依据、变更内容、变更时间、变更人),加盖竣工图章后作为竣工图。对原施工图上修改宜采用杠改法,注记说明和绘制图形等应统一使用黑色耐久性书写材料。

(5) 施工图有较大变更和重大变更的,结构形式改变、工艺改变、平面位置改变、项目改变及有其他重大改变,或因其他原因造成大幅度修改、修改幅面超过1/3的,不宜再在原施工图上修改补充,应保留原设计信息,重新绘制改变后的竣工图。原图应一并归档,在卷内紧跟排列,原图排前,变更图纸排后,在原图上注明已变更。

(6) 特殊情况下,无正式施工图进行施工的,应按实际施工最终状况,由施工单位绘制竣工图(要晒制有氨蓝图),经设计单位签署意见并补充修改依据,同时加盖设计图章及竣工图章,可作为竣工图。

第 4 章

线路及限界

第七章

4.1 线 路 设 计

长沙磁浮快线线路自磁浮高铁站引出,沿劳动路至黄兴大道,设磁浮㮾梨站后下穿沪昆客专,沿机场高速公路南侧走行,过收费站后上跨机场高速公路,沿公路匝道接入 T1、T2 航站楼间连廊,线路长 18.55 km。

1) 线路主要设计原则

(1) 以长沙市城市总体规划和快速轨道交通线网规划为依据,合理选择线路路径,提高城市公共交通体系的运营服务水平,促进城市经济的发展。

(2) 根据本工程沿线的规划、道路、地形、地貌、工程地质及水文地质条件、地面与地下建(构)筑物和地面交通状况等情况,合理进行线路总体布置,选择线路位置及敷设方式,并与沿线现状和规划相协调,尽量减少拆迁工程量及施工过程中对城市交通的干扰。

(3) 线路平面设计时为方便设计及施工,车站分布考虑了沿线既有、规划的主要客流集散点和各类交通枢纽,并与城市综合交通规划网络相协调,有利于最大限度地吸引客流、方便乘客、降低工程投资、提高运营效益。

(4) 辅助线的分布及形式满足列车运行及折返能力需求。

(5) 高架线路高度满足道路净空及景观要求。

2) 线路平面

长沙磁浮快线全线设置三个车站,分别是磁浮高铁站、磁浮㮾梨站和磁浮机场站,见表 4-1。

表 4-1 车站设置

序 号	车站名称	中心里程	线间距/m	轨面高程
1	磁浮高铁站	ZDK0+098.000	单线(侧式)	46.350
2	磁浮㮾梨站	DK7+578.000	4.4(侧式)	47.865
3	磁浮机场站	DK18+166.709	6.04(侧式)	69.252

本线上行线全长 18.41 km(下行线 18.55 km),共设置曲线 27 处(下行线 27 处),曲线长度为 6.37 km(下行线 6.36 km),占线路长度的 33.64%(下行线 33.28%)。最大曲线半径 6 000 m,最小曲线半径 100 m,具体曲线半径及限速情况见表 4-2。

表 4-2　曲线半径及限速情况

交点编号	半径/m	实设缓长/m	限速/(km·h^{-1})
YJD2	400	20	45
YJD3	200	50	45
YJD4	1 500	90	100
YJD5	400	55	65
YJD6	400	55	65
YJD7	3 000	45	100
YJD8	6 000	20	100
YJD9	3 000	50	100
YJD10	100	35	30
YJD11	1 700	90	100
YJD12	150	55	40
YJD13	1 000	40	80
YJD14	2 000	70	100
YJD15	1 000	125	100
YJD16	2 000	70	100
YJD17	1 500	90	100
YJD18	3 500	40	100
YJD19	3 000	45	100
YJD20	2 000	70	100
YJD21	1 500	90	100
YJD22	1 500	90	100
YJD23	2 500	55	100
YJD24	1 500	90	100
YJD25	200	50	45
YJD26	300	30	45
YJD27	150	50	40

3）线路纵断面

本线全线采用地上敷设,3 个车站均为高架站侧式站台,磁浮高铁站、磁浮㮾梨站、磁浮机场站的轨面标高分别为 46.350 m、47.865 m、69.252 m。

本线轨面标高上跨道路时考虑了各道路的净空要求（设计线跨越二级以上等级公路时净空不小于 5 m,跨越三、四级公路时不小于 4.5 m,跨越乡村道路为 3.5～4.5 m,跨越人行道路时为 2.5 m）及结构高度,下穿铁路及电力线时保证了磁浮车辆跨越限界及满足《110～750 kV 架空输电线路设计规范》（GB 50545—2010）对相关电力线路与轨面的最小垂直距离要求。本线共设置坡段 22 个,最大坡度处位于下穿沪昆客专位置,坡度为 41‰。纵断面坡度统计情况见表 4-3。

表 4-3 纵断面坡度统计情况

坡　度	个　数	长度/km	占比/%
$0 \leqslant i < 10$	15	14.145	76.26
$10 \leqslant i < 20$	4	3.200	17.25
$20 \leqslant i < 25$	1	0.700	3.77
$i \geqslant 25$	2	0.503	2.71

4）线路辅助线

线路辅助线包括出入段线和车站配线。

(1) 出入段线。本线车辆段与长沙南站武广高铁东侧相邻,位于曲塘路以北、劳动路以南。本线出入段线为单线,从磁浮高铁站出站后向左侧以单开道岔出岔,后向北接入车辆段,线路长 486.89 m,其中高置段长 392.5 m,低置段长 94.39 m。

(2) 车站配线。为满足全线初、近、远期的运营、维修要求,设置了本工程的车站配线。

① 磁浮高铁站：单线车站,无其他配线。

② 磁浮榔梨站：小里程端进站曲线前设置一单渡线,满足维修救援要求。

③ 磁浮机场站：车站西段设单渡线。

5）区间线路

长沙磁浮快线全线采用高架线路和地面线路,无地下线路,其中高架线路(不含车站)总长约 17.2 km,地面线路(低置线路)长约 1.010 km。

(1) 高架线路。磁浮高铁站与磁浮榔梨站之间全部为高架线路,磁浮榔梨站与磁浮机场站区间除下穿沪昆及沿机场高速丘陵地区外,大部分为高架区间,高架区间总长度约 17.2 km。

高架区间在一般地段采用简支梁结构体系,简支梁主要跨径布置为 20 m、22 m、23 m、25 m。简支梁采用并置单线箱梁方案,每线单独设置一片单线小箱梁,两幅箱梁之间以 5 道横梁连接成整体,共同受力。

长沙磁浮快线线路上跨众多道路、河流,在结构上采用不同跨度连续梁 30 多联,连续梁跨度主要有(25+35+25)m、(30+45+30)m、(30+45+45+30)m、(35+55+35)m、(40+55+55+40)m、(45+70+45)m、(85+110+85)m 等。连续梁采用与简支梁外形顺接的整体式连续梁,高架区间均采用 Y 形独柱墩、钻孔灌注桩基础。

(2) 地面线路(低置线路)。长沙磁浮快线低置线路主要由承轨梁以下路基及承轨梁结构两部分构成，区间共设置 4 个低置路段，分别为 DK7＋792.55～DK7＋805.5、DK10＋303.5～DK10＋847.5、DK13＋675.00～DK13＋787.5、DK15＋048.5～DK15＋097.00，总长为 1 009.9 m。

4.2 限界设计

限界是指为了确保磁浮车辆在线路上运行的安全，防止车辆撞击邻近线路的建筑物和设备，而对车辆和接近线路的建筑物、设备所规定的不允许超越的轮廓尺寸线。

1）限界主要设计原则

（1）根据车辆、线路、行车、轨道等相关专业的实际情况和要求，制定安全适用、经济合理的限界。

（2）按照我国轨道交通限界体系，结合磁浮车辆特点，制定合适的计算方法，确定车辆限界、设备限界和建筑限界。

（3）根据车辆轮廓线及设计参数，设计区间直线地段车辆限界。

（4）直线地段设备限界设计需考虑悬浮系统或空气弹簧意外损坏和未计及因素引起的车辆额外偏移。

2）技术参数

（1）车辆。车辆主要技术参数见表 4-4。

表 4-4 车辆主要技术参数

序号	项目	参数	备注
1	列车编组	3 辆编组	
2	列车最大宽度/m	2.8	
3	列车高度/m	3.7	轨面至车顶
4	最高运行速度/(km·h^{-1})	100	
5	悬浮气隙/mm	8±2	
6	悬浮架模块中心距/m	2.8	
7	车辆地板膜高度/mm	880	落车状态

（2）线路与轨道。

① 正线线路最小平面曲线半径约为 100 m，车辆段出入段线最小平面曲线半径为

300 m,最小竖曲线半径为 2 500 m,最大纵坡为 41‰。

② 轨距:1 860 mm。

③ 站台顶面至轨道滑行顶面高度:840 mm。

④ 轨道两侧接触轨的间距:1 900 mm。

⑤ 受流器中心点至轨道滑行顶面高度:650 mm。

⑥ 道岔采用中低速磁浮节段式单开道岔,为圆曲线形道岔。道岔由道岔梁、道岔专用平台、一台或多台转辙电机等电气转辙控制设备组成。

(3) 供电方式。接触轨、受流器供电,额定电压 DC 1 500 V。

3) 限界布置

(1) 高架区间限界。根据车辆和设备参数、设备和管线安装空间等综合因素确定线间距及管线综合布置方式。高架区间的弱电电缆采用电缆槽的形式敷设,设置于行车方向的右侧。强电电缆采用电缆支架敷设,设置于行车方向的左侧。区间电源箱、AP 机箱及高速摄像机等全部设置于行车方向左侧,区间设置纵向疏散平台作为疏散通道,疏散平台设置于两线之间,平台中间设置间断扶手栏杆。

(2) 紧急疏散平台设置。按照城市轨道交通技术规范有关要求,磁浮系统应设置纵向应急疏散平台。疏散平台的运营功能在于当列车在区间高架上行驶过程中发生事故,首先应尽可能使列车驶入前方车站,若出现列车无法驶入前方车站而必须在区间高架上疏散乘客时,组织乘客从列车侧门离开列车,通过疏散平台至最近的下桥点、车站等安全区域。本工程正线区间设置疏散平台,疏散平台设置在两线中央(行车方向左侧),供紧急情况下疏散使用。平台宽度直线段为 1 200 mm,曲线地段不小于 800 mm,平台高度距离轨面 600 mm,平台中间设置栏杆及非贯通扶手。疏散平台在道岔区断开,在车站端部无法连通部位桥面设置上下楼梯,并能尽快疏散至车站内。

(3) 车站限界。车站站台边缘距股道中心线 1 500 mm,屏蔽门距股道中心线 1 530 mm,站台面距轨面 840 mm。

(4) 道岔区限界。道岔区限界旨在保证道岔部分建筑限界和相邻轨道梁最大尺寸处(即接触轨之间)的安全余量。单开道岔区建筑限界如图 4-1 所示。单渡线道岔区建筑

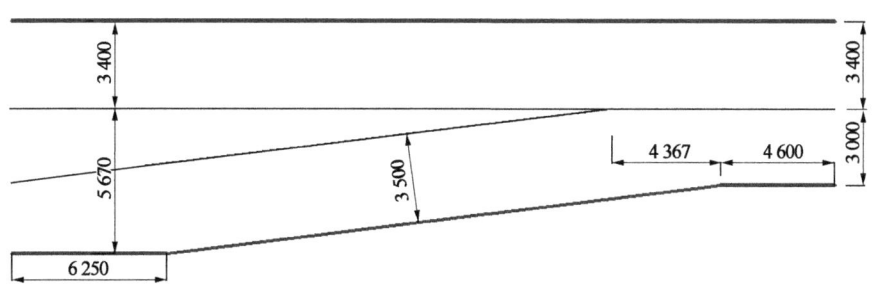

图 4-1 单开道岔区建筑限界

限界如图 4-2 所示。

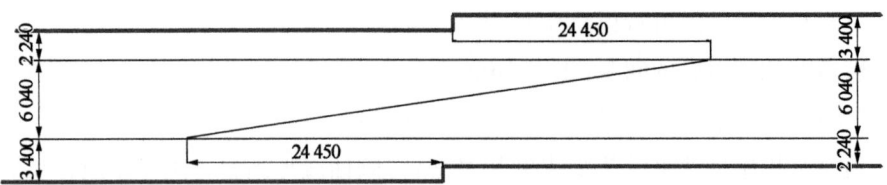

图 4-2 单渡线道岔区建筑限界

第 5 章

磁浮车站

第三部

5.1 车站概况

长沙磁浮快线起于长沙南站,止于黄花国际机场,线路长 18.55 km,全线设置三个车站(均为高架站),分别是磁浮高铁站、磁浮㮾梨站和磁浮机场站。

1) 磁浮高铁站

(1) 车站位置。磁浮高铁站是长沙磁浮快线的起点站,车站东侧为城市值机楼,呈东西向布置,为地上两层高架站。车站位于长沙南站东站房的北侧,呈东西向布置,站房与长沙南站的出站平台及落客高架平台相接。车站有效站台中心里程为 DK0+098。

(2) 车站规模。车站主体结构总长度 133.4 m,总宽 25 m。总用地面积 11 129 m²,建筑占地面积 6 013.88 m²,总建筑面积(含值机楼)12 582.24 m²(其中车站 9 850 m²,城市值机楼 2 732.24 m²)。容积率 1.15,建筑密度 59.1%,建筑高度 21.3 m,绿地率 19%。

车站建筑 133.4 m(长)×25 m(宽)×21.3 m(高)。站厅层装修后净高 7.6 m,站台公共区 3.3 m,出入口通道 3.0 m;设备房区域有吊顶房间 3.3 m,有吊顶及静电地板房间 3.4 m。效果图如图 5-1 所示。

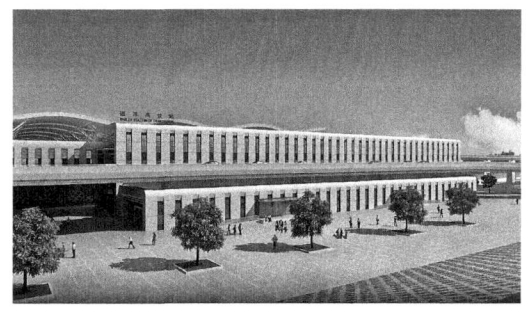

图 5-1 磁浮高铁站效果图

2) 磁浮㮾梨站

(1) 车站位置。磁浮㮾梨站为中间车站。车站位于长沙县黄兴大道与规划劳动路交叉口以北,黄兴大道西侧地块内。车站沿黄兴大道呈南北向布置,有效站台中心里程为 DK7+578.2,设计起、终点里程为 DK7+504～DK7+615。车站为地面二层 7.80 m 侧式站台车站,车站主体全长 111.00 m,标准段宽为 23.00 m,车站采用"桥-建"合一,2 层 3 跨钢筋混凝土框架结构型式。

(2) 车站规模。车站主体结构长 118.2 m,宽 24.0 m。车站总用地面积 8 080.6 m²,占地面积 2 830.67 m²,总建筑面积 5 170 m²。容积率 0.57,建筑密度 35.03%,建筑高度 12.99 m,绿地率 34%。

车站主体建筑外包尺寸(标准段)118.2 m(长)×24.0 m(宽)×12.99 m(高)。站厅、站台公共区装修后净高 3.6 m,设备房区域为 3.0 m。效果图如图 5-2 所示。

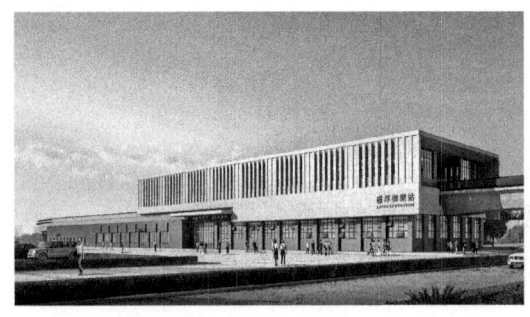 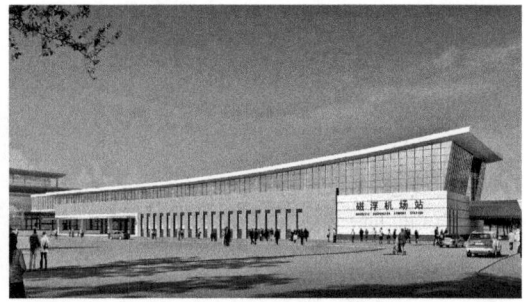

图 5-2 磁浮榔梨站效果图　　　　　图 5-3 磁浮机场站效果图

3) 磁浮机场站

(1) 车站位置。磁浮机场站是长沙磁浮快线第三个车站,呈东西向布置,车站位于黄花国际机场 T1 与 T2 航站楼之间,既有国际厅西侧停车场内,垂直于 T1 与 T2 航站楼连廊,呈东西向布置,站房与 T1 和 T2 之间的连廊相接。车站有效站台中心里程为 DK18+191.709。

(2) 车站规模。车站主体长 120.35 m,宽 33.10 m。车站总用地面积 8 671 m^2,占地面积 4 071.56 m^2,总建筑面积 9 476 m^2。容积率 0.89,建筑密度 46.96%,建筑高度 16.882 m,绿地率 9.7%。

车站建筑外包尺寸 120.35 m(长)×33.10 m(宽)×17 m(高)。站厅、站台公共区装修后净高 3.3 m,出入口通道 3.3 m;设备房区域 3.0 m。效果图如图 5-3 所示。

5.2　主要设计原则与技术标准

1) 主要设计原则

(1) 结构设计以"结构为功能服务"为原则,满足城市规划、行车运营、环境保护、抗震、防水、防火、防护、防腐蚀及施工等要求,并做到结构安全、耐久、技术先进、经济合理。

(2) 结构设计需减少施工中和建成后对环境造成的不利影响,以及城市规划引起周围环境的改变对结构的作用。

(3) 结构设计要充分考虑地面、地下已有或规划建筑物、管线,尽量避免或减少对建筑物、管线和周边环境的不利影响。

(4) 结构的耐久性设计按现行国家标准《混凝土结构设计规范》(GB 50010—2010)和

《混凝土结构耐久性设计规范》(GB/T 50476—2008)的有关规定执行。

(5) 结构的净空尺寸满足建筑限界、运营及施工工艺、设备安装及其他使用要求，并应考虑施工误差、结构变形和位移的影响等因素。

(6) 高架车站结构满足列车安全运行和乘客乘坐舒适的要求。结构除应满足规定的强度外，应由足够的竖向刚度、横向刚度，并应保证结构的整体性和稳定性。

(7) 车站结构设计根据国家及地方有关规定及标准，结合结构类型、所处地质环境和周边环境等，合理确定车站结构设计所采用的抗震设防标准。结构设计时采取相应的构造处理措施，以提高结构的整体抗震能力。

(8) 作用在结构上的荷载根据现行国家标准《建筑结构荷载规范》(GB 50009—2012)等的有关规定，并应根据施工和使用阶段可能发生的变化，按可能出现的最不利情况确定不同荷载组合时的组合系数。

(9) 高架车站结构中，只承受列车荷载的构件（轨道梁）结构设计按现行铁路桥涵设计规范执行；兼受列车荷载的构件（如支承轨道梁的框架横梁、支承框架横梁的框架柱及柱下基础）结构设计按现行铁路桥涵设计规范执行，同时满足建筑结构设计规范的要求；除上述外的构件（不承受列车荷载的构件）结构设计，按现行建筑结构设计规范的相关规定执行。

(10) 车站结构采用现浇钢筋混凝土或预应力混凝土结构体系。

(11) 高架车站结构垂直线路方向落地柱的布设应结合地面道路交通等要求综合确定。施工期间以不中断交通为原则，根据现场条件，原则上应尽量减少对周围环境的影响。

2) 主要技术标准

(1) 建筑限界满足中低速磁浮建筑限界相关要求。

(2) 车站主体结构安全等级为一级，结构重要性系数取1.1。

(3) 车站主体结构承轨层及以下设计使用年限为100年；承轨层以上结构设计使用年限为50年。车站结构应根据环境类别、结构设计使用年限100年的要求进行耐久性设计。

(4) 车站结构地基基础设计等级为乙级，建筑桩基设计等级为乙级。

(5) 抗震设防烈度为6度，设计基本地震加速度$0.05g$，设计分组第一组，Ⅱ类场地，场地特征周期0.35 s。工程场地地震动参数取值为：多遇地震影响系数最大值设计使用年限50年时为0.064，设计使用年限100年时为0.102。

(6) 车站主体结构抗震设防类别为重点设防类（乙类），框架抗震等级为三级。

(7) 基本风压：50年一遇的基本风压为0.35 kN/m^2；100年一遇的基本风压为0.40 kN/m^2。地面粗糙度B类，风荷载体形系数、风载风振系数和风压高度变化系数按《建筑结构荷载规范》要求取值。基本雪压：50年一遇的基本雪压为0.45 kN/m^2；100年一遇的基本雪压为0.50 kN/m^2。

(8) 车站站台和站厅公共区楼板、楼梯、通道、出入口等部位的人群均布荷载的标准值应采用 4.0 kN/m²。

(9) 高架车站结构轨道梁在列车静活载作用下，其竖向挠度不超过 $L/4600$。轨道梁设计的竖向一阶固有频率大于 $64/L$，L 为轨道梁的计算跨度。

(10) 高架车站柱墩基础的沉降按恒载计算。对于外静定结构，其总沉降量与施工期间沉降量之差不应超过下列容许值：

① 墩台均匀沉降量：30 mm。

② 相邻墩台沉降量之差：5 mm。对于外静不定结构，其相邻墩台不均匀沉降量之差的容许值还应根据沉降对结构产生的附加影响来确定。

5.3　站房细部设计

5.3.1　车站内设备和管理用房设计

车站内设备和管理用房设计见表 5-1。

表 5-1　车站内设备和管理用房设计汇总

房间名称	面积/m²	设备要求	完成地坪标高/m	门类
车站控制室	40	设在通号等主要设备管理用房一端，面向公共区，开甲级 C 类防火观察窗。面向公共区一侧的宽度不小于 6 m，室内无柱且无关管线不得穿越。一般站 40 m²，换乘站 50 m²	0.45	甲级防火门
站长室	12	与车站控制室相邻并设门连通	0.00	甲级防火门
站务室	9	靠近站长室	0.00	普通钢板门
公安值班室	15	设在站厅层主要设备管理用房一端，面向公共区开门	0.00	普通钢板门
会议室	25	设在站厅层主要设备管理用房一端	0.00	普通钢板门
车站备品库	15	设在站厅层	0.00	普通钢板门
更衣室	2×12	男、女分设，设在站厅层主要设备管理用房一端	0.00	普通钢板门

续 表

房间名称	面积/m²	设备要求	完成地坪标高/m	门类
空调候车室	10	设于站台层	0.00	铝合金门
茶水室		设在站厅层主要设备管理用房一端	−0.02	普通钢板门
工作人员卫生间		设于车控室一端	−0.02	普通钢板门
公共卫生间		设于分区内,门开向车站公共区。男坑位2个,小便斗2个;女坑位3个;盥洗台各2个;设无障碍专用卫生间	−0.02	普通钢板门
清扫工具间	10	每层设置,内设洗涤池、地漏。侧式站台每个站台均设置	−0.02	普通钢板门
垃圾间	4	每层设置,侧式站台每个站台均设置	−0.02	普通钢板门
客服中心	2.5×3.5	付费区与非付费区分界处,靠近出闸口处(站厅只配一个客服中心时,为12 m²;站厅配两个客服中心时,每个为8 m²)	0.03	铝合金门
车务员休息室	12	设在有配线车站站台层,靠近屏蔽门端门处	0.00	普通钢板门
工务用房	15	设在有岔车站站台层端部	0.00	甲级防火门
警用通信设备	20	邻近公安值班室	0.00	甲级防火防烟门
安全门设备及管理室	20	与车站控制室同一端,设在站台层	0.00	甲级防火防烟门
AFC票务室	20	靠近车站控制室	0.00	甲级防火门

注:1. 设备用房面积一般参考本表设计,根据设备实际布置情况做适当调整,但必须满足工艺要求;通风机房、牵引降压混合变电所、降压变电所用房面积由设计方案具体落实。
2. 高架车站部分设备与管理用房根据车站用地条件布置在车站主体结构外。

5.3.2 基础处理

基础处理采用钻孔灌注桩,桩径一般在 0.6~2 m,桩长可达 50 m。桩基主要采用旋挖钻施工,根据地下岩层强度情况配以冲击钻。桩长在 20 m 以内尽量采用整体钢筋笼吊装;桩长超过 20 m 采用钢筋笼分段吊装进行焊接。桩身灌注采用水下混凝土灌注方式,所排泥浆均需沉淀处理,不能直接排放。

5.3.3 出入口天桥结构方案

高架车站站厅通过人行天桥跨越桥下道路,并设置楼扶梯与地面连接。天桥墩柱设置在绿化带和人行道外侧,采用矩形独柱墩。天桥采用普通钢筋混凝土结构或预应力钢筋混凝土结构。天桥楼梯采用钢筋混凝土梁式楼梯，楼扶梯墩柱应结合考虑扶梯中间支承进行布置。墩柱基础采用钻孔灌注桩基础。

桥面设置性能良好的排水系统，设置连续、整体密封、耐久的防水层。梁缝处根据构造形式设置桥梁专用伸缩缝装置，并嵌填密封形成多道防线，还须有效防止桥面水渗漏。

5.3.4　车站与高架区间的连接方案

车站端盖梁上设置支墩，支承区间桥梁结构。同时在区间桥梁与车站行车道板层横梁之间设置伸缩装置（伸缩装置由区间桥梁专业设计）。

5.3.5　各站具体结构方案

1）磁浮高铁站

车站采用整体现浇钢筋混凝土"桥-建"合一结构型式，以便于建筑布局。车站为三层结构钢筋混凝土"桥-建"组合结构，顶盖为钢结构屋盖。

车站桥梁部分为车站的主要受力部分，采用空间刚架结构。桥墩基础采用整体式承台，每个墩柱下设置一个整体式承台，设置 4 根直径 1.2 m 的钻孔桩。

车站单榀结构采用横向双柱双悬挑"Π"形刚架结构，横向柱距 9.2 m，两端各悬挑 5 m，在二层转换为横向 3 跨，横向柱距 6～7 m，纵向柱距 12.0 m。除桥墩盖梁、站厅横梁设置预应力外，其余构件均为普通钢筋混凝土结构。桥梁和房建结构合一修建，桥梁的盖梁、墩柱、基础为桥梁结构和房建结构共有，桥梁的横向框架通过房建结构纵向梁板整体连接，形成空间框架体系。

车站分别设置天桥连接长沙南站落客平台及路侧地面。钢结构屋盖方案采用门式弧形钢架，屋盖刚架基础采用预埋锚栓型式，埋置于行车道层的钢筋混凝土结构内。

车站主体结构安全等级为一级；框架结构抗震等级为三级；建筑抗震设防基本烈度为 6 度（0.05g），设计地震分组第一组。按抗震设防烈度 7 度采取抗震措施。

2）磁浮𣲵梨站

车站采用二层框架结构，顶棚为钢结构屋盖。上部结构为现浇钢筋混凝土框架结构。桥墩基础采用整体式承台，单个框架柱下设置一个独立承台，纵横承台间设置地系梁。

车站横向单榀结构为 4 跨刚架结构，横向柱距 6～7 m，纵向跨度 8～9 m，构件均为普通钢筋混凝土结构。桥梁和房建结构如长沙南站合一修建。

钢结构屋盖采用门式弧形钢架，屋盖刚架的基础采用预埋锚栓的型式，埋置于行车道层的钢筋混凝土结构内。

车站主体结构安全等级为一级；框架结构抗震等级为三级；建筑抗震设防基本烈度为 6 度（0.05g），设计地震分组第一组。按抗震设防烈度 7 度采取抗震措施。

3）磁浮机场站

车站为三层结构钢筋混凝"桥-建"组合结构，顶盖为钢结构屋盖。车站桥梁部分为车站的主要受力部分,采用空间刚架结构。桥墩基础采用整体式承台,每个墩柱下设置一个整体式承台,设置4根直径1.2 m的钻孔桩。

车站单榀结构采用横向双柱双悬挑"Π"形刚架结构,横向柱距10.8 m,两端各悬挑6.4 m,在二层转换为横向3跨,横向柱距8.1 m,纵向柱距12.0 m。除桥墩盖梁、站厅横梁设置了预应力外,其余构件均为普通钢筋混凝土结构。桥梁和房建结构合一修建。

车站分别设置天桥连接机场人行走廊及路侧地面。钢结构屋盖方案采用门式弧形钢架,屋盖刚架的基础采用预埋锚栓的型式,埋置在行车道层的钢筋混凝土结构内。

车站主体结构安全等级为一级;框架结构抗震等级为三级;建筑抗震设防基本烈度为6度(0.05g),设计地震分组第一组。按抗震设防烈度7度采取抗震措施。

5.3.6 结构防水设计

1) 防排水设计基本规定

(1) 主体结构100年,混凝土结构材料满足《地铁设计规范》(GB 50157—2013)、《铁路桥涵钢筋混凝土和预应力混凝土结构设计规范》(TB 10002.3—2005)、《铁路混凝土结构耐久性设计规范》(TB 10005—2010)、《混凝土结构耐久性设计与施工指南》(CCES 01—2004)的耐久性要求。

(2) 结构排水为主,以防为辅。加强变形缝、施工缝、预埋件、预留孔洞等细部结构的防水措施。

2) 高架结构防排水体系(表5-2)

表5-2 高架结构防排水体系

序号	项目	要求
1	裂缝控制	不得有贯穿裂缝,同时满足相关规范、规程要求
2	接缝防水	施工缝、变形缝、穿管及各型接头的接缝不得渗漏水
3	附加防水层	底层为高渗透性改性环氧涂料,防水层采用满粘防水涂料或卷材
4	排水系统	高架桥应设置相应的排水坡;桥面排水选用V形横坡,桥面采用集中汇水并排入泄水管的方式,通过埋置在墩柱内的排水管接出后汇入市政排水系统

3) 高架结构防排水

(1) 排水措施。高架结构轨行区设置相应的排水坡;桥面排水选用V形横坡,桥面采用集中汇水、泄水管泄水方式,经埋置于墩柱内的排水管接出后汇入市政排水系统。

(2) 结构防水。高架结构应用高性能耐久混凝土。预应力混凝土封锚及接缝处在构造上采取防水措施;严格控制管道压浆材料和压浆工艺,对于易产生裂缝结构部位增设普通钢筋。

选用低水化热水泥,水泥等级不小于32.5 MPa,水灰比不得大于0.5;混凝土的坍落度宜控制在(120±20)mm,入模温度不宜高于28℃,混凝土的中心温度与表面温度的差值不宜大于20℃,混凝土的表面温度与大气温度的差值不宜大于20℃。

每立方米混凝土中各类材料的含量:总碱含量不大于3 kg;Cl^-含量不大于0.06%;C_3A含量不大于8%。

(3) 接缝防水。梁缝处设伸缩缝,伸缩缝处做好防、排水处理。

(4) 辅助附加外防水层。高架桥面设防水层,桥面防水选用与混凝土结构黏结性能好、耐腐蚀的材料,施用一道高渗透性改性环氧涂料加一道自黏柔性材料。

5.3.7 建筑防火设计

(1) 长沙磁浮快线地面工程的耐火等级不低于二级。车站内各层公共区和设备、管理用房区划分为独立的防火分区,每个防火分区之间采用耐火极限3 h的防火墙分隔。防火门为甲级防火门,门向疏散方向开启。防火墙内观察窗采用C类甲级防火玻璃。

(2) 除公共区外,建筑高度不大于24 m的地上车站设备管理区,每个防火分区的建筑面积不应大于2 500 m^2。建筑高度大于24 m的地上车站不应大于1 500 m^2。

(3) 车站公共区内,单个防烟分区建筑面积不大于2 000 m^2(不得跨越防火分区),各防烟分区间和楼扶梯口上方采用防烟板分隔,防烟垂壁净高度不应小于500 mm,挡烟垂壁下缘至楼梯踏面垂距不应小于2.3 m。

(4) 车站公共区防火分区安全出口的数量不少于2个,并直通车站外部空间;有人值守的设备和管理用房区域,安全出口的数量不少于2个,其中一个安全出口应为直通地面的消防专用通道。无人值守的设备和管理用房区域,至少设置一个与相邻防火分区相通的防火门作为安全出口。

(5) 站台公共区的任一点距离疏散楼梯口或通道口不得大于50 m。在站台每端均设置到达区间的楼梯。

(6) 车站主要设备与管理用房区内,单面布置房间的通道(宽度)净宽不小于1.2 m,双面布置房间的通道(宽度)净宽不小于1.5 m,设备、管理用房区安全出口及楼梯宽度为1.2 m,设备及管理用房的门距最近的安全出口不得超过35 m,位于尽端封闭的通道两侧或尽端的房间,其最大距离不得超过上述距离的1/2。

(7) 车站的站厅、站台、出入口、天桥、人行楼梯、自动扶梯、售检票口(机)等部位的规模和通过能力应相互匹配。

(8) 地铁车站选用不燃装修材料,裸露的风、水、电管线等采用防火材料或涂料进行处理。管道穿防火墙、楼板及防火分隔物时,采用防火材料实施封堵。

5.4 导向标识

5.4.1 系统设计

1) 设计范围

此次导向系统设计适用于长沙磁浮快线磁浮高铁站、磁浮㮾梨站、磁浮机场站三座车站和城市航站楼。设计范围含磁浮高铁站、磁浮㮾梨站、磁浮机场站的站外 500 m 范围内的车站导向及各车站公共区(包括入口、通道、站厅公共区、站台公共区)的导向标识系统设计。

2) 设计思路

(1) 科学布置。标识设置在最科学的位置,能为使用者提供在此位置最需要了解的信息,标识设置应能"主动"地为使用者提供其所需信息,满足乘车、选择目的地行为确认各个阶段的信息需求。

① 标识设置的连续性。像接力棒一样,在到达指示目标地之前,所有可能引起行走路线差的地方均应有该目标地的引导指示。标识产品设置一定要考虑其连续性。

② 标识设置的易读性。标识的尺度与人的有效视距有关,故其设置方式应保证在同方向任何角度都可以视觉读取的位置。

(2) 人性化设计。

① 符合普通人的一般习惯及人机工程学原理。标识设计要有亲和力,在执行上非常注重细节,处处为乘客着想,满足乘客的需求。在人机工程学中,人类的最佳视觉角度是在向上 30°到向下 10°之间。我国人均身高在 160～170 cm,故人的视平线在 150～160 cm。

② 信息设计简明易懂。使用旅客易于理解的信息,简单、直观、实用。不仅是每个标识,重要的是整体系统的简明易懂。

③ 充分考虑安全因素。标识的设置位置不能造成任何人体伤害的潜在危险,并且在造型工艺及安装形式上也要考虑到标识自身对人体的潜在危险,不能出现尖锐棱角等。

④ 对于特殊人群的关爱。需在设计中考虑到老年人、儿童、残障人、外国人的需要。

(3) 设计的美观性及整体性。

① 标识系统自身风格形式的美观及统一。标识系统文字、图形符号、色彩应用、平面版式及造型风格需整体统一。

② 标识系统与建筑环境的协调设计。标识系统设计在保证自身美观及统一的前提下,还应充分考虑到建筑环境的诸多专业的相互配合,不仅要符合建筑设计的风格,还应在风格尺寸等方面充分与内装、动态显示屏及商业广告等专业相结合,统一风格及实行,避免位置冲突及相互遮挡或者相互结合,实现建筑大环境的整体统一。

3) 设计要素

(1) 中、英文文字的选择及应用。为达到与车站标识的有机结合,故在文字上采用与其标识系统的中、英文字体相同的字体,既可以与其他标识系统统一文字风格,又可以提高旅客对标识信息的识别性。

(2) 图形符号。采用国家标准的图形符号,以保证与车站及其他交通设施标识的统一。

(3) 平面版式规范。

5.4.2 设备制造与安装

5.4.2.1 标识系统类型

1) 导向标识系统

(1) 乘车导向标识牌。

① 位置:设置在站厅、站台,主要指示进站乘车、公共设备导向信息。

② 材质:灯箱外框采用铝合金型材氟碳喷涂,面层镂刻膜材料(深色哑光膜);5 mm 厚白色 PC 板;荧光灯、LED 内置光源、导光板;所有紧固件均为不锈钢防锈型;ϕ30 不锈钢吊挂管静电烤漆。

(2) 出口方向导向标识牌。

① 位置:设置在站厅层出闸机口乘客分流处。

② 材质:灯箱外框采用铝合金型材氟碳喷涂,面层镂刻膜材料(深色哑光膜);5 mm 厚白色 PC 板;荧光灯、LED 内置光源、导光板;所有紧固件均为不锈钢防锈型;ϕ30 不锈钢吊挂管静电烤漆。

(3) 扶梯上方导向标识牌。

① 位置:设置在扶梯上方,一般距楼梯第一节台阶大于 1 000 mm 设置。

② 材质:灯箱外框采用铝合金型材氟碳喷涂,面层镂刻膜材料(深色哑光膜);5 mm 厚白色 PC 板;LED 灯模组、控制器、导光板;所有紧固件均为不锈钢防锈型;ϕ30 不锈钢吊挂管静电烤漆。应与电扶梯专业留有接口,实现运行方向联动。

(4) 站厅楼梯处导向标识牌。

① 位置:站厅楼梯处,下站台吊挂。

② 材质:灯箱外框采用铝合金型材氟碳喷涂,面层镂刻膜材料(深色哑光膜);5 mm 厚白色 PC 板;荧光灯、LED 内置光源、导光板;所有紧固件均为不锈钢防锈型;ϕ30 不锈钢吊挂管静电烤漆。

(5) 站台楼梯处导向标识牌。

① 位置：站厅下站台的楼梯处吊挂。

② 材质：灯箱外框采用铝合金型材氟碳喷涂，面层镂刻膜材料（深色哑光膜）；5 mm 厚白色 PC 板；荧光灯、LED 内置光源、导光板；所有紧固件均为不锈钢防锈型；ϕ30 不锈钢吊挂管静电烤漆。

(6) 站台导向标识牌。

① 位置：站台乘车与出站吊挂。

② 材质：灯箱外框采用铝合金型材氟碳喷涂，面层镂刻膜材料（深色哑光膜）；5 mm 厚白色 PC 板；荧光灯、LED 内置光源、导光板；所有紧固件均为不锈钢防锈型；ϕ30 不锈钢吊挂管静电烤漆。

(7) 磁浮交通车站导向标识牌。

① 位置：站外 300 m 辐射区域。

② 材质：面层 5 mm 铝板贴工程级反光膜，镀锌钢圆柱喷氟碳漆或聚酯粉末涂层。预埋 1.5 m 深，水泥墩，预埋钢板，防护等级须不低于 IP65。

(8) 室外导向标识牌（落地）。

① 位置：车辆段办公楼室外区域、车辆段室外区域。

② 材质：不锈钢板镂空雕刻，焊接，表面烤漆，镂空部分背衬导光板，内置 LED 光源。

2) 确认标识系统

(1) 形象柱标识牌。

① 位置：设置在出入口的门口位置。

② 材质：80 mm×80 mm×4 mm 不锈钢方管，3 mm 不锈钢板成型，不锈钢镂空，内衬 PC 板；喷深灰色氟碳漆，内置 LED 光源或荧光灯；预埋钢板，防护等级须不低于 IP65。

(2) 站名标识牌。

① 位置：镶嵌在车站出入口门上方的墙面上和地面垂直电梯门口上方。

② 材质：灯箱外框采用铝合金型材氟碳喷涂，面层铝板镂空（深灰色）；5 mm 厚白色 PC 板；荧光灯或者 LED 内置光源、导光板；所有紧固件均为不锈钢防锈型；ϕ30 不锈钢吊挂管静电烤漆。导向牌与 LED 屏结合，LED 屏带内储存功能，能做到全天候显示，适应户外各种恶劣环境。

(3) 建筑体内出入口确认标识牌。

① 位置：设置在车站内出口楼梯边上，柱立式。

② 材质：不锈钢方通立柱氟碳漆，灯箱外框采用铝合金型材氟碳喷涂，面层镂刻膜材料（深色哑光膜）或铝板镂空；5 mm 厚白色 PC 板；荧光灯内置光源、导光板；所有紧固件均为不锈钢防锈型；ϕ30 不锈钢吊挂管静电烤漆。导向牌与 LED 屏左右结合。

(4) 出口标识牌。

① 位置：吊挂在站厅与通道衔接的上端实体墙面上，居中设置。

② 材质：灯箱外框采用铝合金型材氟碳喷涂，面层镂刻膜材料（深色哑光膜）；5 mm 厚白色 PC 板；荧光灯、LED 内置光源、导光板；所有紧固件均为不锈钢防锈型；ϕ30 不锈钢吊挂管静电烤漆。

(5) 售票标识牌。

① 位置：设置在自动售票机上方或附近适当位置。

② 材质：灯箱外框采用铝合金型材氟碳喷涂，面层镂刻膜材料（深色哑光膜）；5 mm 厚白色 PC 板；荧光灯或 LED 内置光源、导光板；所有紧固件均为不锈钢防锈型；ϕ30 不锈钢吊挂管静电烤漆。

(6) 卫生间标识牌。

① 位置：吊挂在卫生间入口处上方；贴墙式，设置在卫生间门面上。

② 材质：灯箱外框采用铝合金型材氟碳喷涂，面层镂刻膜材料（深色哑光膜）；5 mm 厚白色 PC 板；荧光灯或 LED 内置光源、导光板；所有紧固件均为不锈钢防锈型；ϕ30 不锈钢吊挂管静电烤漆。贴墙式用 2.5 mm 铝板丝网印刷。

(7) 车站控制室标识牌。

① 位置：采用贴附式，居中设置在车站控制室防火玻璃上方。

② 材质：膜材料。

(8) 电梯标识牌。

① 位置：设置在电梯附近。

② 材质：灯箱外框采用铝合金型材氟碳喷涂，面层镂刻膜材料（深色哑光膜）；5 mm 厚白色 PC 板；荧光灯或 LED 内置光源、导光板；所有紧固件均为不锈钢防锈型；ϕ30 不锈钢吊挂管静电烤漆。

(9) 站名墙标识牌。

① 位置：站台侧墙。

② 材质：10 mm 厚水晶字粘贴。

(10) 站台站名标识牌。

① 位置：设置在站台柱装饰面上，面对安全门一侧，标识中心点距地面 2 m 设置。

② 材质：2.5 mm 铝板丝网印刷。

(11) 警务室标识牌。

① 位置：设置在车站内警务室附近。

② 材质：灯箱外框采用铝合金型材氟碳喷涂，面层镂刻膜材料（深色哑光膜）；5 mm 厚白色 PC 板；荧光灯或 LED 内置光源、导光板；所有紧固件均为不锈钢防锈型；ϕ30 不锈钢吊挂管静电烤漆。

(12) 行李检查标识牌。

① 位置：设置在安检机上方或附近适当位置。

② 材质：灯箱外框采用铝合金型材氟碳喷涂，面层镂刻膜材料（深色哑光膜）；5 mm

厚白色 PC 板；荧光灯或 LED 内置光源、导光板；所有紧固件均为不锈钢防锈型；$\phi 30$ 不锈钢吊挂管静电烤漆。

3）资讯标识系统

(1) 车站出入口标识牌。

① 位置：设置在出入口立柱上，贴附式。

② 材质：2.5 mm 厚单层铝板，铝板丝印。

(2) 运营时间标识牌。

① 位置：设置在出入口立柱上，贴附式。

② 材质：2.5 mm 厚单层铝板，铝板丝印。

(3) 公告栏。

① 位置：设置在出入口位置处，落地式。

② 材质：80 mm×80 mm×4 mm 不锈钢方管，铝合金型材边框，喷深灰色氟碳漆；2.5 mm 厚单层铝板，喷深灰色氟碳漆；5 mm 厚钢化玻璃，高精度喷绘 5 mm 透光灯箱片，荧光灯内置光源。

(4) 票务信息标识牌。

① 位置：设置在自动售票机旁的位置处，落地式。

② 材质：80 mm×80 mm×4 mm 不锈钢方管，铝合金型材边框，喷深灰色氟碳漆；2.5 mm 厚单层铝板，喷深灰色氟碳漆；5 mm 厚钢化玻璃，高精度喷绘 5 mm 透光灯箱片，导光板、荧光灯内置光源。

5.4.2.2　材料及制作要求

1）材料工艺要求

(1) 基材、立柱等钢结构部件表面处理。热浸镀锌，达到《金属覆盖层　钢铁制件热浸镀锌层技术要求及试验方法》(GB/T 13912—2002)要求，平均镀层厚度不小于 90 μm，后做烤漆处理，涂层厚度 70 μm 以上。

(2) 铝型材、铝板表面处理。深灰色烤漆（色号为 Pantone Black 7C），烤漆色彩均匀饱满，表面平整。

(3) 不锈钢制品表面。烤漆处理，表面涂层厚度为 70 μm，所有的金属薄板都应在理想的条件下进行上面漆的工序，为避免在处理过程中材料变形，板材都具有不低于 1.5 mm 厚度和韧性。

(4) 标识牌配件要求。吊挂件外形要平整、棱角清晰，如无毛刺和变形，镀锌层无起皮、起瘤、脱落、腐蚀、损伤、黑斑、麻点等缺陷。

(5) 标识牌内部。依据牌体具体情况增设增光膜、反光膜、匀光膜。

(6) 灯具和配线保护。喷非硬化保护漆，内部采用耐热电线并固定，采用纤维保护套管，内部布线采取暗装形式。

(7) 箱体内部布线要求。箱体预留接线长度在 1～2 m，电源线从标识牌的左上角穿出,采取封闭式连接,无裸露接头,采用金属套管或走线槽,出口处采用胶套或胶塞保护。

(8) 彩色丝印。油墨具有耐久性及耐化学品性,涂层厚度均匀,无缺陷,色彩鲜艳准确,附着率强。

(9) 标识牌吊采用无缝钢管。

(10) 箱体内部骨架、连接件、固定件采用镀锌钢。

(11) 电线要求低烟、无卤、阻燃,符合国家规范和设计要求。

(12) 绝缘材料及外包材料要求低烟、低毒、防火花。

(13) 气压杆要求密封性好,支撑强度符合牌体要求。

2) 性能要求

(1) 标识牌体尺寸公差。边长偏差不大于±2 mm,面板平整度不大于±1 mm,厚度偏差不大于±2 mm,外框角度方正不大于±1%。

(2) 箱体外照明均匀度。平均照度(白底)500~800 lx,最亮点与最暗点照度差不超过25%。

(3) 燃烧性能。标识牌整体符合防火材料《建筑材料燃烧性能分级方法》(GB 8624—1997)中的A级不燃,有机材料符合防火材料《建筑材料燃烧性能分级方法》中B1级难燃标准,须出具消防部门认可的检验报告。

(4) 标识牌的使用寿命。金属箱体不小于15年,面层压克力/内衬PC板不小于5年,电气部分不小于10年,光源不小于8 000 h。

(5) 防护等级。站外牌体不小于IP65,站内牌体不小于IP55。

3) 装配要求

(1) 保护。在安装过程中对所有完工后裸露可见的表面进行保护,型弯曲通过冷成型工艺冷弯成型机或冷卷曲来完成。

(2) 孔洞。孔洞的开孔按设计图纸要求,各孔的中心距的偏差符合规定,板面的平整度必须符合设计要求,周边金属没有变形,并且边缘整齐、无起皮、缺角、污垢等。

(3) 活动部分。组装完成后,所有活动部分能自由移动且没有阻碍。

(4) 清洁。除去所有完工后毛刺或批锋。

(5) 粘贴。清洁金属表面的油污,用机械或化学方法进行表面处理以增加附着力,使用环保结构胶贴和黏合剂,在加压的情况下进行成型黏合。

(6) 机械接合点。紧固情况下无可见缝。构件的连接在以下情况中采用埋头螺钉:螺栓在构件紧固后明显可见(凸出的螺栓不会影响活动部分的移动),构件与基础相连接的机械接合点(包括连接面、楔子和紧固件)。

(7) 电路板的元件和集成电路的型号标识应保持完好,不得打磨和遮挡,如不能辨明电子元件,则为不合格产品。

(8) 在以下温度、湿度条件下,标识的内部表面或者内部结构不会凝结水蒸气:室外

40℃，相对湿度95%；室内24℃，相对湿度65%。

(9) 各类导向标识牌各接口间材料的切割必须是平直无毛刺，所有横向纵向的接口必须齐平，无空隙或毛刺。

(10) 保证所有安装好的导向牌零件结构必须合格无损坏；安装后导向牌上所有活动零件应提供安全措施，避免维护时因松动而造成坍塌或发生意外。部分导向牌内部件设计为免维护的活动零件和结构，或者设计为不需拆卸标识个体即可直接维护的活动零件和结构，应便于检修及维护工作。所有带光源的标识牌均可开启盖板以便内部维护、维修及检查。确保乘客（或非工作人员）不能轻易开启、进入标识牌或箱体内部。

(11) 对于吊挂式导向、落地式导向、站外路引，均需要提供吊挂配套安装件、落地配套安装件、路引站立柱。

(12) 标识结构必须足够稳固，能有效避免由于列车或气流振动而引起噪声。

4) 焊接要求

(1) 准备工作。除去焊接表面的灰土、油脂、水雾和氧化物，除去动力切割和手工磨光所造成的铁屑和渣滓。

(2) 精确度。精确度符合施工时使用夹具的要求，在夹具不能使用的地方采用平接焊接方式作为临时附加装置。

5) 表面涂层要求

(1) 所有铝合金、不锈钢制品表面进行氟碳喷涂。

(2) 喷涂。表面涂层厚度为 $70\sim80~\mu m$。

(3) 所有的金属薄板都应在理想的条件下进行上面漆的工序。为避免在处理过程中材料的变形，板材都应具有足够的厚度和韧性。

(4) 所有材料的表面都预处理以满足制作要求，对于铝合金构件、电镀构件、不锈钢构件等都符合国家有关标准。表面在喷涂前都进行化学处理并清洗化学残留物。

(5) 遮盖力、颜色及外观、附着力、耐冲击性、耐候性等完全满足国家相关标准的规定。

5.4.2.3 工艺要求

1) 站外500 m内车站指示标识牌

(1) 标识牌的结构由 40 mm×40 mm×3 mm 钢管焊接而成，标识面板由3 mm 厚铝板折弯成型，铝板拼接处焊接并用腻子找平，铝板表面氟碳喷涂。

(2) 面板图案部分采用反光油漆，表面要求无气泡粉尘、颗粒等现象。

(3) 标识牌采用落地式安装方式，采用地基与标识牌底座连接。

2) 站外入口形象柱标识牌

(1) 标识牌的结构由 50 mm×50 mm×4 mm 钢管焊接而成，标识面板由3 mm 厚铝板折弯成型，铝板拼接处焊接并用腻子找平，铝板表面氟碳喷涂。

(2) 面板图案部分铝板镂空,背衬 5 mm 乳白亚克力。

(3) 标识牌采用落地式安装方式,采用地基与标识牌底座连接。

3) 吊挂标识牌

(1) 标识牌箱体为铝型材制作。

(2) 站内牌体面板采用 5 mm 乳白亚克力,不透光部分深灰色烤漆,色号为 Pantone 426C,黄色色号为 Pantone 157C。

(3) 标识牌采用吊挂式安装,标识牌吊杆与预埋件连接,螺栓固定。

(4) 标识牌内置光源,要求灯光均匀。

4) 嵌墙标识牌

(1) 标识牌箱体为铝型材制作,标识牌要求达到防护 IP55 等级;灯箱要求开启,角度不小于 60°。

(2) 站内牌体面板采用 5 mm 乳白亚克力,不透光部分深灰色烤漆。

(3) 标识牌采用嵌墙式安装,标识牌安装连接件与预埋件连接,螺栓固定。

(4) 标识牌内置光源,要求灯光均匀。

5) 落地标识牌

(1) 站内标识牌箱体铝型材制作,结构部分为 25 mm×80 mm×3 mm 钢管。

(2) 面板采用 5 mm 钢化玻璃,画面面板为高清晰灯箱片喷绘。

(3) 标识牌采用落地式安装,标识牌安装连接件与预埋件连接,螺栓固定。

(4) 依据标识牌形式,分内置光源和无光源两类。

6) 贴附标识牌

(1) 标识牌制作工艺主要分为三类,大多为 304 不锈钢折边丝网印刷,站内部分提示类为 25 mm 铝板丝网印刷,站台屏蔽门上方通长导向为 3M 膜丝网印刷。

(2) 标识牌安装分为螺钉固定与粘贴式,无光源。

7) 安全警告标识牌

(1) 分为 25 mm 铝板丝网印刷、10 mm 亚克力丝网印刷、3M 膜丝网印刷三种。

(2) 标识牌安装为粘贴式及吊挂式。

5.4.2.4　安装要求

(1) 吊挂式。标志牌底部最低点距地面 2 500 mm,站台层牌体离屏蔽门最小距离 350 mm,依据牌体点位图位置,在不影响功能的情况下,尽量与装修吊顶板材居中,要求吊装后吊杆垂直于地面,牌体不可出现扭曲、歪斜。

(2) 嵌墙式。标志牌距地 700 mm,要求与装修墙面板材缝对齐。

(3) 落地式。依据牌体点位图中的位置安装。

(4) 立柱悬挑式。标志牌底部最低点距地 2 500 mm,立柱尽量靠近柱子或墙体。

(5) 同类设置要求。两个同类标识牌并排放置时,间距为 200 mm。

5.4.3 设备与系统调试

5.4.3.1 安全性验收

1) 设备安全

(1) 标识系统所用的材料应有足够的强度,整体能承受一定程度的碰撞和冲击。

(2) 标识系统吊挂件等外部不能有尖角、锋边、毛刺等,避免对乘客及操作人员造成伤害。

(3) 抗 8 级地震,吊件及挂件的力学性能满足要求。

(4) 预埋件与牌体结构连接力学性能满足要求。

(5) 标识牌吊挂结构,标识牌与混凝土顶板,标识牌与墙面、地面的连接固定,其承载力、拉力等要求有足够的结构强度,符合国家有关标准;标识系统安装后应满足在 8 级大风的情况下不发生变形、倾斜、坠落等异常现象,并提供相关专业检测机构结构力学计算合格报告。

2) 电气安全

(1) 标识牌应有良好的接地措施以确保牌体不带电。标识牌内部应符合规范及相关标准要求,采用封闭式连接,没有裸露线头。箱体中的电线敷设在金属套管或走线槽内,出口处均有保护套。

(2) 标识牌与外接电源的接线长度须预留充足,加装符合规范及相关标准的护套管,该电源线统一从标识牌的一角预留孔穿出,管口加设护口,以防电源线被损坏。

5.4.3.2 检验与测试

1) 工厂调试试验

(1) 样板牌体试验。标识系统样板试验包括功能试验和性能试验,按有关规定进行试验,试验合格后出具相应报告。

(2) 生产验收试验。所有制作的标识系统都要在工厂进行验收试验,以验证材料和电气系统是否完全达到各相关功能及标准要求。

2) 调试验收试验

调试验收试验用于验证设备调试完成后,设备是否已经具备正常的功能,在运输、安装之后是否有损坏。调试验收程序如下:① 进行通电试验,检验设备是否能够正常工作;② 验收设备的功能;③ 验证各设备之间的相互联系及控制是否正常;④ 所有损坏的部件、材料均由乙方负责维修或更换。

5.4.3.3 系统调试验收

(1) 设备进场验收。在标识牌进场前由建设各方共同对标识牌做抽样检验。

(2) 最终验收。最终验收完成时间为签署最终验收合格证明时间,质保期起始日为由甲方授权运营单位正式接收系统时间。

5.4.3.4 电气与电缆专项设施调试验收

(1) 内照式标识灯箱的电气设计符合国家的相关设计规范,采用的电器元件、部件、连接件采用可靠品牌。箱内灯具包括光源、镇流器、变压器、连接端子、开关等采用成套设备或模块化产品。

（2）所有灯箱光源为白光 LED 光源加导光板和白光荧光光源加导光板。灯箱光线明亮均匀，无明显明暗条纹或光晕。

（3）LED 灯采用知名品牌的芯片，LED 光源模块化设计，便于维修更换。

（4）所有荧光 T5 灯管、LED 照明装置采用同一品牌的光源。系统电压在 220 V±10% 下可长期可靠稳定运行。

（5）恒流驱动器。LED 灯具均配置高效节能型电子恒流驱动器。布线通过任何金属部件的边缘时，必须穿纤维保护套管，所有布线均暗装于电器箱内部。能输出恒定电流，使各个 LED 的电流相匹配，以保持各个 LED 的亮度均匀一致。提供完善的保护，如输入电压不足、过电压保护、输出开路与短路保护等。

（6）所有出入口车站站名标识牌采用与 LED 屏相结合。

（7）所有灯箱应有 PE 接线端子，且灯箱外壳与 PE 可靠连接。所有电缆满足在设计负荷下连续运行，并采取通过一中心点直接接地的保护措施。

（8）所有电线为低烟、无卤 B 级阻燃电线，箱体外壳接地。所有使用的绝缘电缆符合审定的规范，并符合说明要求。

（9）为防止潜在的火灾威胁，使用低烟、无卤等特性的绝缘及外包材料。除特别说明或批准，所有动力或控制电缆符合国家消防检测部门认证。

（10）所有电缆需从牢固的电缆盘上引出，电缆末端经处理。当电缆从电缆盘上切割下来时，电缆头及留在电缆盘上的末端立即按有关要求采取密封措施，以防止受潮侵蚀。

（11）标识灯箱的附件和配件喷以非硬化漆，以防止潮气进入，内部连接线采用耐热电线固定，以避免松开后和逆变器接触。灯箱内走线合理，连接均为封闭式连接，没有裸露头在外，电线的排线均在箱体内特定的金属套管或密走线槽内，出口均有出线保护套。

（12）标识灯箱光线平均，不应出现排骨纹和光昏点，最亮点与最暗点照度差不超过10%。牌体在满足照度的前提下，须具备良好的散热功能，同时兼顾牌体结构的严密性，避免灯具漏光，影响牌体的识别功能。

（13）所有内照式的标识灯箱，其电源线端子牌要有三个，要能接入不少于 6 mm² 的导线。与外接电源的接线长度须预留 3 m 以上，该电源线从标识灯箱的预留孔穿出，孔边加胶塞等保护套，以防止电源线割破。灯箱电源接线带有单相三插头。接线外包不锈钢蛇皮管护套，按规范处理接口。

（14）户外灯箱外壳防护等级须不低于 IP65，且具有光电时间控制功能；户内灯箱的防护等级不低于 IP54（有散热孔的灯箱除外）。

（15）电器设计应考虑设备的散热问题，避免设备因温度过高造成老化，以满足长时间工作的需要。

（16）综合考虑电磁兼容性和电子接合。

5.5 经 验 总 结

(1) 站房设计应按照功能合理完善、区块分明,外观简洁低调、平易大方、融于环境等设计理念,体现功能与观感的结合、工程与艺术的交融。

(2) 站房与场地区位设计须参照"以人为本"的设计理念,优化与周边其他交通方式无缝接驳。

(3) 结构设计应满足车站工作人员通过轨行区维修设备的需求,设计对应磁浮轨道高压电防护结构;需要进一步优化设计思路,调整设计方案。

(4) 电缆夹层通道设计应考虑选用45°爬梯,方便维修人员进出电缆夹层。

(5) 消防设计参照现行《地铁设计规范》,消防审查选用《建筑设计防火规范》(GB 50016—2014)。

(6) 设计应早制定磁浮轨道交通设计规范,并在设计前期与消防审查单位开展沟通,明确消防相关内容采用的规范、标准等,避免图纸较大变更。

(7) 车站施工工序多,包括桩基施工、基础开挖、上部结构、深化装修、综合管线、接地系统、接触轨、道岔及轨道铺设、四电工程安装、联调联试、防护及给排水、通风空调、消防等工程的施工,每项工序的安排必须合理。

(8) 车站施工接口多,施工涉及专业多,主要有线下工程、轨道工程、四电工程、房建工程等专业。当多个不同专业同步施工时,场地安排、人员调度必须集中管理,不能各自为政。

(9) 施工过程场地的安全防护,成品、半成品的保护必须由专人负责。

第6章

车辆基地

第２部

6.1　选址及总平面图

1) 选址

长沙磁浮快线车辆段选址结合线路、行车及规划有关要求,选址位于湖南省长沙市雨花区,长沙南站东北侧,曲塘路、劳动东路、沪昆客专及磁浮正线所夹地段内,选址示意如图6-1所示。

2) 总平面图

长沙磁浮快线车辆基地南北长约480 m,东西宽约110 m。基地内设环形＋尽端式场内道路,以满足生产、生活和消防要求,并在劳动路和曲塘路侧设车辆进出口,其中劳动路侧的进出口为基地主要进出口。车辆基地出入线(单线)自长沙南站北咽喉西侧引出,设S形反弯跨曲塘路进入车辆基地。

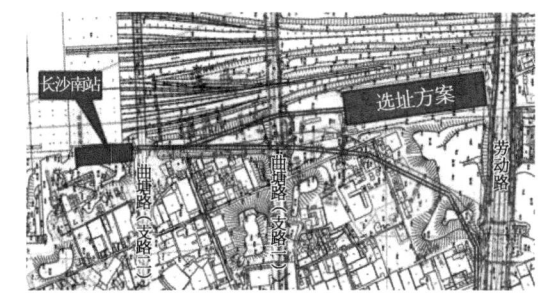

图6-1　车辆段选址示意图

车辆基地为全线后勤保障基地,主要由附属楼、边跨楼、停车列检库及检修库为主体进行总平面布置,同时还布置有材料棚、洗车机库、牵引降压混合变电所等生产房屋设施,另外全线运行控制中心(OCC)也设于车辆基地内。总体布局如图6-2和图6-3所示。

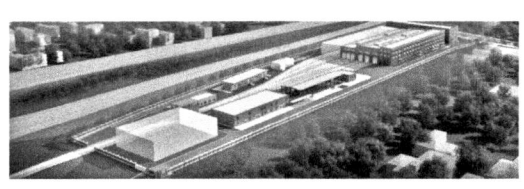

图6-2　磁浮车辆段总体平面效果图

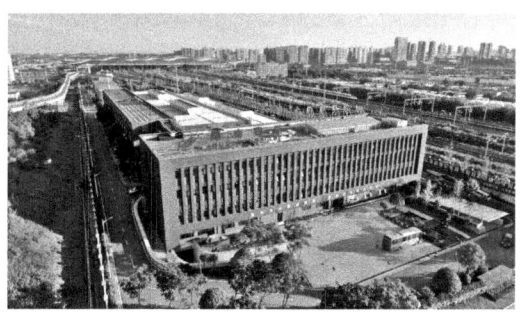

图6-3　磁浮车辆段总体平面实景图

6.2 设计原则及规模

1）主要设计原则

长沙磁浮快线车辆基地的设计根据长沙磁浮快线的技术特征，在充分利用所选段、场址的地形地貌和周围环境的基础上，以确保修车质量和生产安全，满足工艺要求为前提，以努力提高作业效率、改善劳动条件、节省基建投资、降低生产成本、获取最佳综合效益为目的，确定主要设计原则及技术标准。

（1）根据行车组织安排，确定车辆基地设在长沙南站附近。

（2）根据行车资料，合理确定车辆基地的设计规模，达到行车组织最优、工程投资最省的目的。

（3）车辆基地的总平面布置设计符合城市规划要求，并在满足功能要求的前提下，总图布置紧凑，最大限度利用土地资源。

（4）车辆基地的站场股道和机电设备等按近期需要设计；用地范围及检修厂房按远期规模考虑。

（5）车辆基地的列车运用和检修设施的设计符合有关技术规范、标准的规定。

（6）车辆基地出入段线的布置满足列车出入段能力的需要，避免切割地块，并尽量缩短列车出入段时的空走距离。

（7）车辆基地总平面布置满足各种生产功能的要求，布置顺畅，避免车辆在段内迂回运行或互相干扰，缩短列车在段内的空走距离。

（8）房屋及设备的布置根据检修作业和生产性质按系统布置，同类房屋尽量合建，并综合考虑防火、道路、管道敷设及绿化、环保等要求，力求布置齐整、紧凑、合理，为安全作业、文明生产创造条件。

（9）车辆基地场坪高程在满足防洪要求的前提下，按最节省土建工程量的标准进行设计，同时与周边设施高程协调。

（10）车辆基地的布置将停车运用部分与办公生活区、非带电的检修区、车辆段与综合基地分开布置，保证车流和人流互不干扰。同时为确保人员安全，在轨行区周围加装围蔽隔离。

（11）车辆基地设计积极推广采用新技术、新工艺、新材料、新设备，积极推行车辆运用检修设备的国产化，有选择地引进国外先进技术和关键设备。设备机具采用国家标准系列产品，专用设备采用标准设备或技术成熟的非标准设备。

（12）车辆基地工艺设备、建筑结构、风水电设备均考虑安全措施，充分保证工作人员的作业安全。

（13）车辆基地的设计注意环境保护，对产生的废气、废液、废渣和噪声等进行综合治理，并符合现行国家和地方有关规范、标准的要求。环境保护设施与主体工程同时设计、同时施工、同时投产。

2）设计规模

长沙磁浮快线车辆基地作为长沙磁浮快线的后勤保障基地，设置了车辆停放、车辆检修、车辆清洗、工区维修、材料存放、后勤服务、办公、管理及车辆调度等多功能，目前既有综合办公附属楼一座、边跨楼一座、综合库一座（含3线停车列检库、2线检修库）、洗车库及污水处理站一座、综合维修车间一座、材料棚一座、牵引降压混合变电所一座，并预留4线停车列检库。

基地内设3股停车列检线（可存放6列3编组磁浮列车），有效长115 m；2股检修线（含1线临修、1线定修），有效长75 m。承担的主要任务为车辆停放及日常保养、车辆检修、列车救援、系统的综合维修。另预留停车线4股，有效长115 m，每条可停放3辆编组磁浮列车2列，采用横列式布置。洗车线布置在检查库南侧出入线的末端，长66 m，与检查库呈纵列式布置。图6-4为磁浮车辆段平面布置图。

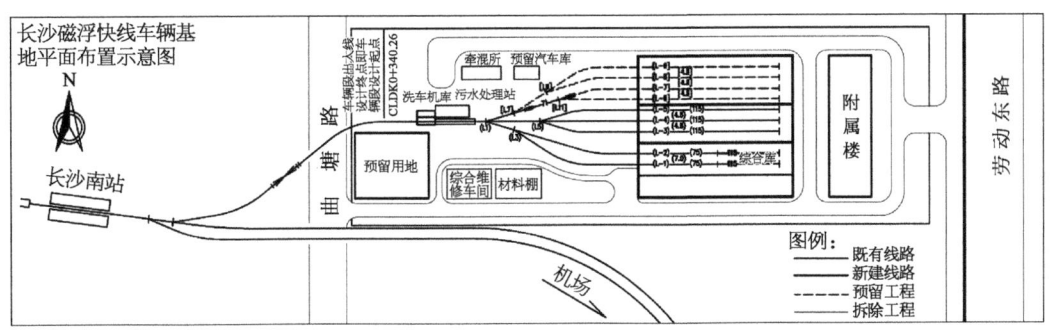

图6-4 磁浮车辆段平面布置图

根据行车资料，车辆段初、近、远期配属列车及车辆段设计规模见表6-1和表6-2。

表6-1 车辆段配属列车

阶 段	交 路	编组辆数/辆	运用车数/列
初期	磁浮高铁站—磁浮机场站	3	5
近期	磁浮高铁站—磁浮机场站	3	7
远期	磁浮高铁站—磁浮机场站	3	9

表 6-2　车辆段设计规模

设计年限	项目		
	大修/列位	定临修/列位	停车列检/列位
近期		2	6
远期		2	14

6.3　分区任务

根据长沙磁浮快线车辆基地设计规模,车辆基地承担的主要任务为车辆停放及日常保养、车辆检修、列车救援、系统的综合维修、物资存放、办公及员工培训。

1) 附属楼

附属楼设于车辆基地北端出入口,主要由综合楼和楼前广场组成,其中综合楼由办公、食堂及运行控制中心(OCC)、模拟驾驶培训间等房屋组成。图 6-5 为磁浮车辆基地附属楼及楼前广场。

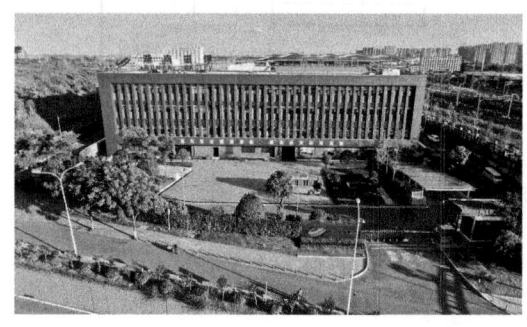

图 6-5　磁浮车辆基地附属楼及楼前广场

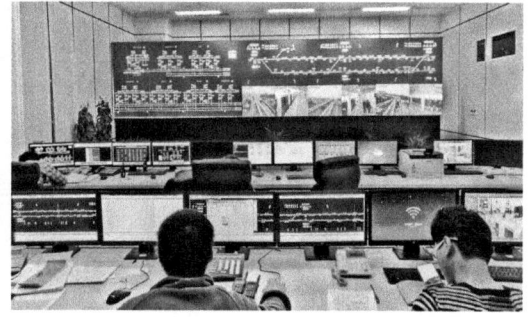

图 6-6　运行控制中心

运行控制中心位于磁浮附属楼一楼,承担对磁浮线路全线列车运行、电力供应监控、车站设备运行、防灾报警、环境监控、票务管理及乘客服务等磁浮线路全程进行调度,如图 6-6 所示。

2) 边跨楼

边跨楼位于车辆段中部,集仓库、办公用房、司机公寓、培训、DCC 等于一体。一楼设有物资仓库和设备检修间,便于车辆的日常维修和保养,二楼设有 DCC、交接班室、会议室、培训室、办公用房,三楼设有办公用房、会议室、司机公寓、淋浴房、培训室及男女更衣室。

3) 综合库

综合库由停车列检库和检修库组成,主要承担磁浮列车的运行和检修工作。磁浮车辆的基本结构与传统轮轨车辆有很大差异,故磁浮车辆各部件系统的维修以测试性质的检查、检测及故障部件的更换为主。主要维修分为计划维修和临修,计划维修是根据车辆制造厂提供的车辆检修规程进行,临修主要是基于列车的在线诊断系统提供的故障信息,对故障部分进行临时处理。

(1) 停车列检库长 123 m,宽 17.4 m,布置于车辆基地的西侧,主要承担本线车辆的定修及临修工作。停车列检库设停车线 3 条,每线可停放 2 列 3 辆编组的磁浮列车,近期停车能力为 6 列(远期 14 列)。

(2) 检修库内设检修线 2 条,每线可停放 1 列 3 辆编组的磁浮列车,主要承担本线列车的日检、月检、停放及洗刷、清扫等日常维修保养工作。停车线均要求铺设具有电气防护的接触轨入库(分段设置),而且每股道库前装有分段隔离开关及其联锁装置、报警音响及标志灯,以确保工作人员安全。为方便司机及工作人员上下列车,每股道均设置固定式上车梯,如图 6 - 7 所示。

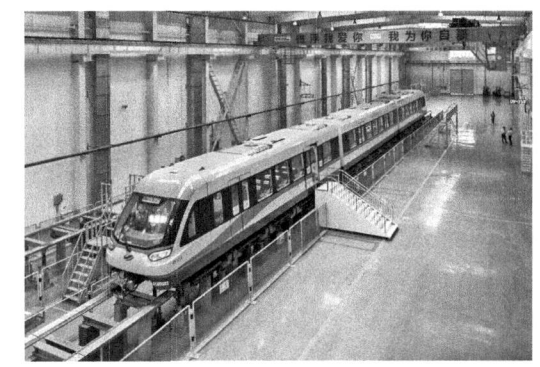

图 6 - 7 车辆基地检修库

4) 材料棚

长沙磁浮快线单独设有材料棚一座,材料棚负责全线所需的各种物资采购、储存、发放及管理等工作。

5) 综合维修中心

综合维修中心承担全线供电、机电设备和通信、信号、防灾报警灯设备的日常保养及定期检修工作,以及担负全线所有轨道梁、道岔、房屋建筑等设施的养护、修缮工作。

6) 洗车机库

洗车机库及控制室与污水处理站合设一处,便于生产废水的处理和回用,配备列车外观洗刷机一套,如图 6 - 8 所示。

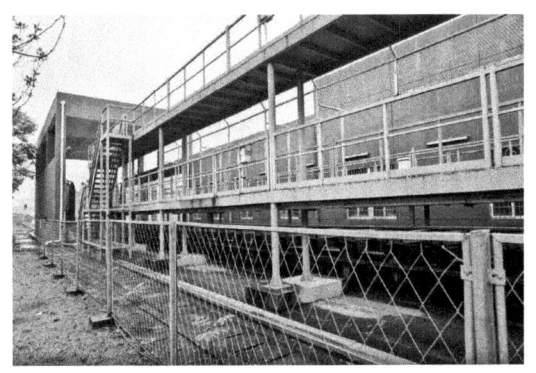

图 6 - 8 洗车机库

7) 牵引变电所

牵引变电所为牵引降压混合变电所,牵引降压混合变电所是将中压电源经整流和降压后为磁浮列车提供牵引供电,并为各种机电设备提供电源的变电站。位于车辆段西侧,采用在走行梁两侧绝缘敷设的DC 1 500 V正极轨授电、负极轨回流方式。

6.4 工艺设备

6.4.1 设备总体设计

车辆基地工艺设备对于城市轨道交通建设运营具有重要意义,车辆基地工艺设备是配合维修、部件拆装、吊装等作业的重要设备,因此车辆基地的工艺设备总体设计对于整个车辆基地建设有着举足轻重的影响。长沙磁浮快线车辆基地工艺设备充分考虑了磁浮的特殊性,增加了悬浮测试小车、悬浮传感器标定台、悬浮传感器测试台、大部件拆装平台等磁浮特有的设备,根据场地合理布局完成长沙磁浮快线车辆基地工艺设备总体设计。

(1)悬浮测试小车,用于悬浮控制箱故障检测及静态调试。

(2)悬浮传感器标定、测试台,用于悬浮传感器特别修程中的标定及故障检测作业。

(3)大部件拆装平台、悬浮架升降台,用于磁浮列车车底大部件拆装。

(4)车辆基地起重机,用于磁浮车辆、大部件等起吊。

(5)洗车机,用于磁浮车辆洗车作业,对车辆的两侧面进行清洁。

(6)充放电设备,用于对蓄电池进行充放电及维护。

(7)钳工类设备,用于对零部件进行机械加工作业。

(8)焊机类设备,用于进行设备修理时的焊接作业。

(9)工建、机电类设备,为正线与车辆基地进行正常的检修、机电作业所配备的必要设备。

(10)综合库内运用、检修、仪器仪表设备,根据车辆的检修工艺流程配置在车间内,用于对各车辆部件进行检修、试验、测试。

6.4.2 设备配置清单

长沙磁浮快线车辆基地工艺设备配置清单见表6-3。

表 6-3 长沙磁浮快线车辆基地工艺设备配置清单

序号	设 备 名 称	单位	数量	设置地点
一	检修类设备			
1	悬浮测试小车	台	1	综合库
2	悬浮传感器标定台	台	1	综合库
3	悬浮传感器测试台	台	1	综合库
4	大部件拆装平台	台	1	综合库
5	悬浮架升降台(活动轨道桥)	台	2	综合库
6	磁浮列车特种便携式检测设备	套	1	综合库
7	限界门	套	1	综合库
8	静调电源柜	台	2	综合库
9	空调机组运转试验台	台	1	综合库
10	清洗槽	个	1	综合库
11	真空泵	台	1	综合库
12	电子微风仪	台	1	综合库
13	空调检漏仪	台	1	综合库
14	环保冷媒加注机	台	1	综合库
15	车辆空调检修搬运车	辆	3	综合库
16	喷射式高压清洗机	台	1	综合库
17	零件存放架	个	100	综合库
18	普通橡胶板 1608	个	1	综合库
19	电器检修专用工作台	个	3	综合库
20	电器综合试验台	台	1	综合库
21	司机控制器试验台	台	1	综合库
22	红外线热像仪	台	1	综合库
23	工业吸尘器	台	1	综合库
24	高压绝缘电阻测试仪	台	1	综合库
25	库内存放柜	个	100	综合库
26	蓄电池搬运车 2 t	辆	3	综合库
27	蓄电池叉车 2 t	辆	3	综合库
28	手动液压托盘搬运车 0.5 t	辆	5	综合库
29	手动液压托盘搬运车 1 t	辆	5	综合库
30	手动液压托盘搬运车 2 t	辆	5	综合库
31	内燃叉车 5 t	辆	1	综合库

(续表)

序号	设 备 名 称	单位	数量	设置地点
32	零件搬运小车1 t	辆	5	综合库
33	电动推高车	辆	1	综合库
34	焊接烟尘净化机	台	4	综合库
35	整流弧焊机	台	2	综合库
36	交流氩弧焊机	台	1	综合库
37	交直流手工多用氩弧焊机	台	1	综合库
38	落地式抛光机	台	1	综合库
39	除尘式砂轮机	台	3	综合库
40	台式钻床	台	3	综合库
41	移动式空压机	台	1	综合库
42	移动式中间作业平台	个	5	综合库
43	移动式车顶作业平台	个	5	综合库
44	双人钳工台	个	2	综合库
45	双人工作台	个	2	综合库
46	单人工作台	个	2	综合库
47	单人钳工台	个	2	综合库
48	电热鼓风干燥箱	台	1	综合库
49	集电靴检修工作台	台	2	综合库
50	受流器功能试验台	台	1	综合库
51	耐压试验台	台	1	综合库
52	蓄电池充电小车	台	3	综合库
53	自动恒流充放电机	台	3	综合库
54	大设备下车工位	套	2	综合库
55	车辆补洗平台	m	96	综合库
56	液压升降小车	台	2	综合库
57	悬浮架吊具	套	5	综合库
58	悬浮架助行器	套	5	综合库
59	车体支架	套	6	综合库
60	超声波探伤仪	套	1	综合库
二	起重设备			
1	电动单梁起重机 LD 型,$G_n=2$ t,$S=10.5$ m,A5 级,地面操纵	台	3	综合库

(续表)

序号	设备名称	单位	数量	设置地点
2	电动桥式起重机 QD 型,$G_n=5$ t,$S=22.5$ m,A5 级,司机室操纵	台	1	综合库
3	电动桥式起重机 QD 型,$G_n=16$ t/3.2 t,$S=22.5$ m,A5 级,司机室操纵	台	2	综合库
4	电动单梁起重机 LD 型,$G_n=5$ t,$S=16.5$ m,A5 级,地面操纵	台	1	材料棚
5	电动悬挂起重机 LX 型,$G_n=2$ t,$S=8$ m,A5 级,地面操纵	台	2	综合维修车间
三	洗车机			
1	列车外皮洗刷机	套	1	洗车机棚
四	救援设备			
1	救援汽车(放置救援设备集装箱)	辆	1	救援设备
2	救援抢险指挥车	辆	2	救援设备
3	磁浮救援特种成套设备	套	1	救援设备
4	全方位自动泛光工作灯	台	2	救援设备
五	培训办公及信息管理系统			
1	仿真模拟司机培训设备	套	1	综合楼
2	车辆段检修、运用信息管理系统	套	1	DCC
3	办公设备	套	1	综合楼

6.4.3 设备安装调试

长沙磁浮快线车辆基地主要工艺设备有悬浮测试小车、悬浮传感器标定台、悬浮传感器测试台、悬浮架升降台、大部件拆装设备、洗车机、限界门等。

6.4.3.1 悬浮测试小车

1) 设备介绍

悬浮测试小车用于悬浮控制器、悬浮传感器、悬浮电磁铁的悬浮试验、测试、维修后的性能检查。

悬浮测试小车操作台具备控制"悬浮测试小车"的通电、断电、起浮、降落等功能,并具有短路保护、过载保护等功能。其主要功能如下:① 实现对悬浮控制器、悬浮传感器、悬浮电磁铁的供电;② 单点的起浮与降落功能;③ 四点同时起浮与降落功能;④ 单点悬浮控制器接通和断开 DC 110 V 电源的功能;⑤ 四点悬浮控制器接通和断开 DC 330 V 电源的功能;⑥ 紧急停止功能,切断悬浮测试小车的所有供电;⑦ 内部集成 CAN 盒,并设置 USB 接口,可与计算机连接实现 CAN 通信功能;⑧ 内部集成

DC 110 V 电源功能。

2) 系统组成

悬浮测试小车由车上部分和车下部分组成,主要包含单模块悬浮架、支持平台、悬浮系统、风源系统、DC 330 V 电源及操作台组成,如图 6-9 所示。

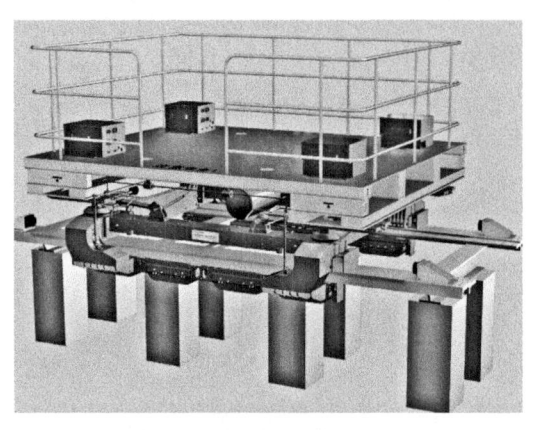

图 6-9 悬浮测试小车示意图

（1）车上部分。其指悬浮测试小车的主体部分,主要包括悬浮架模块、悬浮电磁铁装配、供风管路、支撑台、车上布线。

（2）车下部分。其指安装或设置在地面且与悬浮测试小车的主体部分存在机械、电气和气路连接的部件或设备,主要包括悬浮电源（DC 330 V）、移动风源、操作控制台（含 DC 110 V 电源）、轨道设施、车下布线。

6.4.3.2 悬浮传感器标定台

1) 设备介绍

悬浮传感器标定台是由运动模组、测量、机箱机柜与精密机械等模块构成的测试装置,适用于悬浮传感器静态特性测试。

悬浮传感器检测性能稳定、精度较高,模拟悬浮传感器的工作运动环境,能够快速、准确地测试悬浮传感器静态特性,可以一键对传感器进行测试及标定,是测试磁浮传感器静态特性及传感器标定的理想工具。

2) 系统组成

悬浮传感器标定台主要由控制柜、运动机构、F 轨等几部分组成,如图 6-10 所示。

6.4.3.3 悬浮传感器测试台

1) 设备介绍

悬浮传感器测试台性能稳定、精度较高,模拟悬浮传感器的温度变化和振动工作环境,能够快速、准确地测试悬浮传感器动态特性,是测试磁浮传感器动态特性的理想工具。

2) 系统组成

悬浮传感器测试台是由振动模块、测量、机箱机柜与精密机械等模块构成的测

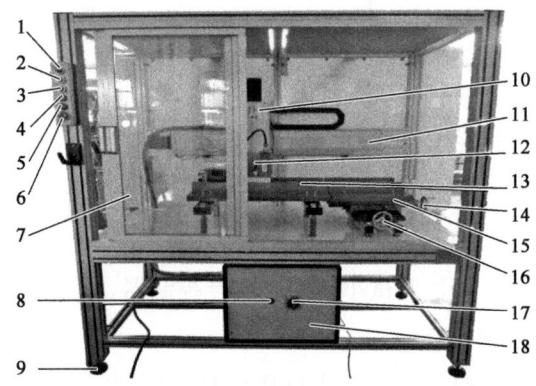

1—传感器类型选择按钮；2—启动测试按钮；3—中止测试按钮；4—测试合格指示灯；5—测试失败指示灯；6—急停按钮；7—测试台安全门；8—静态台电源指示灯；9—测试台脚垫；10—运动机构 Z 轴；11—运动机构 X 轴；12—快速夹；13—F 轨；14—接缝宽度调整轮；15—短 F 轨；16—轨道偏移中心线调整轮；17—电源开关；18—控制柜

图 6-10 悬浮传感器标定台结构示意图

试装置,适用于悬浮传感器动态特性测试,如图 6-11 所示。

6.4.3.4 悬浮架升降台

1) 设备介绍

其主要用于磁浮车辆在临、架修中,在不需要起吊车体的情况下对车下单个悬浮架进行快速拆卸及安装作业。通过升降、侧向行走等动作,完成单个悬浮架的拆装,并运输至轨道外侧进行下一工序的工作。在平时不使用时,升降平台车可与轨道通过锁闭机构连接在一起,可成为线路轨道的一部分,如图 6-12、图 6-13 所示。

2) 系统组成

该设备主要由 F 轨道及轨枕、钢制立柱、垫凳、平台车、升降机构、控制盒、轨道组成。

F 轨道及轨枕通过垫凳安装于钢制立柱上,起支撑车体作用,当有悬浮架单元要拆卸时,拆卸垫凳后,其可以托举悬浮架单元通过平台车将悬浮架单元转运出检修线。

钢制立柱通过地脚螺栓与基础连接,主要承载 F 轨道。其上设计有安装垫凳的支撑结构,垫凳通过螺栓与其连接。

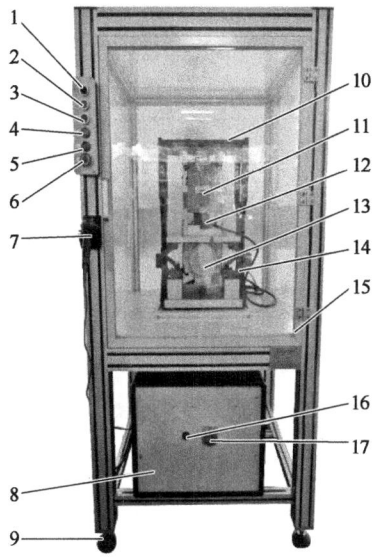

1—传感器类型选择按钮;2—启动测试按钮;3—中止测试按钮;4—测试合格指示灯;5—测试失败指示灯;6—急停按钮;7—条码扫描仪;8—控制柜;9—测试台脚垫;10—传感器锁紧螺钉;11—被测传感器;12—航空插头;13—振动电机;14—振动弹簧;15—测试台;16—电源指示灯;17—电源开关

图 6-11 悬浮传感器测试台结构示意图

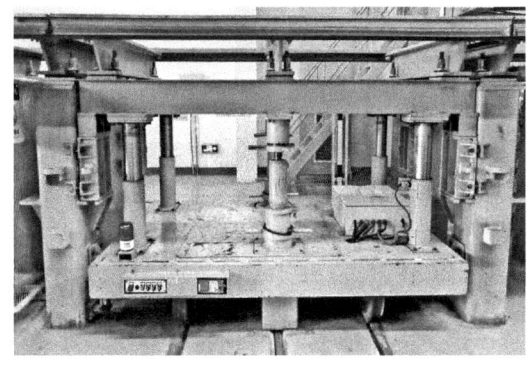

图 6-12 悬浮架升降台实物图

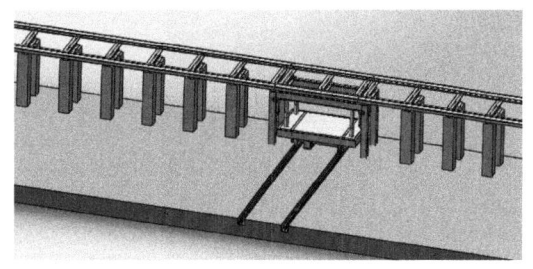

图 6-13 悬浮架升降台整体示意图

平台车是运输悬浮架单元的动力设备,通过控制盒或者遥控器操控。其上设计有升降机构,通过电机驱动丝杠完成上升、下降动作。非工作状态时,升降机构与 F 轨道不连接,不起支撑作用。车内设计有行走机构,通过电机驱动,车间布置有轨道,平台车通过轨道将悬浮架单元运出,如图6-14所示。

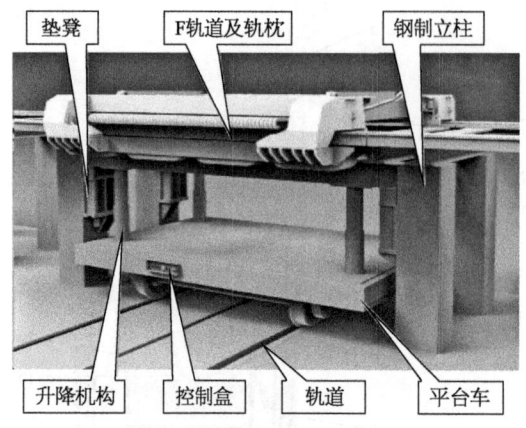

图6-14 悬浮架升降台结构示意图

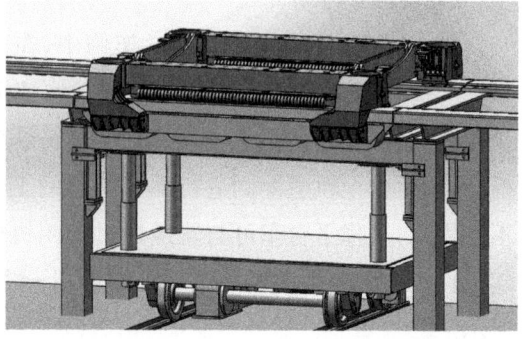

图6-15 悬浮架升降台处于轨道梁位置

3) 工作流程

本设备共包含锁闭装置、台架、顶升机构、走行装置及轨道四大部分。工作流程如下:

(1) 悬浮架运行至轨道梁处停下,如图6-15所示。

(2) 拆除轨道梁与左右轨道的几个夹具(为拆除垫凳需要顶升轨道梁3~5 mm),如图6-16所示。

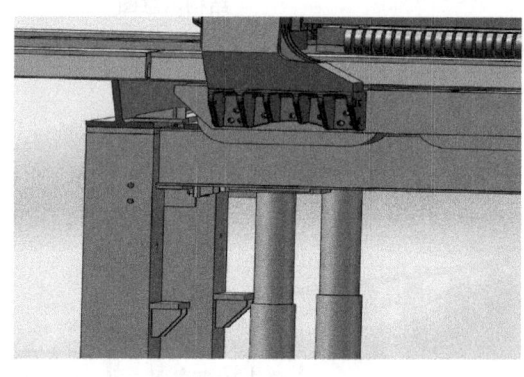

图6-16 拆除固定夹具

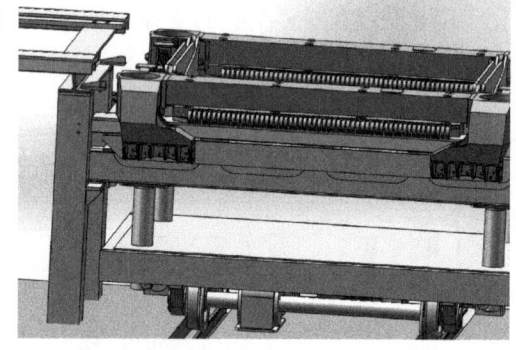

图6-17 悬浮架升降台降落

(3) 驱动电机,对悬浮架和轨道梁进行下降作业,如图6-17所示。

(4) 降到所需位置,驱动走行电机,将悬浮架带离轨道区域,完成作业,如图6-18所示。

6.4.3.5 大部件拆装设备

1) 设备介绍

其用于磁浮列车的单个悬浮架单元拆装,同时该设备安装支撑装置,用于支撑轨道,保障磁浮列车通过,如图6-19所示。

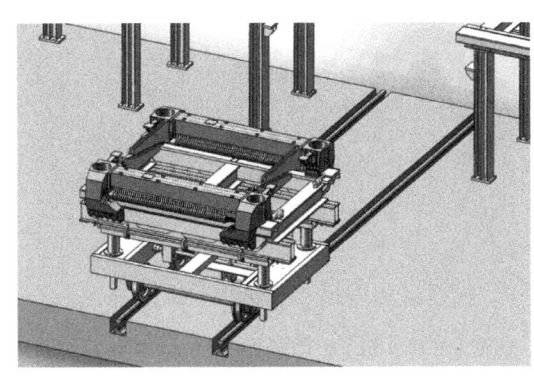
图 6-18 悬浮架升降台脱离轨道

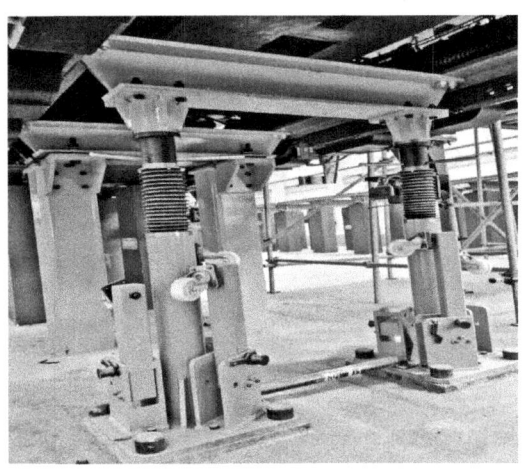
图 6-19 大部件拆装设备支撑装置

2) 系统组成

设备主要由轨枕、转动手柄、升降丝杆、底座等部分组成。轨枕与 F 轨连接,起支撑轨道的作用,在本工位工作时,轨枕可以随设备移出检修线。转动手柄用来升降丝杠,丝杠具有自锁功能。底座平时通过底板与基础固定,其上设计有万向脚轮定位销等机构。当需要工作时,万向轮调整到合适位置通过定位销固定,如图 6-20、图 6-21 所示。

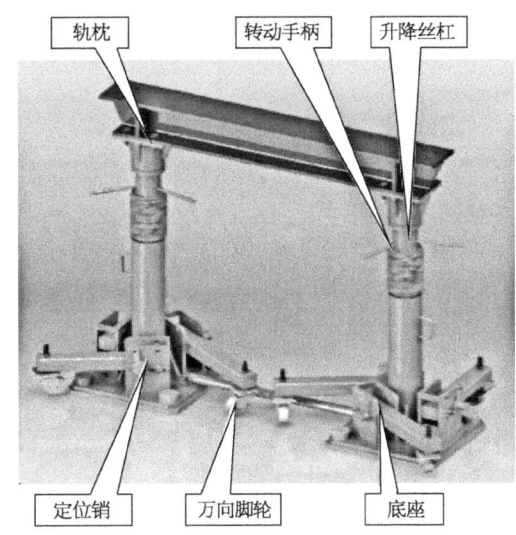
图 6-20 支撑装置示意图

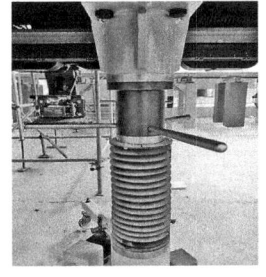
图 6-21 转动手柄与带万向脚轮的底座实物图

6.4.3.6 列车自动清洗机

1) 设备介绍

列车自动清洗机位于磁浮车辆段出入段线的洗车库内,紧靠车辆段污水处理库,适用于3辆编组磁浮列车车体两侧的清洗,如图6-22所示。

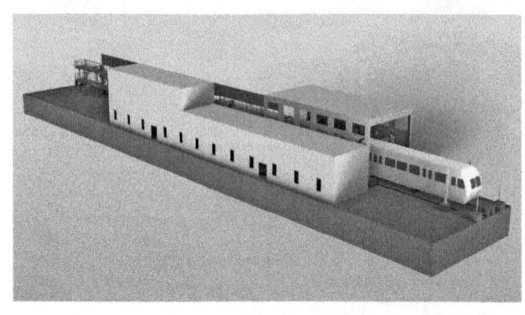
图6-22 列车自动清洗机加洗车平台外观示意图

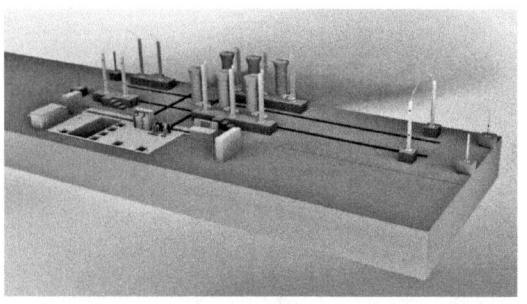
图6-23 列车自动清洗机全部结构示意图

洗车机能够完成磁浮列车的自动清洗。设备为固定式,列车的移动靠列车自身动力,由司机限速驾驶,以3~5 km/h的速度经过清洗线洗刷。洗车设备自动完成对列车两侧表面的刷洗和冲洗,整个列车清洗过程实现自动化,可以采用自动与手动的操作控制,并能选择是否使用洗涤剂。设备具备接地保护,具备妥善的带电作业安全防护设施,能充分保证磁浮列车、清洗设备及人员的安全。清洗后的污水经回收处理后循环使用,如图6-23所示。

2) 系统组成

列车自动清洗机主要由下列部分组成:洗车行车信号指示系统、光电信号系统、洗刷系统、供水系统、水循环处理系统、供气系统、电气控制及监视系统。

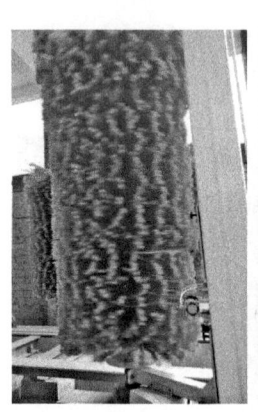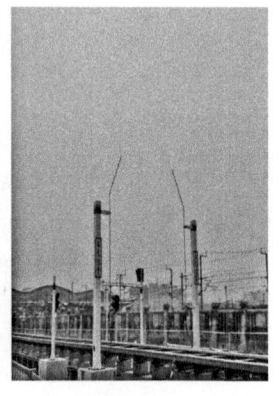
图6-24 洗刷系统实物图

(1) 洗车行车信号指示系统。该系统包括库前停车指示牌、对位停车指示牌各一个。

(2) 光电信号系统。该系统包括控制清洗开始和结束的光电传感器。信号系统共有2对信号装置。

(3) 洗刷系统。该系统包括刷组和喷水管。其中刷组包括3对侧刷组,喷水管包括预湿喷淋管1对、清水冲洗喷管2对及刷组上的喷管,如图6-24所示。

① 侧刷组。刷滚装在一个可摆动的刷架上,驱动装置安装在刷滚下端,刷架上安装一气缸(气源来自供气系统,由机械间的空压机供风),带动刷滚摆动90°。中间有固定限位块,确保运行安全;在刷柱上有喷水管,喷出回用水,供侧刷清洗车体。刷组参数见表6-4。

表6-4 刷组参数

参　数	数　值
刷毛展开直径/mm	ϕ1 220
刷组长度/mm	3 420
刷轴转速/(r·min^{-1})	153
减速电机功率/kW	2.2[SA57(T)DV100M4/KS/OS2]
刷毛直径/mm	1.0

② 喷水管。预湿喷淋管具有预湿、预冷与洗涤剂涂抹的作用。2 对清水冲洗喷管对车体喷洒清水,用以清洗车体表面的污水与洗涤剂。

(4) 供水系统。该系统包括供水泵组、加药泵站、供水管路。

① 供水泵组。其由多级离心泵、压力表、防失水装置及水泵支架组成。直接为洗刷系统提供清水与回用水,如图 6-25 所示。

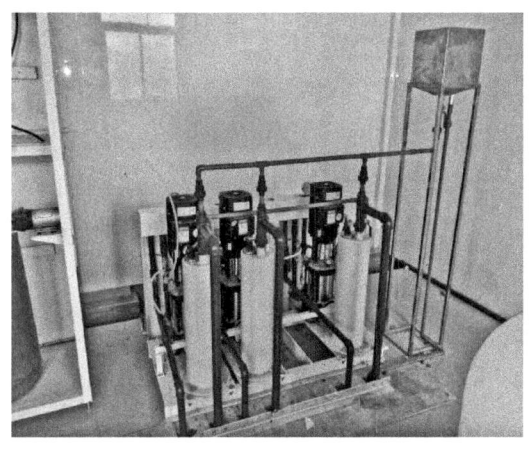
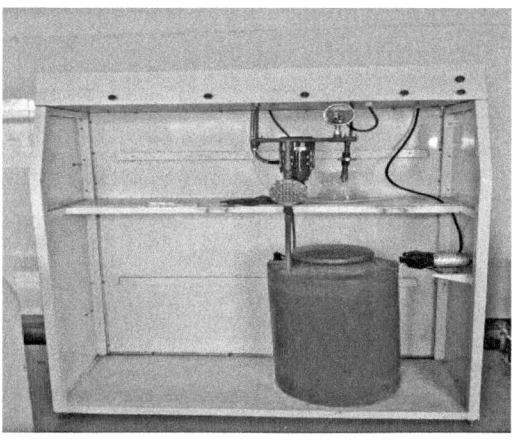

图 6-25　供水泵组实物图　　　　图 6-26　加药泵站实物图

② 加药泵站。其由加药定量泵、定量泵、电接点压力表及药液管组成,如图 6-26 所示。

(5) 水循环处理系统。该系统各水池包括集水调节池、pH 值调节池、快混凝反应池、慢混凝反应池、斜管沉淀池、光催化氧化池、回用水池。各水池配套设备包括碱、絮凝剂添加装置,斜管沉淀设备,光催化氧化反应装置各一套,液位计 4 套。装配有水处理控制箱,用于控制水循环处理,如图 6-27 所示。

① 集水调节池。该水池用于沉砂池沉淀较大砂粒和杂质。

② pH 值调节池。根据对污水的 pH 值的检测,由配套的加碱设备向污水中加入碱,调节污水的 pH 值到 6.5~9 后,污水自流到快混凝反应池。

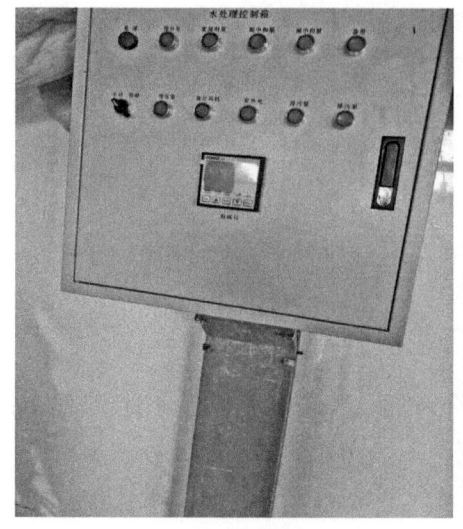
图 6-27 水处理控制箱

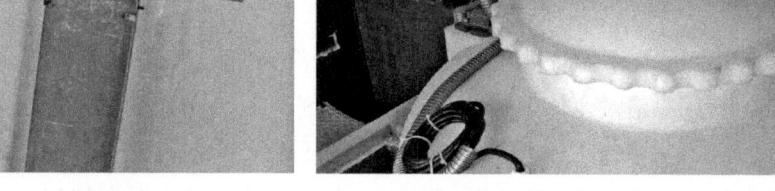
图 6-28 碱、絮凝剂添加装置实物图

③ 快混凝反应池。通过絮凝剂添加装置投加混凝剂 PAC 进行絮凝反应，自流到慢混凝反应池，如图 6-28 所示。

④ 慢混凝反应池。其用于进一步絮凝反应。

⑤ 斜管沉淀池。絮凝的污物在重力和斜管的作用下沉入沉淀池底，从水中得以分离。

⑥ 光催化氧化池。污水被水泵泵入保安过滤器后，经过滤的污水被提升到光催化氧化设备进行光催化氧化，有效去除表面活性剂及油污等有机物杂质，同时有效杀灭各种病菌，如图 6-29 所示。

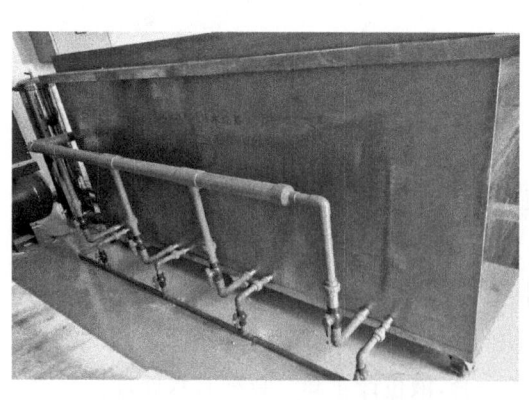
图 6-29 光催化氧化设备实物图

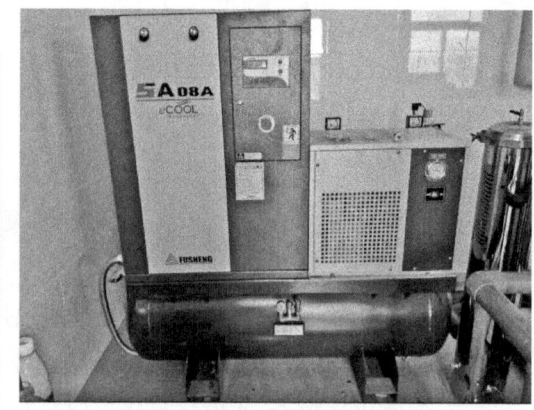
图 6-30 供气系统实物图

⑦ 回用水池。其用于存储回用水，供预湿预冷工位、侧刷工位使用。

（6）供气系统。该系统包括空压机、储气罐及供气管路，如图 6-30 所示。空压机、储气罐为三对侧刷立柱上的气缸提供压缩空气,用于推动刷组摆出进行洗车。

(7) 电气控制及监视系统。该系统包括控制配电柜、控制操作台、监视系统、电线电缆、桥架等。

① 控制配电柜。控制配电柜为洗车机各个用电设备提供动力电源,柜内主要安装了一套 PLC 系统,控制整个洗车机的自动洗车程序。柜门上安装有 3 个指示灯、3 块电压表和 3 块电流表。指示灯分别指示系统三相电源是否有电,若无指示,则可能无电或缺相。电压表是测量系统电源三相相电压,正常应指示 400 V 电压,若无指示,则可能无电或缺相。电流表测量系统电源三相相电流。控制配电柜的结构为前后双开门结构,前后分别安装电气控制元件。柜顶部安装有换气风扇、检修灯,柜门打开,检修灯亮。

② 控制操作台。其用于操作、监控列车自动清洗机。控制操作台装有 SCADA 监控系统、视频监视系统、指示灯和控制旋钮。SCADA 监控系统通过电脑与 PLC 通信,监控洗车机系统设备的运行情况。指示灯指示系统的工作情况及功能状态;控制旋钮根据功能的不同,可以发送相应的控制命令,如图 6-31 所示。

③ 监视系统。闭路电视监视系统包括监视器、带云台的摄像头、硬盘录像机等。视频监视系统使用高清视频球形摄像头,摄像头可以 360°旋转,实时监视洗车库内的情况。监视画面在右侧显示屏显示,可选择画面与角度。

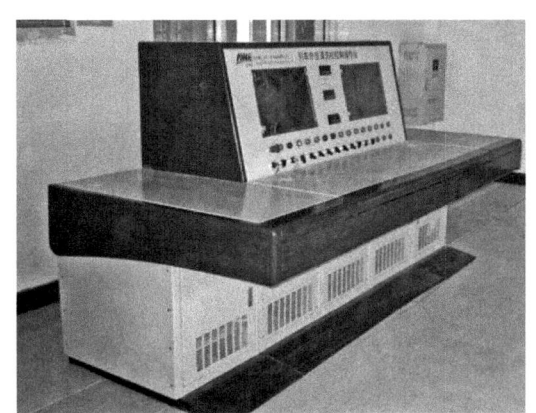

图 6-31 控制操作台实物图

3) 洗车流程与水循环处理流程

(1) 洗车流程(图 6-32)。

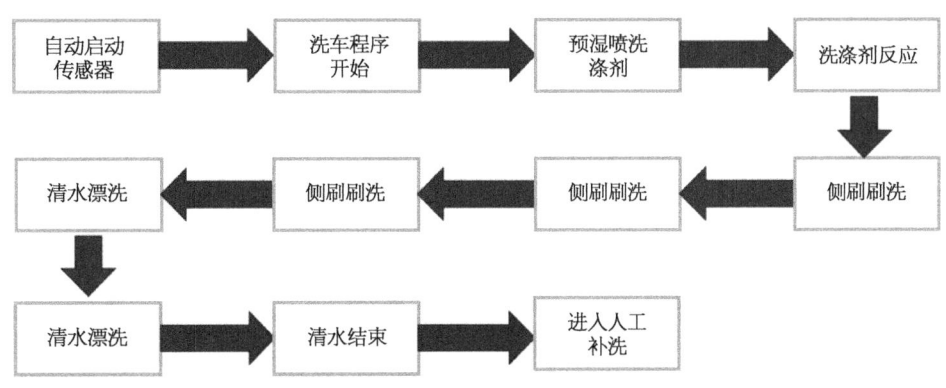

图 6-32 列车自动清洗机洗车流程图示

① 洗车模式选择。由操作人员确定是否要加洗涤剂,选择好洗车模式后,给绿灯信号,列车方可进库洗车。

② 自动洗车启停传感器。洗刷设备启动和停止靠光电传感器来控制。在洗车库内共设置2组光电开关,进、出库各一组。车头进库自动洗车启动,车尾出库自动洗车结束。列车在洗车过程中,洗车设备根据光电开关的遮挡和透光,顺序启动或洗毕后可顺序停止。

③ 预湿喷淋洗涤剂。在清洗前预湿喷淋管先对车体预湿,喷淋带有洗涤剂的水。洗涤剂通过定量泵按设定的比例向水管内注入,可根据需要选择是否加入洗涤剂。

④ 洗涤剂反应。喷淋洗涤剂后留有一段时间使洗涤剂充分反应,发挥洗涤剂效能。

⑤ 刷组刷洗。洗涤剂反应后通过3组侧刷进行洗刷,洗掉车体侧表面的污物和洗涤剂。

⑥ 清水漂洗。最后用2组清水喷管冲洗侧面,去除车体残余污水。

(2) 水循环处理流程(图6-33)。

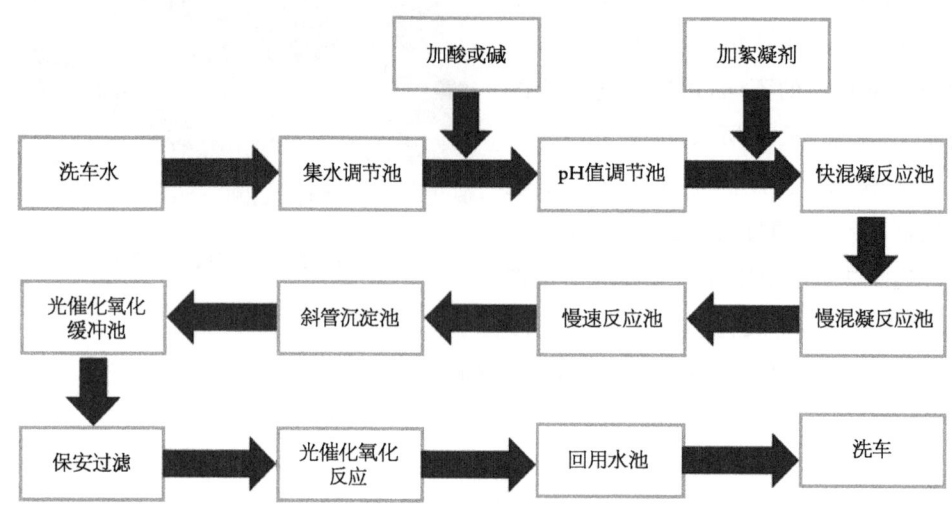

图6-33 列车自动清洗机水循环处理流程

洗车废水首先经过收集进入集水调节池沉砂池沉淀较大砂粒和杂质,均匀水质水量,然后由提升泵将污水泵入pH值调节池,根据对污水的pH值的检测,向污水中加入碱,调节污水的pH值到6.5~9。污水自流到快混凝反应池,通过投加混凝剂PAC进行絮凝反应。污水自流到慢混凝反应池,进一步絮凝反应,通过备用反应池进入斜管沉淀池。絮凝的污物在重力和斜管的作用下沉入沉淀池底,从水中得以分离,处理后的水进入光催化氧化缓冲池,然后通过水泵泵入保安过滤器过滤后,到一体化光催化氧化设备进行光催化氧化,有效去除表面活性剂及油污等有机物杂质,同时有效杀灭各种病菌,达到回用水的标准,出水进入回用水池供洗车使用。

4) 故障检修及处理程序(表 6-5)

表 6-5 故障检修及处理程序

序号	故障部位	原因	处理办法
1	刷组转轴有叫声	轴承缺油	加油
	刷组轴承座温度过高	轴承损坏	更换轴承
2	刷体偏摆振动	上、下轴承同心度差	调整轴承座
		轴承座螺栓松动	紧固螺栓
		气缸压力不足、不稳定	检查气压
		刷毛脱落不平衡	更换刷瓦
3	侧刷不转	检查电机是否有接触不良或不通	根据维修电工排故障
4	水泵不吸水	底阀没有打开或已经堵塞；吸水管阻力大，吸水高度太高	校正或调整底阀
	水泵内部声音异常，水泵不上水	吸水管内阻力过大，在吸水处有空气渗入	检查底阀，堵塞漏气处
5	喷水管不出水	喷嘴堵塞	清理喷嘴
		水压不够	检查水泵压力
		管路有泄漏	检查水管有无泄漏
		电磁阀未动作	检查接线是否无误或更换电磁阀
		管路阀门不正确	检查阀门开关位置是否正确
6	水池缺水或外溢	液位计失灵	检查修理液位计
		补水泵有问题	检查补水系统是否正常
7	控制信号不正确	检查电控系统	处理电控系统故障(详细处理根据维修电工排故障流程)

6.4.3.7 限界门

1) 设备介绍

本限界门检测设备安装于磁浮车辆段综合库内，用于低速磁浮列车车辆限界和运行线路限界检测。包含列车组装后的静态轮廓线检测，以及运行线路的车辆限界、设备限界、建筑限界检测，如图 6-34 所示。

2) 系统组成

(1) 设备结构。设备主要由地基、外框架、摆动立柱、复位装置、检测装置、控制柜等

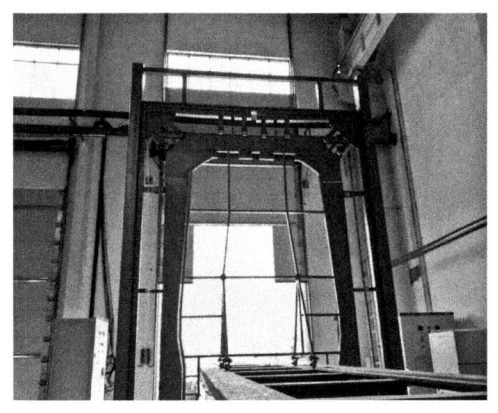

图 6-34 限界门实物图

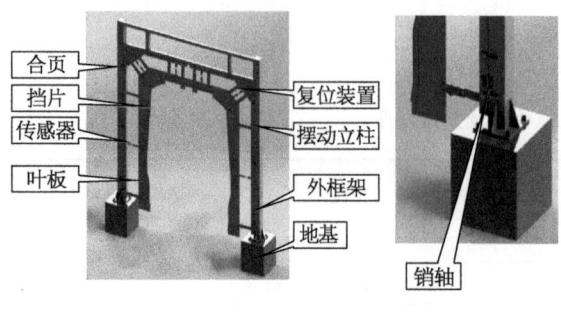

图 6-35 限界门结构示意图

组成。基础采用钢筋混凝土结构,保证了安装强度和设备稳定性,如图 6-35 所示。

外框架安装于混凝土基础上,通过地脚螺栓和垫板与基础固定。整个框架采用分体式设计,防止运输过程中发生变形,也便于现场组装。

摆动立柱通过合页与外框架连接,为旋转式设计,可以 90°摆动,工作时摆动立柱摆动到检测位置,且通过销轴定位、锁死。工作完毕后摆动立柱旋转 90°,与来车方向平行,脱离工作区。

检测装置上装有检测挡片、光电传感器,当检测时如果有超限现象发生,信号反馈至控制柜进行超限报警,检测位共 6 处。

控制柜面板上设置有指示灯、报警灯,用来显示工作状态及检测情况。当有超限现象发生时,通过双向摆动复位装置上固定的检测挡板,与限位开关及光电传感器产生一个感应信号,当检测板与车辆发生碰撞产生摆动时,限位开关及光电传感器即可检测到发生摆动,对应超限报警灯闪烁,发出报警。

(2) 设备参数。测量精度 1.5 mm,误差小于 2 mm,系统功率 1 kW,测量列车运行速度 5 km/h,外形尺寸 4 830 mm×2 532 mm×6 025 mm。

上部限界检测装置中心线与线路中心线偏移量不大于 1 mm,上部限界检测装置测量平面与线路中心线的垂直度在上部限界检测装置内轮廓折线内不大于 5 mm,上部限界检测装置测量边直线度不大于 0.3 mm,上部限界检测装置框架横梁与钢轨平面的平行度在总长度内不大于 5 mm,立柱与钢轨平面的垂直度在总长度内不大于 5 mm。

(3) 设备特点。

① 限界叶板具有自动复位功能。

② 摆动立柱具有定位功能。

③ 使用光电传感器检测,检测精度及稳定性较好。

④ 控制柜面板上设置有指示灯、报警灯,用来显示工作状态及检测情况。当有超限现象发生时,对应超限报警灯闪烁,发出报警。

第 7 章

轨排及道岔

第八章

7.1 工程设计

7.1.1 轨排

轨排是构成长沙磁浮快线线路的基本功能单元,具有支承磁浮车辆,承受车辆悬浮力、导向力及牵引力的功能。轨排由F轨、感应板、轨枕及紧固件等组成,包括直线轨排、圆曲线轨排和缓和曲线轨排。

轨排采用标准化设计,以利于大批量生产、减少制造安装复杂性和降低成本。轨排组装应在厂内或工厂化轨排基地进行,其质量、防腐涂装等应符合《中低速磁浮交通轨排通用技术条件》(CJ/T 413—2012)等相关规定。

1) F轨

F轨是承受磁浮车辆悬浮力、导向力及牵引力的基础构件,是轨道结构最重要的部件。除传统钢轨具有的承受和传递列车重力、导向力、牵引力和制动力的功能外,还应与车上安装的电磁铁、直线感应电机和传感器构成电磁回路,实现悬浮、导向、牵引、制动及悬浮间隙测量的功能。

(1) F轨形状及尺寸。F轨断面为F形钢结构,由内腿、外腿、腹板和翼板组成。

F轨轨形设计应匹配中低速磁浮车辆系统要求,断面尺寸应满足磁通量和结构强度要求,曲线、缓和曲线及竖曲线地段分别采用厂制圆曲线F轨、缓和曲线F轨和竖曲线F轨。

长沙磁浮快线F轨断面尺寸及允许偏差如图7-1所示,F轨横断面宽375 mm,理论重量126.5 kg/m。

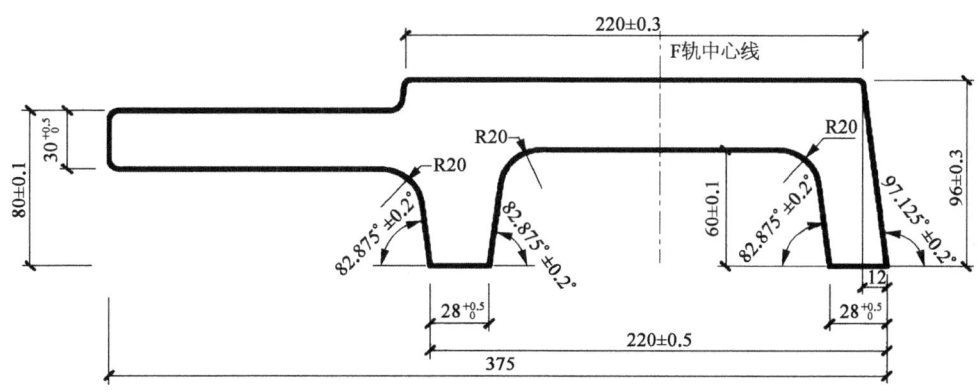

图7-1 F轨断面尺寸及允许偏差(单位:mm)

F轨长度根据下部基础结构(含道岔梁)及线路平纵断面条件等因素确定。长沙磁浮快线采用有缝线路,F轨接头是轨道的薄弱环节,在F轨接头处,由于轨线不连续,影响悬浮间隙传感器的工作性能,磁浮车辆的振动加剧,F轨损伤增加,轨道病害也随之增加。因此,F轨应尽可能长一些,以减少接头数量。同时,由于受预留轨缝宽度和运输的限制,F轨又不宜过长。根据长沙磁浮快线简支梁基本跨度及车辆在轨缝处的悬浮控制、悬浮运行影响要求,长沙磁浮快线轨道采用12.5 m标准长度的F轨及轨排。

全线配轨设计主要采用标准轨长,在曲线、岔区起终点及局部地段需要调整接头位置或合拢口时,可采用个别非标准短轨。

(2) F轨材质。F轨材质选型需考虑车辆悬浮系统要求、线路条件、运营条件、机械夹钳硬度、磨耗特性及养护维修等诸多因素。

根据车辆系统要求,对于F轨主要材料特性选择原则为电阻大、磁导率高;材料材质密度均匀,相对磁导率不小于2 000,相对误差不大于5%;电阻率的相对误差不得大于1%;饱和磁通密度不应小于1.4 T。

根据运营线车站地段起制动频率较高及沿线气候条件,应充分考虑其合理硬度、耐磨性和耐候性,以确保F轨使用寿命不小于30年。

根据《中低速磁浮交通轨排通用技术条件》要求,F轨采用耐候钢或碳素结构钢。目前国内实际应用中采用碳素结构钢较多。综上所述,从满足功能要求、减少养护维修量及减少钢轨类型等因素综合考虑,长沙磁浮快线F轨全线采用符合《碳素结构钢》(GB/T 700—2006)要求的Q235D钢。

2) 感应板

感应板作为车辆牵引用直线感应电机次级的组成部分,是非磁性导电材料,安装在F轨上。感应板设计主要考虑车辆牵引系统要求及与F轨之间的连接强度、平整度要求。

感应板采用铝合金板材制造,板材宜符合《一般工业用铝及铝合金挤压型材》(GB/T 6892—2015)的规定。在坡度较大等需要较大牵引力的区域根据计算可采用铜合金板材。

感应板导电率宜大于或等于57%IACS(电导率百分值),且应具有足够的屈服强度、表面精度,同时对表面进行处理使其具有良好的抗氧化性能。

长沙磁浮快线感应板统一采用铝板,感应板横断面形状及尺寸如图7-2所示,感应板宽244 mm,厚4 mm,理论重量3.4 kg/m。

感应板用铝型材采用阳极氧化法对材料表面进行处理。氧化层表面处理应符合《铝合金建筑型材 第2部分:阳极氧化型材》(GB/T 5237.2—2008)规定的AA15级。

根据中低速磁浮车辆系统要求,感应板与F轨之间应有足够的连接强度,感应板固定在F轨之间间隙不大于0.1 mm,感应板固定在F轨上后,在电机长度(2 m)范围内,表面不平整度小于0.5 mm。

感应板一般为直线形。在曲线地段,可采用分段的直线感应板拟合曲线,感应板的分段长度应根据线路平曲线半径进行拟合选用。

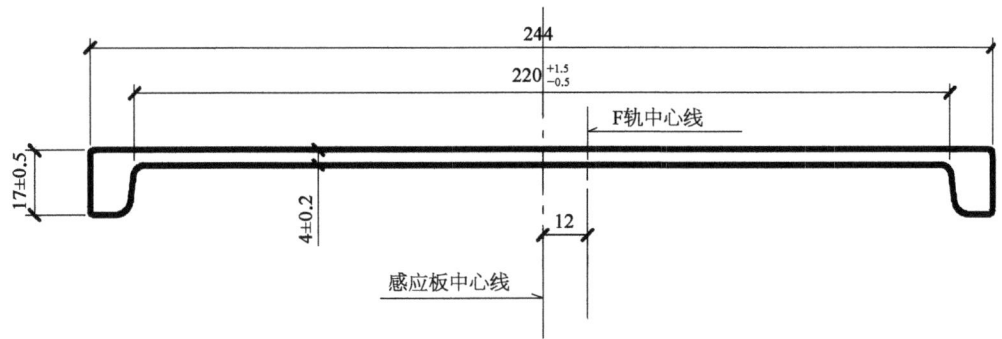

图 7-2　感应板断面尺寸及允许偏差(单位：mm)

3）轨枕

轨枕是用来连接 F 轨，使 F 轨与梁体之间保持相对位置固定并传递载荷的基础构件。对于中低速磁浮轨道，目前轨枕主要有 H 形轨枕和矩形轨枕两种形式。H 形轨枕一般采用耐候钢或碳素结构钢的热轧 H 型钢，矩形轨枕一般采用耐候钢或碳素结构钢的冷拔异型钢管，这两种形式各有优缺点。

(1) 轨枕类型。H 形轨枕及轨道结构如图 7-3、图 7-4 所示。

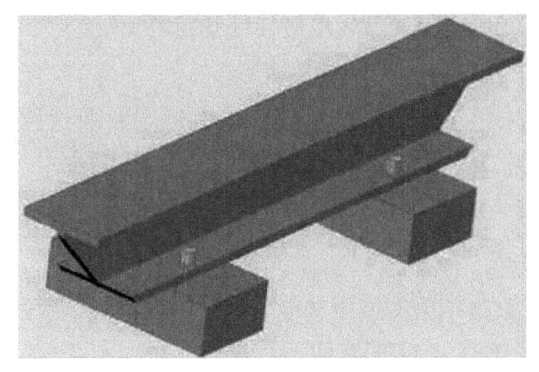
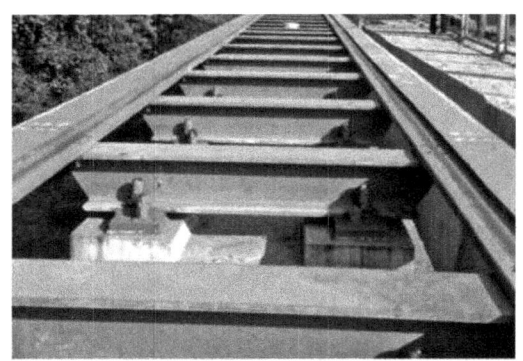

图 7-3　H 形轨枕侧视图　　　　图 7-4　H 形轨枕中低速磁浮轨道

H 形轨枕方案特点如下：

① 轨枕与 F 轨由螺栓连接，轨枕通过扣件连接在道床上。轨排为"开放式"结构，有助于防止雨雪的积聚。

② 结构简单，轨道结构重量相对较轻；采用规定形状尺寸的标准 H 型钢加工而成，能够确保轨枕的制造精度。

③ 技术成熟，有实际应用经验。施工工艺简单，可在工厂内与 F 轨连接组装成轨排，确保施工速度和轨道铺设精度要求。

④ H型钢是一种截面面积分配更加优化、强重比更加合理的经济断面高效型材。翼缘宽,侧向刚度大,抗弯能力强。

⑤ 与传统铁路轨道相比,轨枕外端相当于一个悬臂梁,受载以后会向下弯曲,导致轨枕悬伸部分发生倾斜变形。

⑥ 扣件安装调整比较方便,有利于轨道结构的养护维修。

矩形轨枕及轨道结构如图7-5、图7-6所示。

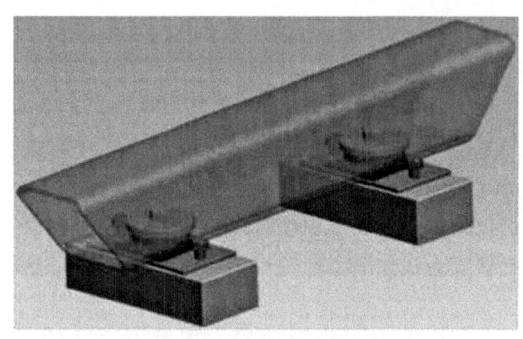
图7-5 矩形轨枕侧视图

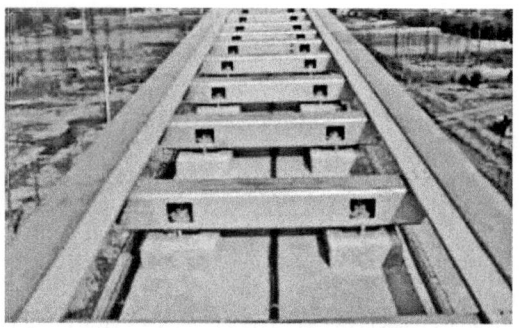
图7-6 矩形轨枕中低速磁浮轨道

矩形轨枕方案特点如下:

① 矩形截面具有双轴对称、截面形心和剪心重合等特点;单一构件稳定性好,抗弯和抗压能力强;截面闭合,抗扭刚度大,具有良好的抗扭特性。

② 矩形轨枕是经过试验检测优化后的新技术,使用该技术的中低速磁浮商业运营线——日本东部丘陵线已成功运行9年。

③ 扣件安装相对复杂,不便于维修和更换。

④ 矩形相对于开口截面的H型钢价格略高。

综上所述,H形轨枕与矩形轨枕均可满足轨道结构的使用功能要求,并且有实际应用经验。长沙磁浮快线采用易于安装调整及养护维修的H形轨枕。

H形轨枕材料、尺寸、外形、重量及极限偏差要求应符合《热轧H型钢和剖分T型钢》(GB/T 11263—2010)、《中低速磁浮交通轨排通用技术条件》等标准相关规定。

(2)轨枕布置。轨枕设计应采用适当的间距及断面以保证F轨在工作时的强度及刚度。一般每千米线路的轨枕数量不宜少于800根,同时考虑其自身工作强度及刚度要求。对轨排接头处轨枕,因轨端的竖向刚度较小,影响列车运行的平稳性,减小轨排接头处及前后轨枕间距,有利于列车平稳通过轨排接缝。

长沙磁浮快线正线轨枕间距一般地段采用1.2 m,在轨排接头处轨枕加密;库内轨道轨枕间距根据工艺要求设计。

7.1.2 道岔

道岔是车辆从一股轨道转入或越过另一股轨道时必不可少的线路设备,是轨道的一个重要组成部分。由于道岔具有数量多、构造复杂、使用寿命短、限制列车速度、行车安全性低、养护维修投入大等特点,与曲线、接头并称为轨道的三大薄弱环节。长沙磁浮快线的道岔设备,由主体结构、驱动、锁定、控制、信号等部分组成。按照结构组成和转辙后的线路状态分为单开道岔、三开道岔、对开道岔、单渡线道岔和交叉渡线道岔。根据中低速磁浮交通特点及国内外工程经验,长沙磁浮快线采用关节型道岔。

根据长沙磁浮快线车站配线及车辆段设计,长沙磁浮包括左开道岔、右开道岔和三开道岔三种形式,共计9组,具有集中控制或现地控制两种控制模式,其中左开道岔5组,右开道岔2组,三开道岔2组,每组道岔配置现地电气控制系统一套,在道岔现场设2个电气控制柜。

单开道岔(图7-7)基本参数:道岔全长32.646 m;道岔转角6.9°;道岔转换距离2 900 mm;道岔转换时间小于15 s;轨距、F轨轨形与区间轨道一致。

道岔线形是通过以直线拟合曲线来形成列车的曲线路径,保证车辆的通行。本线道岔直线允许通过速度不大于120 km/h,侧线允许通过速度不大于25 km/h。

道岔安装时不宜设置在有坡度的区域,台车走行轨道应设置在道岔整体基座上。

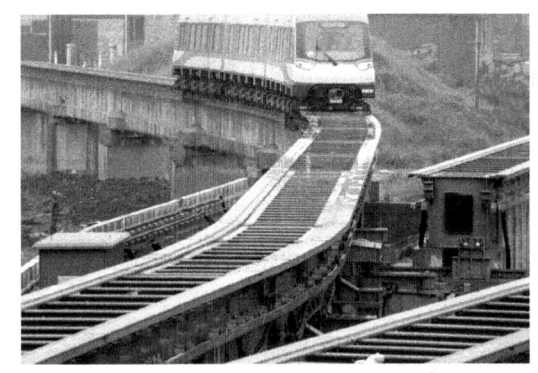

图7-7 单开道岔

7.2 轨 道 施 工

7.2.1 轨排

7.2.1.1 准备工作

轨道工程施工前,先对轨道梁两侧进行安全支护,确保施工人员有足够的操作平台及安全距离,满足安全施工要求,同时将工装、马镫、吊车、扣件、灌浆料等机具材料准备到位。

7.2.1.2 CPⅢ精测网布置

磁浮轨道施工需要通过CPⅢ测量方能满足精度要求,轨道施工所需的CPⅢ测量布网由设计单位专测负责测设,测量成果满足要求后,将测量成果交付施工单位用于轨道施工控制轨排精调。

7.2.1.3 梁面处理

在轨道工程施工之前,先对轨道梁相关工作与线下单位进行对接,对轨道梁线位、高程等技术指标进行验收,并完善相关交接手续。对梁面预埋钢筋不满足要求的部位进行扶正,对梁面预埋钢筋缺失及预埋位置不对地段按照要求处理,同时并对伸出梁面过长的钢筋进行裁剪或弯折处理,对承轨台处部分混凝土表面浮渣凿毛处理,用高压水枪或高压风清理其表面,以确保承轨台和轨道梁能连接为一体。

7.2.1.4 轨排验收

轨排验收主要分为厂验及轨排基地验收两部分,检查轨排组装外观、内部尺寸、框架线性等,检查合格后通过车辆运输至施工场地指定的部位。

(1)轨排组装外观。检测轨排的长度、F轨是否有明显磕碰及变形、感应板是否有磕碰变形、轨枕间距(抽查)、连接螺栓是否有松动、轨排标识是否清晰等项目,并对出厂相关合格证书进行查验、存档。

(2)轨排内部尺寸。利用标定的专用道尺在轨排验收平台上检测轨排的轨距、水平及磁极共面度等。检测道尺如图7-8、图7-9所示。

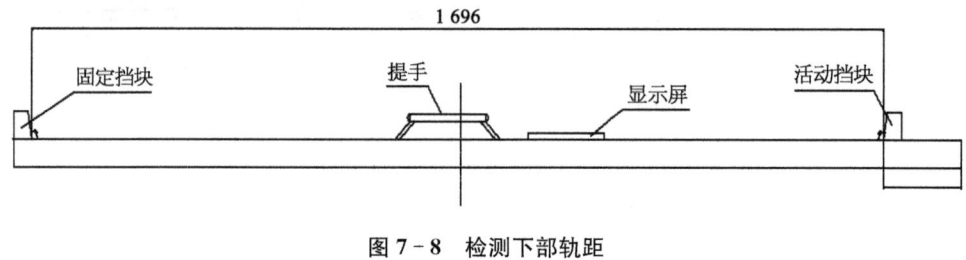

图7-8 检测下部轨距

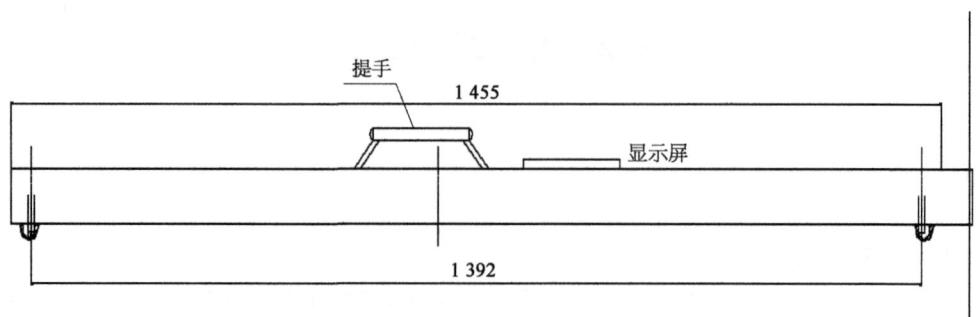

图7-9 检测上部测量定位孔及曲线超高值

(3) 轨排框架线性检测。轨排在验收检测平台上,利用F轨测量定位基准孔,通过全站仪检测轨排的直线、曲线等框架线性。每榀轨排组装尺寸允许偏差见表7-1。

表7-1 轨排组装尺寸允许偏差

序号	检查项目	误差值/mm
1	轨距	±1
2	两F轨对角线长度	≤3
3	相邻两轨枕间距	±2
4	同一横截面四磁极面共面度	≤1
5	F轨端部滑行面键槽间距	≤0.4
6	轨排长度方向任意4 m线形偏差	(弦高)≤1.5

(4) 轨排验收完成后,要形成相应的验收记录表并存档。

7.2.1.5 轨排储存、运输

轨排基地存放轨排时,在轨排下方设置5道横向支撑台座,台座采用混凝土结构,基础稳定、表面平整。上、下层轨排在相应位置放置方木并进行支垫防护。F轨及H型钢轨枕高度为260 mm,上、下层轨排支垫采用1 000 mm长方木与钢枕平放(方木宽度150 mm、厚度50 mm),每一层轨排高度为310 mm。规范要求码放不超过6层,基地轨排需控制在6层左右,6层总高度为1 860 mm。

轨排通过13 m长板车运输,运输时底部焊接一个固定轨枕且平整的小平台,考虑施工便道路况较差,在轨排运输时堆放3层,每层间在H形枕上支垫方木,并加固稳定。

轨排在现场存放时,要对场地进行平整压实,轨排下方支垫方木进行存放。受条件限制,轨排存放时码放在3层为宜。

7.2.1.6 轨排预铺

轨排通过车辆运送至指定的施工部位,采用25 t吊车通过专用轨排吊具固定吊装轨排至施工梁面里程点位置,轻轻平稳放置在预先放置的马镫上,施工人员再进行扣配件的牢固安装,扣件安装完成后,轨排再通过起道机降落平稳放置轨道支撑架上,并进行定位,即完成轨排预铺。具体操作步骤如下:

1) 测量放样

通过测量放样,将每榀轨排大小里程侧第一根轨枕边缘点线路中心位置精确定位,并做好标记,以便于施工人员对位轨排位置预铺定位。

2) 摆马镫,吊轨排

在轨排吊装之前先将具有一定刚度的马镫摆放于梁面施工部位,摆放原则是轨排必须在纵向刚度、挠度满足要求的范围内。马镫高42 cm,以扣件锚固螺栓能安装到钢轨枕

为宜,大约按照每 3 m 一道布置,在轨排前后梁端第二个轨枕必须摆放,中间位置对称摆放即可。

根据轨排重量及现场位置环境考虑,起重设备采用 25 t 的吊车,起吊通过钢丝绳将专用轨排吊具吊起,摆放于轨排上,拉住拉杆,将卡槽卡住轨排中间位置的钢轨枕上,利用限位器固定拉杆,防止滑落,确保吊具与轨排牢固连接后,再将轨排吊起。由专人指挥,具体操作人员将轨排扶住缓缓降落至梁面摆放的马镫上,此时要将轨排通过带激光的水平尺基本定位于轨排测量放样的位置。平稳放置后,检查放置的轨排所在的马镫是否全部受力。确认检查无误后,即可卸除吊具。

3) 安装扣件(图 7 – 10)

根据设计要求,轨排扣件有 TSYCF – Ⅰ 型、Ⅱ 型、Ⅲ 型三种型号(其中 Ⅰ 型扣件用于桥梁和库内线地段对应的 H 钢枕,Ⅱ 型扣件用于路基地段对应的 H 钢枕,Ⅲ 型扣件用于Ⅲ 型伸缩接头对应的井字形钢枕)。在桥梁、路基、库内线及曲线超高位置等不同地段所需的扣件类型不同,安装时必须注意安装型号,在轨排放置好后,将预先摆好的扣件按照扣件安装图顺序依次安装扣件,并将顶部两个螺母通过力矩扳手初拧。为防止扣件转动,通过专用卡具,固定螺栓底部方头及薄螺母,且固定好上部减振垫片盖板及减振垫片的位置,紧固上部螺母,具体安装步骤如下:

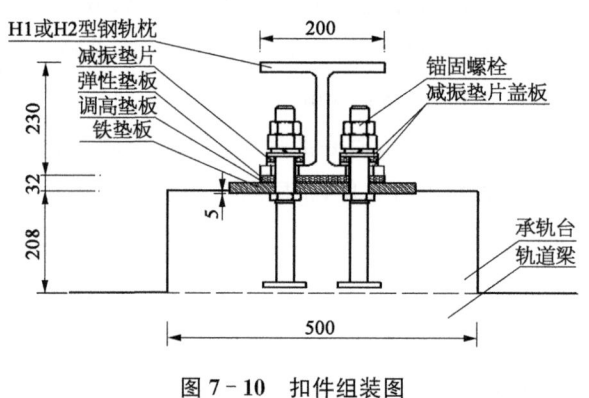

图 7 – 10 扣件组装图

(1) 安装时先调节定位薄螺母,底部露出丝扣 5 mm,将锚固螺栓穿过铁垫板上开孔处,铁垫板安放在薄螺母上,在铁垫板上依次放置调高垫板(初始调高垫板采用 5 mm 厚度规格)和弹性垫板。

(2) 将锚固螺栓穿过 H 型钢枕底板开孔处,在 H 型钢枕底板开孔上表面依次放置减振垫片盖板、减振垫片、减振垫片盖板、重型弹簧垫圈。中间 H 型钢枕扣件安装时,放置上部盖板和垫片之前要置入纵向挡销。

(3) 调整定位薄螺母使扣件锚固深度 d(其中直线地段和未设置超高的曲线地段左右侧承轨台锚固深度均为 193 mm,设置超高的曲线地段在曲线外侧承轨台锚固深度为

193 mm，曲线内侧承轨台锚固深度为 165 mm)至设计位置，使锚固螺栓中心线与 H 型钢枕底板上长圆孔中心对齐，依次拧紧高强度大六角螺母和紧固螺母，使锚固螺栓的拧紧力矩达到 300 N·m 即可(锚固螺栓扭矩允许偏差为 ±5 N·m)。

（4）待轨排精调到位后，浇筑承轨台混凝土。

4）轨排起落、粗调定位

轨排钢枕扣件安装完成后，利用四个手摇式起道机将轨排轻微顶起，每两个起道机放置于轨排前后第三根钢枕左右侧对称位置，抽出马镫，确保每个起道机均匀受力，保持轨排平稳，待起道机全部受力时，由专人统一指挥，保持轨排平稳起道。

通过起道机缓慢降落，将轨排平稳放置在预先指定的轨道支撑架上，轨排高程和方向控制在 20 mm 之内，并对支撑架高差进行相应调整，调整轨排纵向、横向、竖向的位置，先通过斜撑千斤顶斜撑在钢枕上，用顶推力纵向移动至测量放样点位置，再通过轨道支撑架横向螺杆调整横向位置，最后通过轨道支撑架千斤顶进行竖向调整至轨道高程，即完成轨道粗调。

（1）轨道支撑架(图 7-11、图 7-12)的调整。

① F 形轨排根据轨道结构的要求事先在施工位置附近安装好，运到施工现场。

② 分别将承载座连垂直锁紧机构一起装到已装好的轨排的 F 形轨的支撑滑行面底部上，锁紧机构的螺栓先初步夹紧定位。

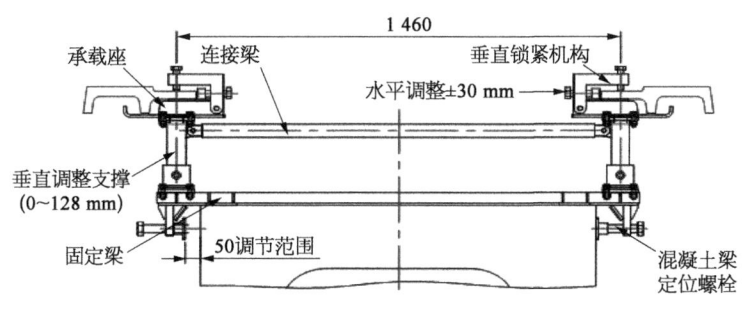

图 7-11 直线段轨道支撑架

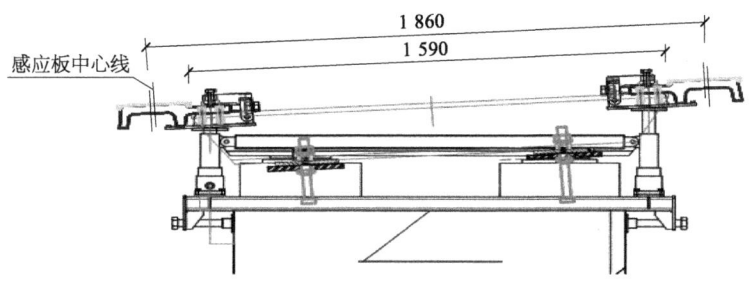

图 7-12 曲线段轨道支撑架

③ 分别将垂直支撑、连接梁、固定梁用螺栓与承载座连接固定，连成整体；注意曲线段轨道超高通过左右垂直支撑与承载座平面之间支垫不同厚薄垫片，以满足轨道超高需要。

④ 分别调整垂直支撑的千斤顶伸缩，初步调整 F 形轨排支撑滑行面底部到支撑固定梁下支承面的距离至 470 mm（即 F 形轨到轨面的尺寸）。

⑤ 对称松开调整支撑固定梁左右两侧的定位螺栓，每端比 1 300 mm 轨道梁多出约 50 mm 的空间，以防止吊装时碰到轨道梁的侧壁。

⑥ 按照上述方法在每榀轨排上安装 3~5 套轨道支撑架。

(2) 轨道支撑架的受力计算（图 7-13）。根据设计图纸计算，轨排有 5~12.5 m 等各种规格长度，其中全线轨排 12.5 m 占全线的 70%，轨道支撑架受力计算以 12.5 m 为例，12.5 m 轨排重 5 t（含轨排自重及扣配件重量等），综合考虑轨排的刚度、挠度及荷载问题，轨道支撑按 4 组支撑系统计算：

$$每组承载重 = 5\ t \times 1.2（安全系数）/4 = 1.5\ t$$

$$每个垂直支撑的承载力为 1.5\ t/2 = 0.75\ t = 7\ 500\ N$$

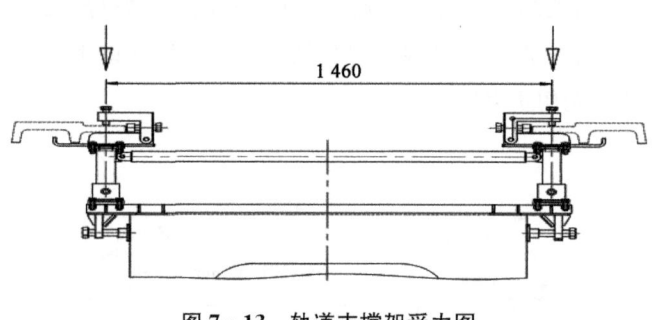

图 7-13 轨道支撑架受力图

① 垂直支撑千斤顶计算。

a. 垂直支撑 $\phi45$ 钢管的压应力：

$$\sigma = F/A = 7\ 500\ N/664.9\ mm^2 = 11.3\ MPa < [\sigma]$$

b. 垂直支撑螺杆：

$$p = \frac{F}{\pi d_2 h z} = \frac{7\ 500}{3.14 \times 25.5 \times 2.5 \times 10} = 3.75\ MPa \leqslant [p]，满足条件$$

扭矩：

$$T = F\tan(\lambda + \rho)\frac{d_2}{2} = 7\ 500\tan(3.57° + 5.91°) \times \frac{25.5}{2} \approx 16.26\ N \cdot m$$

螺杆强度：

$$\sigma_{ca} = \sqrt{\left(\frac{4 \times 7\,500}{3.14 \times 22.5^2}\right)^2 + 3 \times \left(\frac{16 \times 16.26}{3.14 \times 22.5^3}\right)^2} = 19 \text{ MPa} \leqslant [\sigma] = 88.75 \text{ MPa}$$

c. 自锁验算。自锁条件是 $\lambda \leqslant \rho_v$，其中 λ 为螺纹升角，ρ_v 为螺旋副当量摩擦角，$\rho_v = \arctan f_v$，当螺旋副材料为钢对钢时取 $f_v = 0.1$（为保证自锁，螺纹升角至少要比当量摩擦角小 $1° \sim 1.5°$）。

$$\lambda = \arctan(nP/\pi d_2) = \arctan(1 \times 5/3.14 \times 25.5) \approx 3.57°$$

$$\rho_v = (\arctan 0.1)/\cos 15 \approx 5.91°$$

故 $\lambda = 3.57° < \rho_v - 1°$，满足自锁条件。

d. 稳定性计算。细长的螺杆工作时受到较大的轴向压力可能失稳，为此应按稳定性条件验算螺杆的稳定性。

起重高度 $H = 130$ mm，$H_1 = H + 20 = 130 + 20 = 150$ mm。

螺杆危险剖面的惯性半径：

$$i = \sqrt{\frac{I}{A}} = \frac{d_1}{4} = \frac{22.5}{4} = 5.625 \text{ mm}$$

螺杆的工作长度：

$$l = H + \frac{H'}{2} + 1.5d = 130 + \frac{50}{2} + 1.5 \times 28 = 197 \text{ mm}$$

μ 取 2（一端固定，一端自由），螺杆的柔度：

$$\lambda_s = \frac{\mu l}{i} = \frac{2 \times 197}{8} = 49.25$$

因为 $\lambda_s = \frac{\mu l}{i} < 100$，所以临界载荷：

$$Q_c = (304 - 1.12\lambda_s)\frac{\pi d_1^2}{4} = (304 - 1.12 \times 49.25) \times \frac{3.14 \times 22.5^2}{4} = 98.9 \times 10^3 \text{ N}$$

稳定性计算：

$$S_{sc} = \frac{Q_c}{F} = \frac{98.9 \times 10^3}{7.5 \times 10^3} = 13.18，\text{安全}$$

垂直支撑千斤顶外伸缩杆直径为 45 mm，远大于 28 mm 螺杆，固伸缩杆稳定性足够。

② 支撑架计算（图 7-14）。$P = 7\,500$ N。

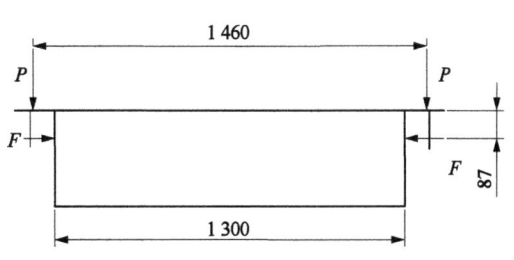

图 7-14 支撑架尺寸及受力简图

a. 固定梁锁紧螺栓的压紧力(按实际受力计算)：

$$F = P \cdot 80/87 = 7500 \times 80/87 = 6\,897 \text{ N}$$

b. 固定梁锁紧螺栓的最大锁紧力。

按桥梁 C30 混凝土计算极限值 30 MPa，按 25 MPa 计算，压板尺寸 100 mm×100 mm：

$$F_{1\max} = 25 \times 10\,000 = 250\,000 \text{ N}$$

按锁紧螺栓 M24 实际尺寸计算最大锁紧力：

$$F_{1\max} = A \cdot [\sigma] = 346 \times 180 = 62\,280 \text{ N}$$

按轨排相对纵线中心偏离混凝土梁中线 50 mm 计算：

轨排处于偏离中心 50 mm 情况下的偏心力矩 $= 15\,000 \text{ N} \cdot 0.05 \text{ m} = 750 \text{ N} \cdot \text{m}$

锁紧压板与混凝土梁侧面的摩擦系数取 0.2，锁紧力按 62 280 N 计，所产生的防侧翻静摩擦力 $= 62\,280 \text{ N} \times 0.2 = 12\,456 \text{ N}$，力矩 $= 12\,456 \times (650-50)/1\,000 = 7\,473.6 \text{ N} \cdot \text{m} > 750 \text{ N} \cdot \text{m}$，安全。

以上计算是按偏离中心 50 mm 计算，在曲线段最大偏心距离设计规范为 28.5 mm，在安全范围内。

c. 支撑架固定梁外支撑端的挠度：

$$W_c = W_d = 7\,500 \times 80^2 \times 1\,300 \times (3 + 2 \times 80/1\,300)/$$
$$(6 \times 2.1 \times 100\,000 \times 0.27 \times 1\,000\,000)$$
$$= 0.57 \text{ mm}$$

d. 支撑架固定梁外支撑处的弯曲应力：

$$\sigma = My/I = 7\,500 \times 80 \times 40/(0.27 \times 1\,000\,000) = 88.9 \text{ MPa} < [\sigma] = 145 \text{ MPa}$$

以上挠度和弯曲应力均是按支架固定梁两端悬空计算，实际为两端有锁紧螺栓抵实桥梁 1 300 侧面，固受力状况比计算的要好，安全。

5) 安装伸缩接头

轨排与轨排之间需设置伸缩接头，伸缩接头的类型根据桥梁长度和型式、轨排长度、桥梁温度与 F 形导轨温度计算确定，要满足锁定后的轨排在纵向阻力的控制下，轨排有足够的空间来释放温度应力。伸缩接头分为Ⅰ型接头(图 7-15)、Ⅱ型接头(图 7-16)和Ⅲ型接头(图 7-17)，以适应轨排的不同伸缩量要求。长沙地区历史最

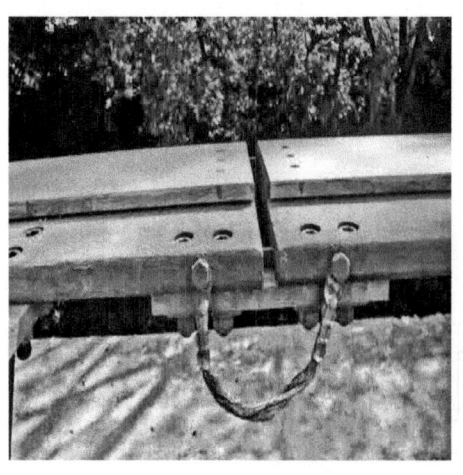

图 7-15　Ⅰ型伸缩接头

高轨温 60.6℃,最低轨温－10.3℃,轨排间伸缩接头的设计锁定轨温取(25±5)℃,设计轨缝值为 20 mm,根据施工计划,基本在夏季施工作业,轨缝值需根据轨排实际铺设时轨温进行计算,并以此作为轨缝控制值。

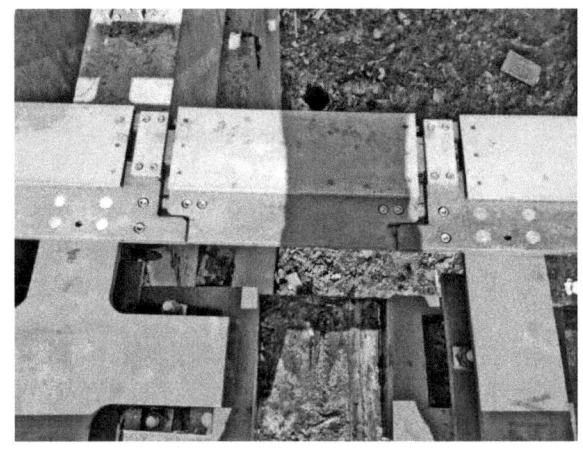

图 7-16　Ⅱ型伸缩接头

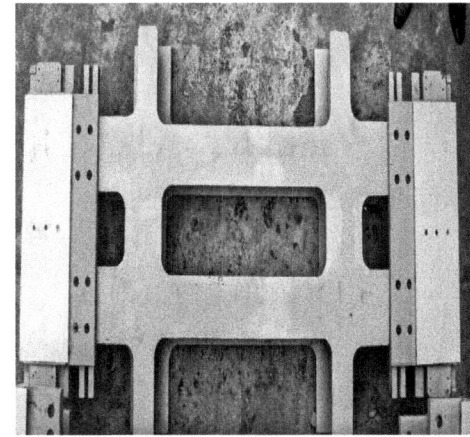

图 7-17　Ⅲ型伸缩接头

7.2.1.7　承轨台钢筋加工及安装

1) 钢筋加工前要求

(1) 钢筋表面的油渍、漆污、水泥浆和用锤敲击能剥落的浮皮、铁锈等均应清除干净。

(2) 钢筋应平直、无局部折曲。

(3) 加工后的钢筋,在表面上不应有削弱钢筋截面的伤痕。

2) 钢筋下料

钢筋加工前,作业班组须做出钢筋下料单,并据此下料加工。编制钢筋下料单时应根据承轨台钢筋编号和供料尺寸的长短,统筹安排以减少钢筋的损耗。

3) 钢筋弯制成型

(1) 必须严格遵照设计图纸进行。图纸标注尺寸系指钢筋轴线中心到中心的尺寸,钢筋端部带有弯钩者,其标注尺寸系自弯钩外皮切线与钢筋轴线交点算。

(2) 钢筋配料是钢筋加工前的必要步骤,其目的是根据承轨台施工图,将各个编号的钢筋,分别计算出钢筋切断时的直线长度及钢筋根数。配料中关键是钢筋下料长度的确定,计算下料长度应考虑混凝土保护层厚度、钢筋搭接长度等。对于弯曲钢筋的下料长度调整见表 7-2。

(3) 钢筋的弯制和末端的弯钩应按设计要求办理。如设计未提要求时,所有受拉光圆钢筋的末端应做成 180°的半圆形弯钩,弯钩的内径 D 不得小于 $2.5d$,钩端应留有不小于 $3d$ 长的直线段。

表7-2 弯曲钢筋下料长度调整系数

项 目	弯曲角度			
	30°	45°	60°	90°
调整值 α	0.15d	0.30d	0.50d	1.25d

注：$L = L_{\text{计}} - \alpha$，$L$——下料长度，$L_{\text{计}}$——图纸中计算长度，$\alpha$——调整值。

(4) 螺纹钢筋的末端，可采用直角形弯钩，钩的直线段长度不应小于 3d，直钩的直径不得小于 5d。

(5) 钢筋在弯制过程中，如发现钢筋脆折、太硬、回弹等现象应及时反映，找出原因正确处理。

(6) 弯起钢筋应弯曲成平滑的曲线，其曲率半径不得小于钢筋直径的 10 倍（光圆钢筋）或 12 倍（螺纹钢筋）。

(7) 钢筋加工时在常温状态下进行，不宜加热。弯制钢筋时宜从中部开始逐步弯向两端，弯钩必须一次弯成。

(8) 钢筋加工的允许偏差不得超过表 7-3 的规定。

表7-3 钢筋加工的允许偏差

序 号	项 目	允许偏差/mm
1	受力钢筋全长	±10
2	弯起钢筋的弯折位置	20
3	箍筋内净尺寸	±3

(9) 加工好的钢筋应根据编号在棚内的架垫上分类堆放整齐，并做好防潮、防污染、防混杂措施。

4) 钢筋绑扎

(1) 钢筋在钢筋加工场地制作，根据钢筋绑扎的先后顺序采用人工配合汽车、吊车运输到施工部位。钢筋绑扎顺序：先进行箍筋的绑扎，然后进行纵横向上下层钢筋的绑扎。

(2) 安装钢筋时，钢筋的位置、混凝土保护层的厚度要符合设计的要求。钢筋安装允许偏差见表 7-4。

(3) 钢筋骨架必须绑扎结实，并有足够的刚度，在承轨台混凝土灌注过程中不得发生任何松动和变形。

(4) 在钢筋的交叉点处，应用 22 号铅丝，按逐点改变绕丝方向（8 字形）交错扎结，或按双对角线（十字形）方式扎结牢固。

表7-4 钢筋安装位置允许偏差

序号	项目		允许偏差/mm
1	钢筋间距		20
2	钢筋保护层厚度	设计为25~35 mm时	−2~5
		设计小于25 mm时	−1~3

（5）钢筋骨架的箍筋应与主筋相垂直。箍筋应与主筋围紧，箍筋与主筋交叉点处应以铁丝绑扎结实。

（6）绑扎用的铁丝要向里弯，不得伸向保护层内。

（7）曲线地段扣件铁垫板与轨道梁存在一定的超高角，纵横向上、下层钢筋间距要根据超高角和扣件锚固螺栓的位置进行调整。

7.2.1.8 模板制作与安装

根据轨道承轨台结构尺寸小、高空作业及考虑承轨台数量多的特点，承轨台模板采用塑料模板，轻巧以方便现场操作，循环周转使用。模板材料采用丙烯腈-丁二烯-苯乙烯共聚物（ABS材质）模板，根据承轨台结构尺寸由指定的专业厂家制作加工。

（1）根据承轨台特点，承轨台的模板由两块模板组合而成，考虑在横桥向前后端进行组合拼装，再通过螺栓用扳手拧紧，确保模板组合密贴无缝隙，如图7-18所示。针对曲线超高部分承轨台模板考虑采用顶面加盖以确保曲线段超高线形，如图7-19所示。

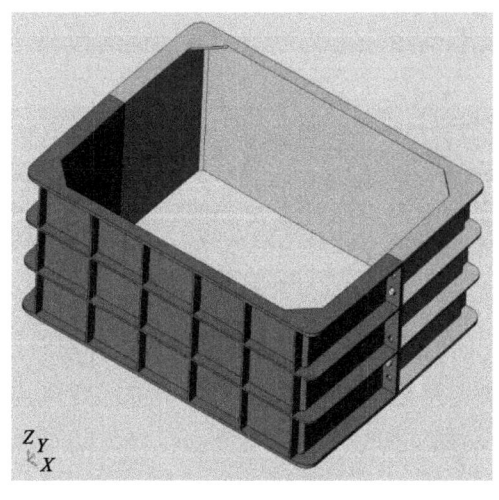

图7-18 对拼模板效果图

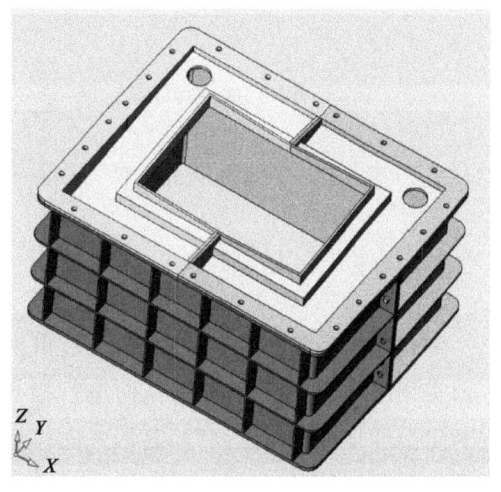

图7-19 曲线超高段模板效果图

（2）模板直接立于轨道梁上，边框采用10×50带，通肋采用30#，背楞采用30#，连接螺栓采用 M12×30 标准螺栓。

（3）模板安装的允许偏差不得超过表 7-5 的规定。

表 7-5　模板安装的允许偏差

序号	项目	允许偏差/mm
1	轴线	5
2	平整度	5
3	高度	±5
4	宽度	±10

（4）模板施工应注意以下事项：

① 制作模板前首先熟悉施工图和模板配件加工图，核实工程结构或构件的各细部尺寸，复杂结构应通过放大样，以便能正确配制。

② 按批准的加工图制作的模板，经验收合格后方可使用。

③ 模板的接缝必须密合，如有缝隙，采用泡沫双面胶堵塞严密，以防漏浆。

④ 模板涂刷脱模剂。

7.2.1.9　轨道精调

磁浮轨道精调（图 7-20）是通过全站仪在 CPⅢ控制网下自由设站，测量安置在 F 轨排测量定位孔上的球形棱镜而获取实时的三维坐标，全站仪在 CPⅢ下自由设站，同一测站观测的 CPⅢ控制点数不少于 4 对，剔除不合格 CPⅢ点后最低点数不能少于 6 个 CPⅢ点。测量 F 轨排定位孔时最近距离不应小于 8 m，最远距离不应大于 40 m。

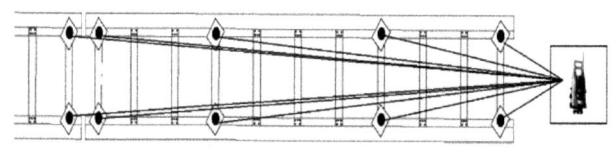

图 7-20　轨道精调示意图

全站仪采集的三维坐标数据，通过自主开发的磁浮 F 轨道精确测量定位软件实时计算出实测值与理论值的偏差，从而进行指导轨排调整，同时利用轨排支撑架进行微调，手摇竖向千斤顶调整轨道高程、高低方向位置，横向螺杆调整轨道水平方向位置，直至将轨道调整至设计状态。

为保证磁浮列车行驶时的安全性和舒适性，轨道精调后线路必须达到表 7-6 所列技术指标要求。

表 7-6 轨道精调后允许偏差

检查项目	允许偏差	检测方法
轨距	±1 mm	轨距道尺
轨道高程	±1 mm/4 m	全站仪
水平	±3 mm	钢直尺/全站仪/精调小车
高低	1.5 mm/4 m	精调小车/全站仪
	3 mm/10 m	精调小车/全站仪
轨排里程	±5 mm	全站仪全部检查
方向	1.5 mm/4 m	精调小车/全站仪
	3 mm/10 m	精调小车/全站仪
轨缝	±2 mm	卡尺全部检查
承轨台连接螺栓扭矩	±5 N·m	力矩扳手全部检查
轨端连接板螺栓扭矩	±5 N·m	力矩扳手全部检查
轨道接缝(竖向/横向)	±1 mm	卡尺全部检查

注：1. 检查段内实际轨缝的平均值，以计算轨缝值为标准允许偏差±2 mm。
2. 轨温小于当地历史最高轨温时，不得有连续 3 个及以上的瞎缝。
3. 不得出现最大构造缝(计算值等于最大构造轨缝时除外)。

7.2.1.10 承轨台灌浆

浇筑承轨台混凝土前，要通过精调数据再次检测轨道几何尺寸及支撑架的稳定性，自检合格后报监理工程师检查验收，监理工程师认可后方可浇筑承轨台混凝土。承轨台混凝土采用高强无收缩灌浆料，灌浆采用专用泵泵送上桥，复搅 1~2 min 保证搅拌均匀后泵送入模。为确保施工连续性及混凝土施工质量，每个施工段的承轨台灌浆必须一次性灌注完成，不能间断，并尽可能缩短灌浆时间。承轨台表面需抹面整平(抹面允许偏差：平整度 3 mm，高程 0/−5 mm)，灌浆施工中应注意以下几个问题：

(1) 曲线段承轨台超高均采用线路中心高度不变，在缓和曲线内线性过渡，与圆曲线顺接，在曲线地段承轨台通过曲线内侧承轨台降低，外侧承轨台抬高的方式以满足超高设置的要求。

(2) 根据试验控制的初凝时间及时对承轨台表面进行抹光，确保承轨台表面平整，扣件铁垫板底面埋入承轨台顶面 5 mm。

(3) 混凝土强度需达到 2.5 MPa 后才能拆除模板。

(4) 拆模后整个承轨台表面应光洁，不得有蜂窝、露筋、空洞等现象，硬伤、掉角等缺陷应修补完好，麻面面积不超过该侧面积的 1%。

(5) 为防止混凝土浇筑过程中污染扣件，浇筑前可用塑料袋对每组扣件进行遮盖。

(6) 混凝土浇筑过程中注意不可碰撞轨排，施工中随时检查轨道状态，发现问题及时处理。

(7) 施工过程中对每盘灌浆料的坍落度均进行检查。同一灌浆料配合比,每灌注 100 m 轨排(不足时按 100 m 计)制作四组试件,两组在标准条件下养护,两组与承轨台同条件下养护。

(8) 当承轨台灌浆料强度达到 5 MPa 时,方准拆除轨道支撑架。

7.2.1.11 承轨台养护

(1) 承轨台养护用水采用自来水且与拌制承轨台灌浆料用水相同,水温与表面混凝土之间的温差不得大于 15℃。

(2) 洒水次数以保持混凝土表面湿润状态为度,一般情况下,白天以 1～2 h 一次,晚上 4 h 一次。

(3) 洒水养护的时间。承轨台灌浆完毕后 3～5 h,进行洒水覆盖养护处理,自然洒水养护不少于 14 d。

(4) 在对承轨台进行洒水养护的同时,要对随承轨台养护的混凝土试件进行洒水养护,使试件与承轨台混凝土强度同步增长。

(5) 承轨台施工均处在 6—9 月,环境温度较高,标段承轨台养护采用自然养护,在承轨台的顶面覆盖土工布,上面进行洒水。

7.2.1.12 轨道整理

承轨台施工完成后,为了保证整体轨道的顺接连续性,确保下一段轨排精度满足要求,必须对施工完的轨道进行复测,并与即将施工部位进行搭接连测。具体施工方法同轨道精调。

7.2.1.13 工装拆除、倒运

在一个施工段完成轨道铺设后,拆除轨道支撑架、模板工作,并通过自制简易小车通过轨道运输至需要施工的部位,随后依次拆除已完成的轨道段安全防护平台。

7.2.2 道岔

1) 厂内装配

(1) 基础放样。根据设计图纸,在地面定好装配位置,初步放样,定中心线及基准。

(2) 摆放工装。用钢板将地面找平,将磁浮道岔装配工装置于已找平的钢板上,用全站仪精确测定各工装的水平位置和高程,满足设计要求为止。

(3) 部件装配。将检验合格的零部件按装配图进行部件装配,确保装配的尺寸精度满足要求。

(4) 预组装。根据设计图纸自下而上进行装配,具体步骤如下:

① 将活动端垛梁和固定端垛梁按照放样尺寸放置好,调整好水平距离及高度,然后用方钢焊接固定好,保证两孔处的安装尺寸 1 310 mm,将已经按照要求组装好了的四个台车组放置好,用千斤顶及工艺角钢固定在地面钢板上。保证上面的安装面的水平,水平要求为 1 mm 以内。

② 吊主梁于其上，保证相关装配尺寸后，将下面的 2、3、4 台车组件试装好，保证高度达到设计要求后，根据实际的设计要求，在各处台车架处通过调整垫保证，上面组装连接轨的各处连接板的尺寸高度差在 2 mm 范围内，将台车组件与主梁连接处固定好，所有的螺栓都不要打螺纹胶，只要基本拧紧即可。

③ 组装道岔驱动导槽安装架，保证按照图示要求进行装配，即保证安装架的导轮卡槽与主梁的中心平行，再按照驱动装配的要求将导槽装配（先错位进行装配，大概错 3 个螺栓位置）组装在左开道岔驱动导槽安装架上，并保证卡槽与主梁的中心的距离。

④ 按照组装竖向限位，因竖向限位的主动梁一侧的零部件（配焊）已经在铆焊是完成，按照竖向限位装配工艺进行装配。

⑤ 将驱动装置组装在规定的钢板上，保证位置，并进行定位后，将上面的摆臂装配利用手动手柄摇到规定的位置后，将错位的导槽装配按照正确的位置组装好。

⑥ 组装一号台车，将一号台车按照上面组装其他台车的要求组装好，并用千斤顶和工艺角钢固定在地面的钢板上。

⑦ 将支撑铰座上面组装在第一从动梁上，组装支撑铰座的下面在主动梁上，保证支撑铰座在主梁的中心线对称的位置上，将第一从动梁的另一头的下面与一号台车组装好，通过调整垫保证第一从动梁的上面安装连接轨的位置与主动梁的上面连接轨的位置的水平要求在 0.5 mm 内，采用全站仪进行检查，将调整垫做好装配标记。

⑧ 同上组装另四件支撑铰座组装在第二从动梁上，吊此部件于第一从动梁和固定端的垛梁上，将其支撑铰的下面组装在第一从动梁和固定端垛梁上，要求同上步骤，可以通过调整垫保证第二从动梁的连接轨的上面安装面与第一从动梁及固定端垛梁的安装面的高度差在 0.5 mm 内。

⑨ 将两个锁定装置与主梁进行连接，要求锁定装置的插销能够自如地插入两个锁定装置的底座和插销座组成的组件中。

⑩ 组装铰轴连杆一和铰轴连杆二，将按照铰轴连杆一和二的装配工艺要求组装铰轴连杆，一头组装在第一台车和第二台车上，另一头组装在工装上，并对另一头进行固定。

⑪ 按照梁上导轨的装配工艺组装梁上导轨。

⑫ 组装电气部分，按照电气装配工艺要求对其进行组装。

(5) **静态检测**。按照设计图纸，对关键尺寸进行检测。对不满足要求处进行调整，直至满足要求为止。

(6) **手动转辙道岔**。缓慢转动驱动装置手柄，仔细观察各运动部件，查看有无干涉、有无异常。检测直向和侧向位置道岔形位是否满足要求。

(7) **电动转辙道岔**。完成手动转辙道岔后进行电动转辙道岔，通电之前仔细检查电路连接是否正确、各项安全措施是否到位无误。测定转辙所需时间，检查各种元器件是否正常。

2) 现场安装

（1）基础放样。根据道岔基准点测定固定端垛梁、旋转中心、各台车、驱动装置及活动端垛基础，进行放样。

（2）预埋件安装。为了保证基础板的安装精度，预埋件进行两次安装施工。安装施工时应保证其位置的准确性。

（3）后续安装流程与厂内装配流程一致。

7.3 经 验 总 结

1）轨排

（1）轨排应固贴产品标牌，标牌制作内容至少应包括轨排的长度、规格型号、名称及厂标、轨排在线路中的里程、制造日期或生产编号、制造单位名称。

（2）轨排安装精调后的尺寸极限偏差应符合表7-7、表7-8要求。

表7-7　轨排尺寸极限偏差

序号	检测项目	设计标准	检测位置	检测工器具
1	轨距	(1 860±1)mm	F轨磁极中心线	专用轨距尺
2	轨向	1.5 mm/4 m 3 mm/10 m	F轨外斜面	全站仪/弦线盒、钢直尺、卷尺
3	F轨高低平顺性	1.5 mm/4 m 3 mm/10 m	悬浮检测面	全站仪/弦线盒、钢直尺、卷尺
4	同一截面磁极面直线度	1.5 mm	四个磁极面/悬浮面	全站仪/弦线盒、钢直尺、卷尺
5	铝感应板平顺性	1.5 mm/4 m	F轨铝感应板	全站仪/弦线盒、钢直尺、卷尺
6	轨缝宽度	(20±5)mm	相邻F轨排端面轨缝	游标卡尺
7	轨缝横向错位	≤1 mm	F轨外斜面	游标卡尺
8	轨缝垂向错位	≤1 mm	磁极面/悬浮检测面	游标卡尺
9	轨道高程	±1 mm/4 m		全站仪
10	水平	±3 mm	F轨磁极中心线	专用轨距尺
11	轨排里程	±5 mm		全站仪

续 表

序号	检测项目	设计标准	检测位置	检测工器具
12	承轨台连接螺栓扭矩	±5 N·m	承轨台	力矩扳手
13	轨端连接板螺栓扭矩	±5 N·m	轨端连接板	力矩扳手

表 7-8　曲线段轨排正矢极限偏差

曲线半径/m	缓和曲线现场正矢与计算正矢差/mm	圆曲线现场正矢连续差/mm	圆曲线现场正矢最大最小值差/mm
50	3	5	7
100	2	3	5
150	2	3	4
>150	1	2	3

（3）轨排组装在厂内进行，根据长沙磁浮快线所在地区历史最高及最低温度，合理设置轨排组装温度。

（4）涂装前钢材表面除锈应满足设计要求和国家现行有关标准的规定，对采用机械加工的部件，涂装前应进行脱脂净化预处理，清除钢材表面的焊渣、焊疤、灰尘、油污、水和毛刺等。

（5）涂装前对钢材、接头及连接件应进行除锈处理，并符合 GB/T 8923 系列中 Sa2.5 除锈等级。

（6）轨排连接用紧固件底层应采用 HD310 达克罗、面层应采用 HD590 银铝聚合物涂层防腐技术，或采用更高级的防腐技术。紧固件涂层干漆膜总厚度应大于 20 μm，耐腐蚀寿命应大于 30 年。

（7）轨排的防腐应采用组合配套涂料或金属热喷涂或更先进的防腐工艺，耐腐蚀寿命应大于 30 年，防腐涂装材料必须通过耐盐雾 4 000 h、耐老化 2 000 h、耐湿热 4 000 h 的权威检测试验。若采用组合配套涂料，底层可采用富锌漆（平均涂层厚度不小于 75 μm），中间层可采用环氧云铁防锈漆（平均涂层厚度不小于 100 μm），面层采用聚氨酯漆、丙烯酸树脂漆、氟碳涂料（平均涂层厚度为 100～150 μm），漆膜总厚度不低于 280 μm，且配套中的底漆、中间漆、面漆应有良好的相容性，须选用同一厂家的产品。若采用金属热喷涂，最小局部厚度应满足《建筑钢结构防腐技术规程》（JGJ/T 251—2011）表 3.4.3 中腐蚀等级 V、防腐蚀保护层使用年限为 10～15 年的规定值。

（8）涂层技术条件应符合《建筑钢结构防腐技术规程》（JGJ/T 251—2011）的规定。漆膜厚度测定应符合《漆膜厚度测定法》（GB/T 1764—1979）的规定。

（9）F 型钢悬浮检测面的涂层厚度必须一致且均匀。

2）道岔

（1）道岔正式上线投入使用前，道岔供货商必须提供权威机构出具的新产品鉴定报告或者第三方评估机构出具的 SIL4 等级的安全评估报告。

（2）折返站道岔应采用站后折返，减小安全运营风险。

（3）新线车站应双线开放运行，防止道岔由于操动过于频繁发生故障等，降低道岔故障率且提升道岔寿命。

（4）道岔应采用通用的零部件，且机械部分零部件应便于更换及保养，养护维修工作量小，利于运营维保工作。

（5）车辆段内应设置一组试验道岔，供员工日常培训使用。

（6）既有道岔控制电路的设计需要优化，未考虑人工手摇转换道岔时的绝对安全，新线建设应将人工手摇操作的防护纳入必要条件。

（7）道岔电控柜设置在室外，柜内电气元件工作条件较差，影响使用寿命。

（8）行程开关整体防水效果不佳，拐轴安装接缝处易进水，行程开关安装后须考虑防水措施，或用其他防水性能更好的替代。

（9）行程开关拐轴性能下降较快，日常维护应重点关注行程开关拐轴触发和回弹是否良好。

（10）道岔监测系统（PLC）应监测所有行程开关的工作状态，且用清晰易懂的方式呈现，并将道岔转换时间、动作电流、表示电压等纳入监测范围，故障报警时应有相应具体的报警提示信息。

第 8 章

磁浮车辆

8.1 车辆设计

8.1.1 总体技术特点

1) 车辆编组

长沙磁浮快线列车采用三节编组：=Mc1—M—Mc2=。其中"="表示全自动车钩，"—"表示半永久车钩，Mc表示带司机室的端车，M表示不带司机室的中间车，Mc2车有半节车厢作为行李车使用，运输从磁浮高铁站直接值机旅客的行李，如图8-1所示。

车辆通过安装在轨道梁两侧的正负两条接触轨供电，电压为DC 1 500 V，网压变化范围 DC 1 000~1 800 V。

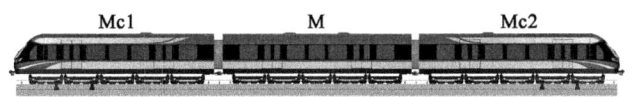

图 8-1 长沙磁浮快线列车编组图

2) 主要技术参数（表8-1）

表 8-1 主要技术参数

参　　数	数　值
轨距	1 860 mm
列车长度（车钩连接面之间）	48 310 mm
Mc车体长度	15 585 mm
M车体长度	15 000 mm
车辆外部最大宽度	2 800 mm
车辆高度（轨面至车顶高）	3 700 mm
地板高度	880 mm
额定悬浮间隙	(8±4) mm
最高运行速度	100 km/h
最小平面曲线	正线 R100 m

续　表

参　　数	数　值
最小竖曲线	R1 500 m
车钩中心线高度	(600±10)mm
贯通道通过宽度/高度	850 mm/1 900 mm

3）载客量

列车各工况下的载客量见表 8-2。

表 8-2　列车各工况下的载客量

列车载客状态	单车/人			列车/人
	Mc1	M	Mc2	3 辆编组
空车（AW0）	0	0	0	0
座席（AW1）	31	36	19	86
定员（AW2）	102	113	62	277
超员（AW3）	133	150	80	363

注：Mc2 设置半节车为行李车厢。

4）列车动力性能参数

（1）列车运行速度。列车最高运行速度 100 km/h，列车连挂速度 3 km/h。

（2）列车牵引特性。列车在 AW2 载荷状态下，平直干燥轨道，平均加速度（0～35 km/h）不小于 1.0 m/s^2，平均加速度（0～100 km/h）不小于 0.3 m/s^2。

（3）列车制动特性。列车在各种载荷状态下，平直干燥轨道，常用制动平均减速度（100～0 km/h）不小于 1.1 m/s^2，紧急制动平均减速度（100～0 km/h）不小于 1.3 m/s^2。

列车的牵引制动特性曲线如图 8-2 所示。

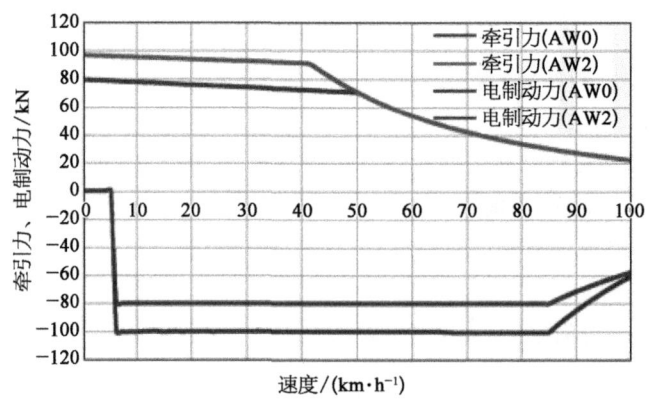

图 8-2　牵引制动特性曲线

5) 设备布置

长沙磁浮快线车辆底架设备的种类、数量多,底架设备布置设计时需要综合考虑车辆限界、曲线通过、车辆重心、布线布管、安装维护、散热通风等因素。列车的底架设备清单见表 8-3。

表 8-3 底架布置设备

设备	单车	
	Mc	M
牵引逆变器	1	1
高压电器柜	1	1
电抗器	1	1
辅助电源	1	1
悬浮电源	1	1
悬浮控制器	20	20
高压分线箱	1	
330 V 分线箱	2	2
110 V 蓄电池	1	
330 V 蓄电池	1	1
供风单元	1	
制动控制模块	1	1
风缸模块	1	1
接地电阻	1	
库用插座	1	
避雷器	1	

8.1.2 机械系统

1) 车体

车体结构为整体承载全焊接结构,材料选用大断面组合式挤压型铝合金型材及板材。车体采用模块化设计,主要承载结构由底架、侧墙、端墙和顶盖等部件组成,能够承受纵向压缩力 350 kN,纵向拉伸力 280 kN,使用寿命不小于 30 年。

2) 内装

磁浮车辆对轻量化要求高,内装在设计时对各组件的结构进行了优化,采用碳纤维、聚碳酸酯、芳纶蜂窝等新型材料,相比使用传统结构及材料的车辆内装,同比减重 20% 以上。车辆内装如图 8-3 所示。

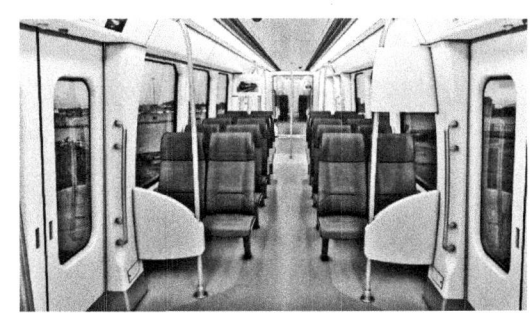

图 8-3 车辆内装

3）悬浮架

每节车辆的悬浮架由 5 个基本结构相同的悬浮架模块组成，单个悬浮架模块由模块装配、悬浮电磁铁、直线电机、基础制动装置、牵引装置、空气弹簧、滑台装置、垂向滑橇、横向滑橇、支撑轮等部件组成，如图 8-4 所示。

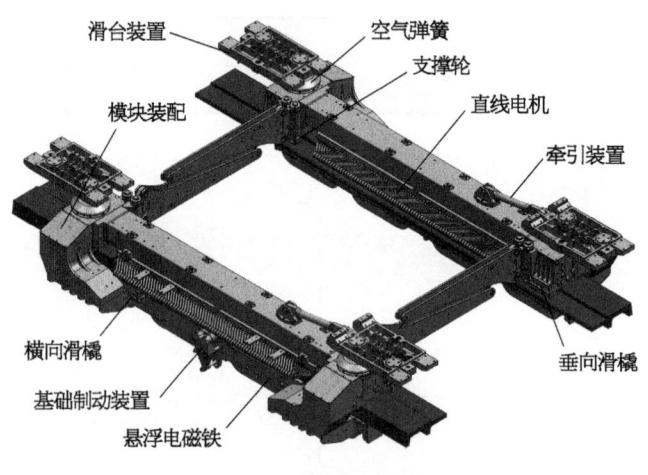

图 8-4　单悬浮架模块

悬浮架的滑台装置与车体纵梁连接，滑台分为固定滑台和活动滑台。活动滑台设有线性轴承，车辆通过曲线时，悬浮架与车体能够通过线性轴承产生横向相对位移，实现两者在结构上的解耦。

如图 8-5 所示，在中间滑台和端部滑台之间设置了导向装置。当列车进入曲线时，导向装置可使车辆各悬浮架模块沿曲线合理排列，实现横向力在各滑台间的均匀分配，减少了模块的横移量，提高了车辆曲线通过性能。

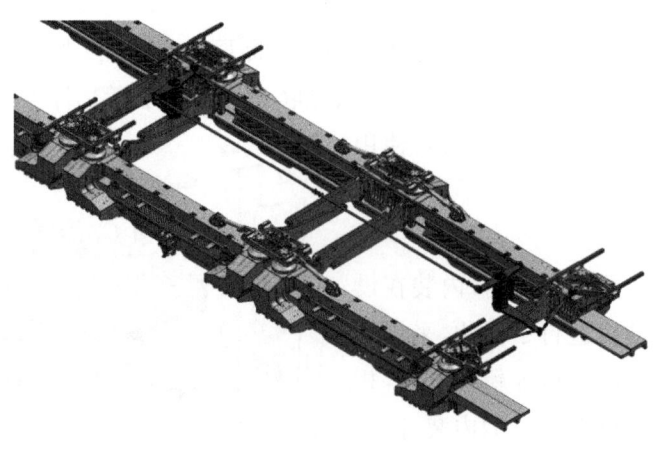

图 8-5　导向装置

4）制动系统

长沙磁浮快线列车采用电制动与机械制动相结合的制动方式。车辆制动时优先采用电制动，电制动力不足时由机械制动进行补充。车辆具备多种制动功能，见表 8-4。在保证制动力的前提下，提高了乘坐舒适性，降低了闸瓦磨耗，节约了维护成本。

表 8-4 制动功能特性

制动功能	减速度/(m·s^{-2})	电制动	机械制动	载荷补偿	可恢复性	冲动限制
常用制动	1.1	有	有	有	是	有
快速制动	1.3	有	有	有	是	有
紧急制动	1.3	无	有	有	否	无

长沙磁浮快线列车的机械制动采用气-液和电-液制动两种技术路线：

（1）气-液制动控制系统。由制动控制系统和基础制动装置组成。制动控制系统与城轨车辆制动系统大体相同，使用气路控制，采用直通电空制动系统。基础制动装置采用气-液转换增压驱动模式，由气-液增压缸和制动夹钳组成，实现低压的气压向高压的液压转换，输出较大的制动力。

（2）电-液制动控制系统。通过电子制动控制单元直接控制油泵、溢流阀、比例电磁阀等产生目标油压力，驱动制动夹钳动作，实现列车制动。电-液制动无需气-液增压缸部件，可以输出更高制动力。

两种制动控制系统技术特点对比见表 8-5。

表 8-5 两种机械制动系统对比

对比项目	制动系统	
	气-液制动控制系统	电-液制动控制系统
控制介质	空气	液压油
系统结构	复杂	简单
重量	重	轻
体积	大	小
制动力	一般	高
环保性	好	较好

考虑到磁浮车辆结构特点及轻量化的要求，通过表 8-5 的对比和实际应用效果，相比气-液制动控制系统，电-液制动控制系统更适用于中低速磁浮车辆。

8.1.3 电气系统

(1) 牵引系统。牵引系统主电路主要由受流器、高压分线箱、高压电器柜、电抗器、牵引逆变器和直线电机组成(图8-6),每节车均配置有一台牵引逆变器和10台直线电机,采用5串2并(相序交错)的方式连接。牵引控制系统采用恒滑差频率的直接转矩控制方式,以避免法向力波动过大而影响悬浮控制的稳定性。列车电制动时,在高速范围内采用再生制动。在低速区时,采用反向制动。

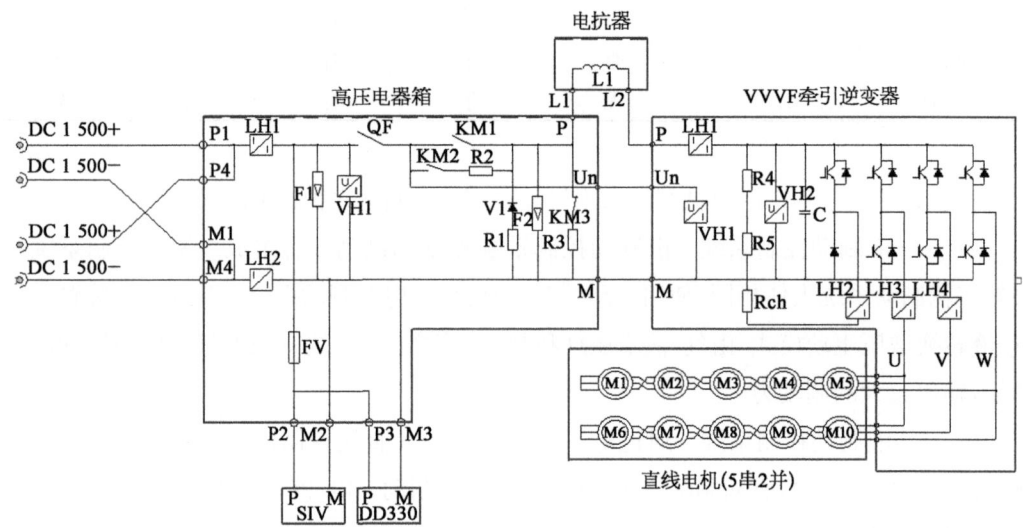

图8-6 牵引主电路

(2) 辅助系统。辅助供电系统主要由AC 380 V辅助变流器、DC 330 V电源、DC 330 V蓄电池组、DC 110 V充电机及DC 110 V蓄电池组等组成。每节车辆均配置一台AC 380 V辅助变流器、一台DC 330 V电源及DC 330 V蓄电池组等。Mc车还配置一套DC 110 V充电机及DC 110 V蓄电池组,充电机采取"$N+1$"冗余方式。DC 330 V和DC 110 V通过跨接线缆构成贯通整列车的供电线路,AC 380 V采取扩展供电方式实现故障冗余。

当一台悬浮电源或者一台DC 330 V电源或DC 330 V蓄电池组故障时,能够维持列车正常运行。当一台DC 110 V充电机故障时,另一台充电机能保证列车DC 110 V负载的正常运行。紧急情况下,DC 110 V蓄电池能够满足车辆紧急负载30 min供电。当一台AC 380 V故障时,列车空调适当减载后,通过扩展供电维持列车继续运行。列车控制系统网络拓扑结构如图8-7所示。

(3) 网络控制系统。列车网络控制系统采用列车通信网络控制方式。列车通信网络采用成熟安全可靠的分布式总线控制方式,符合IEC 61375标准的要求。列车级总线和车辆级总线均采用双通道冗余的EMD通信介质的MVB多功能车辆总线,对于关键控制

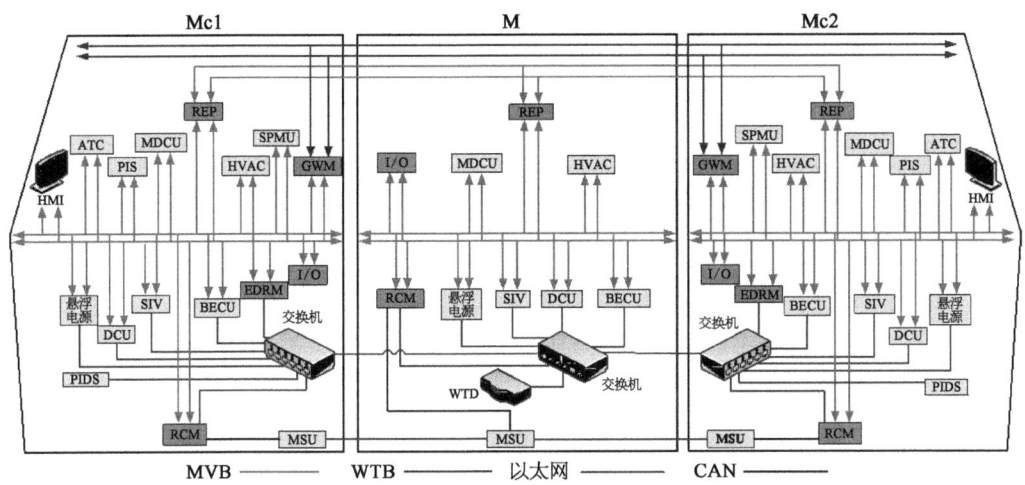

图 8-7 列车控制系统网络拓扑结构图

模块采用冗余设计,单点故障不会导致列车牵引停止。

(4) 测速系统。与轮轨系统不同,磁浮列车采用电磁悬浮支承,运行时与轨道无接触,测速无法采用旋转编码器等方法。长沙磁浮快线列车采用非接触式轨枕计数的方式实现了车辆的测速,其原理如图 8-8 所示。在两头车车辆底部左右各安装一套电涡流感应传感器(4 个),随着金属目标物越接近,传感器感应电流越增强,引起振荡电路中的负载加大,然后振荡减弱直至停止。传感器利用振幅检测到振荡状态的变化,并输出检测脉冲信号,最终根据脉冲间隔得到车辆速度。

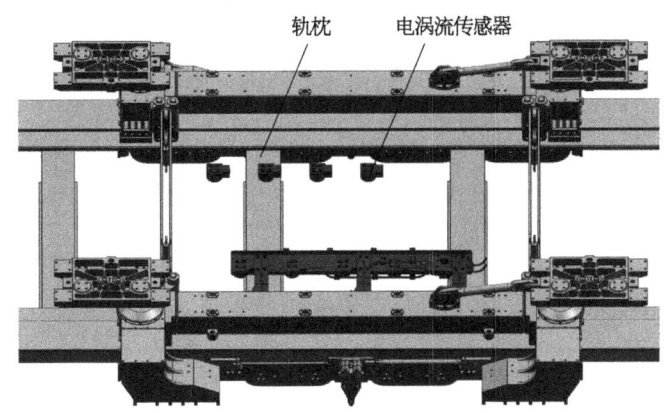

图 8-8 轨枕计数测速原理

8.1.4 悬浮系统

悬浮系统是磁浮列车的核心子系统,其功能是使车辆稳定悬浮在轨道上方,起到支撑和导向作用。中低速磁浮列车的悬浮制式采用的是常导电磁悬浮原理,每个悬浮架模块有4个悬浮控制单元,每节车辆有20个悬浮控制单元。单个悬浮控制单元组成如图8-9所示。每个悬浮控制单元由1个悬浮控制器、2个悬浮电磁铁线圈和1个悬浮传感器组成。每节车有20个悬浮控制器、10台悬浮电磁铁4个线圈和20个传感器。

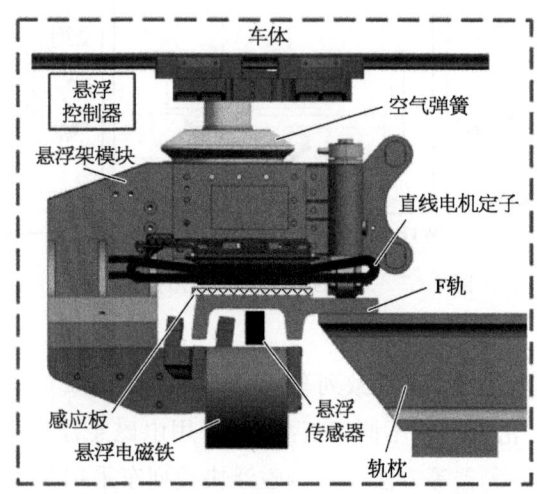

图8-9 单个悬浮控制单元组成示意图

8.2 车辆监造

8.2.1 监造目标

磁浮车辆监造的总目标是通过对磁浮车辆制造生产计划的编制、原材料和外购件的采购、主要部件的加工、组装、调试、试验、包装、发运等关键环节进行跟踪检查和监控,确保磁浮车辆制造质量、进度、投资满足车辆合同要求,并应达到以下预期目标:

(1)质量控制目标。监造工作始终贯彻以质量控制为中心的方针,建立科学实用的监造程序和实施方法,抓好实施过程中的主要环节控制,严格遵守有关工艺和检验标准,确保上车组装配件符合图纸技术文件等要求,主要部件验收合格率达到100%,出厂车辆验收合格率达到100%。

(2)进度控制目标。根据合同工期进度表要求,按阶段进行实际进度与计划进度的比较，当实际进度落后计划进度时及时向委托方报告，并及时与供货商研究制定保证进度实施的措施，确保车辆交货日期满足合同要求。

（3）投资控制目标。严格按照合同要求执行，确保工程投资控制在合同范围内。

8.2.2 监造依据

（1）长沙磁浮快线车辆采购合同的有关要求和规定。
（2）长沙磁浮快线车辆牵引系统采购合同的有关要求和规定。
（3）长沙磁浮快线信号等合同中与车辆接口有关的要求和规定。
（4）车辆、牵引、信号合同谈判、接口会议、设计联络等会议中所确认的纪要。
（5）长沙磁浮快线车辆设计图纸。
（6）车辆或信号设计联络、设计审查会议中与供货商双方确认的技术标准和协议。
（7）委托方与供货商双方确认的其他技术文件和管理文件。
（8）其他与车辆监造有关的国家法规、规章、技术标准。
（9）长沙磁浮快线车辆及机电系统监理项目合同。

8.2.3 监造内容及流程

1）监造内容

（1）对车辆供货商的程序、过程、文件编制及原始记录进行监督。
（2）对车辆供货商所采用的工艺文件的完整性和有效性进行审查。
（3）对车辆供货商所采用的工装设备、试验方法的先进性及合理性进行审查。
（4）对车辆供货商特殊工种的生产人员资质进行审查。
（5）对车辆供货商主要零部件加工、组装的关键工序进行巡检，严格控制质量。
（6）对车辆总装全过程进行监理，对关键工序进行旁站监理。
（7）对型式试验和例行试验。负责审查型式、例行试验大纲，确认型式、例行试验结果和报告；对车辆供货商厂内的型式、例行试验实施跟踪监理。
（8）监督车辆供货商按修改后的施工设计生产第二列及以后的车辆，并对第一列车试制过程中出现的问题进行整改。
（9）审查车辆供货商提出的车辆出厂试验大纲，并对试验所采用的设备、仪器、仪表等进行审验，监督调试和试验，并对试验的数据和报告进行确认。
（10）参加列车在厂内试验线进行的各种调试和性能试验。
（11）对车辆供货商提出的阶段生产进度计划及实施措施进行审查。
（12）对车辆供货商生产进度计划执行情况进行跟踪检查，检查和督促进度计划的实施，核批修正计划。
（13）对车辆供货商采购的重要原材料和关键外购件的质量进行检查，对于不符合有关规定和标准的原材料和主要外购件，有权拒绝进入生产流程。

（14）参加分包商提供的主要部件的开箱检查与确认内容，检查部件外观、数量、合格证、技术资料（包括出厂检验/试验报告等）是否齐全。

（15）参加车辆的出厂检验。

（16）审查列车的出厂、运输计划，对出厂列车的回送整备状态和数量进行检查，包括合同规定的备品备件、技术文件及图纸等。对车辆装运过程中的吊装、紧固、防护等方案进行核实。吊装位置必须在架车点的范围内，必须确保车辆的纵向中心线与承载的车辆纵向中心线对正，不得偏离倾斜；确保磁浮车辆的牢固、稳定、可靠。

（17）审查车辆供货商的质量保证体系。

（18）监督供货方对系统保证条款的实施计划和过程，并对相应的资料进行确认。

（19）审核付款申请报告。

2）监造流程

监造工作流程如图 8-10 所示。

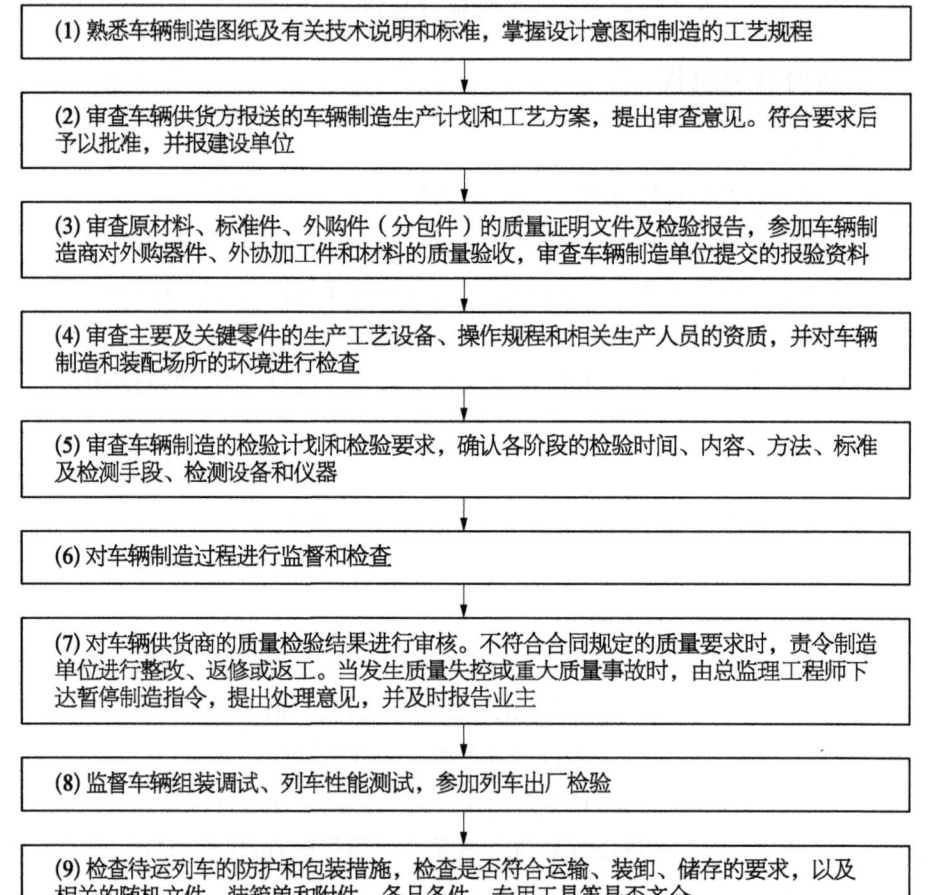

图 8-10 监造工作流程图

监造工作结束后,需进行必要的工作总结。车辆监造过程中,应注意及时填写有关记录,如开箱检验记录、巡检记录、质量见证记录、监理工作日志等,为监造工作总结积累资料。

8.2.4　监造工作方法

根据长沙磁浮快线车辆采购合同,长沙磁浮快线车辆监造采用驻厂监造和现场监理形式。

1) 质量控制点的监理方法

(1) 根据长沙磁浮快线车辆采购合同、磁浮车辆制造工艺文件,设立质量控制点。根据质量控制点的不同特点,采取不同的监造方式。

(2) 长沙磁浮快线车辆监造的方法概括为文件见证、现场见证、停止见证、日常巡检、抽检。

(3) 主要部件、关键工序质量控制点设置表。

2) 监造重点措施

(1) 制造准备阶段:① 对磁浮车辆工艺方案的审查;② 熟悉材料、熟悉工艺文件,配备监理人员明确分工,配备所需的仪器仪表;③ 熟悉有关标准的检测方法和检测规程;④ 审查特殊工种人员的资质(焊接、探伤);⑤ 审查分包商的资质。

(2) 制造、组装过程:① 外购件外协件的监造;② 工序质量监造;③ 质量控制点的监造;④ 设计变更的监造;⑤ 质量监理例会;⑥ 质量事故的处理;⑦ 停工和复工指令;⑧ 特殊过程(如焊接、探伤等)的监造。

(3) 验收、检验阶段:① 审核出厂检验大纲;② 参加车辆出厂验收及督促整改方案的落实、确认;③ 审查出厂验收车辆的有关资料和随车工具;④ 审核从供货方到用户现场运输方案及成品保护措施。

(4) 进度控制措施。

① 生产计划。供货方应及时提供有关本项目的生产计划,监造人员记录实际进度,对照检查。发现出现延误,应及时分析、通报有关领导采取补救措施。

② 关键节点进度。供货方在制造过程中要随时掌握进度情况,及时进行进度分析。监造人员发现有导致工期拖延的关键工序,要提请供货方采取措施,如供货方措施不得力则应立即报告委托方。

③ 进度计划与分析。自磁浮车辆制造开始后,供货方应在每月月初三日内,向委托方、监造人员应制定一份上月详细进度分析报告及下月进度计划。其他专项计划可根据现场实际情况,酌情提交。

④ 除委托方同意外,关键节点不允许延误,除非得到委托方的同意,在本合同附件规定及合同执行过程中双方达成的合同履行关键时间节点,不允许延误。可能引起工期延误,应及时通报有关领导采取补救措施。

8.2.5 质量控制重点及基本要求

(1) 主要材料、外购件的检查。外购件包括制造产品所需的主要原材料和外部协作单位生产制造的与本产品有关的主要零部件。外购的主要部件,其产地和生产厂家必须符合采购合同中有关"供货及服务范围"的规定。未经委托方同意,任何改变都不能装车使用。

(2) 外购件质量的控制方法。对于通用性强、价值不高、市场上可以直接购买的原材料、零部件,可由供货商直接采购。供货商在采购外购件之前应向车辆监造项目人员提供"外购件采购计划表",其主要内容为外购件的名称、型号、规格、数量,以及生产厂家的资质材料、产品质量证明、检验报告等。分包采购的部件,分包商已经通过委托方的认可,监造工程师只参加到货后的开箱检查。

① 外购件到货后,首先由车辆供货商进行验货自检,合格后向监理人员提报"主要外购件开箱检查报审表"。监造工程师审查出厂合格证、质量保证书、检验报告、试验报告、使用说明书等。对于某些重要性能,可以进行复查检测。

② 检查检验合格后,车辆供货商方可装车使用。

③ 对于重要的外购件,监造工程师必须参加首列车的开箱检查、清点见证,并做出记录,审核签认。后续列车,监造单位将安排监造工程师每月随机进行2次重要外购件的开箱检查、清点见证工作,审核签认。参加开箱检查并清点见证的系统大部件见表8-6和表8-7。

表8-6 车辆供货检验项目

序 号	检验项目	序 号	检验项目
1	空气压缩机	6	低压箱
2	司机室	7	列车广播及乘客信息显示系统
3	车门	8	列车自动运行控制系统(ATC)
4	车钩	9	受流器
5	空调机组	10	悬浮架

表8-7 牵引、制动及悬浮系统检验项目

序 号	检验项目	序 号	检验项目
1	VVVF牵引逆变器	5	牵引测速板
2	AC 380 V辅助逆变器	6	电抗器
3	高压电器箱	7	直线电机
4	DC 330 V悬浮电源	8	制动控制单元BCU

续 表

序 号	检 验 项 目	序 号	检 验 项 目
9	辅助制动控制单元 PCU	12	悬浮控制器
10	微机制动控制单元 BECU	13	悬浮传感器
11	制动夹钳	14	悬浮电磁铁

8.2.6 主要部件试验与检验

1) 部件型式试验合格标准

型式试验的产品为 1 台,主要功能全部达到规定值时则视为合格。供货方须继续对该产品中未达到要求的项目予以完善。当试验项目中如有主要功能未达到规定的要求,则须至少另取 2 台同批的产品进行试验。在这种情况下如果仍有产品未达到规定值,则该产品将考虑为不合格。

2) 必须进行型式试验的部件

按照长沙磁浮快线车辆采购合同(列车试验)有关条款的约定,长沙磁浮工程车辆专门设计的部件必须进行型式试验。部件的型式试验(除某些需在用户现场进行的项目外)须在供货方厂内进行,委托方将派人员参加。

根据长沙磁浮快线车辆技术规格书的要求,需要进行型式试验的部件如下:① 车体;② 贯通道;③ 客室侧门;④ 车钩及缓冲装置;⑤ 悬浮架模块;⑥ 空气压缩机、制动控制单元、基础制动装置;⑦ 空气弹簧;⑧ 直线感应电机;⑨ 牵引逆变器;⑩ 受流器;⑪ 高速断路器;⑫ 滤波电抗器;⑬ 辅助逆变器(含低压电源);⑭ 悬浮电源;⑮ 悬浮电磁铁;⑯ 悬浮控制器;⑰ 悬浮传感器;⑱ 空调系统;⑲ 蓄电池;⑳ 列车控制、故障诊断系统;㉑ 司机控制器;㉒ 乘客信息系统。

部件的首件检查按照长沙磁浮快线车辆采购合同有关条款的约定,所有型式试验的部件均应进行首件检查。

部件的首件检验大纲由供货商编制,经车辆供货方于首件检验前 7 d 提报监理单位,监理单位审核后报委托方批准。

部件例行试验,按照长沙磁浮快线车辆采购合同有关条款的约定,每个主要部件都需进行例行试验。车辆供货商须将试验报告附在随车履历簿中。

长沙磁浮快线项目车辆技术规格书中试验项目分类见表 8-8。

表 8-8 试验项目分类

序号	名 称	型式试验	例行试验	研究性试验
1	静止状态机械试验(包括限界检查)	√	√	
2	称重试验		√	

续 表

序号	名 称	型式试验	例行试验	研究性试验
3	客室车门试验	√	√	
4	耐压试验	√	√	
5	辅助供电系统试验	√	√	
6	主电路电气设备操作试验	√	√	
7	噪声测量	√		
8	接地和回流电路接线检查		√	
9	悬浮性能试验	√	√	
10	压缩空气设备密封性和运转试验	√	√	
11	空气制动系统检查	√	√	
12	车底设备通风冷却系统检查	√	√	
13	乘客舒适性设备检查	√	√	
14	空调系统试验	√		
15	车辆采暖试验	√		
16	照明试验	√		
17	车体和外部设备箱体水密性试验	√	√	
18	安全措施和安全设备检查		√	
19	运行安全和运行平稳性试验	√		
20	运行试验	√		
21	牵引能力和电制动能力试验	√	√	
22	制动线路运行试验	√	√	
23	受流器试验	√	√	
24	整车 EMC 试验	√		
25	供电中断试验	√		
26	内部过电压试验			√
27	列车广播系统试验	√	√	
28	故障诊断系统试验	√	√	
29	第一列车运行试验	√		
30	短路试验			√
31	保护装置动作正确性试验	√		
32	信号系统的综合试验	√	√	
33	无线通信系统的综合试验	√	√	
34	列车故障运行能力试验	√		
35	系统联调综合试验		√	

8.2.7 车辆试验与检验

1) 审查车辆供货商的试验大纲

(1) 试验计划。车辆供货商根据总的试验计划,在进行厂内型式试验前向驻厂监理人员提供经委托方确认的试验大纲,并提前通知驻厂监理人员参加。

(2) 试验大纲。试验大纲将详细阐述试验项目、试验方法、试验设备、仪器仪表、时间安排、应用标准、评定标准、数据采集和处理方法。

2) 车辆供货商厂内进行的列车试验

(1) 试验目的。试验的目的在于证实列车及各系统的功能基本正常,发现制造过程中可能出现的质量问题、疏漏及外观破损。

(2) 试验要求。监造工程师须参加车辆供货商在厂内装配、静调、动调时所做的各项试验,对试验结果加以确认,试验报告装订后在封面上签字。

在车辆供货商厂内应进行表 8-9 的试验,驻厂监造工程师参加。

表 8-9 试验清单

序 号	名 称	备 注
1	静止状态机械试验(包括限界检查)	
2	称重试验	
3	客室车门试验	
4	耐压试验	
5	辅助供电系统试验	
6	主电路电气设备操作试验	
...		
9	悬浮性能试验	
10	压缩空气设备密封性和运转试验	
11	空气制动系统检查	
12	车底设备通风冷却系统检查	
13	乘客舒适性设备检查	
14	空调系统试验	
15	车辆采暖试验	
...		
17	车体和外部设备箱体水密性试验	
...		
19	运行安全和运行平稳性试验	
...		
23	受流器试验	

续表

序号	名称	备注
24	整车 EMC 试验	
…		
27	列车广播系统试验	
28	故障诊断系统试验	
29	第一列车厂内运行试验	
30	保护装置动作正确性试验	

在车辆发运前，监造工程师应检查车辆供货商对待运车辆采取的防护和包装措施，并应检查是否符合运输、装卸、储存的要求，相关的随车文件、装箱单和附件是否齐全。

3）磁浮列车的出厂检验

（1）车辆供货商在磁浮列车制造、装配、调试完毕后，进行全面自检，会同监造人员对列车进行复验。复验后，由车辆供货商按出厂检验程序向监理单位提报出厂检验申请。

（2）出厂检验项目按出厂检验计划执行。

（3）监造工程师协助委托方进行出厂检验。

（4）出厂检验发现问题的处理。出厂检验中发现的故障、功能失效及所有质量问题，车辆供货商须在出厂检验纪要中确认，并在出厂前整改完毕。整改后由监造工程师进行复验。对不影响出厂，且可在现场整修的质量瑕疵，或应由部件供货商在现场调整的项目可做开口处理。由车辆供货商负责在现场整改或调整。整改调整完毕，由监造工程师复验。

出厂检验报告，出厂检验完成后，由供货商编制出厂检验报告，委托方、车辆供货商、监理单位三方代表在出厂检验记录上签字确认。

8.2.8 监造常见问题

8.2.8.1 常见问题

（1）紧固件问题，部分紧固件松动，防松线标记不清晰。

（2）线缆走线破皮，存在安全隐患。

（3）安装工艺不当，存在返工情况。

（4）物料不合格，物料缺失，影响生产进度。

（5）安装尺寸等工艺未按照要求。

8.2.8.2 案例分享

1）电磁铁过热烧损

（1）问题概述：悬浮电磁铁过热烧损（图 8-11、图 8-12）。

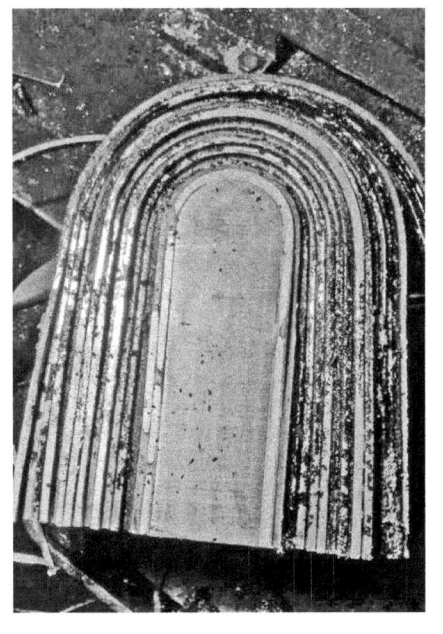
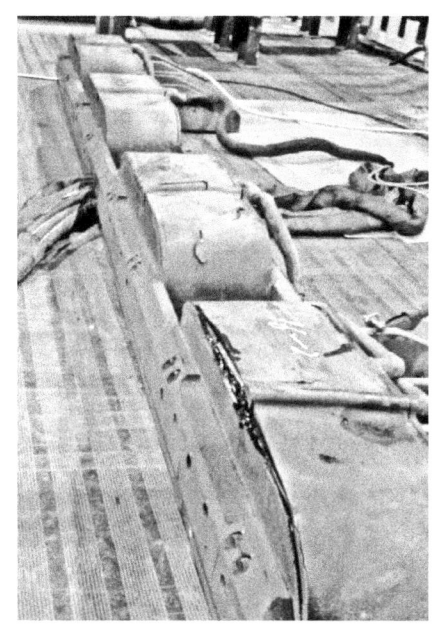

图8-11 线圈匝间绝缘已碳化　　　图8-12 烧损的电磁铁

(2) 调查情况。

① 中车株洲电机有限公司技术中心检测试验站于2015年12月28日出具的《TMC-33型悬浮电磁铁型式试验报告》中,试验依据为中车株洲电机有限公司设计文件5C10200001039《TMC-33型悬浮电磁铁试验大纲》,其后写有(未认可)字样;计量检测器具中风速仪有效期为2015年11月4日,已超出有效期。

② 编号为GDSP-2015-167的TMC-33型悬浮电磁铁首检未通过,后期未见新的评审报告。

③ 电磁铁线圈浇注首检报告先后进行了三次,前两次均未通过,编号分别为GDSP-2015-150、GDSP-2015-158,第三次通过,编号为GDSP-2015-191。

④ 电磁铁线圈浇注作业指导书文件编号与工艺文件目录编号不一致,且为外来文件未经转化。

⑤ 原材料检验报告(托臂座)。抽查的左、右两份入库检查卡中,凸台实测高度均为40 mm,一个结论为合格,一个结论为不合格。

⑥ 无锡统力和无锡友方两家提供的电磁线第三方检测报告(产品质量证明书)出自同一家检测单位,但检测依据和检测项点不一致。

(3) 整改情况。

① 对检查发现的问题立即整改。

② 更换工艺不达标的产品。

③ 按照《TMC-33型悬浮电磁铁装配过程控制卡》标准,对整车电磁铁进行数据测

量及检查。

2）增购车安装异型电磁铁

(1) 问题概述：监造人员在对悬浮架组装情况进行巡视时，发现出厂序号为C20160021的电磁铁引出线仅有绝缘层无护套层与其他电磁铁引出线型号不一致，属异型电磁铁（图8-13）。

(2) 调查情况：工艺处理缺失。

(3) 整改情况：株机公司立即停止异型电磁铁的装车，并向监造人员提供电磁铁设计图纸及异型电磁铁的检查记录，对于无护套层的电磁铁进行返工处理。

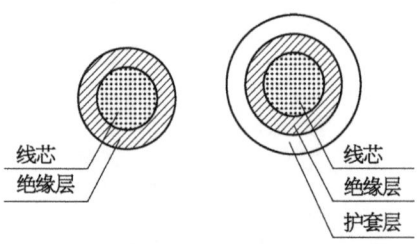

图8-13　电磁铁两种引出线比较

3）悬挂及救援风缸铭牌无法查看

(1) 问题概述：监造人员发现风缸铭牌安装死角，无法查看（图8-14）。

(2) 调查情况：出厂名牌安装位置不合理。

(3) 整改情况：调整名牌安装位置。

4）车体顶升处未有标识

(1) 问题概述：车体顶升处未有标识（图8-15）。

(2) 调查情况：工艺缺失。

(3) 整改情况：增加喷绘顶升标识。

5）线缆支架边沿锋利

(1) 问题概述：车底线缆安装时线缆支架容易割伤线缆（图8-16）。

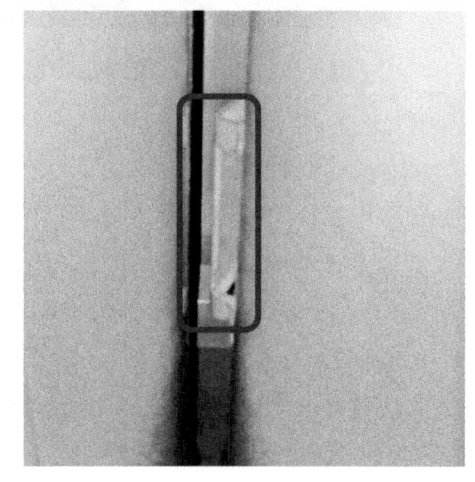

图8-14　风缸铭牌

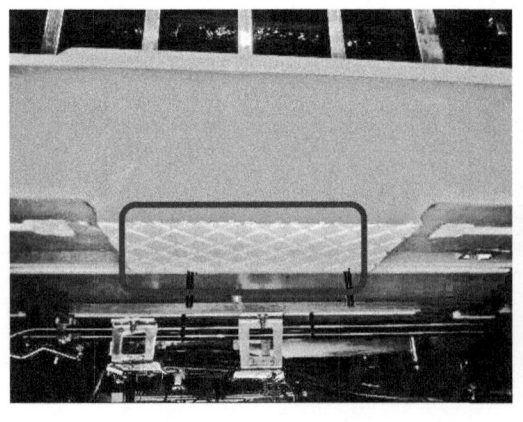

图8-15　车体顶升处

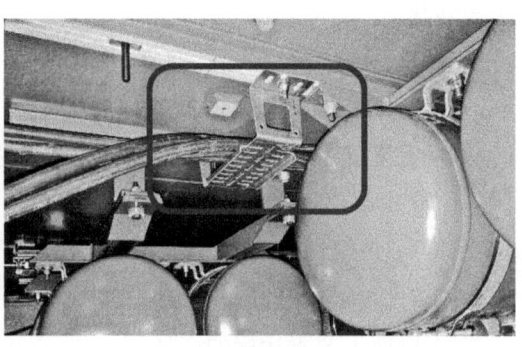

图8-16　线缆安装支架

(2) 调查情况：未考虑实际操作情况。

(3) 整改情况：线缆安装支架边缘嵌橡胶保护条。

6) 直线电机进线预留过短

(1) 问题概述：直线电机进线预留过短（图 8-17）。

(2) 调查情况：现场操作人员裁剪时未按照工艺文件执行。

(3) 整改情况：更换直线电机线缆。

7) 悬浮控制器 X0106 连接器少一根线芯

(1) 问题概述：悬浮控制器 X0106 连接器少一根线芯（图 8-18）。

(2) 调查情况：现场物料缺少。

(3) 整改情况：物料到期后补装。

8) 电器柜存在多余的工艺孔

(1) 问题概述：电器柜多打了 3 个工艺孔（图 8-19）。

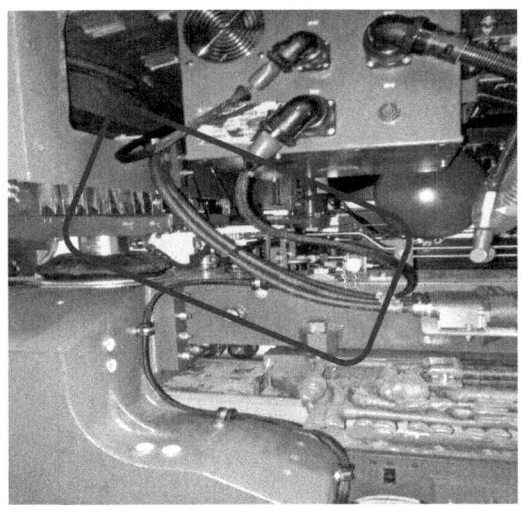

图 8-17 直线电机线缆

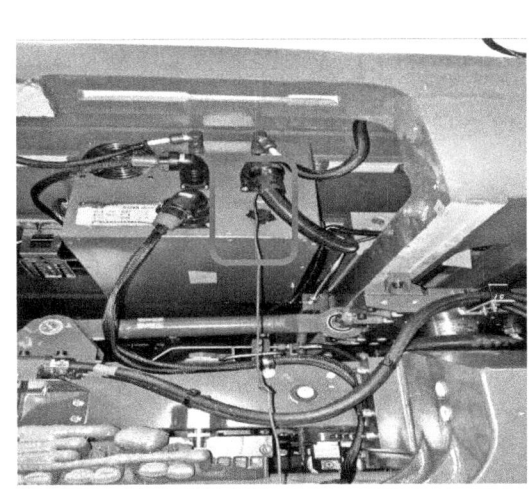

图 8-18 连接器

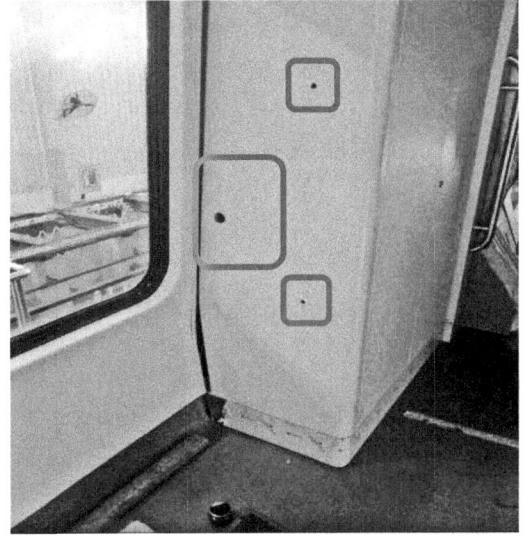

图 8-19 电器柜体孔

(2) 调查情况：因工艺设计错误，导致多打了 3 个安装孔。

(3) 整改情况：对电气柜体修补工艺孔，重新油漆。

8.3 车辆调试

在列车完成组装投入运营前,需按规定进行相关试验,列车试验需严格按照各项试验大纲进行,一般分为型式试验和例行试验。如设计、工艺、生产场地或材料发生了变化,应将已改变部件重新进行型式试验和相关的例行试验。型式试验应在最先生产的单元/首列车上进行,试验可根据不同的需要在单车上进行。

8.3.1 试验大纲

试验大纲应详细说明试验项目、试验条件、试验方法、试验设备和仪器、使用标准、判别准则、所测数据种类、测试点、测试方法及数据处理原则:

(1) 应提供车辆主要部件的型式试验报告。

(2) 有关在车辆制造厂内进行的试验,应在试验前提供试验大纲,经确认后按计划执行。

(3) 有关在线路上进行的试验,应根据试验项目的内容,在试验前提出整车型式试验和例行试验的试验大纲,经确认后按计划执行。

8.3.2 试验验收

验收人员将参加整列车或主要部件的型式试验和例行试验,车辆供应商负责试验的实施:

(1) 列车的验收试验包括整车试验和抽样的零部件试验,这些试验分为型式试验和例行试验。

(2) 车辆供应商负责试验的实施,并由权威检测机构确认或共同指定的检测中心负责实施。

(3) 计划安排的试验地点及时间应在总的试验计划中提及。

8.3.3 试验报告

试验报告至少要包括以下内容:被试部件或整车的编号和序列号、环境条件、原始记录数据、数据处理方法、计算公式、分析图表、试验结果和结论等,以及试验当中出现的故障及其说明。所有试验报告应以"试验报告书"的形式提交。

8.3.4 试验项目及标准

1）在车辆主要部件供货商工厂内的试验

（1）车辆主要部件包括车辆电气牵引系统、制动系统、悬浮系统、辅助电源系统、列车控制系统、空调、车门、车体、车钩和悬浮架等各部件。

（2）在车辆主要部件供货商工厂内的试验分为两类，即型式试验和例行试验。对已成功应用在其他类似项目的没有任何改动的设备和部件，如果已做过型式试验，提供试验报告。

2）在车辆制造厂的现场安装、调试和试验

（1）所有用于车辆上的部件、设备、系统和材料均应经车辆制造厂有关部门检验后方可上车。

（2）车辆制造厂将车辆主要部件供货商提供的设备、部件等安装于车辆上时，以及车辆组装完工后进行现场调试时，车辆主要部件供货商应派出授权代表共同参加安装调试。最终用户有权参加在车辆制造厂进行的现场安装和调试，车辆供应商有权在运营单位组织安装和调试。

（3）当列车在车辆制造厂装配和安装完后，车辆供应商应按规定进行列车的试验。在车辆制造厂进行的现场调试包括进行一些规定的例行试验，如车辆静止状态下的各种动作试验和部分性能试验及厂内运行试验，以验证车辆主要部件供货商提供的设备、部件等，以及车辆制造厂制造、组装后的车辆是否符合合同要求。

（4）列车的试验按下列三种情况进行：① 对首列车进行列车型式试验；② 从第一批批量列车开始对所有列车进行列车例行试验；③ 为取得资料而进行的研究性试验不作为考核及验收的程序和内容。

3）在线路上进行的试验

（1）首列车制造完成后，利用适当场地测试，完成被试车辆 5 000 km 的运行试验（含车辆型式试验），所有相关试验由车辆供应商提出具体试验方案，经批准审核同意后实施。

（2）在正线路段进行的车辆性能试验将进一步验证车辆主要部件供货商提供的设备、部件等，以及车辆制造厂制造、组装后的车辆是否符合合同要求。

（3）当批量车辆到达车辆段后，须进行车辆一般性能试验。

8.3.5 型式试验及例行试验

（1）型式试验时车辆的载荷条件应包括技术要求规定的全部载荷要求。型式试验原则上在制造厂的试验基地或试验线上进行。

（2）例行试验在制造厂的试验基地或试验线上进行，列车的载荷条件为 AW0。

8.3.6 试验项目

1)静止状态机械试验(包括限界检查)

(1)车辆各部(组)件组装完成后,应检查车辆的外形尺寸,确认是否符合技术图纸规定,确保在任何使用条件下不出现障碍。

(2)检查所有连接件应无松动,表面油漆应符合规定。

(3)车辆组装后,应在平直道上进行车辆限界检查,车辆通过限界检查器时,车辆任何部分不得与限界检查器发生碰撞。

(4)应检查车钩在规定的范围内活动状态良好,车钩装置的钩头连接、空气管路连接、钩头电气部件应连接可靠。

(5)使用桥式吊车或起重器,检查其在起吊点提升车辆的能力(型式试验)。

(6)对于可能侵入限界尺寸的部件,可在运行条件下进行试验。

2)称重试验

(1)测量车辆在 AW0 状态的重量。

(2)称重试验前,允许调整悬挂装置,通常不需要测量载荷,只检查尺寸。称重过程中,不允许改变或调整车辆状态,也不允许人为地采用摇动、击打或其他方法改变车体和悬挂装置的状态。这种状态是车辆通过该线路时,由于悬挂装置各部件之间的摩擦自然形成的。

(3)对于型式试验,应按规定进行三次完整的称重试验。

(4)以称重记录数值的算术平均值作为测量结果,并附上测定装置的标定记录,在车辆履历簿中注明。

(5)每一种型式(带司机室的车辆和不带司机室的车辆)车辆的最先两辆车的平均重量作为该型车辆的重量。

3)客室车门试验

对于例行试验,在 AW0 负载状态下连续执行 20 次操作而无故障,并且必须验证开门及关门的时间标定。

4)耐压试验

(1)分别对 DC 1 500 V 电路、AC 380 V 电路、DC 330 V 电路及 DC 110 V 电路进行耐压试验。测试电压施加在电路和地之间,测试电压值按照 IEC 60077 或《地铁车辆通用技术条件》(GB/T 7928—2003)标准,历时 1 min。当任一电路进行耐压试验时,所有其他电路原则上应接地。

(2)被试电路的开关、接触器、继电器等处于闭合或短接,尽可能使电路成为一个整体。当由于某种原因不能成为整体时,则可分段进行耐压试验。应采取一切预防措施,以防止因电容或电感的影响而在某些部位可能出现的异常电压。

(3)对于已进行过耐压试验的各种电气设备,如牵引逆变器、辅助逆变器、直线感应电机、控制柜、悬浮系统、空调系统等,在整车进行耐压试验时也可以将其切除或短接。

(4) 进行耐压试验之前,应使用绝缘电阻值及等级符合要求的兆欧表进行绝缘电阻检查。

5) 辅助供电系统试验

(1) 检查辅助逆变器的输出电压和波形。

(2) 检查 DC 330 V、DC 110 V 电源的输出电压和极性。

(3) 检查 DC 330 V、DC 110 V 蓄电池的最大充电电流,最高电压及紧急供电时间(型式试验)。

(4) 分别检查 DC 110 V 电源正极和负极回路的电压降(型式试验)。

(5) 检查各种保护电器和继电器的整定值。

(6) 辅助设备的起动试验。对于连续运转设备为 4 次安全连续起动;对于断续运转设备为 6 次安全连续起动。

(7) 辅助逆变器切除一个的供电试验,辅助电源系统负载突变试验。

(8) 交流负载启动顺序检查。

6) 主回路电气设备操作试验

(1) 检查 VVVF 逆变器的控制信号(输入及输出信号)。

(2) 检查受流器的高度及弹簧的工作状态。

(3) 检查高速断路器、线路接触器、充电接触器的动作顺序。

(4) 检查各种保护装置和继电器的整定值。

(5) 应记录线路滤波器的充电和放电时间。

7) 噪声测量

(1) 在不同的运行工况下(包括静态、起动加速、惰行和制动),测量在司机室、客室和车辆外部的噪声。

(2) 噪声特性。

① 对产生噪声和振动较大的设备,如逆变器、空压机组、空调机组等,应分别进行噪声试验。

② 除非有其他说明,噪声是指等效声压级(A)。

(3) 对于噪声的试验和测量,应采用符合 GB/T 3785 系列要求的声级仪,测量方法按照 ISO 3095《轨道车辆外部噪声的测量》、ISO 3381《轨道车辆内部噪声测量》的规定。

8) 接地和回流电路接线检查

(1) 检查下列用于接地和回流的连接线必须连接良好:① 接地电路和回流电路的配线与机械部分同电位;② 确保特殊电路(例如主电路电流的返回)的回流通路。

(2) 应检查软连接线的连接情况。这些连接线应具有适当的长度,以便在连接点可做最大的相对移动;这些连接线还应有足够大的导体截面,而且其接线端子应易于接近、牢固,并有足够大的接触面。采用焊接连线时,应确保焊接质量。

9) 悬浮性能试验

(1) 静态试验。

① 检查车辆在平直道及合同规定的小半径曲线、竖曲线、坡道等特征路段上的静态悬浮性能，车辆静态稳定悬浮时间不应低于 3 min。

② 检查悬浮间隙、加速度、电流、电压等参数及悬浮间隙传感器的工作性能，应符合设计要求。

③ 悬浮电磁铁首次上电，应检查所有电磁铁磁场方向应保持一致。

(2) 动态试验。

① 检查车辆在不同载荷条件下，以不同速度通过各特征路段时的悬浮性能。车辆运行过程中，悬浮系统应稳定，悬浮电流、悬浮间隙及设备温升等性能指标应符合设计要求。

② 列车以线路允许的最高速度运行时，悬浮控制器的悬浮电流和悬浮间隙应符合设计要求。

10) 压缩空气设备气密性和运转试验

(1) 主风管充至最大工作压力，与压缩机隔离时，检测泄漏量。

(2) 各种压缩空气设备包括制动风缸等处于压力下，但不工作，与主风缸隔离。

(3) 各种制动设备包括制动缸处于压力下，但不工作。

(4) 主风缸容量的测定（型式试验）主风缸的容积应满足压缩机停止运转后列车 3 次紧急制动的用风量。

11) 制动系统检查

(1) 在最大工作压力下，与气源隔离时，检查制动缸的泄漏量，5 min 后，制动缸的压力降低不得超过 20 kPa。液压系统各连接处干净无油污，10 min 内无泄漏。

(2) 检查制动系统是否符合规定的图纸。

(3) 检查供气系统是否已经调整到能以技术文件规定的压力与速率对管道和风缸供气能力。测量制动缸压力上升和下降的时间。

(4) 检查整个制动系统的特性是否符合技术文件的规定，特别是在不同的操作条件下（紧急、常用和快速制动）施加制动和缓解的时间，测量制动缸压力上升和下降的时间，以及制动缸的最大压力。

(5) 检查停放制动装置的性能。

(6) 对于装有空重车载荷调整装置的车辆，要求确认在不同载荷条件下制动缸压力。

12) 乘客舒适性设备检查及司机室环境检查

(1) 瞭望方便，司机坐在规定的位置，应易于瞭望轨道、车站和所有信号。

(2) 照明装置满足技术要求，平均照明强度达到规定的值。

(3) 在阳光照耀下或在晚上，都能清楚地看清仪表和指示灯，光线的反射不应影响司机的视觉。

(4) 指示灯与照明灯都不能在前窗上产生反射，以防产生信号错觉或其他不良影响。

(5) 所有控制器都易于操纵。

(6) 门和窗装配良好。

(7) 刮雨器工作正常。

(8) 前照灯的照度和照射距离应符合技术文件的要求。

(9) 外部照明的控制逻辑正确。

(10) 检查客室的环境,门的功能正常,且不得对乘客造成伤害;乘客信息系统工作正常,且不得相互干扰。

13) 空调系统试验

空调系统试验如下:① 目视检查;② 室温控制试验;③ 故障诊断系统的试验;④ 功能检查;⑤ 客室内总的进气量和新鲜空气量(车辆静止时);⑥ 列车静止时客室内温度及温度均匀性(AW0);⑦ 空调机起动后温度随时间的变化曲线(自动模式);⑧ 客室内风速及气流的均匀性(AW0,车辆静止时);⑨ 客室内相对湿度(AW0 和 AW2);⑩ 客室内的气压(所有门关闭,车辆静止时);⑪ 仅空调机工作时车内外的噪声(车辆静止时);⑫ 空调机组正常工作时,检查出风口是否有喷雾和冷凝水渗漏(车辆静止时)。

14) 车辆采暖试验

室外温度为 −2℃ 时,客室内温度不低于 18℃,司机室通过风道从相邻的空调机组引入经过处理的空气,实现温度调节。

15) 照明试验

用照度计检查车辆客室、司机室照明是否符合要求,照度要求:距离地板面 800 mm 处测得的照明强度不小于 300 lx,紧急照明时距离地板面 800 mm 处测得的照明强度不小于 100 lx。

16) 车体和外部设备箱的水密性试验

(1) 进行车体和外部设备箱的水密性试验,检查所有开孔、门和孔盖、盖板或缝隙等有可能水和雨侵入处,确保列车正常运行时雨水不得浸入,以免引起电缆、电气设备及其他装置的损坏,不会对电缆和电气设备及其他设备带来有害的后果(仅为型式试验)。

(2) 例行试验时,车辆在水密性试验设备上需经受 5 min 水密性试验,试验时所有设备均不工作。

17) 安全措施及安全设备检查

安全措施及安全设备检查如下:① 电气设备的保护性接地;② 警惕按钮装置;③ 紧急停车按钮;④ 音响报警装置(例如风笛);⑤ 规定的安全功能;⑥ 危险警告标记;⑦ 速度表;⑧ 消防器材(如灭火器);⑨ 自动列车保护(ATP);⑩ 制动和门控安全电路。

18) 运行安全和运行平稳性试验

在线路上完成首列车型式试验。

19) 运行试验

在弯道和具有坡道变化的线路上进行运行试验:

(1) 列车以合同规定的速度通过规定的最小半径的曲线,检查车辆的运动不应受到限制或束缚;跨接电缆、连接风管、直线感应电机连接线和回流用连接线都有足够的长度。

(2) 列车通过线路最小曲线时,车钩缓冲装置和贯通道连接处都不应受束缚或破坏。

(3) 应进行车钩连接和解钩试验。

(4) 列车在 AW0 负载条件下,可以通过规定的最大坡度。

(5) 在下列条件下对车钩系统进行通过曲线能力试验:① 最不利的轨道条件;② 最不利的线路曲线半径和速度的组合。

20) 牵引能力和电制动能力试验

(1) 列车在 AW2 负载条件下,以起动—制动—停车的模式循环,各种电气、机械设备按规定正常运行。每隔 15 min,测量 VVVF 逆变器、辅助逆变器、直线感应电机的温升,当温升基本稳定后,正式进行下面的试验。

(2) 此时采用适当的测试设备,在车上自动记录列车速度、运行时间、走行距离、加速度、减速度、牵引和制动指令、电网电压、输入电流、VVVF 逆变器的输出电压和输出电流、电机电流等数据,其中有些参数也可在相邻车上进行测量。

(3) 电制动能力试验。列车负载状态和试验线路条件、试验方法等在试验大纲规定。

(4) 电制动/机械制动转换试验。电制动/机械制动转换点 3.5~12 km/h(可调)时,测量电制动力和机械制动力的分配。

(5) 列车故障的救援试验,按技术规格规定进行。

21) 制动线路运行试验

在平直、良好的线路及正常风速的天气条件下进行。试验之前,确定闸片良好地贴靠在 F 轨上,并且经过适当磨合运行。

(1) 紧急制动试验。列车在 AW0 和 AW3 载荷下,分别在 60 km/h、80 km/h、100 km/h、120 km/h、140 km/h 时,分别施加紧急制动和快速制动,测量其速度、减速度、空气弹簧压力、制动距离、制动缸压力。每次试验后应检查车辆状态,不得造成车辆零部件的损伤。

例行试验在 AW0 载荷条件下进行。

试验在各种负载下进行三次,取三次测定的算术平均值。

(2) 电制动/机械制联合制动试验。列车在 AW0 和 AW3 载荷条件下,列车起动加速至设计最高时速,然后施加制动;记录列车速度、减速度、空气弹簧压力、制动距离、制动缸压力。

启动加速—制动减速—停车的循环时间、循环次数在试验大纲中规定。

出厂试验在 AW0 状态进行,试验方法在试验大纲中规定。

(3) 用警惕按钮施加的列车紧急制动。在 AW0 载荷条件下,列车以设计最高时速运行,记录从警惕按钮信号发出到列车停下时的制动距离、制动时间(仅为型式试验,出厂试验仅做功能性检查)。

(4) 停放制动试验。在合同规定的线路最大坡道、最大载荷的情况下,将列车静置,垂向滑橇应使列车不发生溜逸。

22) 受流器试验

(1) 当列车静止时,检查受流器与接触轨的静态接触压力,在规定的行程内应动作良好。

(2) 列车在即将运行的线路上运行时,检查其在合同规定工况下的受流性能,受流器和接触轨应无损伤、无异常磨耗,受流状态良好。

23) 整车 EMC 试验

内部干扰试验:

(1) 主电路、辅助电路中的接触器、继电器和其他干扰源动作时对主、辅逆变器电子控制电路、故障诊断电路及其他电子控制电路的干扰试验。

(2) 主、辅逆变器之间相互的干扰试验。

(3) 主、辅逆变器对故障诊断电路和其他电子电路的干扰试验。

外部干扰试验:

(1) 对供电系统的干扰试验。

(2) 对信号系统的干扰试验。

(3) 对无线电和通信系统的干扰试验。

以上试验在长沙磁浮快线上进行。

外部对列车的干扰试验,如果列车在运营线上能正常运行,则表示外部干扰对列车无影响。

24) 供电中断试验

列车在 AW2 和 AW3 载荷条件下牵引运行,分别在下列情况下,连续断开和接通高速断路器 3 次:① 列车最大输入电流;② 主逆变器输出最高电压和辅助逆变器在额定负载;③ 最高运行速度。

试验后,列车应继续工作,无可见性损伤。

25) 内部过电压试验

进行内部过电压试验的方法如下:

(1) 利用高速断路器或其他任何开关,如继电器、接触器之类,使它们在不同的电路条件下动作产生内部过电压,这样的试验应重复数次,记录取最高电压值。

(2) 在车辆电路设计完成后,选择 20 个测试点进行试验,用自动记录仪记录内部过电压,并检查内部控制功能。

26) 列车广播系统试验

仅对有线通信系统进行试验,包括:① 功能检查;② 测量客室中的声压(型式试验);③ 随噪声大小自动改变音量的能力。

27) 故障诊断系统试验

用人为造成故障的方法,检查所有故障显示功能是否正确。

28) 第一列车运行试验

上述试验结束后,列车在双方认同的线路上进行运行试验。

(1) 在试验时,所有的重要设备不应有"严重故障"发生(严重故障是指要求拆换主要部件、零件的故障)。

(2) 记录各部件的故障数和故障恢复处理情况。

(3) 首列车通过预验收后,在长沙磁浮快线的线路上进行运行试验(可载客)。

29) 短路试验

本试验应在正线上进行。列车停置在相应牵引变电所供电区的近端、中间和1/4(或3/4)处,将DC 1 500 V接地,迫使高速断路器跳闸,确认高速断路器的分断能力。

30) 保护装置动作正确性试验

对各保护环节动作的正确性进行检查,验证保护的有效性。

31) 信号系统的综合试验

综合试验包括型式试验、例行试验:

(1) 所有上述试验完成以后,在运营的线路上进行综合试验,关于信号系统各种试验的细节在信号系统的技术要求中规定。

(2) 车载ATP设备的功能试验,在设备安装好以后,发运之前由信号分包商进行;承包商负责布线和安装检查。

32) 无线通信系统的综合试验

所有上述试验完成以后,在线路上对车载无线通信系统进行综合试验,关于车载无线系统各种试验的细节,在该系统的技术要求中规定。

33) 列车故障运行能力试验

(1) 在超载(AW3)工况下,当列车丧失1/3动力时,仍然可以在线路最大坡道上起动。

(2) 一列无故障空载(AW0)列车能在41‰的坡道上牵引(或推送)一列超载(AW3)无动力列车起动。

34) 系统联调综合试验

(1) 在各列车调试并签发预验收证书后,车辆供应商应参加全线的联调,以保证参加联调的相关项目通过接口达到合同要求的系统功能。

(2) 车载信号设备功能与列车的接口检查。

(3) 联调中对试验车辆系统和其他相关系统的接口进行检查。

(4) 各系统包括通信、信号、限界、供电、受流轨、站台门轨道、道岔等系统的调试小组将与最终用户一起完成调试工作。

(5) 车辆与所有其他相关系统的接口检查(包括不同故障模式)应在联合试验中进

行，车辆供应商调试人员应协助完成在段的联合试验，对其有关的供货范围负责。

（6）联调过程中信号与车辆的接口调试与管理由信号供应商负责，车辆供应商负责配合。

8.4 车辆设计优化建议

在长沙磁浮快线多年的运营过程中，从降低磁浮车辆故障率、提高可维护性及乘坐舒适性角度出发，发现车辆在设计及工艺方面存在部分可优化项，建议如下：

1）悬浮系统方面

悬浮控制器盖板内积水、悬浮系统共振、悬浮系统显红等问题，导致悬浮系统故障率较高。优化建议如下：

（1）针对悬浮控制器盖板在运行过程中发现有少量积水，可增加盲区防护和泄水孔设计，能够较好地避免盖板螺钉轻微松动后雨水在盖板四周积水甚至进入箱体内。

（2）针对悬浮系统显红等其他导致故障率增加的故障，可采用提高悬浮系统稳定性、降低车身重量、增加系统冗余功能等方式，降低悬浮系统故障率。

2）车底空间布局方面

车底箱体较大，可利用空间较小等问题，不利于磁浮车辆的日常检修维护。如悬浮控制器、牵引逆变器箱、辅助逆变器箱等箱体布局紧密，作业空间狭小，导致箱体拆卸及开箱检查作业存在困难，可维护性低。优化建议如下：后续项目，缩小车底设备体积及优化空间布局，充分考虑车底设备可维护性。

3）轻量化设计方面

磁浮车辆部分部件重量较大，如客室内装采用铝合金及玻璃钢结构，自重较大，悬浮控制箱及制动系统增压缸较多导致车辆自重较大。优化建议如下：

（1）进行轻量化材料研究。根据磁浮交通系统应用环境、运行条件、系统边界、接口界面等输入条件，研究轻量化材料。

（2）轻量化材料参数指标研究。建立磁浮系统的轻量化材料参数指标，为磁浮系统轻量化设计提供依据。

（3）轻量化材料审核方法研究。研究磁浮系统轻量化材料审核方法，为审核车辆设计、制造方提交的轻量化材料提供依据。

4）车辆电气线路方面

牵引逆变器箱、辅助逆变器箱、蓄电池箱、悬浮电源箱等维护端口设置在车下，实时监控或检修时,均需要进入车底才能实现,存在一定的安全隐患且不利于检修作业。优化建议如下：将车底电气设备的维护端口位置统一布置在车上,如设置在客室电器柜内。

5）车辆噪声方面

磁浮车辆运行过程中,空调机组及受流器通过轨缝时噪声较大。优化建议如下：

（1）采取调节空调回风阀与新风阀开度,在满足相关规范的前提下控制送风量,降低空调噪声。

（2）重新设计回风道,将原有的6格回风道变更为12格回风道,减少单位面积的风阻,从而降低空调噪声。

（3）采用在回风阀旋转叶片上粘贴吸音海绵的方式减少空调机组噪声。

（4）对接触轨进行焊接打磨、采用无伸缩缝膨胀接头技术,实现接触轨无缝化处理,降低磁浮车辆在线路上运行的冲击噪声。

第 9 章

磁浮工程车辆

9.1 牵引维护车

牵引维护车承担着牵引、救援等任务。它是专用于磁浮线路上的动力工程车辆,在长沙磁浮快线运营维护中扮演着重要的角色。

牵引维护车由柴油机输出动力,采用静液压传动的方式驱动8组橡胶轮对在F轨上走行,依靠电空模块来进行制动。它用来牵引无动力的车辆进行线路设备设施的检测与作业,同时具备在恶劣天气等特殊情况下压道的功能,在磁浮列车故障而无法运行时,可使用工程车进行牵引。

牵引维护车由动力系统、传动系统、制动系统、电气控制系统、车体总成及走行部、辅助系统等组成,如图9-1所示。相关技术参数见表9-1~表9-6。

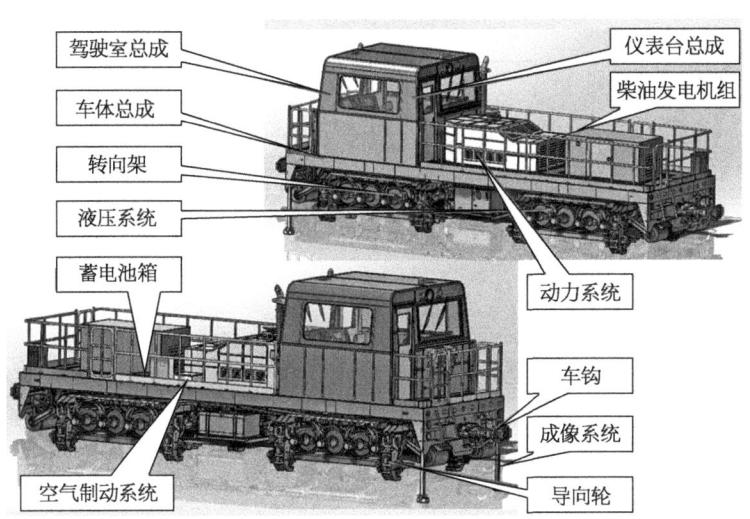

图 9-1 牵引维护车各系统组成

表 9-1 机车主要技术参数

参　　数	数　　值
轨距	1 860 mm
车轮直径	560 mm

续 表

参数	数值
整备重量	约 15 t
装车功率	196 kW(260 英马力)
传动形式	静液压传动
制动方式	电空制动及停车制动
燃油箱容量	235 L
外形尺寸(长×宽×高)	10 854 mm×2 700 mm×3 400 mm

表 9-2 发动机主要技术参数

参数	数值
型式	六缸、直列、四冲程、废气涡轮增压、电喷、水冷、增压中冷
额定功率/转速	194 kW(260 英马力)/2 200 r/min
最大扭矩/转速	987 N·m/1 500 r/min
缸径×行程	107 mm×124 mm
排量	6.7 L

表 9-3 液压柱塞泵主要技术参数

参数	数值
型号	H1-P-250-R-A-A5-C2-N-D8-C-G2-H2-L-40
额定工作压力	45 MPa
额定工作排量	250 ml/r
额定工作转速	2 600 r/min
流量(2 400 r/min)	570 L/min

表 9-4 走行马达主要技术参数

参数	数值
型号	MS02-8-D1A-R02
额定工作压力	45 MPa
额定工作排量	172 ml/r,86 ml/r
额定工作转速	580 r/min

表 9-5 液压油冷却器主要技术参数

参　　数	数　　值
型号	OK-ELH8/1.1/H6.3
额定工作流量	300 L/min
当量冷却功率	1.7 kW/℃
马达额定转速	3 000 r/min
额定工作压力	1.6 MPa

表 9-6 单元制动器主要技术参数

参　　数	数　　值
制动缸直径	ϕ152.4 mm
制动倍率	1.75
闸片与制动盘正常间隙	2 mm
蓄能停车弹簧制动力	6.1 kN

1) 动力系统

牵引维护车动力系统的核心是柴油发动机,同时由进气系统、排气系统、冷却系统、发动机舱、底架及悬挂、燃油箱等结构共同组成,如图 9-2 所示。

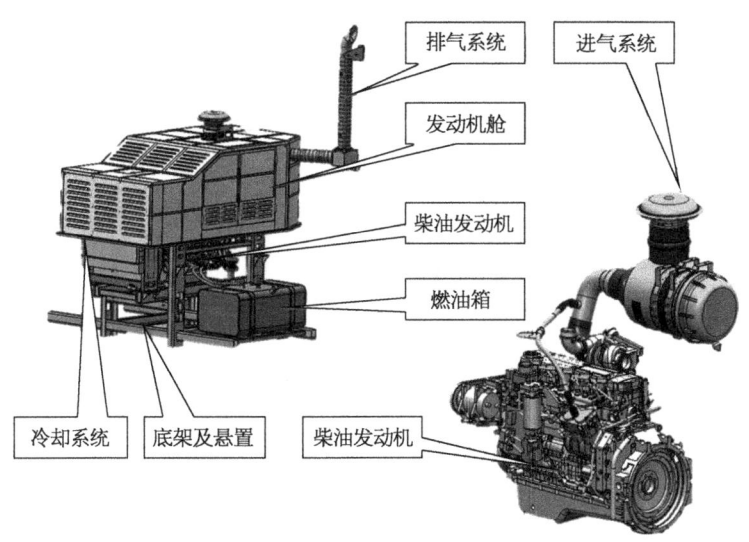

图 9-2 动力系统组成

(1) 柴油发动机组成结构如图 9-3～图 9-6 所示。

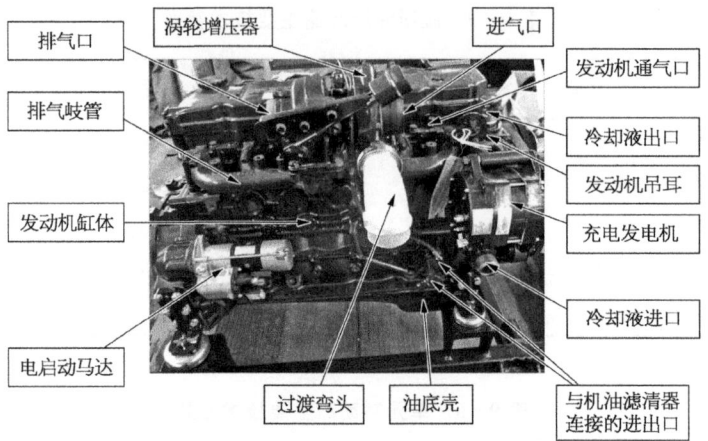

图 9-3　左侧结构

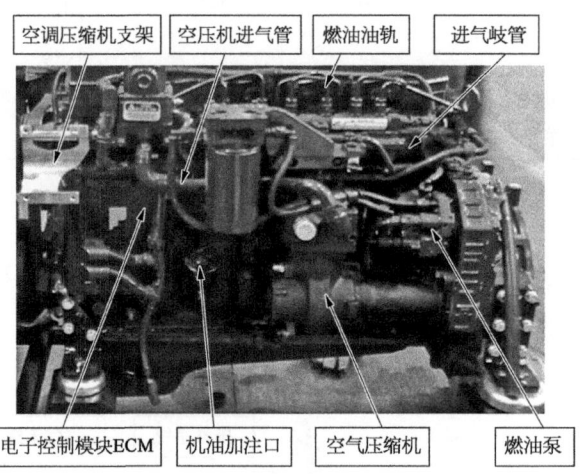

图 9-4　右侧结构

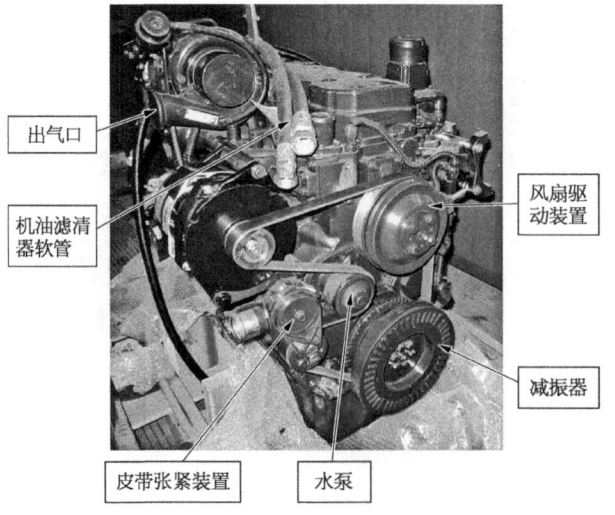

图 9-5　皮带处结构

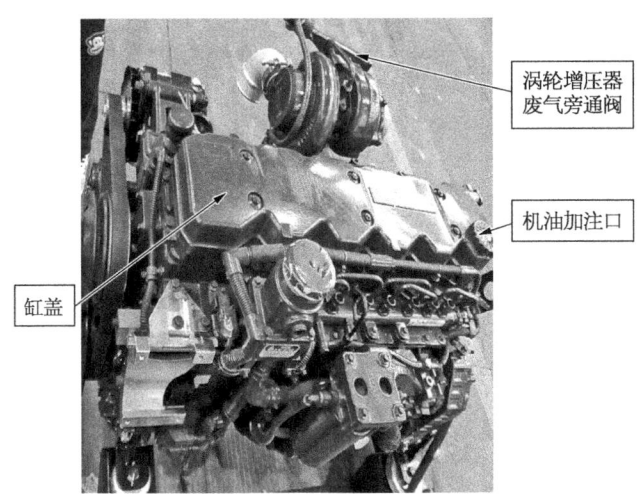

图 9-6 顶部结构

(2) 柴油发动机机油和机油分析。环境温度高于 -15℃(5℉)的正常应用下,采用 15W-40 多级机油。首选的黏度等级是 15W-40,低黏度的多级机油可用于更寒冷的气候。

2) 传动系统

(1) 液压系统的组成。液压系统核心元件为变量泵、液压马达,附带液压油管、高压钢管、控制阀块、液压泵冷却器等结构件,如图 9-7 所示。

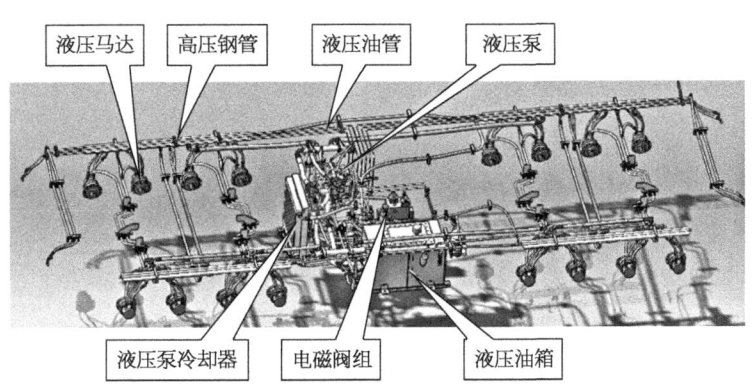

图 9-7 液压系统组成

(2) 柱塞泵。柱塞泵是往复泵的一种,属于体积泵,其柱塞靠泵轴的偏心转动驱动,往复运动,其吸入和排出阀都是单向阀。当柱塞外拉时,工作室内压力降低,出口阀关闭,低于进口压力时,进口阀打开,液体进入;柱塞内推时,工作室压力升高,进口阀关闭,高于出口压力时,出口阀打开,液体排出。当传动轴带动缸体旋转时,斜盘将柱塞从缸体中拉出或推回,完成吸排油过程。柱塞与缸孔组成的工作容腔中的油液通过配油盘分别与泵的吸、排油腔相通。变量机构用来改变斜盘的倾角,通过调节斜盘的倾角可改变泵的排量。

3) 车体和走行部

走行部分为前、后转向架,前转向架靠近机车 A 端,后转向架靠近机车 B 端。其中前转向架的制动单元无停放制动的功能,而后转向架则具备停放制动功能。每个转向架装有 4 组橡胶轮对、4 个安全导向装置,如图 9-8 所示。

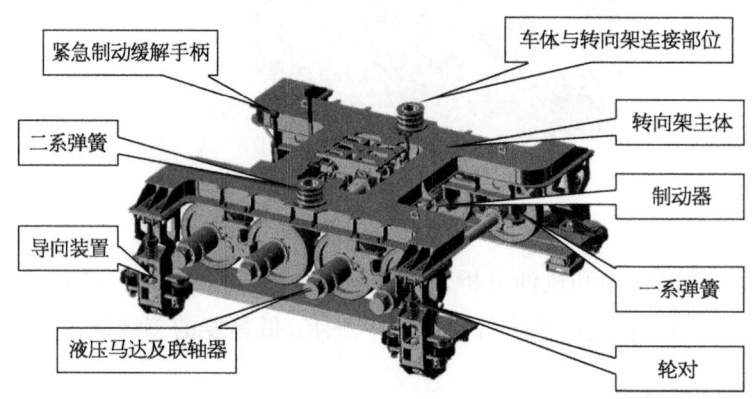

图 9-8　转向架组成(紧急制动缓解手柄和制动器部分为前、后转向架有区别的地方)

4) 制动系统

制动系统的空气压缩机动力来源于柴油发动机,制动系统由风源系统、散热管、电空制动控制模块、手动紧急及辅助装置、制动单元等组成。

5) 电气控制系统

电气控制系统的核心为 EPEC-2024,它负责接收司机指令、采集信息,并控制机车牵引、制动的动作。

(1) 柴油机水温达到 80℃ 以上,必须低怠速运行 5 min,经过冷却后才可停机。

(2) 禁止柴油机长时间怠速运转。

(3) 柴油机断电按钮上的黄色指示灯亮起时,禁止切断控制电源(特殊情况除外)。

(4) 车辆长时间停放请关闭蓄电池电源,避免蓄电池馈电而导致柴油机无法启动。

(5) 柴油机启动后,必须低怠速运行 5 min 后方可运行车辆。

(6) 当牵引维护车和拖车的驻车制动缓解压力均达到要求时才为驻车制动缓解状态。

(7) 驻车制动缓解后,车辆自动施加保持制动。

(8) 当牵引维护车和拖车的驻车制动压力均低于要求时才为驻车制动状态。

6）辅助系统

辅助系统由空调、辅助发电机组、受流轨成像系统、扫雪器等组成。

(1) 空调系统。冬天应适当启动下制冷，这样可以确保压缩机离合器轴承油脂温度，防止油脂凝固损坏轴承，确保夏天压缩机工作正常运转。

(2) 扫雪器。扫雪器总成的控制按钮在仪表台上，可通过仪表台按钮控制扫雪器滚刷的旋转和滚刷的升降。

9.2 特种作业车

特种作业车在牵引维护车的牵引下，运送检修人员及相关维修设备和物资进入维修地段，对轨枕、感应板、F 轨、接触轨连接紧固状态和表面损伤进行维护，对线路两侧距轨距中心 2 m 内的通信及信号设备进行维修。主要技术参数见表 9-7。

表 9-7 主要技术参数

参　　数	数　　值
整备重量/t	≤12
司乘人员及工具设备重量/t	≤1
车辆最高运行速度/(km·h^{-1})	25
通过最小平曲线半径/m	100
通过最小竖曲线半径/m	1 500
最大坡度/‰	41
适用轨距/mm	1 860
长×宽×高/mm	≤9 000×2 800×3 700
车辆地板面高度/mm	1 150
车钩高度/mm	600
轴式	4-4
转向架固定轴距/mm	600
转向架中心距/mm	5 000

1）车辆总体

特种作业车结构组成如图 9-9 所示，主要由车体、转向架、升降平台、下轨维护台、液

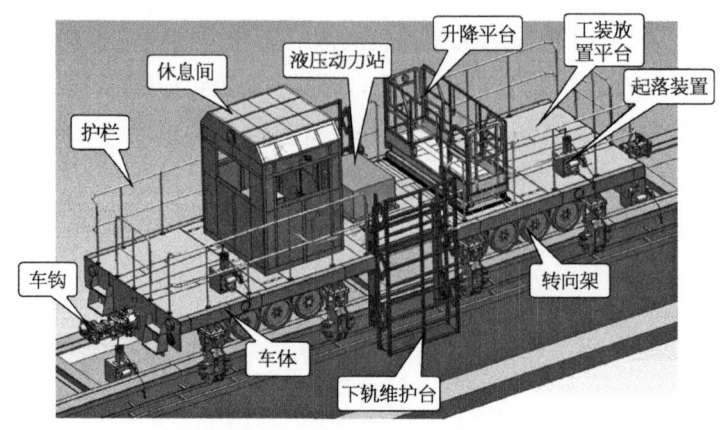

图 9-9 F轨特种作业车组成

压动力站、休息间、制动系统、照明系统、车辆电气部件、车钩等组成。

特种作业车无动力,作业时由牵引维护车拖动,车上设备所需电源亦由牵引维护车提供。特种作业车两端设有与牵引维护车一致的车钩。车辆首尾两端左、右设有登车梯。车辆上设有用于维护轨道两侧通信信号设备的升降平台。车辆两侧设有活动式下轨维护台。车辆上设有休息间,配有放置维护工具的工具箱。

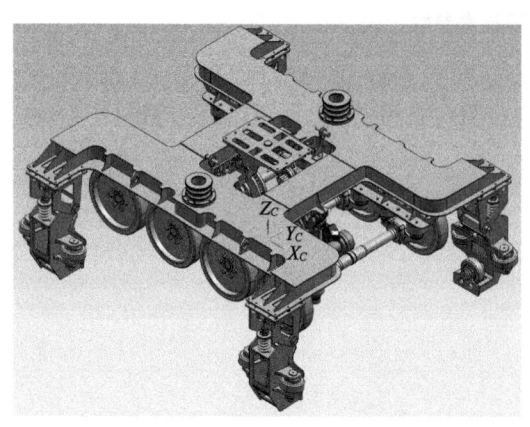

图 9-10 特种作业车转向架

2) 车体

车体主要包含车体底架、休息间、扶手、设备安装骨架及登车梯等。车体设有架车、起吊座。底架采用框架式带中梁的主承载结构,底架边梁设架车垫板和起吊孔。

3) 转向架

转向架采用4轴8轮结构形式,设置一系、二系悬挂,一系悬挂方式采用锥形橡胶弹簧,二系悬挂方式采用橡胶堆,如图9-10所示。主要技术参数见表9-8。

表 9-8 转向架主要技术参数

参　　数	数　　值
最大运行速度	25 km/h
转向架构架长度	2.4 m
转向架宽度	≤2.8 m

续表

参　数	数　值
轴重	≤1.6 t
轴式	4-4
轴距	600 mm
最小通过曲线半径	100 m
牵引座与车体连接面距轨面高度(新轮)	860 mm

(1) 构架。构架采用全钢结构，表面进行了防腐处理，以具有较强的耐腐蚀性。

(2) 轮对。采用橡胶轮在F轨滑橇支撑面上停车或行走，新轮直径为560 mm。

(3) 悬挂装置。转向架一系悬挂为锥形橡胶弹簧，二系悬挂采用橡胶堆支撑车体，橡胶堆具有一定的垂向刚度与纵向、横向刚度，满足车体与走行机构之间发生一定的偏移与扭转。每个转向架设置有两个橡胶堆支撑点，左、右各一个。

(4) 牵引装置。牵引装置采用单拉杆牵引形式，其结构简单、连接可靠。每个转向架设有一套牵引装置。

(5) 导向和安全装置。转向架采用导向轮沿F轨侧面走行实现导向及横向限位。导向轮能平稳通过轨缝，具有耐磨、耐冲击、耐腐蚀等要求。每个转向架设置有导向装置4套。导向装置设置安全轮，安全轮沿F轨外磁极面行驶，实现走行机构的抱轨设计，确保车辆在运行中不会脱轨。

4) 制动系统

特种作业车采用空气制动系统，风源由牵引维护车提供，制动施加与缓解、监控由牵引维护车的车载管理系统控制，可实现常用制动、紧急制动和停放制动。设有紧急按钮和停放塞门，可施加紧急和停放制动。特种作业车安装网络扩展模块，网络扩展模块功能如下：接收牵引维护车的控制信息，并将工作车的制动状态信息和风压数据上传到工作车。按牵引维护车的通信命令控制工作车行车制动、驻车制动和驻车制动缓解。失电施加紧急制动，设置紧急制动按钮控制全列车紧急制动施加；驻车制动或缓解由牵引维护车集中控制，但特种作业车脉冲电磁阀带手动操作功能。

5) 电气系统

特种作业车电气系统主要是给车上设备提供AC 380 V和DC 24 V电压。AC 380 V的电源由牵引维护车通过跳线连接器提供。DC 24 V控制电源由牵引维护车通过跳线连接器提供，DC 24 V电源由特种作业车上配置的AC 380 V/DC 24 V电源提供。特种作业车主要的电气设备包括各断路器、旋钮开关和AC 380 V/DC 24 V电源等的电器柜、电空制动模块、液压动力站、升降平台和照明系统等。

9.3 综合检测车

1）车辆总体

综合检测车(以下简称检测车)主要功能是对F轨、接触轨故障状态进行自动检测和判断。综合检测车依靠牵引维护车的牵引及动力电源，能够同时实现对F轨和接触轨故障状态进行检测和判断。

(1) 总体方案及结构。检测车总体结构组成如图9-11所示，主要由车体、走行机构、测量架、(检测)受流器、导向装置、检测机柜、车钩、照明系统、制动系统、布线等构成。主要技术参数见表9-9。

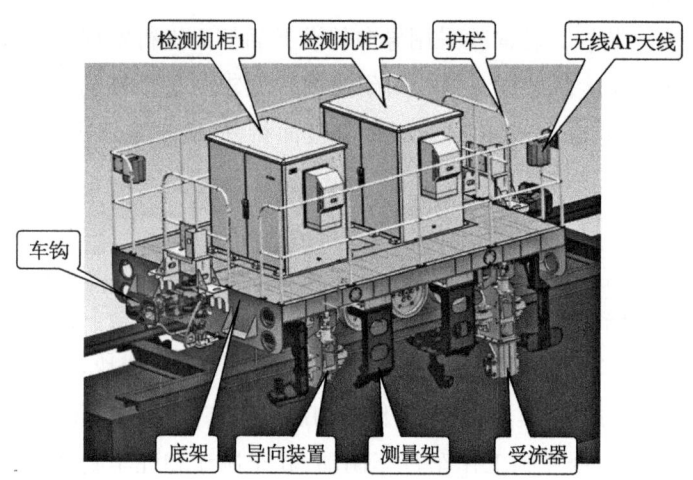

图9-11 检测车总体结构组成

表9-9 检测车主要技术参数

参　数	数　值
整备重量/t	约6
最高运行速度	与牵引维护车一致
适用轨距/mm	1 860
通过最小平曲线半径/m	100
通过最小竖曲线半径/m	1 500

续 表

参　数	数　值
最大坡度/‰	41
总体尺寸(长×宽×高)/mm	3 820×2 760×2 086(不计车钩)
车钩面间距/mm	5 330
车辆地板面高度/mm	786
轴式	4
固定轴距/mm	600
导向装置纵向间距/mm	2 380

(2) 联挂和操作。检测车进行检测作业时需要与牵引维护车联挂,由牵引维护车拖动,并从牵引维护车获取所需电源、制动风源。

2) 车辆走行和导向

检测车转向架由四组轮对和四套导向装置组成。车轮采用实心橡胶轮胎,在 F 轨的滑橇支撑面上走行。导向装置具有导向轮,沿 F 轨外侧面走行,导向装置与车体刚性连接,强迫导向、安全轮,能够防止车辆倾覆。主要技术参数见表 9-10。

表 9-10　检测车转向架主要技术参数

参　数	数　值
轴重	≤1.5 t
轴式	4
固定轴距	600 mm
最高运行速度	与牵引维护车一致
通过最小曲线半径	R100 m
导向装置纵向间距	2 380 mm

3) 制动系统

检测车空气制动系统具备行车制动、驻车制动、紧急制动功能,主要由基础制动装置、辅助控制模块、网络扩展模块、空气管路等部分组成。其风源和控制均由牵引维护车提供,检测车制动系统仅执行牵引维护车的制动指令并反馈制动缸及停放制动缸压力。

基础制动装置位于转向架的中间两个轮对上,由制动缸、制动闸片等组成,轮对上安装有制动盘。主要技术参数见表 9-11。

检测车上无风缸和制动控制单元,其行车制动和紧急制动由牵引维护车统一控制和实施,制动风源通过列车管从牵引维护车输送到检测车制动缸从而施加制动。网络扩展模块采集制动缸压力,并通过网络传输给牵引维护车。

表 9-11 检测车制动系统主要技术参数

参　数	数　值
系统压力范围	0.7～0.86 MPa
制动缸最大制动气压	0.65 MPa
制动缸行程	20 mm
制动缸最大行程	64 mm
常用制动减速率	$\geqslant 0.8 \text{ m/s}^2$
紧急制动减速率	$\geqslant 1.0 \text{ m/s}^2$

4）电气系统

检测车未配置发电设备，检测作业时与牵引维护车联挂，并从牵引维护车引入三相四线制 AC 380 V/50 Hz 电源。

检测作业时，作业人员在牵引维护车上通过笔记本电脑等终端设备实时查看检测结果画面。通过无线传输远程控制和有线传输远程控制相结合的方式实现检测结果画面的实时传输。检测车上的检测计算机通过网络电缆与无线传输模块连接，并将网线引入牵引维护车侧。在牵引维护车上通过笔记本电脑等设备既可通过有线网络连接方式又可通过无线网络连接方式与检测车上的各计算机连接，并通过远程桌面的方式对各检测计算机进行实时监控。

5）检测系统

（1）检测项点。根据中低速磁浮线路维保需求和车辆运行的实际情况，综合检测车具备的检测项点见表 9-12。

表 9-12 磁浮轨道检测项点

序号	检测项点		设计要求	检测位置	备注
1		里程		轮轴	
2	轨排	轨距	(1 860±1) mm	F 轨外磁极	
3		轨向	1.5 mm/4 m 3 mm/10 m	F 轨外斜面	
4		F 轨高低平顺性	1.5 mm/4 m 3 mm/10 m	悬浮检测面	
5		同一截面磁极面直线度	1.5 mm	四个磁极面/悬浮面	
6		铝感应板平顺性	1.5 mm/4 m	F 轨铝感应板	
7		轨缝宽度	(20±5) mm	相邻 F 轨排端面轨缝	
8		轨缝横向错位	≤1 mm	F 轨外斜面	
9		轨缝垂向错位	≤1 mm	磁极面/悬浮检测面	
10		F 轨安装螺栓	不松动	F 轨与 H 轨枕安装螺栓	摄像机
11		轨枕安装螺栓	不松动	轨枕与承轨台连接螺栓	摄像机

续 表

序号	检测项点		设计要求	检测位置	备注
12	接触轨	轨高值	(650±2)mm	接触轨顶面	
13		轨偏值	(950±2)mm	接触轨顶面	
14		硬点	3 mm/10 m	受流器	
15		接触轨紧固件	不松动	连接紧固件	摄像机

(2) 检测原理。

① 里程检测。里程检测是为了实现检测设备的精确定位,真实反映轨道线路各检测点的轨道状态。里程检测主要由光电编码器与采集处理设备组成,光电编码器安装在传动轴上,通过计算传动轴转动圈数换算得到设备走行距离。由于车轮外径误差、行车过程中的儒滑及传感器误差等因素,里程检测中将通过每隔1 km设置的公里标对行车里程进行修正。

② 轨距检测。轨距检测的传感器位置如图9-12所示,2D激光传感器L3和R3竖向照射F轨正视面,选取光条位于F轨外磁极最外侧的点为特征点(轨距点)。检测原理如图9-13所示,选取光条上的轨距点后结合轨距点到传感器的距离及两2D激光传感器的固定间距计算出中低速磁浮F轨轨距。

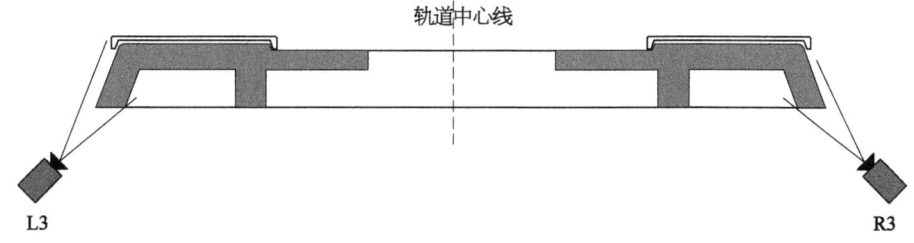

图9-12 轨向检测传感器位置示意图

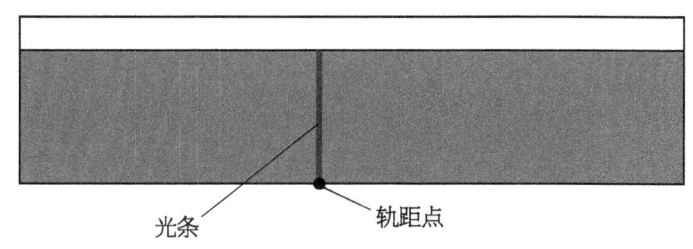

图9-13 轨向检测原理示意图

③ 轨向检测。轨向检测的传感器与轨距检测使用同一组传感器L3和R3,如图9-12所示。轨检梁上的横向加速度测得梁的横向加速度,消除侧滚及重力影响,通过两

次积分得到梁相对惯性基准的横向位移,左右 2D 激光传感器测得梁相对轨道的水平位移,做差得轨道内侧面相对基准的位移,通过滤波得短波、中波及部分长波。

④ F 轨高低平顺性检测。F 轨高低平顺性检测用 L5 和 R5 检测悬浮检测面的垂直高度(图 9-14),获得检测横梁相对于轨道的垂向位移,并用检测横梁上的加速度传感器测量的垂向加速度,消除垂向振动及重力影响,通过两次积分得到梁相对惯性基准的垂向位移,做上述两垂向位移的差得轨道悬浮检测面相对基准的位移,通过滤波得短波、中波及部分长波。

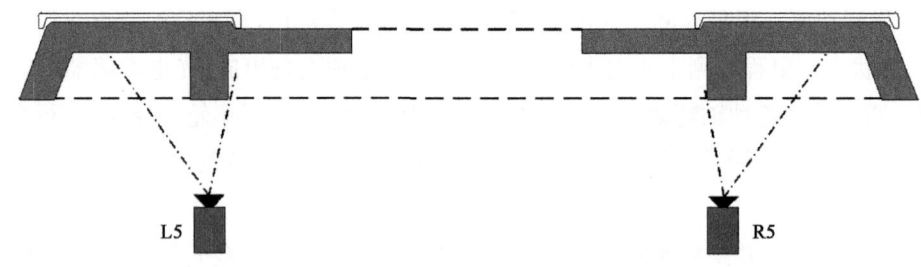

图 9-14　F 轨高低平顺性检测原理示意图

⑤ 同一截面磁极面直线度检测。同一截面磁极面直线度及悬浮间隙检测面检测的传感器分布如图 9-15 所示,2D 激光传感器 L3、R3、L5 和 R5 分别对四个磁极面及两个悬浮间隙检测面进行断面拍摄,得到断面廓形,检测基本原理如图 9-16 所示。磁极面四点线性度的检测是通过对四条磁极面上的激光条进行线性拟合检测四点线性度。悬浮间隙检测面的检测是通过计算磁极面的光条与悬浮间隙面上的光条的距离差来评价悬浮间隙检测面的平顺性。

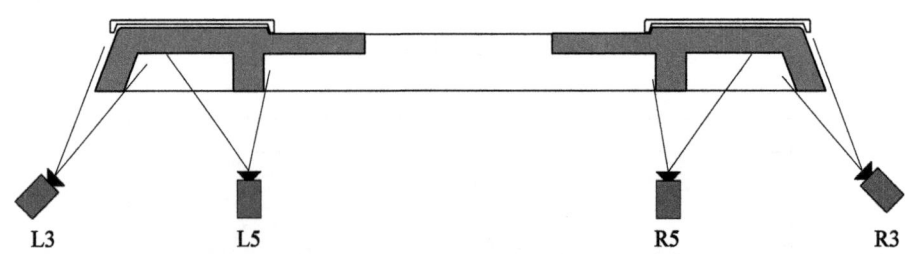

图 9-15　磁极面四点线性度及悬浮间隙检测面检测传感器分布示意图

⑥ 铝感应板平顺性检测。在左、右感应板上方各并排安装 4 个点激光传感器,传感器分布如图 9-17 所示,4 个点激光传感器分别在左、右感应板上沿其延伸方向的前、后两条线上各打出两个激光点,通过点激光传感器测量激光点到传感器的距离,比较相互间高度变化情况,依此评价感应板局部平顺情况。

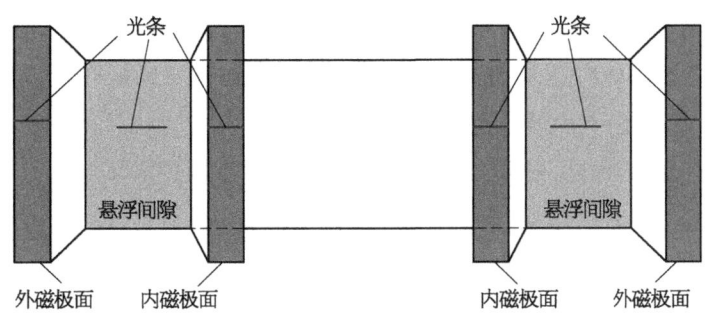

图 9-16 磁极面四点线性度及悬浮间隙检测面检测原理示意图

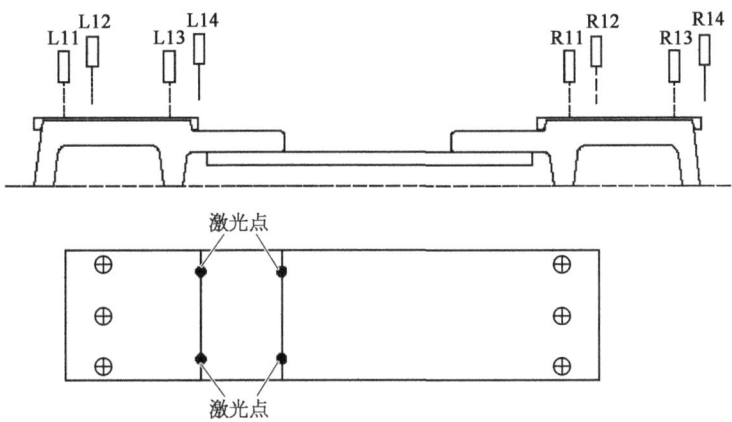

图 9-17 感应板平顺性检测传感器位置示意图

⑦ 轨缝宽度检测。轨缝宽度检测传感器位置示意如图 9-18 所示,2D 激光传感器 L2 和 R2 分别照射左、右 F 轨斜侧面,沿行车方向打两道激光光条,其原理如图 9-19 所示。通过选取轨缝处的特征点(F 轨端面最外侧与激光光条的交点)并计算出量特征点间的间距即端面轨缝。

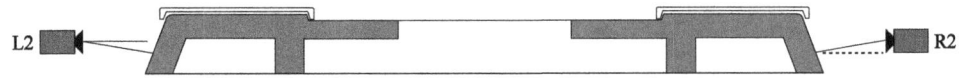

图 9-18 水平、端面轨缝传感器位置示意图

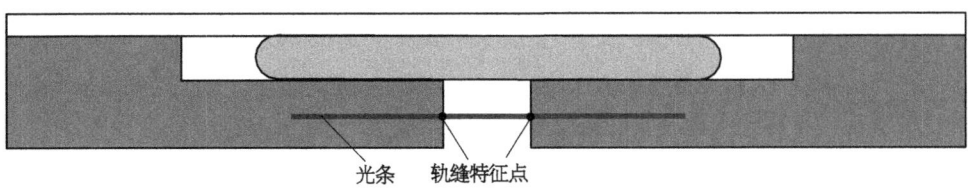

图 9-19 水平、端面轨缝检测原理示意图

⑧ 轨缝横向错位检测。轨缝横向错位检测传感器使用同一组传感器 L2 和 R2（图 9-18），通过选取轨缝处的特征点（F 轨端面最外侧与激光光条的交点）并测出特征点到传感器的距离获得两 F 轨横向偏差。

⑨ 轨缝垂向错位检测。轨缝垂向错位检测的传感器位置示意如图 9-20 所示，两台 2D 激光传感器 L4 和 R4 分别对左、右两 F 轨的外磁极面沿行车方向照射激光光条，如图

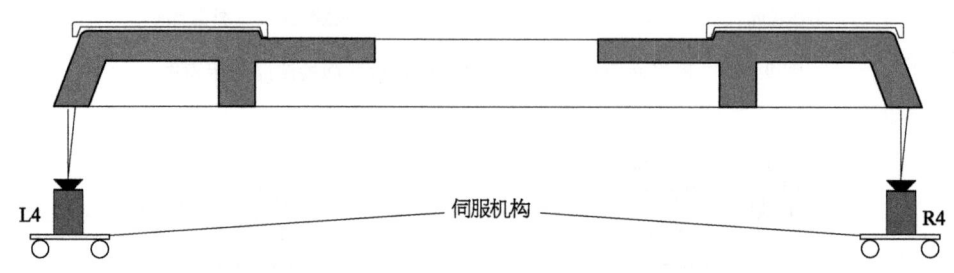

图 9-20 轨缝垂向错位检测 2D 激光传感器位置示意图

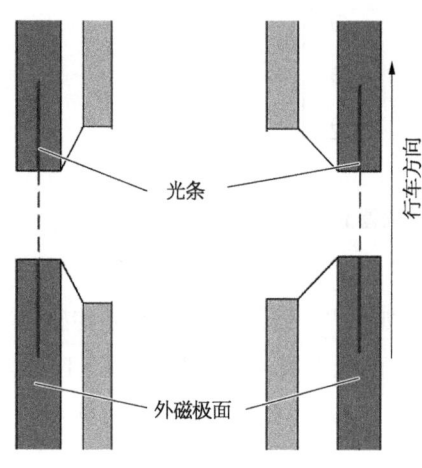

图 9-21 轨缝垂向错位检测原理示意图

9-21 所示。通过测量两缝隙两侧的外磁极面距离激光传感器的距离并比较从而得到垂向轨缝的高度差。其中 2D 激光传感器 L4 和 R4 分别安装在伺服机构上，以保证结构光不受车体震动偏移的影响而偏出，即能保证结构光始终照射在外磁极面中心线上。

⑩ F 轨安装螺栓检测。F 轨安装螺栓检测由左侧摄像机组、右侧摄像机组、专用补偿光源、车内机柜设施组成，系统结构如图 9-22 所示。F 轨安装螺栓的检测原理为通过两台高清摄像机对两侧 F 轨安装螺栓进行高清视频拍摄，用以监测轨道零部件的健康状况。

⑪ 轨枕安装螺栓检测。轨枕安装螺栓检测由左侧摄像机组、右侧摄像机组、专用补偿光源、车内机柜设施组成，系统结构如图 9-22 所示。轨枕安装螺栓的检测原理为通过两台高清摄像机对两侧轨枕安装螺栓进行高清视频拍摄，用以监测轨道零部件的健康状况。

⑫ 轨高值检测。参照我国对采用三轨受流方式的地铁线路中接触轨几何参数的定义，并结合长沙中低速磁浮线接触轨设计施工中选取的基准面及相关检测要求，现对中低速磁浮轨道接触轨轨高和轨偏值做如下定义：接触轨轨高指接触轨中心轴线距走行面的垂直距离；接触轨轨偏值指接触轨受流面距轨道中心轴线的水平距离。

采用激光摄像技术进行接触轨几何参数检测，传感器位置如图 9-23 所示，2 台 2D

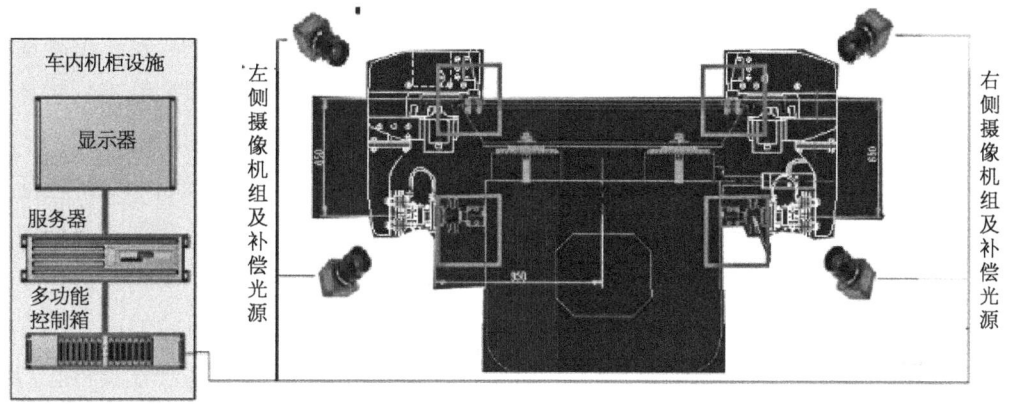

图 9‑22 装置系统示意图

激光传感器照射到接触轨外侧面和顶面,用于测量左、右接触轨与车体相对距离,结合轨距检测中传感器 L6 和 R6 测量的轨距和 F 轨与车体的相对距离的数据,计算车体姿态,将以车体作为参考系的接触轨检测数据转换到轨道中心坐标系,检测原理如图 9‑24 所示。

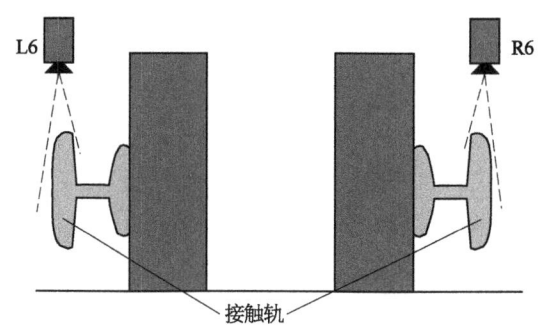

图 9‑23 接触轨导高、拉出值检测传感器分布示意图

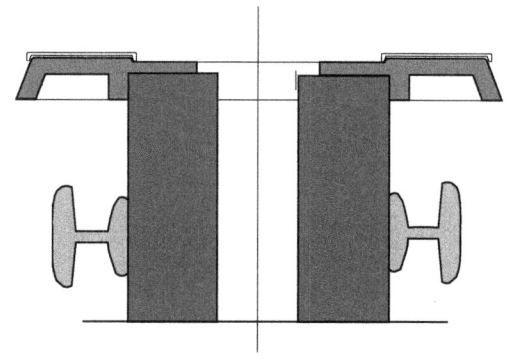

图 9‑24 检测原理示意图

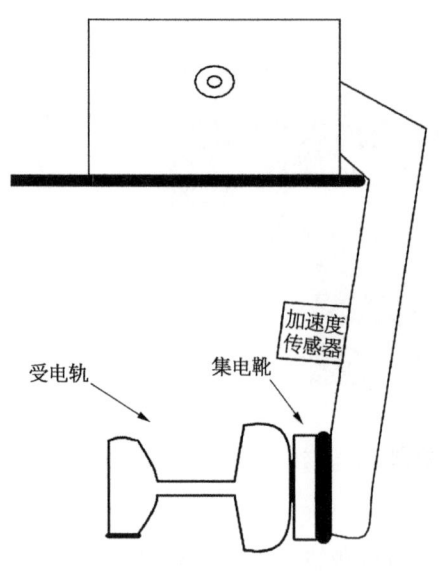

图9-25 加速度传感器位置示意图

⑬ 轨偏值检测。轨偏值检测传感器使用同一组传感器L6和R6,在轨高检测中,实际检测量为接触轨上外侧面到F轨轨距点的距离,然后折算到接触轨外侧面到F轨轨距中心线的距离。

⑭ 硬点检测。为了对接触轨的硬点进行检测,采用加速度传感器进行测量。将加速度传感器安装于受流臂上侧面(图9-25),采用的加速度传感器对接触轨面水平和垂直方向的加速度进行测量,因此单侧需要采用两个方向的加速度传感器对一侧接触轨进行硬点的测量。

由于动态测量过程中,全线处于断电状态,故无须考虑光电隔离问题。但为确保动态测量过程中人身安全,安装过程中需要考虑绝缘问题,以防止接触轨带电造成的人身安全问题。

⑮ 接触轨紧固件检测。接触轨紧固件检测由左侧摄像机组、右侧摄像机组、专用补偿光源、车内机柜设施组成,系统结构如图9-26所示。紧固件的检测原理为通过两台高清摄像机对两侧接触轨紧固件进行高清视频拍摄,用以检测接触轨和支座等零部件的紧固状况。

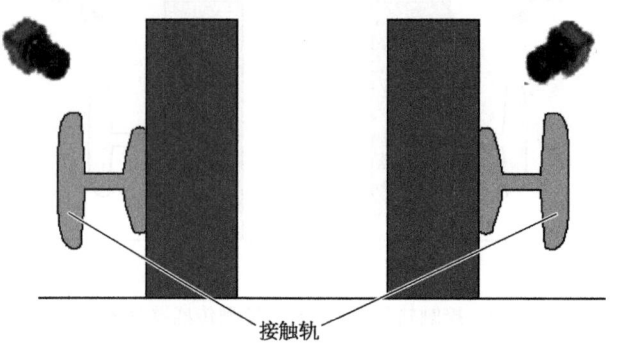

图9-26 接触轨紧固件视频检测示意图

9.4 智能巡检车

智能巡检车(图9-27)整车以轻量化、小型化为设计目标,主要由双动力电动车体、可快捷拆装的检测小车、检测小车升降机构等组成,具备双向行驶、载人运料、线路实时视频监控、轨道智能参数检测等多种功能和用途,用以取代人力进行线路的日常维护作业,大大降低劳动强度、缩短作业时间、提高检测作业的准确性和安全性。

智能巡检车具有六大创新点:

(1) 新能源。整车采用蓄电池提供清洁能源动力,蓄电池电压76.8 V,电量43.7 kW·h,总质量430 kg,具有无污染、噪声小、振动小、维护方便等优点。

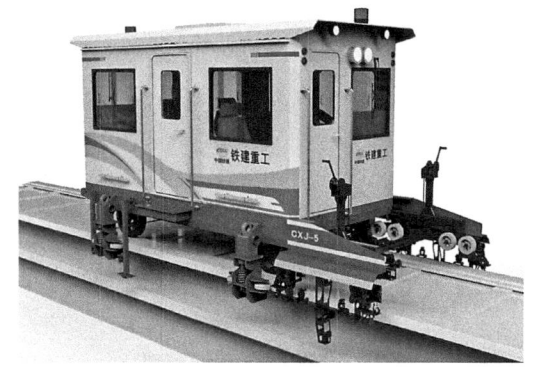

图 9-27　CXJ-5 型磁浮智能巡检车

(2) 轻量化。通过对结构进行优化设计、减重设计保证车辆整备质量4 500 kg,仅相当于磁浮列车两个悬浮架的重量或者磁浮牵引作业车的1/5重量,具有重量轻、运行安全平稳灵活、对轨排道岔载荷作用小、车辆日常维护简单等优势。

(3) 双动力桥驱动。采用双动力驱动桥设计方案,满足车辆双向平稳运行,同时车辆具有充足的安全冗余,保证车辆的正常使用。

(4) 锚固螺栓松动智能检测。通过两对光电开关精确捕捉轨枕位置,同步触发8组彩色高清工业相机对锚固螺栓进行拍照,再利用机器视觉和深度学习技术对锚固螺栓图像进行实时分析处理,并给出检测结果,整个过程在0.1 s以内完成,大大解放了人工肉眼检查的工作量和劳动强度。高分辨率的彩色图像蕴含着丰富的现场信息,有利于更深入的数据挖掘。

(5) 检测数据云平台处理分析。不管是线路检测数据,还是车体本身的运行状态,都可以通过无线终端在线传送至云平台,无须人工干预即可拥有海量信息,结合大数据挖掘技术,可以对轨道线路全生命周期的参数演变和病害发展进行跟踪和推演,最终做到提前预测、及时发现。而养护车辆本身的信息则可以帮助维保人员提前了解养护装备本身的状态,避免因养护装备本身的故障而耽误线路维保。

(6) 高精度轨道检测机构。整车配备了18个高精度位移传感和双轴倾角传感器,能感知0.01 mm的位置变化和0.005°的角度变化,配合高速数据采集卡和高精度同步编码器,检测系统可全面检测出轨道的高低、轨向和错台等不平顺情况并精准给出病害发生的位置,通过分析软件,维护人员可浏览整条线路的数据曲线,线路质量将一览无余。

9.5　磁浮工程车的运用

1）工程车整备

（1）整备要求。

① 司机负责检查车辆状态,发现问题及时进行处理。如无法处理立即报告车辆段调度,并填写"工程车故障报告单"。

② 注意蓄电池电压的检查,正常起动发动机进行充电。

③ 在单股道带电时,严禁从工程车护栏门进入股道或轨行区。

（2）整备流程。

① 到达规定的股道后,确认股道、车底号符合"工程车状态卡",工程车两端无警示标志,工程车两边无异物侵限,确认车底无人,确认股道是否带电。

② 采用目视、手动、耳听、口呼的方式,做好工程车整备和试验,确保工程车在出段前技术状态良好。如发现下列工程车故障,立即汇报值班主任,并严禁出库。特殊情况（在不影响行车安全的情况下）,由值班主任决定是否出库,并在"工程车状态卡"上注明故障情况：动力系统故障;传动系统故障;控制系统故障;制动系统故障;走行部故障;车钩装置故障;空调、扫雪器、受流轨成像系统等辅助系统故障;车载通信信号设备故障;辅助发电设备;其他影响工程车运行的故障。

发现工程车故障或不符合运行技术要求时,司机应立即向车辆段值班主任报告,按车辆段值班主任的指示执行,并按照《工程车故障应急处理指南》进行处理。如无法处理,报车辆段值班主任安排检修人员处理。

（3）整备标准。工程车出段前,司机严格按照标准检查、试验工程车,标准见表9-13～表9-15。负责检查司机室、两侧走行部和机械间内部,并在两端司控台进行工程车操作的功能试验。

表9-13　两侧与车钩部位检查标准

序号	主要检查项目	内　容　及　要　求
1	车体外观	无明显损坏,无变形,工程车标志（徽记、标志灯）完整清晰;两侧护栏完整无缺失
2	运行灯、头灯/尾灯	外观无破损

续 表

序号	主要检查项目	内容及要求
3	车钩及缓冲装置	无损坏变形,无明显位移,电缆软管无脱落;各塞门位置正确,车钩连接处无异物
4	扫雪器	安装紧固,刷滚位置符合要求;电气接线及接电线无脱落
5	轮对	安装紧固;轮毂无形变、裂纹;橡胶轮对无破损、剥离;车轴无形变
6	液压管路及马达	液压管路无裂纹、渗漏,防松线清晰无错位;液压马达安装紧固,螺栓防松线清晰无错位,马达无泄漏
7	液压油箱	液压油箱无渗漏,油位处于视窗中间处
8	高压过滤器	安装紧固,无渗漏
9	安全导向装置	安装紧固,防松线清晰无错位;弹簧无裂纹、无折断;安全轮、导向轮位置符合要求
10	燃油箱	安装紧固,管路无渗漏,油位符合要求
11	干燥器	安装紧固,无渗漏
12	受流轨摄像头	安装紧固,摄像头接线良好,镜头无遮挡、损坏

表9-14 车上检查标准

序号	主要检查项目	内容及要求
1	辅助发电机组	柴油油位符合要求;机油油位介于油尺中间处,且机油无变质;燃油、机油滤清器安装紧固,无渗漏;电气接线紧固;冷却风扇无卡滞;发电机外观良好
2	空调压缩机	安装紧固,管路、线路连接良好
3	柴油机及其冷却系统	机油油位介于油尺中间处,且机油无变质;燃油、机油滤清器安装紧固,无渗漏;冷却风扇无卡滞;冷却液液位符合要求;皮带张紧度符合要求;启动马达、充电发电机安装紧固;空气压缩机电气接线紧固
4	司机室门	锁闭良好,动作灵活无明显卡滞现象,司机室门玻璃无破裂(开关锁闭良好)
5	各种仪表、指示灯,司机台	外罩完整、显示正确;按钮、开关位置正确
6	前后窗玻璃	清洁,无破裂,刮雨器完整无缺
7	电器柜	电气接线良好,无松动、无烧灼痕迹
8	司机室照明	照明良好,开关作用良好
9	司机室空调	在炎热或寒冷的季节,需要试验空调功能及效果
10	司机室座椅	无明显损坏

表 9-15　司机室动态试验内容

序号	项目	试验内容	备注
1	机车上电	闭合电源总开关,按下车辆送电按钮,确认控制手柄在中立位及方向开关置 0 位,将钥匙开关扳至启用位,确认蓄电池电压在 DC 24~28 V 范围	
2	试灯	按下灯检按钮后,确认操纵台所有指示灯和发光按钮指示灯亮	
3	紧急按钮试验	按下紧急停车旋钮,试验紧急制动效果	
4	无线电台设置	(1) 确认司机室继电器柜内的自动开关在合位 (2) 按压车载无线电台控制面板的电源开关超过 2 s 至车载电台显示屏有显示为止;电台进入自检状态,自检完毕后电台指示灯电源灯亮	到达另一司机台重复上述试验
5	刮雨器试验	先按压刮雨器操作面板的"喷水"按钮,再将刮雨器操作面板打至"慢速"或"快速"位,刮雨器摆动正常,打至"停止"位,刮雨器能复位	

2) 出库凭证及速度要求

(1) 工程车整备完毕状态符合正线运用要求后,司机与车辆段调度联系出段,工程车出车辆段凭证及速度要求按《磁浮车辆段运作规则》执行。

(2) 严格控制速度,按规定速度运行,在库门口前一度停车,确认线路、库门状况良好后动车。

(3) 库内和车辆段内运行速度见表 9-16。

表 9-16　工程车在车库内运行的速度要求

项目	速度要求	备注
车辆段内运行	(1) 工程车在停车列检库的 A 端以 10 km/h 行驶,B 端以 3 km/h 行驶 (2) 工程车在检修库检修库上以 3 km/h 行驶 (3) 其他按 15 km/h 行驶	三车 8 km/h(车距 45 m);二车 5 km/h(车距 30 m);一车 3 km/h(车距 15 m)
工程车出段	(1) L3、L4、L5 道由 B 段到 A 段限速 10 km/h (2) L1、L2 道限速 5 km/h (3) 工程车尾部越过出库信号机后 15 km/h	
工程车入段	限速 5 km/h,入库后按车辆段内运行行车组织规则的速度执行	

3) 工程车出段

(1) 工程车在车辆段动车前必须鸣笛,严格控制速度,确保行车安全。

(2) 出段。司机凭车辆段调度指令及信号显示运行到 X0153 信号机前一度停车后，报行调"行调××次××车已经在到 X0153 前停车"，凭行调指令动车，确认工程车收到车次号、目的地码、车载信号后，凭信号显示运行。

(3) 当工程车经过 X0153 信号机后，报行调按其指示执行，凭行调命令动车；特殊情况下，行调安排投入不成功的工程车返回车辆段时，按正常回段程序执行。

(4) 出入车辆段出现信号系统故障时，按电话联系法执行（行车凭证确认电话记录号，动车凭证得到无线电发车通知后才能动车）。

4) 正线运行行车组织规则

(1) 司机在驾驶工程车时，除了认真监控显示屏、各种仪表、指示灯/按钮的状态之外，还需要加强在运行中眼观、耳听、鼻闻的意识，时刻注意工程车运行中的变化。发现异常时，司机先采取措施，然后立即报行调，按行调指示执行。

(2) 工程车运行中坚持"动车集中看，瞭望不间断"，掌握"远看信号，近看道岔"的原则，确认前方进路安全。严格按照《行车组织规则》的规定及行调命令控制好工程车运行速度，严禁超速。

(3) 司机必须时刻保持按压警惕按钮，工程车在区间运行时保持实际速度低于推荐速度 5 km/h，进站时注意严格控制速度，制动时采取"早拉、少拉"的原则。

(4) 工程车故障或其他原因需临时停车，司机禁止打开车门到甲板上，禁止通过工程车护栏门进入股道上。如必须进入甲板作业，需取得行调的同意方可动作。

(5) 当机车车辆或信号设备发生故障时，司机按《行车组织规则》有关工程车故障处理原则执行，并应正确掌握好与行调的汇报时机，按照"先汇报、后处理"的原则和《工程车故障应急处理指南》的相关规定进行处理，如故障无法排除且在申请技术支援后仍无法处理，工程车不能运行时，立即报告行调请求救援。

(6) 发现线路及其他轨旁设备损坏或超限时，立即采取紧急停车措施并报告行调。

(7) 区间工程车发生故障及火灾时，根据行调指示处理。

(8) 遇故障工程车需维持运行至终点站时，司机必须密切留意工程车运行状态，防止工程车故障进一步扩大。

(9) 对于需经车站中转的行车指示或命令必须执行复诵制度，双方必须认真核对对方复诵内容，严禁使用"明白""清楚""好的"代替。命令不清不准动车，严禁臆测行车。司机岗位确认通话完毕时，需以"司机代码"作为结束语，加强联控安全措施，确保工程车安全运行。

5) 折返作业及回段

(1) 司机立岗接车时，需要认真监视工程车进站状态。接车司机必须提前 2 min 到达指定接车位置进入接车状态，面向机车车辆驶来方向立定转向，车头越过自己时，接车人员以标准姿势向工程车方向立定转。交接完毕后，接车司机确认到达司机已下车，按程序发车。

(2) 折返时,交接班司机均必须严格执行交接班制度。

(3) 司机进入驾驶室后需要检查司机室内设备及备品情况。

(4) 回段。工程车到达磁浮高铁站凭车站的"好了"信号,与车站联控,换端完毕报告行调,运行至 D1 信号机前停稳,与车辆段调度联系回段进路,凭入段信号显示,限速 5 km/h 驾驶工程车回段。

第 10 章

供 电 系 统

第 10 章

10.1 系统设计

长沙磁浮快线供电系统采用 10 kV 分散供电方式,全线设 3 座开闭所(与相邻的牵引变电所合建),每座开闭所从城市电网引入两回独立、可靠的 10 kV 电源。牵引供电制式采用在走行梁两侧绝缘敷设的 DC 1 500 V 正极接触轨授电、负极接触轨回流方式,全线共设 7 座牵引降压混合变电所,其中正线 6 座(车站变电所 3 座,区间变电所 3 座)、车辆段变电所 1 座。

10.1.1 设计范围

设计范围为长沙磁浮快线电源及供电系统;包含沿线所属各车站、各区间所、车辆段的牵引降压混合变电所、开闭所的设计,区间和车站内环网电缆敷设的设计,各变电所及车辆段控制中心的电力监控系统的设计,以及与其他相关专业接口配合的设计等。主要设计内容如下:

(1) 牵引供电系统方案设计,包括牵引变电所布点、电气主接线、运行方式、牵引网电压水平、牵引整流机组容量、直流进出线回路数及牵引网载流回路电缆选择等设计。

(2) 10 kV 供电网络构成方案设计,包括 10 kV 供电网络构成、运行方式、电压水平、短路电流、电缆选择、电缆敷设等设计。

(3) 开闭所布点、主接线及运行方式、10 kV 环网馈线回路数、10 kV 进线电源容量等设计。

(4) 变电所设备用房及设备平面布置设计。

(5) 供电系统继电保护、控制、信号、闭锁、测量等二次回路设计。

(6) 无功补偿、电压调整、谐波测算及治理等设计。

(7) 供电系统防雷、过电压保护及接地方案设计。

(8) 需用功率及年用电量计算。

(9) 变电所交直流自用电系统设计。

(10) 电力监控系统设计。

(11) 主要设备选型、技术参数确定、工程数量统计、概算编制。

10.1.2 主要设计原则

(1) 供电系统应满足供电安全、可靠、经济、合理的要求,并接线简单、运行方式灵活、工程实施和运营管理与维护方便。

（2）供电系统规模按满足系统规模高峰小时负荷设计。

（3）供电系统外部电源方案采用 10 kV 分散供电方式，即设置开闭所向长沙磁浮快线沿线的牵引、降压变电所供电。

（4）供电系统接线方案应尽量使继电保护配置简单。在任何运行方式下，中压供电网络末端的电压降应满足相关规范的要求。

（5）牵引供电制式采用 DC 1 500 V 接触轨授电和回流。

（6）牵引变电所的分布和容量应经计算确定。降压变电所的分布和容量应根据车站、区间、车辆段负荷情况确定。

（7）开闭所应与同址的牵引、降压变电所合建，牵引变电所应与同址的降压变电所合建。

（8）开闭所 10 kV 系统和牵引、降压变电所 10 kV 侧采用单母线分段接线，并设置母线分段断路器。

（9）每座开闭所从电力系统引入两回独立可靠的 10 kV 进线电源，两回进线电源可以来自电力系统的不同变电站，也可以来自电力系统同一变电站的不同段 10 kV 母线。

（10）每座牵引、降压变电所引入两回 10 kV 进线电源。任意一回进线电源解列时，另一回进线电源应能承担该两回进线电源正常供电范围内的牵引负荷和动力照明一、二级负荷。

（11）每座牵引变电所设置两套 12 脉波牵引整流机组、并联运行构成等效 24 脉波整流。当任意一套牵引整流机组退出运行时，另一套牵引整流机组具备运行条件时不宜退出运行。

（12）牵引变电所设备容量选择时，全线只考虑任意一座牵引变电所解列的情况。牵引整流机组负荷等级应满足：100％额定负荷——连续，150％额定负荷——2 h，300％额定负荷——1 min。

（13）每座降压变电所设置两台配电变压器。当一台配电变压器解列时，另一台配电变压器应能承担该所供电范围内的动力照明一、二级负荷。

（14）供电系统注入电力系统的谐波应符合《电能质量　公用电网谐波》的规定。

（15）供电系统的总功率因数应不小于 0.9。

（16）供电电缆选择应满足各种运行方式下的负荷需要，并应满足相关规范的规定。

（17）供电系统设备安装和电缆敷设不得侵入长沙磁浮快线沿线的设备限界。

（18）牵引网应具备安全、可靠的性能，满足列车正线最高运行速度 100 km/h 的运营要求。

（19）电力监控系统应满足对长沙磁浮快线供电系统设备进行实时监控的需要。

（20）继电保护装置配置应满足可靠性、选择性、灵敏性和速动性的要求，各级保护应密切配合。

(21) 对长沙磁浮快线沿线容易受到过电压危害并影响系统运行的电气设备应设置过电压保护装置。

(22) 长沙磁浮快线全线按综合接地概念进行设计,综合接地网接地电阻应不大于 $1\,\Omega$,同时应满足接触电势和跨步电势的要求。

(23) 正线变电所/开闭所按无人值班、定期巡视方式设计。车辆段变电所按初、近期有人值班,远期无人值班方式设计。

(24) 供电系统的电气设备应选用质量可靠、技术先进、经济、环保、节能的成套设备和定型产品,并考虑小型化、无油化、自动化、免维护或少维护。在保证供电系统可靠性的前提下,尽量采用国产设备。

10.1.3 系统构成及功能

长沙磁浮快线供电系统包括外部电源系统、开闭所、中压供电网络、牵引供电系统、动力照明供电系统、电力监控系统。牵引供电系统包括牵引变电所与接触轨系统;动力照明供电系统包括降压变电所与动力照明配电系统。各构成的具体功能如下:

(1) 外部电源系统。直接从城市电网引入 10 kV 外部电源,为供电系统的开闭所提供电能。

(2) 开闭所。接受城市电网提供的 10 kV 外部电源,为牵引降压混合变电所转供中压电源(开闭所适用于分散式供电)。

(3) 中压供电网络。将 10 kV 中压电源配至车辆段、各车站、各区间变电所。

(4) 牵引供电系统。将 10 kV 中压电源,经整流机组降压整流变成 DC 1 500 V 电压,为磁浮列车提供牵引供电。

(5) 动力照明供电系统。将 10 kV 中压电源,经配电变压器降压变成 AC 400 V 电压,为运营需要的各种机电设备提供电源。

(6) 电力监控系统。对供电系统内设备、设施进行实施监视、控制和测量。

10.1.4 系统方案

1) 开闭所布点

根据长沙磁浮快线的线路走向、车站设置及其他实际情况,在充分考虑建设的经济性、可靠性、电力资源共享、节能降耗等多个方面的前提下,确定全线共设 3 座开闭所,每座开闭所从城市电网引入两回独立、可靠的 10 kV 电源,开闭所分别设在磁浮高铁站变电所、区间 2 变电所、区间 3 变电所。开闭所与以上牵引降压混合变电所合建,共用 10 kV 母线。

2) 各开闭所供电范围与供电分区划分

(1) 1#开闭所正常运行时,供电范围为磁浮车辆段、磁浮高铁站、区间 1 变电所;上述磁浮车辆段变电所、磁浮高铁站变电所、区间 1 变电所及其之间的中压环网构成第一供电分区。

(2) 2#开闭所正常运行时,供电范围为磁浮榔梨站、区间2变电所;上述磁浮榔梨站变电所、区间2变电所及其之间的中压环网构成第二供电分区。

(3) 3#开闭所正常运行时,供电范围为区间3变电所、磁浮机场站;上述区间3变电所、磁浮机场站变电所及其之间的中压环网构成第三供电分区。

3) 牵引供电系统

(1) 牵引变电所布点原则。

① 牵引变电所布点是根据磁浮车站和车辆段分布、线路平纵断面、车辆选型及列车编组、行车组织方案等资料,通过牵引供电计算,并充分考虑初、近、远期及系统规模的衔接和发展,经多方案比选后确定。

② 牵引网额定电压为DC 1 500 V,电压最高、最低值应满足《城市轨道交通直流牵引供电系统》的规定,即最高值为DC 1 800 V,最低值为DC 1 000 V。

③ 正常运行时,正线牵引网由相邻的正线牵引变电所双边供电。磁浮车辆段牵引网由车辆段牵引变电所单边供电。

④ 长沙磁浮快线全线只考虑任意一座牵引变电所解列的情况。当线路中间牵引变电所解列时,由相邻的正线牵引变电所越区大双边供电;当线路端头牵引变电所解列时,由相邻的正线牵引变电所越区单边供电。当磁浮车辆段牵引变电所解列时,由临近的正线牵引变电所越区单边供电。

(2) 牵引变电所布点设计。根据上述原则,结合磁浮车站和车辆段分布、线路平纵断面、车辆选型及列车编组、行车组织方案等资料,经牵引供电计算与方案筛选,确定正线设置6座牵引变电所,分别为磁浮高铁站变电所、区间1变电所、磁浮榔梨站变电所、区间2变电所、区间3变电所、磁浮机场站变电所,以及车辆段设置1座牵引变电所,即磁浮车辆段变电所。正线6座牵引变电所的平均间距为3.614 km,大双边供电最大距离为8.022 km。正常运行方式下,相邻牵引变电所最大间距为4.35 km,最小间距为2.567 km。

4) 变电所主接线

长沙磁浮快线变电所主接线由三部分组成:10 kV交流电源进出线;DC 1 500 V牵引供电;配电变压器及AC 400 V馈线。

(1) 10 kV侧接线方式。变电所10 kV侧采用单母线分段接线方式,每段10 kV母线设置一回进线电源,并设置母联断路器,每段母线均设置一组避雷器和电压互感器。

(2) DC 1 500 V侧接线方式。

① 变电所设置两套12脉波牵引整流机组,为保证两套整流机组出力均匀,两套12脉波牵引整流机组一次侧分别通过断路器接在同一段10 kV母线上,并联运行构成等效24脉波整流,DC 1 500 V母线采用单母线方式。

② 变电所的整流器正极通过电动隔离开关与DC 1 500 V正母线相连,负极通过手动

隔离开关与DC 1 500 V 负母线相连。磁浮高铁站、磁浮槊梨站、磁浮机场站变电所的电阻型制动能量吸收装置正极通过直流快速断路器与DC 1 500 V 正母线相连，负极通过手动隔离开关与DC 1 500 V 负母线相连。

③ 变电所 DC 1 500 V 侧采用单母线接线；磁浮高铁站变电所设置4回正馈线，其中1回向出入段线正极接触轨供电，2回向正线上、下行正极接触轨供电，1回供电阻型制动能量吸收装置使用；磁浮机场站变电所设置3回正馈线，其中2回向正线上、下行正极接触轨供电，1回供电阻型制动能量吸收装置使用；磁浮槊梨站变电所设置5回正馈线，其中4回向正线上、下行正极接触轨供电，1回供电阻型制动能量吸收装置使用；三个区间变电所设置4回正馈线向正线上、下行正极接触轨供电；车辆段变电所设置3回正馈线（其中1回为预留），2回向车辆段正极接触轨供电。正馈线开关均采用直流快速断路器。

④ 磁浮高铁站变电所设置4回负馈线，其中1回供出入段线负极接触轨回流，2回供正线上、下行负极接触轨回流，1回供电阻型制动能量吸收装置使用；磁浮机场站变电所设置3回负馈线，其中2回供正线上、下行负极接触轨回流，1回供电阻型制动能量吸收装置使用；磁浮槊梨站变电所设置5回负馈线，其中4回供正线上、下行负极接触轨回流，1回供电阻型制动能量吸收装置使用；三个区间变电所设置4回负馈线供正线上、下行负极接触轨回流；车辆段变电所设置3回负馈线（其中1回为预留），2回供车辆段负极接触轨回流。负馈线开关采用手动隔离开关。

(3) 配电变压器及 AC 400 V 侧接线方式。

① 每座变电所设置两台配电变压器，两台配电变压器一次侧分别通过断路器接在不同段 10 kV 母线上。

② 变电所 AC 400 V 侧采用单母线分段接线方式，并设置母联断路器和三级负荷总开关。

③ 配电变压器中性点直接接地，配电变压器采用 D,Yn11 接线组别的三相干式变压器。

10.1.5 系统运行方式

1) 开闭所运行方式

(1) 开闭所正常运行方式。在正常运行方式下，开闭所 10 kV 母联断路器处于分断状态，从城市电网引入的两回 10 kV 外部电源分列运行，承担各自供电分区内的牵引负荷和动力照明负荷。

(2) 开闭所非正常运行方式。

① 当开闭所一回 10 kV 外部电源检修或故障时的运行方式。当开闭所一回 10 kV 外部电源检修或故障时，合上该开闭所 10 kV 母联断路器，由另一回 10 kV 外部电源向该供电分区的牵引负荷和动力照明负荷供电。

② 开闭所解列情况下的运行方式。当某座开闭所的两回 10 kV 外部电源检修或同

时故障时,通过环网分段开关倒闸作业,由相邻开闭所对该开闭所供电范围内的牵引负荷和动力照明负荷支援供电。具体倒闸操作如下:

当1#开闭所(注:与磁浮高铁站变电所合建)两回10 kV外部电源检修或同时故障退出运行时,合上磁浮榃梨站变电所环网分段开关,由2#开闭所两回10 kV外部电源向车辆段—区间2变电所的牵引负荷和动力照明负荷供电。

当2#开闭所(注:与区间2变电所合建)两回10 kV外部电源检修或同时故障退出运行时,合上磁浮榃梨站变电所环网分段开关,由1#开闭所两回10 kV外部电源向车辆段—区间2变电所的牵引负荷和动力照明负荷供电。

当3#开闭所(注:与区间3变电所合建)两回10 kV外部电源检修或同时故障退出运行时,合上区间3变电所环网分段开关,由2#开闭所两回10 kV外部电源向磁浮榃梨站—磁浮机场站的牵引负荷和动力照明负荷供电。

2) 中压环网运行方式

(1) 中压环网正常运行方式。在正常运行方式下,每个供电分区均由两回10 kV外部电源同时供电,中压环网分段开关均断开。

(2) 中压环网故障运行方式。在供电分区的中压环网中有任意一路电缆故障时,打开故障电缆的进线开关,并合上对应变电所的母联断路器,由另一路电缆承担该变电所管辖范围内的牵引负荷和动力照明负荷。

(3) 中压环网应急运行方式。应急运行方式是指10 kV外部电源、电缆线路、开关设备等因素中,同时出现两个故障情况的运行方式,可分为双线路故障、一回10 kV外部电源和另一路线路故障,以及两台进线开关故障等,此时供电分区需重新划分,确定新的开环点位置,并操作应急联络开关,恢复供电。

3) 牵引供电系统运行方式

(1) 牵引供电系统正常运行方式。正常运行时,牵引降压混合变电所两路进线电源同时投入,两段10 kV母线间的母联断路器断开,两段母线分别运行。变电所牵引供电系统的两套12脉波整流机组并联运行构成等效24脉波整流方式,电动越区隔离开关断开,相邻变电所的牵引供电系统向正线接触轨双边供电。车辆段变电所的牵引供电系统向车辆段接触轨单边供电。

(2) 牵引供电系统非正常运行方式。

① 变电所牵引供电系统的一套整流机组退出运行时,另一套整流机组根据工况可继续运行。

② 当正线任意一座变电所的牵引供电系统解列(磁浮高铁站变电所和磁浮机场站变电所除外)时,由与该变电所相邻的两座变电所牵引供电系统进行"大双边"越区供电。

③ 当磁浮高铁站变电所的牵引供电系统解列时,由区间1变电所和车辆段变电所的牵引供电系统进行"大双边"越区供电。

④ 当磁浮机场站变电所的牵引供电系统解列时,由区间3变电所的牵引供电系统进

行单边供电。

⑤ 当车辆段变电所的牵引供电系统解列时,由正线磁浮高铁站变电所的牵引供电系统对车辆段进行支援供电。

4)动力照明配电系统运行方式

(1)动力照明配电系统正常运行方式。变电所 10 kV 母线和 400 V 母线的母联断路器处于分断状态,两台配电变压器分别接在两段 10 kV 母线上;低压 400 V 侧采用单母线分段接线,通过低压开关向车站各动力照明负荷供电,并设三级负荷总开关,以方便对三级负荷进行必要的切除。在正常运行方式下,两台配电变压器同时分列运行,共同承担供电区域内的动力照明负荷。

(2)动力照明配电系统故障运行方式。当变电所的一回 10 kV 进线电源故障时,10 kV 母线的母联断路器在满足合闸条件时自投,两台配电变压器并列运行,由该变电所另一回 10 kV 进线电源承担其供电范围内的牵引负荷和动力照明负荷。当变电所的一台配电变压器故障解列时,400 V 母线的母联断路器在满足合闸条件时自投,由该变电所另一台配电变压器承担该所供电范围的动力照明一、二级负荷。

10.1.6 制动能量吸收装置设置方案

磁浮列车在制动时牵引电机将由电动机模式转变为发电机模式运行,在牵引供电系统中所表现的显著特征便是磁浮列车受电靴上电压的升高,使得制动磁浮列车附近的牵引网电压升高。制动磁浮列车所产生的电能必须由其他用电负荷或吸收装置消耗,磁浮列车才能产生制动作用,否则会危及磁浮列车的安全运行。由于磁浮列车上不能安装电能吸收装置,长沙磁浮快线在各车站牵引变电所中设置制动能量吸收装置。

制动能量的吸收方式有多种,目前国内所采用的大部分是电阻耗能型装置,个别轨道交通工程采用了电容储能型装置,此外,电阻+逆变混合型装置和逆变回馈型装置也在国内试运行;国外某些轨道交通工程采用了逆变回馈型装置。再生制动能量吸收装置的主要工作原理是:当处于再生制动工况的列车产生的制动能量不能完全被其他车辆和本车的用电设备吸收时,牵引网电压将很快上升,网压上升到一定程度后,牵引变电所中设置的再生制动能量吸收装置投入工作,吸收这些再生电能,能使车辆制动电流持续稳定,以最大限度地发挥再生制动性能。

长沙磁浮快线从设备投资成本、对交流系统的影响、对直流牵引系统的影响及技术应用的成熟度等方面进行综合考虑,最终确定了在磁浮高铁站、磁浮㮾梨站和磁浮机场站各设置一套电阻型制动能量吸收装置,以达到吸收磁浮列车制动能量和稳定牵引网压的目的。

10.1.7 系统防雷和过电压保护

为防止大气过电压和内部过电压对长沙磁浮快线沿线电气设备的危害和损坏,从而影响供电系统正常运行,设计时便考虑了系统防雷和过电压保护问题。长沙磁浮快线正

线多为高架线路,车辆段为地面线路,因此需对高架和地面线路采取防雷和过电压保护措施。具体保护措施如下:

(1) 全线牵引降压混合变电所的10 kV母线设置避雷器,防止过电压对设备的损害。

(2) 牵引变电所DC 1 500 V正、负母线对地设置避雷器,防止操作过电压对设备的损害。

(3) 地面和高架区段,接触轨每隔约250 m设置避雷器。

(4) 牵引变电所DC 1 500 V馈线上网隔离开关处及负极柜均设置避雷器,防止雷电波或过电压对牵引变电所设备的损害。

(5) 其他系统同时考虑设置与供电系统相适应的过电压保护措施。

10.1.8 继电保护和自动装置

1) 配置原则

(1) 继电保护。长沙磁浮快线继电保护配置在满足可靠性、选择性、灵敏性和速动性要求的前提下,力求简单、可靠,重要设备配置有主保护及后备保护,各级保护相互协调配合;继电保护装置采用了微机型产品。

(2) 自动装置。自动装置配置满足供电安全、可靠、灵活的运行要求,在切除故障后,自动装置能尽快地恢复系统供电,各级自投保证了选择性要求。

2) 配置方案

长沙磁浮快线采用10 kV分散供电方式;牵引供电系统与动力照明配电系统共用10 kV供电网络,环网接线,开环运行。根据10 kV供电网络、DC 1 500 V牵引供电系统和动力照明配电系统的构成、运行方式及各类变电所的设备配置情况,继电保护和自动装置配置方案如下:

(1) 继电保护。

① 开闭所10 kV外电源进线:过电流保护、零序电流保护。

② 开闭所10 kV母线分段断路器:过电流保护、零序电流保护。

③ 环网10 kV进出线:电流纵差保护、过电流保护、零序电流保护。

④ 环网10 kV母线分段断路器:过电流保护、零序电流保护。

⑤ 牵引整流机组馈线:电流速断保护、过电流保护、零序电流保护、热过负荷保护、失灵保护、整流变压器内部保护(温度保护)、整流器内部保护(二极管保护、交/直流侧过电压保护、温度保护)。

⑥ DC 1 500 V进线:逆流保护。

⑦ DC 1 500 V馈线:大电流脱扣保护(直流断路器本体保护)、电流速断保护、过电流保护、$di/dt+\Delta I$保护、低电压保护及双边联跳保护。

⑧ 10/0.4 kV配电变压器馈线:电流速断保护、过电流保护、零序电流保护、热过负荷保护、失灵保护、配电变压器内部保护(温度保护)。

⑨ 0.4 kV 进线：长延时电流保护、短延时电流保护、瞬动保护、接地保护。
⑩ 0.4 kV 母联：长延时电流保护、短延时电流保护、瞬动保护。
⑪ 0.4 kV 三级负荷总开关：长延时电流保护、短延时电流保护、瞬动保护。
⑫ 牵引变电所：设两套框架泄漏电流保护，一套直流接地漏电保护装置（64D）。

（2）自动装置。

① 10 kV 母线分段断路器设自动投入装置/功能，当一路进线退出时，母线分段断路器投入，由另一路进线给本段母线供电。

② 牵引变电所的 DC 1 500 V 馈线设置带有故障性质判断的自动重合闸装置/功能。

③ 0.4 kV 母联断路器设置自动投入装置/功能，进线设置来电自复装置/功能。

④ 交流自用电系统设置 0.4 kV 主、备进线自动投切装置/功能。

10.1.9 接地系统

1）设计原则

长沙磁浮快线接地系统采用综合接地系统，且满足以下要求：

（1）供电设备工作接地、安全接地、防雷接地要求。

（2）各类通信、信号、计算机等弱电设备的工作接地和安全接地要求。

（3）其他车站设备的工作接地和安全接地要求。

（4）接触轨系统的工作接地、安全接地和防雷接地要求。

（5）保证旅客和运营人员人身安全，防止电击。

2）系统方案

综合接地系统满足各类设备工作接地、安全接地和防雷接地的要求，在保证接地系统成功实施的基础上，尽量减少了投资。具体设置方案如下：

（1）各磁浮车站、车辆段、区间变电所设置一个综合接地网，综合接地网的接地电阻不大于 1 Ω，同时满足接触电势和跨步电势的要求。

（2）强、弱电设备接地母排通过各自的绝缘导线（两根以上）分别引接至综合接地网。需要接地的强、弱电电气设备通过接地线分别接至强、弱电接地母排。每组接地引出线不少于 2 根，强、弱电接地引出线之间的距离不小于 20 m。

（3）沿线电缆支架上敷设一根全线贯通的接地扁钢，供沿线电气、通信、信号等机电设备安全接地。

（4）为保障人身安全，站台处及车辆段内设置车体安全接地装置，当列车进入站台或车辆段内时使车体对站台、工作人员作业平台等电位，保证相关人员的安全。

10.1.10 接触轨系统

1）系统概述

接触轨系统与架空接触网功能一致，通过它将电能输送给磁浮列车，接触轨沿着走行梁布置,敷设在走行梁两侧,磁浮列车受流器与接触轨接触而获取电能。接触轨系统主要由接触轨、绝缘支撑装置、中间接头、膨胀接头、中心锚结、端部弯头及电连接等组成。

以长沙磁浮快线供电系统为例,采用 10 kV 分散供电方式,全线共设 3 座开闭所(与相邻的牵引变电所合建),牵引供电制式采用在走行梁两侧绝缘敷设的 DC 1 500 V 正极轨授电、负极轨回流方式,全线共设 7 座牵引变电所,其中正线 6 座、车辆段 1 座。

2)设计范围

接触轨主要技术方案、技术标准、工程量统计及与相关专业的接口配合等。

3)设计接口

(1)与电源及供电系统专业。电源及供电系统专业确定接触轨系统的载流量、载流回路构成及线缆选择等。

(2)与牵引变电所专业。

① 上网电动隔离开关柜 DC 1 500 V 馈线电缆进线端子。

② 接触轨电动隔离开关柜操作机构电源电缆连接端子。

(3)与电力监控系统专业。接触轨电动隔离开关柜操作机构箱内控制电缆连接端子。

(4)与其他系统/专业。与车辆、限界、车站、轨道、桥梁、车辆段等专业存在配合工作。

4)主要设计原则及技术标准

(1)主要设计原则。

① 接触轨系统应具备安全、可靠的性能,满足正线列车最高行驶速度 140 km/h 的运营要求。

② 接触轨系统应能持续地向磁浮列车提供电能,具有良好的受流条件,满足长沙市气候环境条件的要求。

③ 接触轨载流总截面应满足系统规模持续电流及高峰小时牵引负荷要求。

④ 接触轨系统应技术先进、结构简单、方便施工。

⑤ 接触轨设备除与列车有相互作用的设备外,其余设备在任何情况下不得侵入设备限界,以确保行车安全。

⑥ 接触轨设备和器材应具有技术先进、经济合理、耐腐蚀、寿命长、少维修甚至免维修的特点。

⑦ 在满足技术要求的前提下,应优先选用国产设备。

⑧ 接触轨系统应采取安全可靠的防护措施,确保人身及设备安全。

⑨ 接触轨系统应选用无缝化处理结构形式供电方式。

(2)主要技术标准。

① 牵引供电制式。采用 DC 1 500 V 正极接触轨授电、负极接触轨回流方式,正、负极

接触轨均绝缘安装;电压波动范围为 1 000~1 800 V。

② 绝缘。接触轨带电部分与结构体、车体的最小空气间隙符合《城市轨道交通直流牵引供电系统》的规定,即静态为 150 mm,动态为 100 mm,绝对最小动态为 60 mm;接触轨绝缘件爬电距离应不小于 250 mm。在有条件的情况下可适当加大绝缘水平。

③ 安全系数。接触轨金具抗拉不小于 3.0,抗弯不小于 3.0;绝缘支撑装置在各种动、静荷载作用下,绝缘支撑装置的合成拉伸应力、合成压应力和螺孔剪应力的安全系数应大于 3.0。

5) 主要设计条件

(1) 气象条件。湖南省长沙市气象条件见表 10-1。

表 10-1 设计气象条件

名　　称	单　　位	数　　值
最高气温	℃	45
最低气温	℃	-15
结构设计风速	m/s	25
覆冰厚度	mm	15
海拔高度	m	<1 000
地震烈度	度	7
年平均雷电日		高雷区
污秽等级		重污区

(2) 车辆条件。

① 车辆外形尺寸:首尾车(Mc)每节长 15.7 m,中间车(M)每节长 15 m,车辆宽度 2 800 mm。

② 每列列车由 3 辆车组成,由 1 辆不带司机室的中间车辆(M)和 2 辆带司机室的端部车辆(Mc1 和 Mc2)组成,固定编组,预留两列或多列编组运行模式接口。

③ 编组方式:—Mc1+M+Mc2—。其中 Mc1、Mc2 表示带司机室车辆,M 表示不带司机室车辆,"—"表示半自动车钩,"+"表示半永久性车钩。

④ 车辆供电方式:接触轨正极授电、负极回流,侧式受流方式。

⑤ 受流靴尺寸:长 120 mm、宽 80 mm,端面坡口设计。最小工作面积:80 mm×94 mm=7 520 mm²。接触轨有效接触平面宽度大于 90 mm。

⑥ 流靴接触板具有自适应供电轨面的双向偏摆功能,适应轨面极限±2°的偏斜变化。

⑦ 受流靴具备可升降功能,其接触板接触压力可调,在正常工作位置时的接触压力 20 N±24 N,碳滑板是耐燃绝缘材料,符合 UL94 相关要求。

(3) 线路条件。

① 最小平面曲线半径：正线 100 m（困难条件下 75 m），车场线 75 m（困难条件下 50 m）。

② 最小竖直曲线半径：1 500 m。

③ 最大坡度（列车在 AW2 情况下运行）：70‰。

(4) 轨道条件。

① 轨距：1 860 mm。

② 轨道：F 形 127 kg/m。

③ 道岔：单开、三开型，折返考虑设置单渡线。

(5) 牵引变电所条件。牵引变电所均与同址的降压变电所合建为牵引降压混合变电所。

6) 接触轨敷设范围及受流方式

(1) 牵引网敷设范围。牵引网系统由供电接触轨正极（授电）和接触轨负极（回流）构成。牵引网敷设范围包括正线、车辆段、出入段线和车场线及库内根据工艺要求需要电化的线路。

(2) 接触轨受流方式。

① 接触轨系统根据受流方式的不同可分为上部接触受流、下部接触受流和侧部接触受流三种方式。目前国内外已建成的磁浮交通线路中，接触轨受流方式均为侧部接触受流。

② 侧部接触受流方式的结构简单、供电可靠性高、运营维护工作量小，并且在降低环境影响、限界等方面均满足要求，相比其他两种受流方式，对车辆悬浮系统影响小。

7) 接触轨主要技术要求和参数

(1) 接触轨。

① 目前用于磁浮工程受流系统的接触轨主要有 C 形钢铝复合轨、工字形钢铝复合轨轨、T 形铜铝复合轨、铝合金汇流排加接触线四种形式。

② 德国高速磁浮试验线和上海示范线（浦东国际机场—龙阳路地铁站）中，接触轨采用了 C 形钢铝复合轨；北京磁浮交通 S1 号线、南车株机公司中低速磁浮试运线接触轨采用了改进型工字轨；在日本中低速磁浮试验线和唐山中低速磁浮试验线中，接触轨采用了 T 形铜铝复合轨；在上海同济校园高速磁浮试验线上，接触轨采用了铝合金汇流排上安装接触线。

③ T 形铜铝复合轨和刚性接触网存在工艺复杂、调整困难、安装不便等缺点，因此此处仅对 C 形钢铝复合轨和改进型工字轨优劣进行比对，见表 10-2。

工字轨和 C 形轨在实际运用中各有优劣，建设单位在设备选型时可根据工程实际需求择优选择。长沙磁浮快线采用的是受流面更宽、刚柔适中的 C 形接触轨，具体参数特性详见表 10-3。

表 10-2　工字轨和 C 形轨主要技术参数比对

项　目	铆结工字形式复合	C 形	
		铆结式复合	嵌入式复合
断面图	采用工字形空腔结构,载流量大,重量轻;复合采用机械铆结形式,钢铝结合力强;垂直轨面刚性好,受流稳定	采用机械铆结形式,钢铝结合力强;常温复合,高度方向无二次变形,尺寸精度高;有效受流面宽	机械嵌入式结构,复合过程高度方向发生二次变形,尺寸精度较差;有效受流面宽
有效受流面宽度/mm	74	90	100
钢带厚度/mm	4.8	4.8	4.5
钢铝结合情况	采用机械铆结复合工艺成型,两种材料同步热胀冷缩,能够有效避免钢带起拱或钢带与铝轨不等长现象。复合过程三向加压,模压正压力保证钢铝结合面密贴、无间隙,不易发生电化学反应或腐蚀,提高了接触轨的导电特性。整个复合过程是在常温下进行,对钢、铝材质的组织性能没有任何影响,无残余应力。钢铝结合顺线路抗拉力不小于 10 kN,垂直线路抗拉力不小于 15 kN		采用嵌入式钢铝复合方式,复合过程钢铝结合面易发生二次变形,垂直轨面方向钢铝结合力高,顺线路方向结合力依靠铝轨和钢带的摩擦力,结合力较小
冰雪对轨的影响	侧接触情况下轨腰易积雨雪,寒冷天气下易形成冰冻	不易积雪	不易积雪
接头高差			

续表

项 目	铆结工字形式复合	C 形	
		铆结式复合	嵌入式复合
接头高差	(1) 中间接头为楔形结构,具有自对正功能,可以消除一半的高度差 (2) 中间接头安装螺栓贯穿接触轨,不存在中间接头滑脱的风险,可承受更大的顺线路方向内应力 (3) 楔形结构具有自锁功能,中间接头于接触轨的结合更牢靠,载流更稳定	中间接头安装为平板夹持结构,无自对正功能,安装后所有零部件累计高差集中表现在接触面,接触面高差完全依靠接触轨本身制造高差确定,对产品自身制造精度要求较高。相邻接触轨仅依靠中间接头加持力连接,一旦螺栓松动,存在接头滑脱的风险	
接头附件安装影响	(1) 中间接头、电缆连接板、中心锚结等附件为接触轨外部安装,操作较便捷 (2) 接触轨预留安装孔位,安装精度较高	(1) 中间接头、电缆连接板、中心锚结等附件为接触轨内部安装,操作不便 (2) 附件安装时无定位孔,需现场测量定位,操作复杂,效率低	
刚柔取向	主要柔向垂直于钢面,但刚度较大,弯道处需预弯对轨	主要柔向垂直于钢面,刚度适度可用于不同曲线半径	

表 10-3 长沙磁浮快线接触轨系统参数特性

序 号	项目名称	单位	参 数	备 注
1	接触轨轨厚	mm	55	Y 向(内置支撑安装)
2	接触轨轨高	mm	100	Z 向(内置支撑安装)
3	受流面宽度	mm	100	完整平面
4	重量	kg/m	9.46	
5	标准长度	m	11.7	25 m 梁,支点距 3.125 m
6	不锈钢带厚度	mm	4.5/9	薄/厚
7	20 ℃时电阻	Ω/km	0.017	
8	额定载流量	A(DC)	2 000	
9	截面积	mm^2	2 650	

(2) 安装位置。接触轨采用侧部接触受流方式,悬挂于轨道梁腰部并被车体完全包络,正、负极接触轨受流面中心线距 F 形轨面距离均为 650 mm,两受流面间距为 1 900 mm。

(3) 绝缘支撑装置。

① 接触轨绝缘支撑装置固定于预留在承轨梁两侧的槽道上,用于承载接触轨系统的所有动态、静态负荷和电气绝缘,如图 10-1 所示。

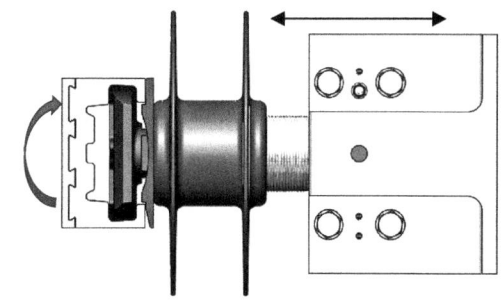

② 接触轨绝缘支撑装置须坚固可靠并有较大的调整能力,充分消除土建误差,满足接触轨(1 900±2)mm 安装精度要求。接触轨绝缘支撑装置应具有三维调整能力,分别有绕 X、Y、Z 轴旋转和沿 X、Y、Z 轴移动的纠偏能力,特别是 Y 向调节精度应小于 1 mm,并有可靠的锁定。

图 10-1 绝缘支撑装置示意图

③ 接触轨绝缘支撑装置系统应安装便捷,尽量减少零件数量,宜便于机械化安装,提高功效和可靠性。

④ 悬挂点间距由绝缘支撑装置的承载能力和接触轨自重引起的悬垂度决定,一般为 3 m,最大不大于 3.6 m,在端部弯头、膨胀接头、分段绝缘器、馈线上网点等特殊位置根据实际情况进行特殊布置。

(4) 锚段长度。接触轨间采用中间接头连接,通过中间接头将接触轨连接成一定长度的每段接触轨称为一个锚段。两个锚段间采用膨胀接头连接,膨胀接头用于补偿接触轨的热胀冷缩并保证两段接触轨间的机械和电气连续性。锚段长度应根据安装位置处的温度变化范围、轨道梁形式及膨胀接头的补偿范围经计算确定。锚段长度一般不大于 60 m。

(5) 中心锚结。每个接触轨锚段的中部应设中心锚结,防止该段接触轨的自由爬行。每处中心锚结由两组防爬器组成,在绝缘支撑装置的两侧安装,如图 10-2 所示。

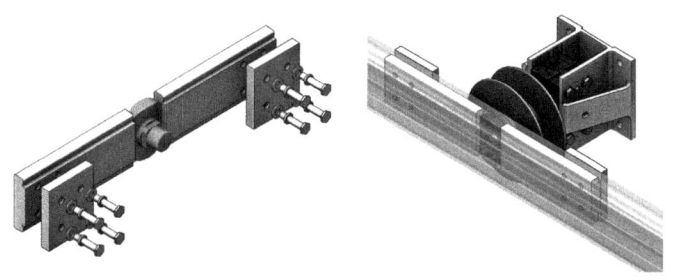

图 10-2 中心锚结示意图

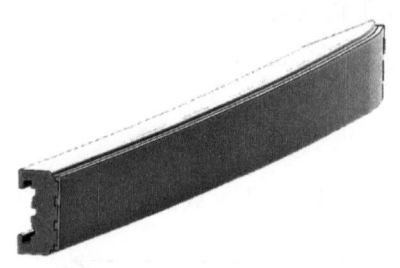

图10-3 端部弯头示意图

(6)端部弯头。接触轨在电化线路起止端设端部弯头,便于车辆受流靴能顺利平滑地过渡。端部弯头采用平滑曲线过渡,无需焊接,受流面无折点,如图10-3所示。

(7)断口设置原则。

① 接触轨在道岔缺口处设置断口。

② 车辆段内接触轨根据车辆检修及工艺要求设置断口。

8)供电分段及隔离开关设置

(1)正线有牵引变电所的车站或区间接触轨设供电分段,供电分段处设电动隔离开关。

(2)车辆段。

① 车辆段与正线连接处接触轨设供电分段,供电分段处设电动隔离开关。

② 车辆段内不同供电分区接触轨间设供电分段,供电分段处设电动隔离开关。

③ 停车列检库接触轨根据工艺要求设供电分段,供电分段处设带接地刀闸的手动隔离开关。

④ 车辆段上网点处设电动隔离开关。

(3)供电分段采用分段绝缘器形式;隔离开关均采用双极开关柜形式,电动隔离开关柜放置在牵引变电所开关室内,手动隔离开关柜放置在线路旁(便于检修人员操作)。电动隔离开关均纳入电力监控系统控制。

(4)接触轨电连接采用铜芯电缆进行连接,电缆的载流量应不小于该处接触轨最大工作电流。

(5)根据接触轨平面布置图确定电连接板安装位置,安装供电轨时应将电连接板预置在供电轨C形槽口内,如图10-4所示。

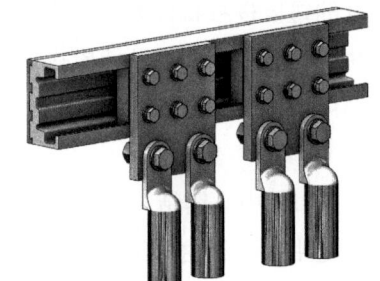

图10-4 电缆电连接安装示意图

9)系统防护要求

(1)防雷措施。

① 牵引变电所馈线上轨处设避雷器。

② 正线、车场线接触轨每隔250 m设一处避雷器。

③ 车站两端接触轨分别设一处避雷器。

④ 防雷接地的接地电阻应不大于10 Ω。

(2)接地方式。

① 电动隔离开关柜的外壳应通过电缆接至接地母排上。

② 手动隔离开关柜设单独的接地极,接地电阻应不大于10 Ω。

(3)安全防护。

① 为保障人身安全,车站和车辆段库内设车体安全接地装置,当车辆进入车站或车

辆段库内时使车体对车站站台、检修人员作业平台等电位,保证乘客和检修人员的安全。

② 对车辆段内公共区和工作区采用隔离网进行隔离,以防止非工作人员误闯入。

③ 对所有的带电区域均设置文字和图形警示标志。

④ 接触轨必须停电检修,并可靠接地,以确保人身安全。接触轨检修完工后,必须拆除临时接地装置,确保可靠供电。

⑤ 车辆段内增加带电显示装置及紧急停电按钮措施。

(4) 防腐蚀措施。接触轨设备及零件应具有足够的防腐蚀能力,以提高零件寿命,减少维修工作量。采取的主要措施如下:

① 采用导电油脂、铜铝过渡金具等措施防止异相金属(主要是铜铝)间出现的电腐蚀。

② M14 及以下螺栓采用高强度不锈钢件;M16 及以上螺栓采用碳素结构钢件,采用热浸镀锌防腐技术。

③ 接触轨一般钢结构零部件采用热浸镀锌防腐技术。

10) 主要设备材料选型

接触轨是无备用的供电装置,要求接触轨设备具有高可靠性及安装维护方便。接触轨设备选型应遵循以下原则:

(1) 接触轨设备和零件应满足高架区段安装的要求,能够在恶劣环境下可靠运行。

(2) 结构简单,便于维护和运营管理。

(3) 应将制造工艺成熟、技术先进、质量可靠、价格合理、无维修或少维修的设备作为优选对象。

10.2　设备制造与安装

10.2.1　10 kV GIS 开关柜

长沙磁浮快线 10 kV GIS 开关柜为气体绝缘中压开关柜,由若干标准化单元组成,包括柜体、高压室、低压室、电缆室、操作机构等模块单元。模块单元中设有主母线、断路器、三工位开关、电压(流)互感器、避雷器、保护装置等主要元器件,开关柜还包括但不限于断路器、三工位开关操作手柄、钥匙、主母线连接装置、堵头、边柜等设备安装、试验、运行所必需的附件。其基本特点如下:额定电压最高可达到 24 kV、三相金属封闭式、气体绝缘、智能化控制系统、电动操作机构的开关状态采用传感器检测、户内安装、工厂整体组装,已通过型式试验。

1) 开关柜主要元器件

长沙磁浮快线气体绝缘中压开关柜主要元器件有真空断路器和三工位开关。

真空断路器适用于在以气体为绝缘的户内式开关系统中。只要在正常的使用条件及断路器的技术参数范围内,真空断路器不仅具有关、合和开断短路电流的功能,而且带有三工位开关,具有接地、隔离、接通主母线的功能。

(1) 真空断路器与三工位开关的配置方案。长沙磁浮快线采用的气体绝缘中压开关柜的柜型为 600 mm 柜宽组合柜,其断路器/三工位开关的配置方案为真空断路器带可手动操作或电动操作的三工位开关,如图 10-5～图 10-8 所示。

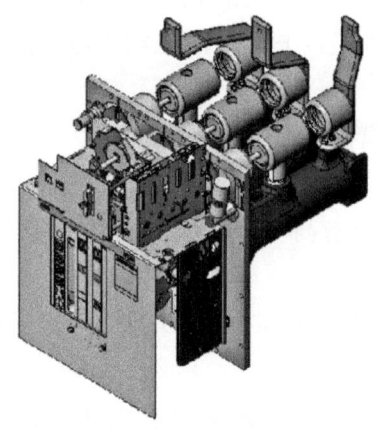

图 10-5 手动操作机构——机构侧

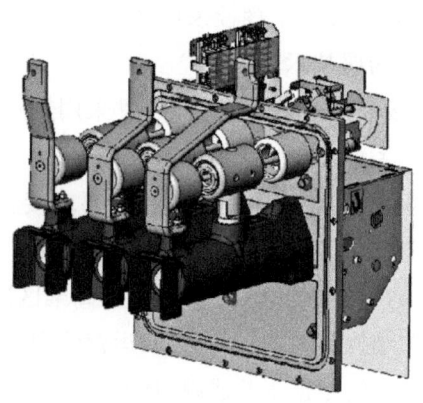

图 10-6 手动操作机构——极柱侧

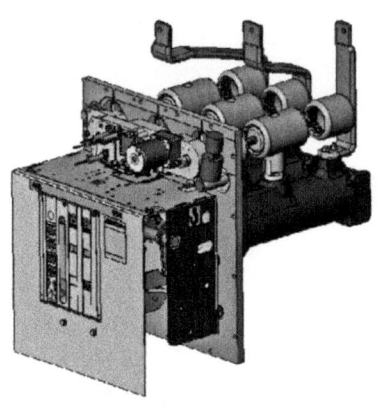

图 10-7 电动操作机构——机构侧

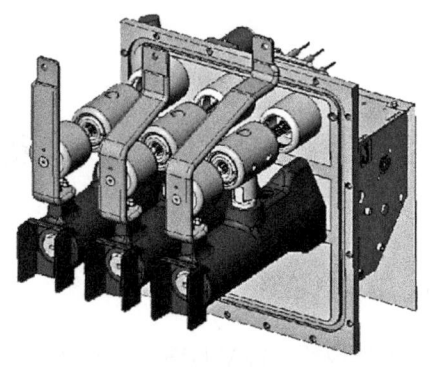

图 10-8 电动操作机构——极柱侧

(2) 断路器和三工位开关之间的联锁。手动操作的三工位开关和与其配套的断路器之间为机械联锁;电动操作的三工位开关和与其配套的断路器之间为电气联锁。

2) 主要技术参数

(1) 开关柜主要技术条件和参数见表 10-4。

表 10-4　开关柜主要技术条件和参数

主要技术条件	参数及要求
电气参数	
额定电压	12 kV
额定工频耐受电压	42 kV
额定雷电冲击耐受电压	75 kV
绝缘气体压力(绝对大气压,20℃)	120 kPa
额定频率	50/60 Hz
主母线额定电流	1 250 A
断路器柜分支母线额定电流	1 250 A
负荷开关柜分支母线额定电流	630 A
额定峰值耐受电流	63×10^3 A
额定短时耐受电流(3 s)	25×10^3 A
断路器额定短路开断电流	25×10^3 A
额定短路关合电流(断路器)	63×10^3 A
额定短路关合电流(三工位负荷开关)	63×10^3 A
额定操作循环	O-0.3 s-CO-3 min-CO①
遮断时间	约 60 ms
分闸时间	≤45 ms
合闸时间	约 60 ms
绝缘气体系统	
绝缘气体	$SF_6$②
设计压力(绝对大气压)	146 kPa
工作压力[20℃,绝对大气压(指充气压力)]	130 kPa
额定压力[20℃,绝对大气压(最小工作压力)]	120 kPa
电动机和脱扣器:断路器	
储能电机	150 W
合闸线圈	250 W
分闸线圈	250 W
额定电压③	
直流电压	220 V
防护等级(IEC 60529,GB/T 11022—2011)	
密封气室	IP65
控制隔室	IP4X

注：① 根据要求,可提供其他操作循环。
　　② 采用间接式过电流脱扣并不意味着不需要辅助电源。
　　③ 根据要求可满足 IP5X。

(2) 真空断路器主要技术条件和参数见表10-5。

表10-5 真空断路器主要技术条件和参数

主要技术性能	参数及要求
电气参数	
额定电压	12 kV
额定电流	1 250 A
额定1 min工频耐受电压	42 kV
额定雷电冲击耐受电压	75 kV
绝缘气体压力(绝对大气压,20℃)	120 kPa
额定频率	50/60 Hz
额定短路开断电流	25 kA
额定短路关合电流	63 kA
额定短路电流耐受时间	3 s
额定操作顺序	O-0.3 s-CO-3 min-CO
额定短路关合电流(断路器)	63×10^3 A
额定短路关合电流(三工位负荷开关)	63×10^3 A
额定操作循环	O-0.3 s-CO-3 min-CO[①]
极间距	150 mm
真空灭弧室允许操作循环次数	图10-9
绝缘气体系统	
绝缘气体	SF_6
工作压力[绝对大气压,20℃(指充气压力)]	130 kPa
额定压力[绝对大气压,20℃(最小工作压力)]	120 kPa

注：① 根据要求,可提供其他操作循环。

(3) 三工位开关主要技术条件和参数见表10-6。

表10-6 三工位开关主要技术条件和参数

主要技术性能	参数及要求
电气参数	
额定电压	12 kV
额定电流	1 250 A
额定1 min工频耐受电压	42 kV
隔离断口额定工频耐受电压	48 kV

续 表

主 要 技 术 性 能	参 数 及 要 求
额定雷电冲击耐受电压	75 kV
隔离断口额定雷电冲击耐受电压	85 kV
额定峰值耐受电流	63 kA
额定短路耐受电流	25 kA
绝缘气体系统	
绝缘气体	SF_6
工作压力[绝对大气压,20℃(指充气压力)]	130 kPa
额定压力[绝对大气压,20℃(最小工作压力)]	120 kPa

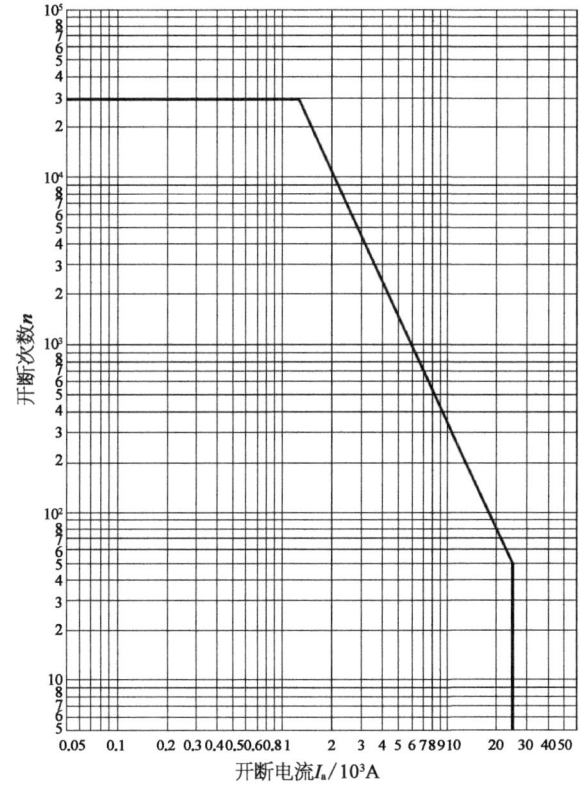

图 10-9　真空灭弧室允许操作次数 n 与开断电流 I_a 的关系曲线图

（4）电流互感器。电流互感器采用环氧树脂浇注穿芯式电流互感器；差动保护电流互感器和零序电流互感器安装于安全可靠的位置；电流互感器的主要技术参数见表 10-7。

表 10-7　电流互感器的主要技术参数

主要技术性能	参数及要求
电气参数	
额定电压	10 kV
最高工作电压	12 kV
额定频率	50 Hz
一次侧额定电流	设计联络确定
二次侧额定电流	1 A
准确度等级	0.2 s/5P20（与图纸一致） 0.5/5P20/5P20（与图纸一致） 0.5/5P20（与图纸一致）
额定短时耐受电流	25×10^3 A
额定峰值耐受电流	63×10^3 A
额定短路持续时间	3 s
额定二次输出负荷容量	≥5 V·A（与测控、保护装置配套）

（5）电压互感器。电压互感器设置于 10 kV 主母线上，采用环氧树脂浇注式电压互感器；电压互感器的主要技术参数见表 10-8。

表 10-8　电压互感器的主要技术参数

主要技术性能		参数及要求
电气参数		
相数		单相，3 绕组
额定频率		50 Hz
额定一次电压		10/3 kV
额定二次电压	绕组 1	100/3 V
	绕组 2	100/3 V（考虑消谐措施）
准确度等级		0.5/3P，计量采用 0.2
额定输出负荷		与测控、保护装置配套

（6）避雷器。避雷器采用的是户内型氧化锌避雷器，每组三只安装于主母线或馈出线处，保证全部一次回路处于避雷器保护范围内，避雷器外壳应接地；避雷器的主要技术参数见表 10-9。

3）开关柜的安装与连接

设置良好的基础框架对于气体绝缘中压开关柜的拼柜和扩展很重要。

表 10-9 避雷器的主要技术参数

主要技术性能	参数及要求
电气参数	
额定电压	$\geqslant 15$ kV
持续运行电压	$\geqslant 12$ kV
额定频率	50 Hz
标称放电电流下残压	$\leqslant 40$ kV$(8/20\ \mu s, 5\times 10^3$ A$)$

(1) 准备工作。

① 在基础框架上部表面涂上油脂(有利于拼柜和校正)。

② 将定位销 46 放入柜子联接部件的相应的孔中。

(2) 开关柜的安装。

① 将已就位和待拼开关柜的母线联接部件 28 的保护盖板拆除,因为保护盖板的绝缘强度很低,所以在安装后不应留在开关柜上。

② 如果系统需要扩展,首先将端板移开,接着拆下封堵插头 51,包括压板 52 和夹件 53。

③ 仔细检查绝缘部件 28.2 和导电管 28.3 是否清洁,应将污垢清除(注意:绝缘部件 28.2 和导电管 28.3 是母线连接的主要部件,请务必保护好并远离污染环境)。

④ 在绝缘部件 28.2 的锥形面 A 处,均匀地涂上一层薄薄的 AP 绝缘膏(注意:绝缘部件,锥形表面 A 上应全部涂有油膏)。

⑤ 将导电管 28.3 和绝缘部件 28.2 小心地装入母线套管 28.1 内。

⑥ 滑动待拼柜体时要小心,使其与已有开关柜均匀接触(不能倾斜)。在连接过程,导电管、绝缘部件和定位销都无需外力即可顺利插入。

⑦ 当拼接的两个柜之间的距离足够小时,可将螺栓 48 插入连接板的孔内并挂上垫圈、螺帽。

⑧ 拧紧螺帽 49 使两柜紧固在一起。

⑨ 当开关柜拼接好后,需要重复检查一下拼入开关柜的校直是否依然正确,然后将与基础框架连接的螺栓固紧。

⑩ 装上端盖板。

上述开关柜的安装与母线连接等的分解步骤如图 10-10～图 10-13 所示。

4) 电缆连接和二次接线

在开关柜电缆隔室内,装设有电缆连接的配件,它们是根据配电装置设计文件指定的电缆型号和尺寸配备的。电缆连接安装图如图 10-14 所示。

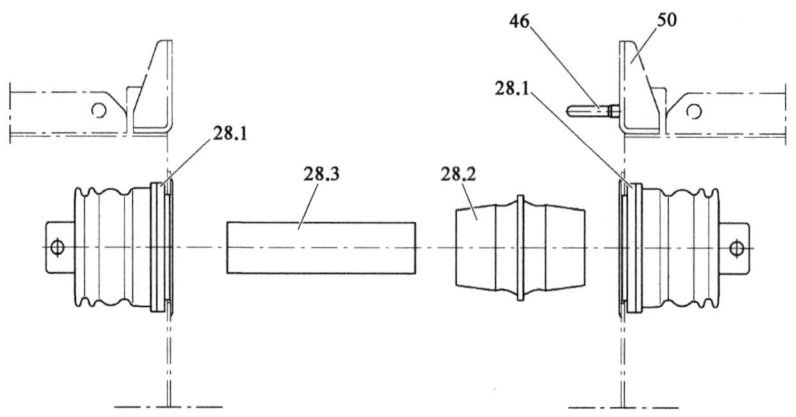

28.1—母线插座；28.2—绝缘部件；28.3—连接管；46—导销；50—柜间连接支架

图 10-10　开关柜的安装图

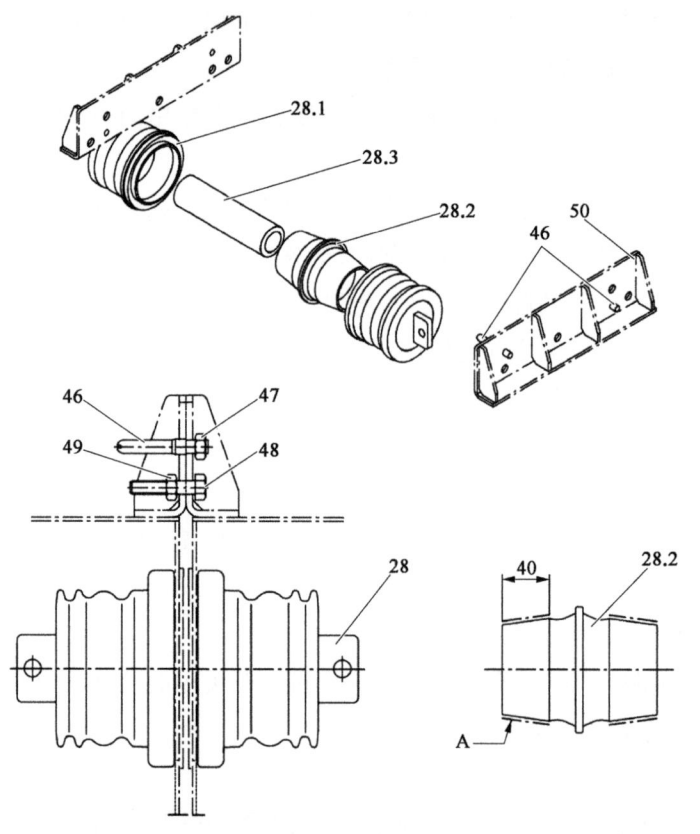

A—均匀涂上润滑油脂 AP；28—母线连接(插入式)；28.1—母线插座；28.2—绝缘部件；28.3—连接管；47—M8 六角螺母和碟形垫片；48—M10×65 六角螺栓；49—M10 六角螺母和碟形垫片；50—柜间连接支架

图 10-11　母线连接图

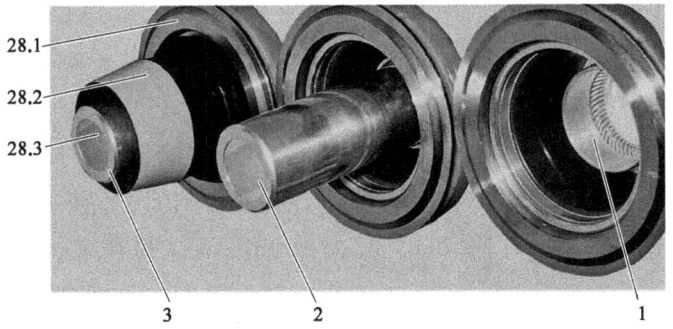

1—保护帽已移走；2—绝缘件28.2和连接套管28.3已装配；3—绝缘件；
28.1—母线插座；28.2—绝缘件；28.3—连接套管

图 10-12　母线连接的安装图

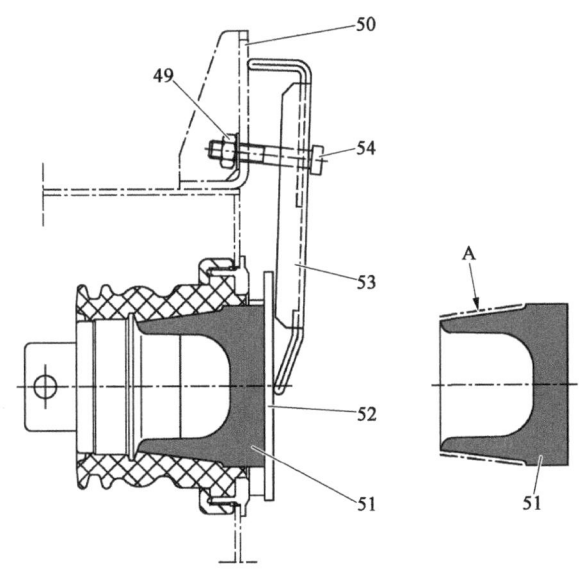

A—均匀涂上润滑油脂AP；49—M10六角螺母和碟形垫片；50—柜间连接支架；51—堵头插；
52—压力释放盘；53—夹具；54—符合DIN 7984标准的M10×30沉头螺栓

图 10-13　端柜的母线终端图

(1) 高压塑料绝缘电缆及插接式电缆头。

① 将符合要求的单芯绝缘电缆引入各开关柜中。

② 剥去绝缘层露出电缆芯线，检查芯线相别并确认。

③ 必要时套入套管式电流互感器（注意潮流方向）。

④ 根据制造厂家说明书要求安装电缆插头 6。

⑤ 根据开关柜的设计要求决定具体连接方法：外锥体符合 DIN 47636；14 mm 插接触头（400 A）的电缆头仅适用负荷开关柜；7 mm 插接触头（250 A）的电缆头仅适用带熔断

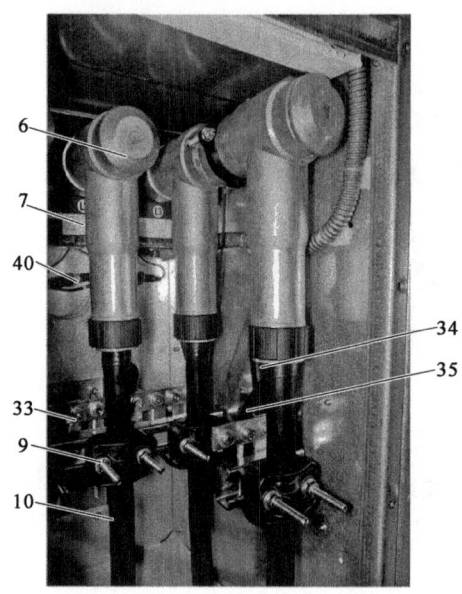

6—电缆插头；7—套管式电流互感器；9—电缆固定夹；10—高压电缆；33—接地端子；34—插接头接地导体；35—电缆接地导体；40—带电显示装置的测量回路

图 10-14 电缆连接安装图

器的负荷开关柜；M16 螺栓型触头（630 A/800 A/1 250 A）的电缆头指定用于断路器开关柜，也可以用于负荷开关柜。

⑥ 额定紧力扭矩取决于电缆头型号，可以从所提供的有关安装说明书中找到。

⑦ 与安装在充气室并用螺栓固紧的外锥形接头 13 连接（无须打开绝缘气室）。

⑧ 将电缆找正后，把它紧固在固定夹 9 上，电缆在开关柜内应保持垂直。

⑨ 安装电缆接地线，当装有套管型电流互感器时，电缆接地线应重穿过互感器后再接地。

（2）控制电缆和接线。

① 安装所需要的控制电缆及柜间连接线。

② 控制电缆从柜顶进入并套上变径圈。

③ 柜间的连线由控制隔室内的插接头完成。

5）绝缘气体系统使用前的准备工作

从开关柜绝缘气体系统操作说明书中可查找到有关数据。

6）安装收尾工作

（1）清理柜体表面和控制隔室，检查柜体的油漆是否被碰伤，必要时可以补漆。

（2）重新装好在安装过程中曾被拆下的部件，如操动机构、电缆槽的盖板等。

（3）从开关柜内清除所有的工具和异物。

（4）检查配电装置的整体状况。

（5）确认配电室周边环境处于正常状态。

10.2.2 DC 1 500 V 开关柜

DC 1 500 V 开关柜包括进线柜、馈线柜、负极柜和端子柜，均为户内型开关柜；DC 1 500 V 开关柜具有标准防护等级的金属封闭式结构，由一系列标准化单元组成，标准化单元根据设计要求组合成不同的基本小室。在这些标准化单元中设有操作设备、控制元件、测量元件、保护元件、母排、电源和辅助连接等（除完成当地控制、测量保护功能所需的必要元件外，还装有为实现远方监控所必需的各种转换开关、数据传输所必需的接口设备）。

高、低压室之间有相应的屏蔽措施，以防高压回路对低压控制回路的干扰。一次回路与控制、信号、测量、保护等二次回路之间采取有效隔离措施，确保一次回路冲击电压不会对上述二次回路产生任何影响。

所有的直流断路器均配置直接瞬时过流脱扣器。每个直流断路器所有辅助接点,均接到低压室端子排上。

10.2.2.1 安装及使用条件

(1) 电气条件:额定输入电压 DC 1 500 V;最高输入电压 DC 1 800 V;额定输入电流 DC 4 000 A。

(2) 海拔高度小于 1 000 m。

(3) 温度:运输和存储温度-25~55℃;工作温度-10~40℃。

(4) 相对湿度。日平均值不大于 95%,月平均不大于 90%(25℃),有凝露的情况发生。

(5) 冲击和振动。当具有表 10-10 特性的 10 Hz 正弦振动波单独作用时,设备应能正常工作。

表 10-10 振动试验参数

方向	加速度峰值/(m·s^{-2})	额定持续时间/s
垂直	5	30
水平	5	30

(6) 安装条件。户内安装,安装在无尘埃、无油烟、无导电性粉尘、无腐蚀性气体、无可燃性气体和防风雨侵袭的户内场所。

10.2.2.2 进线柜

进线柜安装于直流牵引变电所内,作为整流器柜与馈线柜之间隔离之用,可实现控制、保护、测量等功能。

1) 配置及结构说明

进线柜按功能区域分为隔离刀操作室/母线室和控制室。

(1) 隔离刀操作室/母线室。主要包括进线母排、水平母线、负极排、电压/电流变送器、电动隔离开关、分流器、温湿度传感器、加热器及避雷器。

(2) 控制室。主要包括微型断路器(MCB)、中间继电器、PLC、人机显示器、指示灯、按钮、电流表、电压表及二次接线端子。

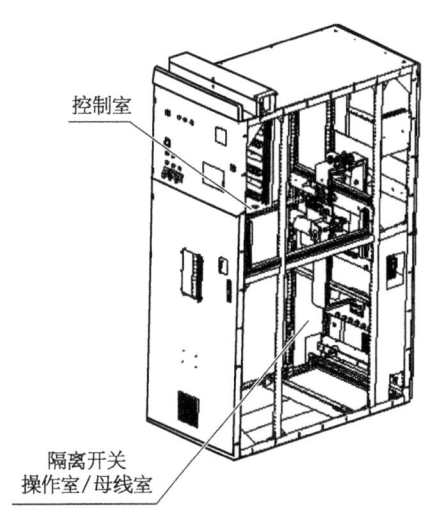

图 10-15 进线柜结构图

进线柜配置结构如图 10-15 所示,柜体正视图如图 10-16 所示。

2) 功能说明

（1）逆流保护功能。当整流器二极管击穿事故扩大引发短路故障时，逆流保护启动，输出跳闸信号联跳所有直流馈线柜及牵引整流机组高压侧断路器。

（2）灯测试功能。按下"灯测试"按钮时，柜体面板上指示灯全亮；松开按钮时，指示灯处于正常工作状态。

（3）控制及通信功能。进线柜配置一套 PLC 装置，用来实现对保护的编程、调试、整定、就地访问；进线柜配置一套串口转以太网口的转换器装置（Nport 5232），开关状态、故障、运行参数可通过 Nport 5232 采用 TCP 通信方式上传至远方控制指挥中心，实现对设备的监视控制等远动功能。

（4）状态、故障显示功能。进线柜面板上配置指示灯用于显示电动隔离开关分/合闸状态及故障状态。另配置电流表用于显示回路电流、电压表用于显示母线电压。

（5）人机信息采集及设置功能。进线柜配置一套 HMI 人机显示装置，用于实现设备以下的信息采集及参数设置功能：① 采集电动隔离开关的状态信号，柜内的事故、报警信号；② 电流、电压模拟量采集；③ 逆流保护阀值设置功能。

（6）防凝露功能。柜体前面板上配置凝露控制器监视柜内温度及湿度，当温度或湿度超过设定值时，加热器自动进行工作。在进线柜控制室及柜内各配置一个加热器，功率分别为 75 W、150 W。

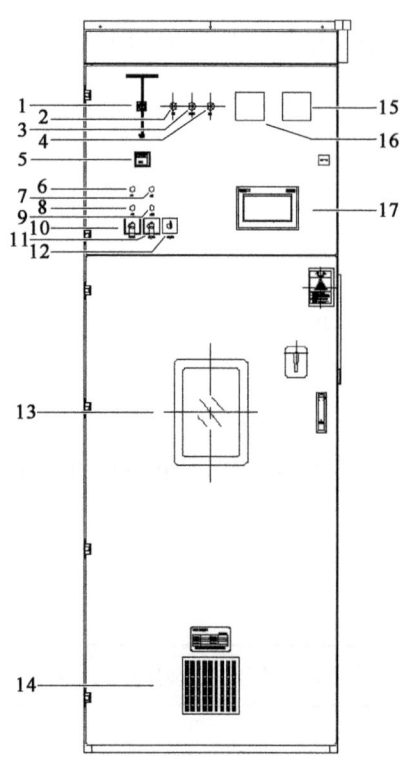

1—隔离开关状态指示器；2—故障指示灯；3—逆流保护指示灯；4—解锁指示灯；5—温控仪；6—复位按钮；7—分闸按钮；8—合闸按钮；9—灯测试按钮；10—解锁/闭锁转换开关；11—手动/自动转换开关；12—远方/就地转换开关；13—观察窗；14—散热孔；15—指针式电压表；16—指针式电流表；17—触摸屏

图 10-16　进线柜柜体正视图

（7）本地控制功能。柜体前面板上配置下列转换开关或按钮进行本地控制：

① 本地/远程转换开关。用于进线柜在本地控制及远程控制间切换。

② 自动/手动转换开关。用于加热器在凝露控制器控制及手动控制间切换。

③ 解锁/闭锁转换开关。用于电动隔离开关的操作的解锁及闭锁功能。

④ 合闸按钮。用于电动隔离开关合闸。

⑤ 分闸按钮。用于电动隔离开关分闸。

⑥ 复位按钮。用于故障复位。

⑦ 灯测试按钮。用于测试各指示灯是否损坏。

3) 主要技术条件和参数(表10-11)

表10-11 进线柜主要技术条件和参数

主要技术条件		参数及要求
额定电压		DC 1 500 V
额定绝缘电压		DC 3 000 V
主回路工频耐压	对地及极间	6.9 kV
	隔离断口	8.3 kV
母线额定电流		6 000 A
馈线额定电流		4 000 A
控制电源		DC 220 V(用于控制、保护等二次回路)
辅助电源		AC 220 V(仅用于照明、除湿系统)
防护等级		IP20
柜体尺寸(宽×深×高)		800 mm×1 500 mm×2 200 mm
符合标准		GB/T 10411—2005、GB/T 25890.1—2010、GB/T 25890.3—2010、GB/T 25890.6—2010

4) 安装和初始化

(1) 安装尺寸。柜体外形及安装尺寸、地脚螺钉应与基础尺寸符合。柜顶有4个M24的吊环螺钉,吊装时使用。进线柜安装的基础尺寸如图10-17所示。

(2) 安装场地要求。

① 安装场地为室内,无日晒、雨淋,无腐蚀性气体。

② 室内最高环境温度不大于40℃。

③ 室内空气流通良好,配备有通风孔和向外排风的风扇。

④ 室内地面干燥,无积水、凝露。

(3) 安装位置检查。

① 检查安装场地墙上有无通风孔与排风扇。

② 安装位置地脚螺钉开孔是否与屏柜相符。

③ 用水平仪检查安装位置地面平整度,保证安装地面平整,允许误差范围1 mm/m,总体不大于2 mm。

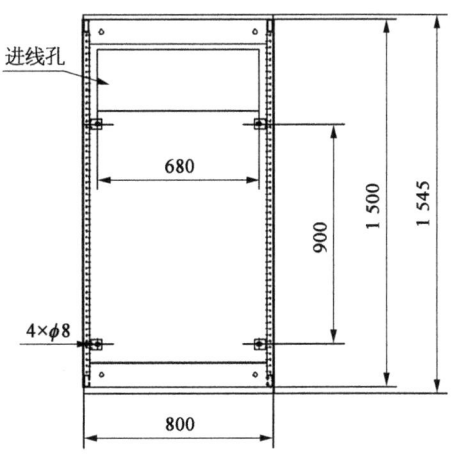

图10-17 进线柜体安装基础尺寸图

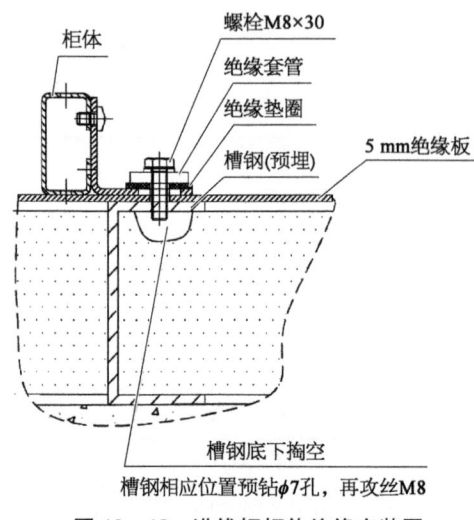

图 10-18 进线柜柜体绝缘安装图

④ 测量柜体外形尺寸与进入安装位置处的门、墙等有无冲突。

⑤ 检查柜体落位后柜门开启及与外部的电缆电线连接是否方便。

(4) 安装运输工具。无特殊要求。

(5) 开关柜装配。

① 连接相邻开关柜。根据设备布置图先将最左侧的一台开关柜精准对齐,然后观察地面开孔位置,同时检查底框的位置及地面绝缘板的位置尺寸;各开关柜安装并用螺栓紧固在一起后检查开关柜对地绝缘。

② 与地面固定。开关柜安装方式为绝缘安装,固定方式如图 10-18 所示。

③ 母排连接。开关柜之间的母排采用镀锌螺栓连接,严格按照国标用力矩扳手进行组装,同时做好防松标示,母排与母排接触面涂有导电膏,柜内预留柜间铜排安装孔位,如图 10-19 所示。

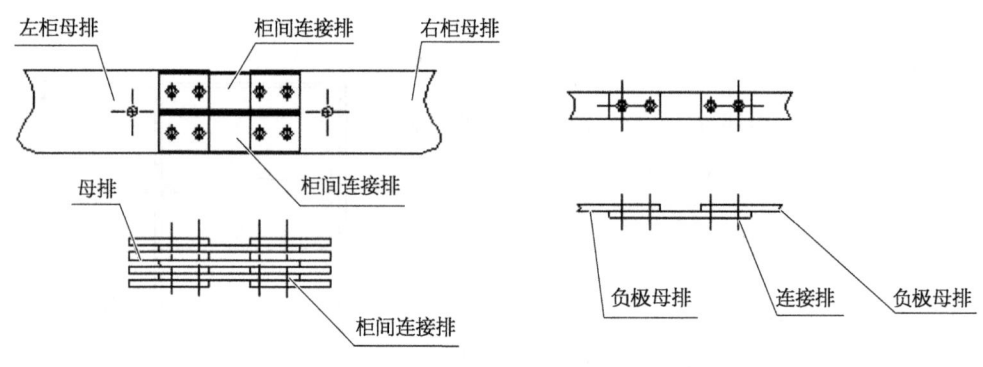

图 10-19 柜体母排连接图

(6) 一次回路接线。根据直流开关柜厂家提供的进线柜一次电缆接口表完成屏柜间接线。电缆进入屏柜前应在电缆夹层内的电缆支架上绑扎固定。接线必须有线号标记。当确认线号无误后用扳手把各联接螺栓拧紧直到弹簧垫圈压平为止。

(7) 二次回路接线。二次回路由接线端子排对外接线,根据直流开关柜厂家提供的进线柜二次电缆接口表完成屏柜间接线。

(8) 安装收尾工作。现场调试旨在检测装置在交装、运输过程中是否损坏,验证设备在实际负载及工况下的性能指标是否符合技术要求。

设备交装完毕后,必须由直流开关柜厂家技术人员或售后服务人员和用户共同完成设备投运前的调试工作。未经过调试,严禁设备直接投入使用。

10.2.2.3 馈线柜

馈线柜安装于正极母线与上网隔离开关柜之间,直流正极母线向牵引网馈电时,对线路进行控制、监测和保护。长沙磁浮快线共有两种型号的馈线柜,下面以给正线接触轨供电的馈线柜1为例进行介绍。

1) 配置及结构说明

馈线柜内部结构及配置包括馈线柜柜体、二次控制元件、断路器手车、连接母线及绝缘防护装置。

元器件布置分三个独立的区域:控制室、手车室和母线室。其中手车室、控制室、母线室之间均采用绝缘板隔离,避免断路器喷弧造成不必要影响。手车室设置专用喷弧通道,将喷弧气体快速排出,安全可靠。母线室、手车室之间进行绝缘防护,确保安全。馈线柜配置及结构如图10-20、图10-21所示。

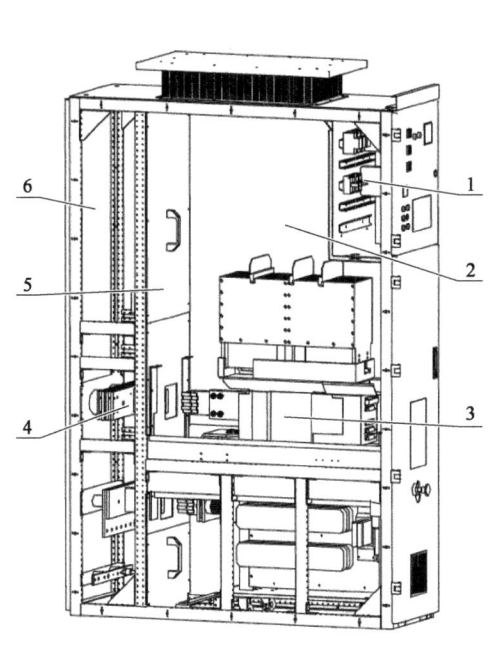

1—控制室(含二次控制元件);2—手车室(含手车,预留向上喷弧空间);3—断路器手车(含直流断路器、灭弧罩、断路器手车及相应操作手柄);4—母线室(含主母排和负极母线);5—手车室绝缘防护装置;6—馈线柜柜体

图10-20 馈线柜配置图

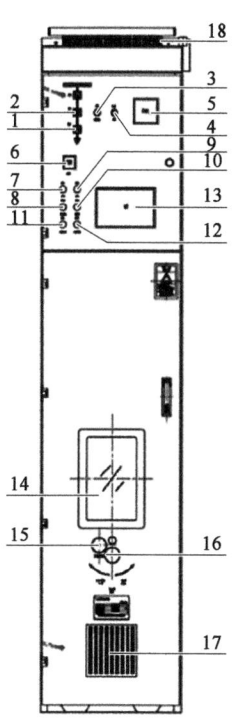

1—直流快速断路器手车位置指示器;2—直流快速断路器状态指示器;3—线路测试指示灯;4—故障指示灯;5—指针式电流表;6—温控仪;7—复位按钮;8—测试合闸按钮;9—分闸按钮;10—灯测试按钮;11—远程/本地转换开关;12—手动/自动转换开关;13—继电保护器;14—观察窗;15—紧急分闸按钮;16—手柄操作孔;17—散热孔;18—泄压仓

图10-21 馈线柜柜体正视图

2) 功能说明

(1) 保护功能。

① 延时/瞬时过电流保护功能。当电流超过设定值($0.1 \sim 4\ In$)时,瞬时过电流保护启动,开始计时。如计时时间超过设定延时跳闸时间,则瞬时过流保护功能动作,触发直流快速断路器跳闸,若过计时时间未超过设定值,保护自动退出。

② 电流速断保护功能。当电流超过定值($1 \sim 10\ In$)时,速断保护功能启动,触发直流快速断路器跳闸。

③ 电流上升率保护功能。当电流上升率超过保护设定值($4 \sim 400\ A/ms$)时,电流上升率保护启动,开始计时。如计时时间超过设定延时跳闸时间,则电流上升率保护功能动作,触发直流快速断路器跳闸,若计时时间未超过设定值,保护自动退出。

④ 电流突变保护功能。当电流上升率保护超过设定值时,启动电流增量检测,进入延时计时阶段。以启动电流增量检测开始时刻的电流作为基准点计算相对电流增量,如在设定延时时间内,电流上升率一直维持在保护设定值($4 \sim 400\ A/ms$)之上,且在设定的电流增量保护延时时间后,电流增量超过保护设定值($100 \sim 9\ 999\ A$),则保护动作,触发直流快速断路器跳闸。

⑤ 过电压保护功能。当直流电压超出保护设定值($0.5 \sim 1.5\ Un$)时,根据继保配置进行报警或启动直流快速断路器跳闸。

⑥ 低电压保护功能。当直流电压低于保护定值($0.2 \sim 1\ Un$)时,根据继保配置进行报警或启动直流快速断路器跳闸。

⑦ 远方跳闸保护功能。馈线柜接收远方跳闸信号,触发直流快速断路器跳闸。

⑧ 大电流脱扣功能。直流快速断路器配置大电流本体脱扣,当电流超过设定阀值时,触发直流快速断路器跳闸。

⑨ 机械强制脱扣功能。当发生紧急故障时,通过按下柜门急停按钮分断直流快速断路器。

⑩ 装置内部故障检测功能。装置可内部自检,当检测出故障后发送跳闸信号,分断直流快速断路器。

(2) 自动重合闸功能。直流快速断路器保护跳闸后,继电保护器启动自动重合闸。自动重合闸闭锁次数可自由设定($1 \sim 4$次)。

(3) 线路测试功能。"自动重合闸"或按下"测试合闸"按钮时,启动线路测试。直流快速断路器合闸前,必须对供电线路进行检测,通过对电流和电压的测量,计算线路剩余电阻、剩余电压。如剩余电压、剩余电阻都大于设定值,完成直流快速断路器合闸。

(4) 故障录波功能。故障录波触发命令可根据需求进行配置,分别为不记录、在保护启动时触发、在保护跳闸时(时间延时结束时)触发及通过数字量输入外部触发。触发之前的记录时间($0.01 \sim 0.5\ s$)及触发之后的记录时间($0.01 \sim 0.5\ s$)在范围内可调。装置记录输入量波形,最大$6\ s$储存记录。

(5) 联锁联跳功能。直流快速断路器与负极柜隔离开关设有联锁关系,直流快速断路器只有在负极柜手动隔离开关合闸后方可合闸。

直流快速断路器与框架保护、中压柜故障、进线柜逆流保护、直流接地漏电保护装置、邻站过流、邻站框架保护、邻站直流接地漏电保护装置形成联跳关系,在以上故障发生时,直流快速断路器跳闸。其中邻站过流、直流接地漏电保护装置需进行一次自动重合闸,其他故障跳闸信号直流快速断路器跳闸后闭锁。

(6) 通信功能。继电保护器前面板配置串行通信接口(RS232),用于调试计算机与装置连接,可下载装置内部信息、对装置进行操作及管理。继电保护器后面板配置有 RJ45 以太网通信接口,采用 Modbus TCP/IP 协议与 PSCADA 系统通信。通过通信接口 PSCADA 系统对装置进行操作。

(7) 状态、故障显示功能。馈线柜面板配置指示灯用于显示直流快速断路器分/合闸状态、断路器手车位置、线路测试及故障状态。另配置一块电流表用于显示回路电流。

(8) 信息采集功能。

① 采集直流快速断路器、手车位置信号、柜内故障信号。

② 电流、电压模拟量采集。

(9) 防凝露功能。馈线柜面板配置凝露控制器,监视柜内温度及湿度,当温度或湿度超过设定值时,加热器自动进行工作。控制室及手车室各配置一个加热器,功率分别为 75 W、150 W。

(10) 灯测试功能。按下"灯测试"功能按钮时,柜体面板上指示灯全亮;松开按钮时,指示灯处于正常工作状态。

(11) 本体控制功能。馈线柜配置下列转换开关或按钮进行本地控制:

① 远方/就地转换开关。用于馈线柜在本地控制及远程控制间切换。

② 自动/手动转换开关。用于加热器在凝露控制器控制及手动控制间切换。

③ 直接合闸按钮。用于不经线路测试直接合闸,调试时使用。

④ 测试合闸按钮。用于断路器线路测试合闸。

⑤ 分闸按钮。用于断路器分闸。

⑥ 复位按钮。用于馈线柜故障复位。

⑦ 灯测试按钮。用于进行各指示灯检测。

⑧ 急停按钮。用于直流快速断路器机械强制脱扣。

3) 主要技术条件和参数(表 10-12)

4) 安装和初始化

(1) 安装尺寸。柜体外形及安装尺寸、地脚螺钉应与基础尺寸符合。柜顶有 4 个 M24 的吊环螺钉,吊装时使用。馈线柜安装的基础尺寸如图 10-22 所示。

表 10-12 馈线柜主要技术条件和参数

主要技术条件		参数及要求
额定电压		DC 1 500 V
额定绝缘电压		DC 3 000 V
主回路工频耐压	对地及极间	6.9 kV
	隔离断口	8.3 kV
馈线额定电流		4 000 A
控制电源		DC 220 V(用于控制、保护等二次回路)
辅助电源		AC 220 V(仅用于照明、除湿系统)
防护等级		IP20
柜体尺寸(宽×深×高)		500 mm×1 500 mm×2 200 mm
符合标准		GB/T 10411—2005、GB/T 25890.1—2010、GB/T 25890.2—2010、GB/T 25890.6—2010

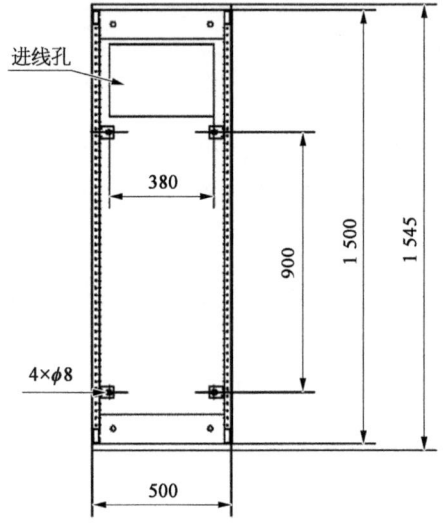

图 10-22 馈线柜体安装基础尺寸图

(2) 安装场地要求。

① 安装场地为室内，无日晒、雨淋、无腐蚀性气体。

② 室内最高环境温度不大于40℃。

③ 室内空气流通良好，配备有通风孔和向外排风的风扇。

④ 室内地面干燥，无积水、凝露。

(3) 安装位置检查。

① 检查安装场地墙上有无通风孔与排风扇。

② 安装位置地脚螺钉开孔是否与屏柜相符。

③ 用水平仪检查安装位置地面平整度，保证安装地面平整，允许误差范围1 mm/m，总体不大于2 mm。

④ 测量柜体外形尺寸与进入安装位置处的门、墙等有无冲突。

⑤ 检查柜体落位后柜门开启及与外部的电缆电线连接是否方便。

(4) 安装运输工具。无特殊要求。

(5) 开关柜装配。

① 连接相邻开关柜。根据设备布置图先将最左侧的一台开关柜精准对齐，然后观察地面开孔位置，同时检查底框的位置及地面绝缘板的位置尺寸；各开关柜安装并用螺栓紧固在一起后检查开关柜对地绝缘。

② 与地面固定。开关柜安装方式为绝缘安装,固定方式如图 10-23 所示。

③ 母排连接。开关柜之间的母排采用镀锌螺栓连接,严格按照国标用力矩扳手进行组装,M12 螺栓力矩大小为 88 N·m,同时做好防松标示,母排与母排接触面涂有导电膏,柜内预留柜间铜排安装孔位,如图 10-24 所示。

(6) 一次回路接线。根据直流开关柜厂家提供的馈线柜一次电缆接口表完成屏柜间接线。电缆进入屏柜前应在电缆夹层内的电缆支架上绑扎固定。接线必须有线号标记。当确认线号无误后用力矩扳手按国标采取标准力矩安装,M16 螺栓力矩采用 216 N·m 进行紧固,做好防松标示。

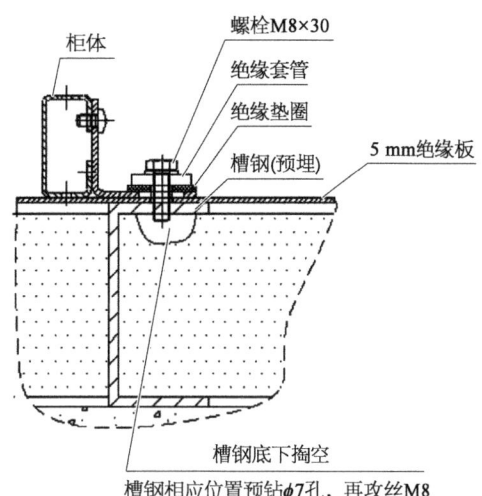

图 10-23 馈线柜柜体绝缘安装图

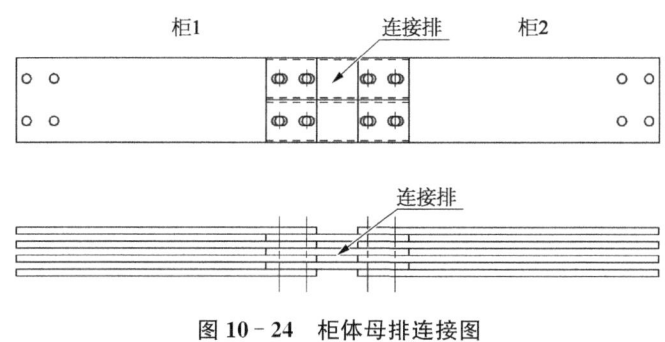

图 10-24 柜体母排连接图

(7) 二次回路接线。二次回路由接线端子排对外接线,根据直流开关柜厂家提供的馈线柜二次电缆接口表完成屏柜间接线。

(8) 安装收尾工作。现场调试旨在检测装置在交装、运输过程中是否损坏,验证设备在实际负载及工况下的性能指标是否符合技术要求。

设备交装完毕后,必须完成设备投运前的调试工作,未经过调试,严禁设备直接投入使用。

10.2.2.4 负极柜

长沙磁浮快线共有四种型号的负极柜,负极柜 N1 连接于整流器负极与负极柜 N2 之间,负极柜 N2 因柜内隔离开关数量不同衍生出三种型号,负极柜 N2 连接于负极柜 N1 与双极上网隔离开关柜之间,四种型号的负极柜其共同作用是实现对牵引网回流控制。下面以负极柜 N1 为例(以下简称负极柜)进行介绍。

1) 配置及结构说明

负极柜按功能区域分为手动隔离刀操作室/母线室和控制室。

(1) 手动隔离刀操作室/母线室。主要包括进/出线母排、2把手动隔离开关、分流器、温湿度传感器及加热器。

(2) 控制室。主要包括微型断路器(MCB)、指示灯、按钮、电流表及二次接线端子。

负极柜配置结构如图10-25所示,柜体正视图如图10-26所示。

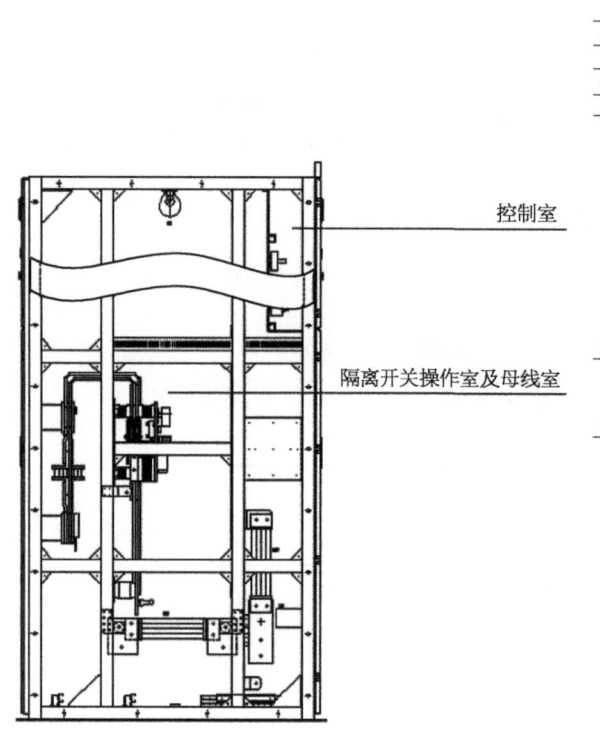

图10-25 负极柜结构图

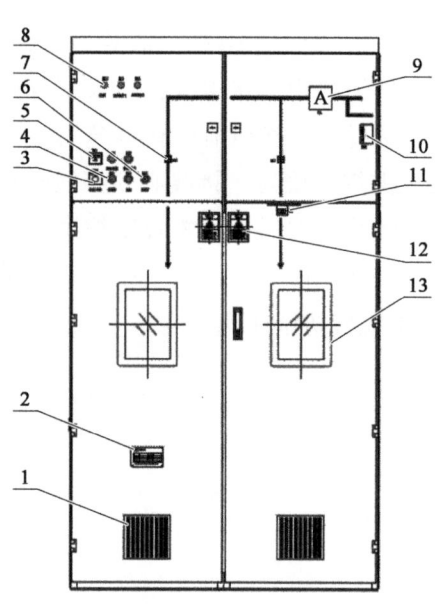

1—通风窗；2—产品铭牌；3—加热自动/手动旋钮；4—按钮(从上到下依次是框架保护1复位、框架保护2复位、灯测试、故障复位)；5—温控仪；6—照明灯按钮；7—隔离刀分合闸指示灯；8—指示灯(从左到右依次是框架保护1、故障、框架保护2)；9—指针式电流表；12—警示牌；13—观察窗

图10-26 负极柜柜体正视图

2) 功能说明

(1) 灯测试功能。按下"灯测试"按钮时,柜体面板上指示灯全亮；松开按钮时,指示灯处于正常工作状态。

(2) 控制及通信功能。负极柜配置一套PLC装置,用来实现编程、调试、整定、就地访问；负极柜配置一套串口转以太网口的转换器装置(Nport 5232),开关状态、故障、运行参数可通过Nport 5232采用TCP通信方式上传至远方控制中心,实现对设备的监视控制等远动功能。负极柜N2与负极柜N1搭配使用,并将隔离开关状态、故障、运行参数传送给负极柜N1的PLC,并实现上传及远方控制指挥中心对设备的监视控制等远动功能。

(3) 状态、故障显示功能。负极柜面板上配置指示灯用于显示手动隔离开关分/合闸状态,框架保护 1 故障、框架保护 2 故障,另配置电流表用于显示主回路电流。

(4) 信息采集功能。采集手动隔离开关状态信号、柜内故障、报警信号;电流模拟量采集。

(5) 防凝露功能。柜体前面板上配置凝露控制器监视柜内温度及湿度,当温度或湿度超过设定值时,加热器自动进行工作。在控制室及柜内各配置一个加热器,功率分别为 75 W、150 W。

(6) 本地控制功能。柜体前面板上配置下列转换开关或按钮进行本地控制:

① 远方/就地转换开关。用于负极柜在本地控制及远程控制间切换。

② 自动手动转换开关。用于加热器在凝露控制器控制及手动控制间切换。

③ 复位按钮。用于故障复位,框架保护 1 复位,框架保护 2 复位。

④ 灯测试按钮。用于测试各指示灯是否损坏。

3) 主要技术条件和参数(表 10 - 13)

表 10 - 13　负极柜主要技术条件和参数

主　要　技　术　条　件		参数及要求
额定电压		DC 1 500 V
额定绝缘电压		DC 3 000 V
主回路工频耐压	对地及极间	6.9 kV
	隔离断口	8.3 kV
额定电流		4 000 A
控制电源		DC 24 V、DC 220 V(用于控制、保护等二次回路)
辅助电源		AC 220 V(仅用于照明、除湿系统)
防护等级		IP20
柜体尺寸(宽×深×高)		1 200 mm×1 200 mm×2 200 mm
符合标准		GB/T 10411—2005、GB/T 25890.1—2010、GB/T 25890.3—2010、GB/T 25890.6—2010

4) 安装和初始化

(1) 安装尺寸。柜体外形及安装尺寸、地脚螺钉应与基础尺寸符合。柜顶有 4 个 M24 的吊环螺钉,吊装时使用。负极柜安装的基础尺寸如图 10 - 27 所示。

(2) 安装场地要求。

① 安装场地为室内,无日晒,雨淋,无腐蚀性气体。

② 室内最高环境温度不大于 40℃。

③ 室内空气流通良好,配备有通风孔和向外排风的风扇。

④ 室内地面干燥,无积水、凝露。

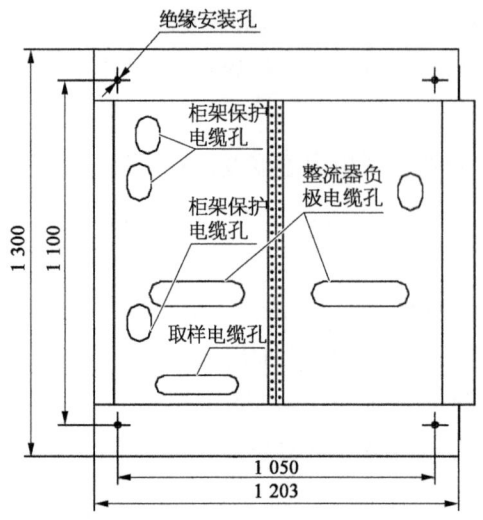

图 10-27 负极柜体安装基础尺寸图

(3)安装位置检查。

① 检查安装场地墙上有无通风孔与排风扇。

② 安装位置地脚螺钉开孔是否与屏柜相符。

③ 用水平仪检查安装位置地面平整度,保证安装地面平整,允许误差范围 1 mm/m,总体不大于 2 mm。

④ 测量柜体外形尺寸与进入安装位置处的门、墙等有无冲突。

⑤ 检查柜体落位后柜门开启及与外部的电缆电线连接是否方便。

(4)安装运输工具。无特殊要求。

(5)开关柜装配。

① 连接相邻负极柜。根据设备布置图先将最左侧的一台负极柜精准对齐,然后观察地面开孔位置,同时检查底框的位置及地面绝缘板的位置尺寸;在相邻负极柜之间插入隔板,用螺栓将两台负极柜连同隔板一起固定;负极柜安装并用螺栓紧固在一起后检查开关柜对地绝缘。

② 与地面固定。负极柜安装方式为绝缘安装,固定方式如图 10-28 所示。

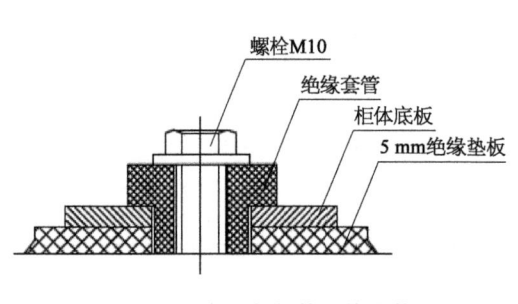

图 10-28 负极柜柜体绝缘安装图

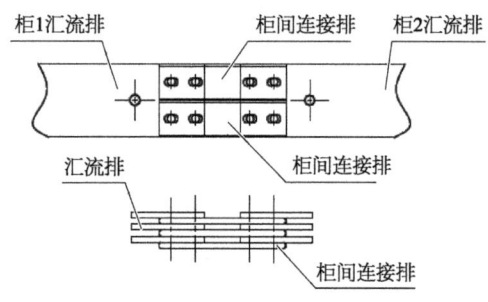

图 10-29 柜体母排连接图

③ 母排连接。开关柜之间的母排采用镀锌螺栓连接,严格按照国标用力矩扳手进行组装,同时做好防松标示,母排与母排接触面涂有导电膏,柜内预留柜间铜排安装孔位,如图 10-29 所示。

(6)一次回路接线。根据直流开关柜厂家提供的负极柜一次电缆接口表完成屏柜间接线。电缆进入屏柜前应在电缆夹层内的电缆支架上绑扎固定。接线必须有线号标记。当确认线号无误后用扳手把各联接螺栓拧紧直到弹簧垫圈压平为止。

(7) 二次回路接线。二次回路由接线端子排对外接线,根据直流开关柜厂家提供的进线柜二次电缆接口表完成屏柜间接线。

(8) 安装收尾工作。现场调试旨在检测装置在交装、运输过程中是否损坏,验证设备在实际负载及工况下的性能指标是否符合技术要求。

设备交装完毕后,必须由直流开关柜厂家技术人员或售后服务人员和用户共同完成设备投运前的调试工作。未经过调试,严禁设备直接投入使用。

10.2.2.5 端子柜

长沙磁浮快线端子柜因内部配置不同共有七种型号,端子柜负责进线柜、馈线柜与双极上网隔离开关柜、10 kV 开关柜、负极柜、64D 装置联跳联锁关系的连接。端子柜还可将本所直流开关柜与邻站直流开关柜的联跳信号相连,形成双边联跳及越区供电。下面以端子柜1为例(以下简称端子柜)进行介绍。

1) 配置及结构说明

端子柜包含端子室及元器件室,主要包括微型断路器、继电器、按钮、电源模块及二次接线端子;端子柜配置结构如图 10-30 所示,柜体正视图如图 10-31 所示。

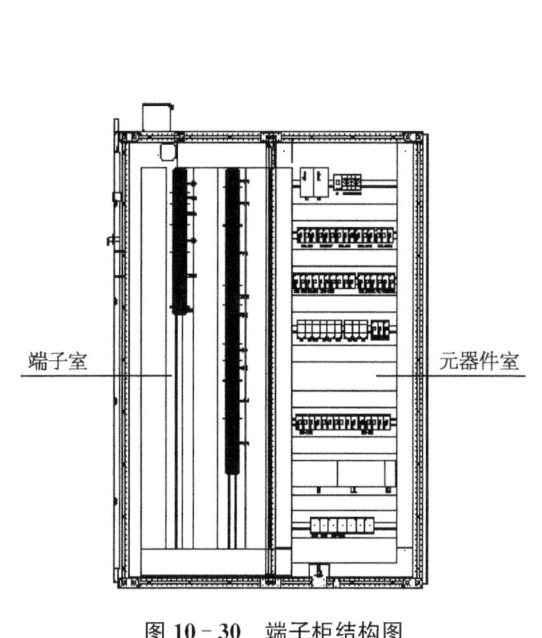

图 10-30 端子柜结构图

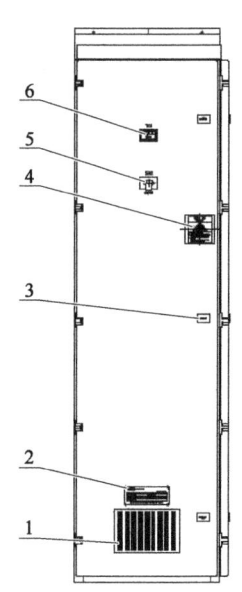

1—通风窗;2—产品铭牌;3—门锁;
4—警示牌;5—加热自动/手动旋钮;
6—温控仪

图 10-31 端子柜柜体正视图

2) 功能说明

(1) 通信功能。端子柜配置 2 套以太网交换机装置,用来实现全站所有直流开关柜的状态、故障、运行参数的上传,以及远方控制指挥中心对直流开关设备的监视控制等远动功能。

(2) 信息采集功能。

① 采集全站直流开关柜隔离开关、断路器的分合闸状态。

② 采集全站所有馈线柜、进线柜及负极柜的故障信号。

③ 采集邻站框架保护信号、电流故障信号、直流接地漏电保护信号。

(3) 防凝露功能。柜体前面板上配置凝露控制器监视柜内温度及湿度,当温度或湿度超过设定值时,加热器自动进行工作,柜内配置两个75 W的加热器。

3) 主要技术条件和参数(表10-14)

表10-14 端子柜主要技术条件和参数

主要技术条件	参数及要求
控制电压	DC 220 V、AC 220 V
工频耐压	2 kV
控制电源	DC 24 V、DC 220 V(用于控制、保护等二次回路)
辅助电源	AC 220 V(仅用于照明、除湿系统)
防护等级	IP20
柜体尺寸(宽×深×高)	400 mm×1 500 mm×2 200 mm
符合标准	GB/T 10411—2005、GB/T 25890.1—2010、GB/T 25890.3—2010、GB/T 25890.6—2010

4) 安装和初始化

(1) 安装尺寸。柜体外形及安装尺寸、地脚螺钉应与基础尺寸符合。柜顶有4个M24的吊环螺钉,吊装时使用。

(2) 安装场地要求。

① 安装场地为室内,无日晒、雨淋,无腐蚀性气体。

② 室内最高环境温度不大于40℃。

③ 室内空气流通良好,配备有通风孔和向外排风的风扇。

④ 室内地面干燥,无积水、凝露。

(3) 安装位置检查。

① 检查安装场地墙上有无通风孔与排风扇。

② 安装位置地脚螺钉开孔是否与屏柜相符。

③ 用水平仪检查安装位置地面平整度不大于1 mm/m,保证安装地面平整。

④ 测量柜体外形尺寸与进入安装位置处的门、墙等有无冲突。

⑤ 检查柜体落位后柜门开启及与外部的电缆电线连接是否方便。

(4) 安装运输工具。无特殊要求。

(5) 开关柜装配。

① 连接相邻开关柜。根据设备布置图先将最左侧的一台负极柜精准对齐,然后观察地面开孔位置,同时检查底框的位置及地面绝缘板的位置尺寸;用螺栓将两台开关柜一起固定;各开关柜安装并用螺栓紧固在一起后检查开关柜对地绝缘。

② 与地面固定。端子柜安装方式为绝缘安装,固定方式与进线柜相同,此处不另外附图。

(6) 二次回路接线。二次回路由接线端子排对外接线,根据直流开关柜厂家提供的端子柜二次电缆接口表完成端子柜与进线柜、馈线柜、负极柜等之间接线。

(7) 安装收尾工作。现场调试旨在检测装置在交装、运输过程中是否损坏,验证设备在实际负载及工况下的性能指标是否符合技术要求。

设备交装完毕后,必须由直流开关柜厂家技术人员或售后服务人员和用户共同完成设备投运前的调试工作。未经过调试,严禁设备直接投入使用。

10.2.3 整流变压器

长沙磁浮快线采用的是环氧树脂浇注干式牵引整流变压器,该整流变压器可向两个三相桥式并联的整流柜(无平衡电抗器)提供不大于 1 220 V 交流电压,组成 12 脉波整流线路,两套整流机组并联工作并组成等效 24 脉波整流。

1) 安装及使用条件

(1) 使用条件:户内式。

(2) 海拔高度不超过 1 000 m[注:海拔高度超过 1 000 m 时,按《电力变压器 第 11 部分:干式变压器》(GB/T 1094.11—2007)相关条款执行]。

(3) 环境温度:最高气温 45℃;最高日平均气温 30℃;最高年平均气温 20℃;最低气温 −10℃。

(4) 相对湿度。日平均值不大于 95%;月平均值不大于 90%(室温 25℃时);有凝露的情况发生。

(5) 地震烈度不大于 7 度,地震基本加速度 $0.15g$。

(6) 雷暴日:多雷区。

(7) 机械环境等级:Dm 级(恶劣的安装条件)。

(8) 现场污秽度(SPS)等级:d 级,重污染。

2) 结构特点

树脂绝缘干式牵引整流变压器是双绕组、双分裂的结构型式,高压网侧并联的两组线圈为外延三角形连接,改变三角形连接的方式便可以实现 $+7.5°$ 或 $-7.5°$ 的移相。

(1) 铁心。铁心材料选用高导磁、优质晶粒冷轧取向硅钢片,厚度 0.3 mm。铁心结构采用心柱和铁轭五叠接、无冲孔、45°全斜接叠片型式。铁心用环氧树脂玻璃纤维带绑扎,铁轭用 D279 拉带锁紧,上下夹件采用拉板结构,使铁心成为一个整体。

(2) 线圈。高压线圈选用 200℃ 复合漆包电磁线,分段层绕圆筒式结构,并浇注成型固化为一个整体。低压线圈选用优质铜箔绕制,同样分别浇注固化成型两个独立的线圈。

为了满足短路阻抗的严格要求,在器身结构上采用轴向双分裂布置,并用特殊的定位方式固定线圈。使其既满足轴向分裂的要求又保证了主绝缘的必须距离,最终保证干式牵引整流变压器能承受短路时的电动力。

(3) 线圈与夹件之间通过成型垫块和橡胶板用压钉压紧,达到降低变压器振动和噪声的效果。

(4) 变压器冷却方式为空气自冷(AN),根据用户要求也可为强迫风冷。

(5) 防护等级有 IP00、IP20 及 IP23 等型式。

(6) 本产品设计先进、结构新颖,用料经严格的质量控制,因而除具有阻燃、防潮、安全可靠、维护简便等一般干式变压器的特点外,还具有损耗低、局放量小、噪声小、机械强度高、绝缘性能好等优点。

3) 安装前检查

(1) 产品抵达安装现场后,安全、平稳卸载并立即组织检查、验收。

(2) 检查变压器的铭牌数据与订货合同是否相符。

(3) 检查出厂文件是否齐全,产品附件与订货合同是否符合。

(4) 检查各大部件是否与拆卸一览表相符(当变压器已将各大部件拆卸运输时)。

(5) 检查运输过程中变压器本体有无损伤,产品零部件是否有变形、裂缝和移位,接线及紧固件是否有松动、断裂,产品各部位特别是线圈内是否有异物。

(6) 产品检查、验收后,如不立即投入运行,应妥善保存,防潮防尘,防火防盗。

(7) 检查中发现严重损伤时应立即通报运输部门、制造厂家、保险公司,并保留好现场。

4) 安装要求

(1) 安装前应认真阅读说明书、产品铭牌及产品外形图,了解产品重量、安装尺寸,并准备好 U 形吊环、钢丝绳等起吊工具和起吊设备。

(2) 安装场所的基础设施满足载荷、防震、底部通风等要求。

(3) 安装场所室内清洁,无其他非建筑结构的贯穿设施,顶板不渗漏。

(4) 安装场所应无有害的烟雾和蒸汽、过量的腐蚀性尘埃、水蒸气、盐雾及严重的潮湿、滴水等。

(5) 安装场所应避免使变压器受阳光照射,室内通风和消防设施符合有关规定,通风设施完备,建议每 1 kW 损耗应有 $2\sim4\ m^3/min$ 的通风量。

(6) 安装位置应离开墙壁及其他障碍物 800 mm 以上。

(7) 变压器可直接放置在使用场地,对于有防震等特殊要求时,安装变压器的地基应预埋螺栓,安装时卸下变压器的小车轮(如果有),将变压器安装牢固。

(8) 变压器室门采用不燃或难燃材料,门向外开,门上标有设备名称和安全警告标志,保护性网门、栏杆等安全设施完善。

(9) 为防止潮湿,建议变压器离开地面 300 mm 以上。

(10) 变压器就位后,安装电缆、铜排前应将变压器遮盖好,以免安装过程中螺栓、螺母、垫圈等金属异物掉入线圈中或其他部位,若有掉入,必须设法取出。如变压器带防护罩的,在安装过程中严禁踩踏在所有的铝网板及风机上。

(11) 安装过程必须清点所用工具、紧固件等物品的数量,发现安装前后数量不相符时,一定要找出不相符的原因,防止工具遗留在变压器上。

(12) 安装完毕后应将变压器上的灰尘、脏物清理干净。

(13) 温控器的电源,一般情况下应有独立电源,不应从变压器低压侧直接引出,以免损坏温控器。

(14) 变压器带电导体之间、与地之间的最小安全距离应符合《电力变压器 第3部分:绝缘水平、绝缘试验和外绝缘空气间隙》(GB 1094.3—2003)的规定,见表 10-15。

表 10-15 变压器带电导体之间、与地之间的最小安全距离

项目	电压等级/kV					
	≤3	6	10	15	20	35
净距/mm	60	90	125	180	225	340

(15) 线圈表面对地的最小安全距离见表 10-16。

表 10-16 线圈表面对地的最小安全距离

项目	电压等级/kV					
	≤1	6	10	15	20	35
净距/mm	40	60	90	120	160	250

10.2.4 整流器

单台整流器由两个三相 6 脉冲全波整流桥组成,其中一个整流桥接至整流变压器二次侧 Y 形绕组,另一个整流桥接至整流变压器二次侧 △ 形绕组。两个整流桥并联连接构成 12 脉波整流。在每座牵引变电所内两套整流机组并联运行构成等效 24 脉波整流。

1) 安装及使用条件

(1) 额定交流电压 1 180 V。

(2) 额定直流电压 1 500 V。

(3) 额定直流空载电压 1 664 V。

(4) 额定直流电流 1 000 A。

(5) 最高直流输出电压 1 800 V。

(6) 额定功率 1 500 kW。

(7) 额定频率 50 Hz。

(8) 标准工作制等级：Ⅵ类(GB/T 3859.1—2013)，即 100% 额定负荷——连续，150% 额定负荷——2 h，300% 额定负荷——1 min。

2) 配置及结构说明

整流器的配置结构如图 10-32 所示。

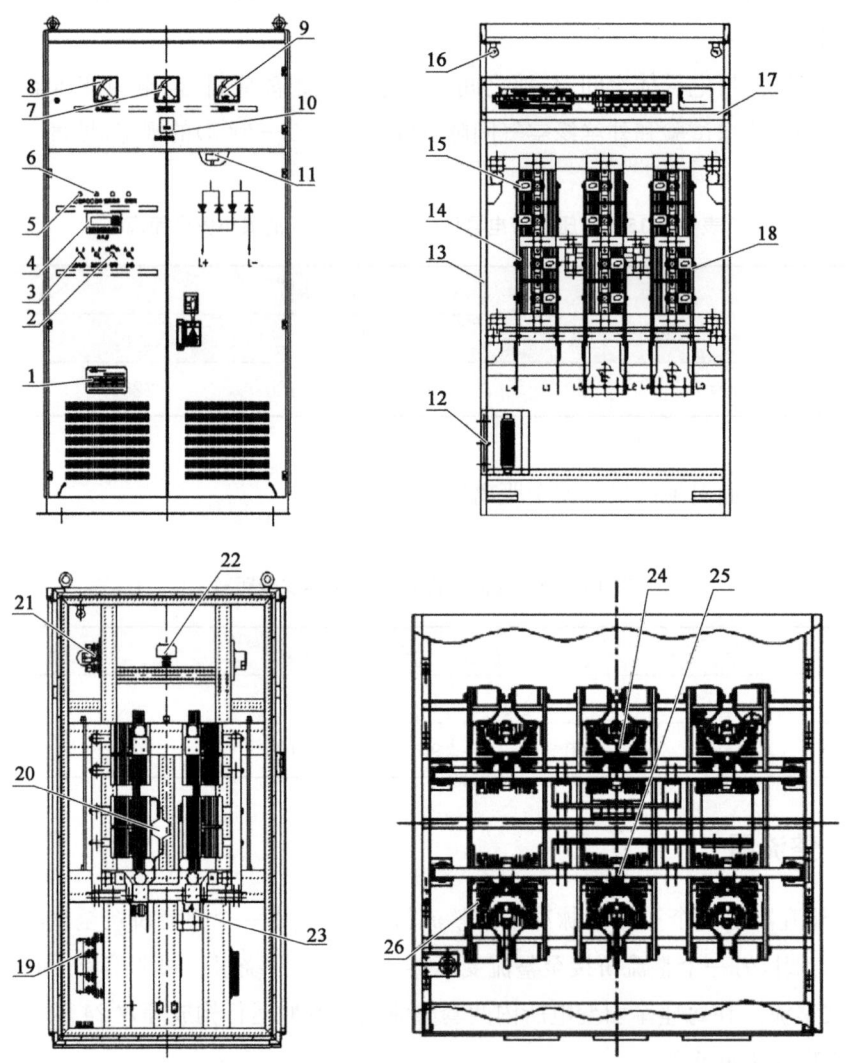

1—铭牌；2—三位置旋钮；3—二位置旋钮；4—显示屏；5—交流指示灯；6—直流指示灯；7—直流输出电流表；8—交流输入电压；9—直流输出电压表；10—凝露控制器；11—行程开关；12—端子排组装；13—柜体；14—交流进浅母排；15—熔断器；16—节能灯；17—电气板组装；18—交流进线母排；19—直流保护组装；20—分流器；21—直流保护组装；22—负载电阻组装；23—直流出线母排；24—测温部件组装 3；25—测温部件组装 2；26—测温部件组装 1

图 10-32　整流器配置结构图

3）功能说明

（1）内部短路保护功能。每个整流二极管串联一个快速熔断器做短路保护，快速熔断器带有检测装置和接点。当二极管失去单向性能时，由熔断器熔丝切断短路电流。熔断器上的指示红牌伸出显示，同时联锁微动开关向数据采集装置发出故障信号。当同一个桥臂内只有一个熔丝熔断时，发出报警信号，超出一个时发出跳闸信号。

（2）换相过电压保护功能。二极管在反向阻断能力恢复时，恢复电流很快被截止，此时流过恢复电流的电感会感应出高电压，即换相过电压。在直流侧并联的过电压保护电阻、电容可以兼作换相过电压保护。

（3）交流侧过电压保护功能。由于变压器网侧绕组的漏抗与阀侧绕组的分布电容或抑制电容组成震荡电路，在接通变压器网侧绕组时，会产生瞬变过程及由此引起的过电压。此外在整流变压器空载开断时，其励磁感抗释放的能量将会产生过电压。为此，在交流侧增加 RC 过电压抑制回路，防止交流侧开关操作或牵引整流变压器感应产生的过电压损坏二极管。

（4）直流侧过电压保护功能。在直流侧加装 RC 过电压抑制回路和放电回路，防止直流快速断路器开合时产生的操作过电压损坏二极管，并在牵引整流器输出端并联一个压敏电阻，抑制残余过电压。

（5）温度保护功能。在牵引整流器预测温度最高的元件散热器上设置温度传感器元件，用于监视元件散热器的温度，设置温度一段报警、二段跳闸，并可发出当地及远方信号。当散热器温度大于等于 140℃ 时，发出跳闸信号；当散热器温度超过 120℃ 时，发出报警信号。母排温度一般低于散热器顶部温度，不作为采样点。

（6）逆流保护功能。整流器每个桥臂串联一个电流互感器，用于检测桥臂的逆流。一旦出现逆流，将从电流传感器上采集信号，输入检测回路并由保护装置通过逻辑处理和放大输出故障信号，通过继电器跳闸。

（7）故障报警/跳闸显示及数据采集、通信功能

① 二极管故障报警显示。牵引整流器设置二极管故障指示回路，当整流柜中仅有一个二极管损坏时不跳闸，将二极管故障信号在当地和远方显示，当地显示通过柜体上 PLC 文本屏显示二极管故障。当牵引整流器中不同整流桥的两个二极管损坏时不跳闸，将二极管故障信号在当地和远方显示。

② 二极管故障跳闸显示。牵引整流器设置二极管故障跳闸控制回路，当整流桥一个臂内的两个二极管发生故障时，发出跳闸信号，且具有本地和远方显示功能。

③ 整流器温度报警/跳闸显示。牵引整流器设置温度报警和跳闸控制回路，当温度超过设定的报警或跳闸值时，发出报警和跳闸信号，且具有本地和远方显示功能。

（8）数据采集、通信功能。牵引整流器设置智能化数据采集装置，具有通信功能，方便组网，自带与变电所综合自动化系统接口，且适应高电磁兼容性和强抗振动、冲击性的工业环境，并实现在每个牵引整流器面板上就地显示每个桥臂各回路的跳闸、报警信号。

通信接口采用标准 RS485 接口,规约使用 MODBUS-RTU。

(9) 盘面表计。牵引整流器盘面有如下表计:

① 直流电流表(1.5 级),显示主回路直流电流。

② 直流电压表(1.5 级),显示主回路直流电压。

③ 交流电压表(1.5 级),显示主回路交流电压。

(10) 照明与防凝露功能。每个牵引整流器柜内设有照明灯,并配备柜门连动开关,当柜门打开时,照明灯处于工作状态,当柜门闭合时,照明灯自动熄灭。整流器柜内设置加热器,用于防凝露保护,可手动开关。照明灯、加热器采用 AC 220 V 电源,须与牵引整流器柜绝缘。

4) 主要技术条件和参数(表 10-17)

表 10-17 整流器主要技术条件和参数

主要技术条件	参数及要求
额定交流电压	AC 1 180 V
额定直流电压	DC 1 500 V
主回路工频耐压(对地及对辅助回路)	5.6 kV
辅助回路工频耐压(对地)	2 kV
额定输出电流	1 000 A
控制电源	DC 220 V(用于控制、保护等二次回路)
辅助电源	AC 220 V(仅用于照明、加热和除湿系统)
防护等级	IP20
柜体尺寸(宽×深×高)	400 mm×1 500 mm×2 200 mm

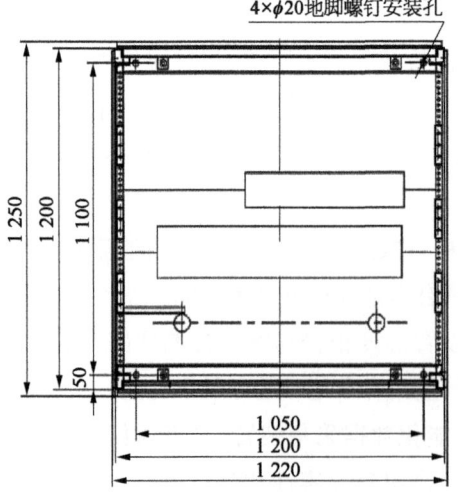

图 10-33 整流器柜安装基础尺寸图

5) 安装和初始化

(1) 安装尺寸。整流器柜体安装尺寸应与基础尺寸符合,底部用 4 个 M10 的地脚螺钉安装;顶部有 4 个 M24 的吊环螺钉供吊装时使用。整流器柜安装基础尺寸如图 10-33 所示。

(2) 安装场地要求。

① 安装场地为室内,无日晒、雨淋,无腐蚀性气体。

② 室内最高环境温度不大于 40℃。

③ 室内空气流通良好,配备有通风孔和向外排风的风扇。

④ 室内地面干燥,无积水、凝露。

(3) 安装位置检查。

① 检查安装场地墙上有无通风孔与排风扇。

② 安装位置地脚螺钉开孔是否与屏柜相符。

③ 用水平仪检查安装位置地面平整度,保证安装地面平整。

④ 测量柜体外形尺寸与进入安装位置处的门、墙等有无冲突。

⑤ 检查柜体落位后柜门开启及与外部的电缆电线连接是否方便。

(4) 运输落位安装。

① 运输落位应注意人身安全及防止屏柜损伤。

② 屏柜落位应小心轻放。

③ 确认屏柜内交直流母线、保护信号接口与外部的连接位置距离正确无误。

④ 屏柜底部垫好绝缘垫块,放置绝缘地脚螺栓。

⑤ 检查确认屏柜与地绝缘隔离后用扳手拧紧地脚螺栓。

(5) 连接电缆。

① 先用 2.5 kV 兆欧表测量主电路对地、对辅助电路(柜体)的绝缘电阻,电阻值要求 5 MΩ 以上,用 500 V 兆欧表测量保护回路对地的绝缘电阻,电阻值要求 2 MΩ 以上。

② 一次回路接线。根据设计确定的电缆数接线,接线时先交流后直流按线号标记逐个把电缆接到整流柜相应的输入、输出母排上。当确认线号无误后用扳手把各连接螺栓拧紧直到弹簧垫圈压平为止。连接螺栓及螺母均为 8.8 级。

③ 二次回路接线。二次回路对外接线由柜下方的端子排引出。

(6) 安装收尾工作。现场调试旨在检测装置在安装、运输过程中是否损坏,验证设备在实际负载及工况下的性能指标是否符合技术要求。

设备交装完毕后,必须由整流器厂家技术人员或售后服务人员和用户共同完成设备投运前的调试工作。未经过调试,严禁设备直接投入使用。

10.2.5 接触轨系统

10.2.5.1 制造要求

接触轨系统采用的国内定型设备及产品,其生产制造的质量检验、评定和验收应按国家标准执行,并提供的产品说明书、合格证、试验记录、装配图纸等技术文件和有关调试记录与测试报告。

1) 接触轨本体生产制造

(1) C 形钢铝复合轨的结合面为多道燕尾槽结构(图 10-34),可提高钢铝结合性能,防止腐蚀介质侵入,耐环境腐蚀和电化学腐蚀性能较好。接触轨轨体的加工工艺为挤压后

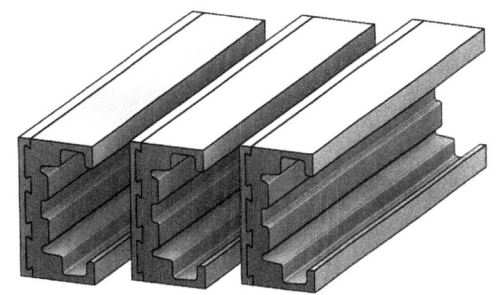

图 10-34 多道嵌合 C 形接触轨结构图

机械复合的方式,铝材受钢带接触面的反压作用而变形,从而破坏铝基体表面形成的氧化膜,保证接触面间的导电性能。轨体受流面与受电靴接触,其宽度和平直度能够保证可靠供电。

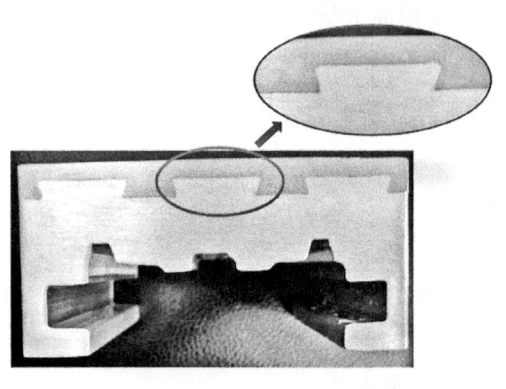

图 10-35　钢铝接合细节照片

（2）钢铝接合强度要求,中国标准为不小于 2.5 kN/cm,德国法勒生产的 C 形轨(用于上海高速磁浮运营线)钢铝接合强度为 8.15 kN/cm,最大破坏力为 32.34 kN;长沙磁浮快线既有 C 形轨,钢铝接合强度为 9.11 kN/cm,最大破坏力为 45.58 kN。

（3）C 形轨采用燕尾槽复合结构（图 10-35）,保证钢带复合处任何部位与铝合金本体都能完全贴合,提高钢铝复合质量,降低钢铝接触电阻。

2）膨胀接头生产制造

（1）膨胀接头为机械加工制成,其本体的材质要求与接触轨本体相同,根据接缝形式分为有缝和无缝膨胀,如图 10-36 所示。

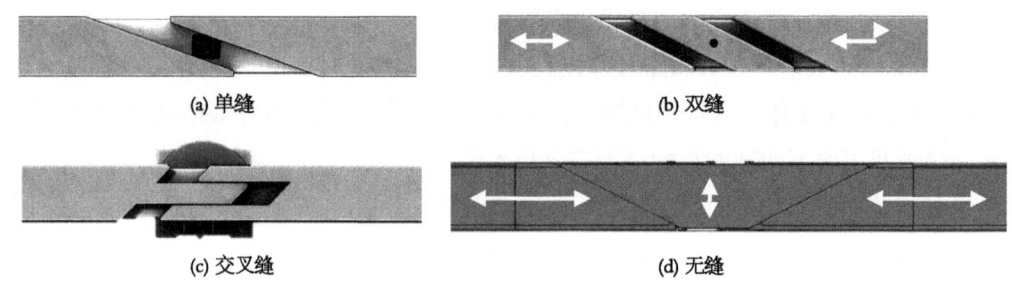

图 10-36　膨胀接头类型

（2）膨胀接头螺栓、螺母、平垫圈、弹垫圈或止动垫圈应符合相关标准要求,其中螺栓采用牌号为 06Cr19Ni10 的不锈钢,螺母、平垫圈、弹垫圈或止动垫圈采用牌号为 12Cr18Ni9 的不锈钢。

（3）膨胀接头应保证电气性能的连续性,其载流量应不低于复合轨载流量的 1.2 倍,且不允许间隙导流结构。

（4）膨胀接头起始滑动力不大于 800 N。

（5）膨胀接头应有标尺线,便于安装及观察维护。

3）中间接头生产制造

（1）中间接头本体采用型材挤压成形,要求表面强度高、结合面粗糙度值小、外形尺寸准确,如图 10-37 所示。

(2) 中间接头本体截面面积足够大,可以承载接触轨系统的持续电流。

(3) 采用内外夹板与接触轨紧密贴合,其摩擦力满足连接固定的机械要求。

10.2.5.2 安装要求

1) 一般规定

(1) 接触轨系统应在轨道铺设符合设计标准后进行施工,应采用安全可靠的防护措施,确保人身及设备安全。

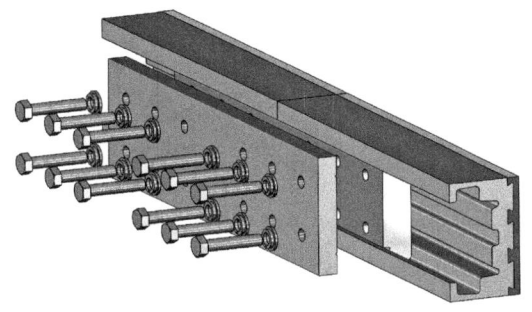

图 10-37 中间接头示意图

(2) 接触轨绝缘支撑及锚段间距满足设计要求,并应符合下列规定:

① 纵向测量应从设计规定的起测点开始,直线及半径大于 600 m 的区段接触轨支点标准跨距为 3.1 m,跨距一般不得大于 3.6 m,接触轨锚段长度不得大于 60 m。

② 直线段半径小于 600 m 区段接触轨支点标准跨距为 2 m,一般不大于 2.2 m。车辆段支点跨距不大于 2.4 m。

③ 横向测量,应以 F 轨平面中心线为基础,相邻两个支撑点受流面距 F 轨中心线差不大于 2 mm。

(3) 接触轨施工安装时严禁硬物击打,确保接触轨平直、无变形。

(4) 接触轨应采用专用工具起吊或装卸。

(5) 预配件、零部件中所有螺栓应采用力矩扳手进行紧固,严禁使用活口扳手。

(6) 绝缘支架与接触轨安装应无卡滞,保证接触轨伸缩顺畅,绝缘支撑俯仰角及 Y 方向具有调节余量。

(7) 接触轨各部连接螺栓应采用不锈钢件,应具备良好的防松特性,施工安装前需涂抹黄油,防止螺纹滑丝。

(8) 接触轨切割应采用专用锯轨机具,切口应方正平直,倾斜率不应大于 1°。切口平面应打磨平整,切口边缘应去除尖角,清除毛刺。

(9) 接触轨直线段应平直,弯曲度不大于 1 mm/m,曲线段应圆顺、无硬弯。

(10) 接触轨钢带的连接应平滑顺畅、无阶梯,其不平顺度应控制在 0.2 mm 范围之内,复合轨的连接缝隙不大于 1 mm。

(11) 施工安装时需检查接触轨附近无易燃物,无侵限及阻碍受电靴运行的异物。

(12) 接触轨连接螺栓紧固力矩满足设计要求及设备使用说明书,如无特殊力矩要求,按现行国家标准执行,见表 10-18。

(13) 接触轨带电体对接地体的距离:静态不应小于 150 mm,动态不应小于 100 mm。

表 10-18　螺栓紧固力矩对照情况

项目	螺栓规格							
	M8	M10	M12	M14	M16	M18	M20	M22	M24
紧固力矩/(N·m)	13	25	44	70	70	85	130	180	230

2）支架底座及槽道

(1) 绝缘支架底座与预埋滑槽连接牢固，螺栓紧固力矩应按表 10-18 执行。

(2) 支架底座应平正，位置正确，安装牢固。

(3) 螺栓螺纹完好、无损伤、无锈蚀、安装端正，连接螺栓紧固力矩按表 10-18 执行。

(4) 安装螺栓时应严格遵守产品安装说明书规定的程序和要求，螺栓安装允许偏差应符合产品说明书的要求。

(5) 支架底座混凝土需用混凝土 C20 填充密实，无脱落现象。抹面平整、美观。

(6) 预埋槽道紧固良好，无松动、损坏，填充水泥层有无裂纹、松脱现象。

3）绝缘支撑装置

(1) 绝缘支持装置及连接零配件进场时，应对其规格、型号、外观进行检查，其质量应符合设计要求和产品技术条件规定。

(2) 绝缘支撑装置底座安装位置应符合设计规定，支架底座应平正，位置正确，固定牢固，且所有绝缘支撑装置需按照设计要求喷绘对应的杆号。

(3) 绝缘支持装置的电气性能、机械性能应符合设计要求。

(4) 绝缘支撑装置型号、各种电气性能和机械性能及安装形式符合设计要求和产品技术条件，外观检查应完好，安装端正，无损伤变形，有无变色、表层剥落、裂纹及其他异常现象。

(5) 绝缘支架应无损伤、安装端正。

(6) 绝缘支架整体底座螺栓螺纹安装完好、端正、牢固，无损伤、无锈蚀，连接螺栓紧固力矩按照表 10-18 执行。

(7) 绝缘支架安装位置应根据施工设计图纸进行布置。

(8) 绝缘支架选型正确，安装应齐全，平整、端正，垂直度应符合设计规定。

(9) 绝缘支架的安装间距符合设计要求。

(10) 支座安装面平行于线路中心线，绝缘子轴线垂直于线路中心线，以满足接触轨能顺线路方向顺畅滑动。

4）接触轨本体

(1) 接触轨的受流面中垂面距 F 轨平面的垂直距离为 650 mm；接触轨受流面距 F 轨轨道中心的水平距离为 950 mm。施工允许偏差为±2 mm。

(2) 直线段接触轨安装应平直，曲线段应圆顺、无硬弯。全线接触轨扭转角度应不大于 1°。

(3) 整体绝缘支架中心距接触轨接头的距离应符合设计要求,并保证在任何情况下不产生卡滞现象。

(4) 正线接触轨受流面在两相邻绝缘支架处相对 Y 向误差不得大于 1 mm,由于土建基础偏差过大等困难条件下不大于 2 mm。

5) 膨胀接头

(1) 膨胀接头的每一端距绝缘支架的距离应满足设计要求。

(2) 膨胀接头间隙调整应与环境温度相适应,补偿间隙 a 值应符合设计要求。

(3) 施工安装时需测量膨胀接头补偿间隙的大小,与温度曲线核对,检查是否符合设计要求。

(4) 膨胀接头与轨体的滑动面需涂抹抑弧润滑脂,膨胀接头电连接板接触面均匀涂抹导电膏。螺栓紧固力矩按照表 10-18 执行。

(5) 安装膨胀接头对接处时应连接密贴,受流面过渡平顺。

(6) 膨胀接头处受流面高差、坡度及限界满足设计要求。

(7) 安装检查膨胀接头的柔性铜带是否均匀伸缩。

(8) 膨胀接头带电部分与接地体之间的最小净距应满足 150 mm。

6) 中间接头

(1) 接触轨中间接头安装应连接紧密,应保证接缝、连接部位干净、平整,不得有错位、高差、尖棱和异物夹塞,嵌合的不锈钢不可有翘边或缺损,接头对接面应涂导电脂。

(2) 中间接头所连接的接触轨、端部弯头、膨胀接头等部件对接应端正,接缝应密贴、缝隙不大于 1 mm,受流面应过渡平滑,两端不平度不大于 0.2 mm 且需平滑过渡。

(3) 中间接头与所连接的接触轨机械连接和电气连接应良好。

(4) 紧固部件应齐全、完好,无变形、防腐、防松、紧固力矩符合表 10-18 要求。

(5) 检查中间接头带电部分与接地体之间的最小净距应满足 150 mm。

7) 端部弯头

(1) 端部弯头末端绝缘支架的安装应符合设计要求,端部弯头(2.6 m)处接触轨接触面距离轨面高度(100±10)mm。

(2) 端部弯头的断口与接触轨之间密贴,与连接轨体缝隙不大于 1 mm,工作面高差不大于 0.2 mm,其平滑过渡,以防损伤受电靴。

(3) 端部弯头的绝缘支撑安装位置应符合设计要求,端部弯头应能自由伸缩,不应与绝缘支撑装置产生卡滞现象。

(4) 安装前应检查确认端部弯头本体表面洁净,无裂纹、异常腐蚀和异常变形等现象。

(5) 端部弯头附近应无易燃物,无侵限及阻碍受电靴运行的异物,带电部分与接地体之间的最小净距应满足 150 mm。

8) 中心锚结

(1) 中心锚结安装位置和安装形式应符合设计要求。

(2) 中心锚结与绝缘支架的连接应符合技术规格说明书书的要求。绝缘支架两端夹板接触面应清洁,并涂导电脂。

(3) 中心锚结处绝缘支架和接触轨受力后无明显变形。检查锚结组件与接触轨的连接状态有无滑动,紧固螺栓力矩按表 10-18 执行。

(4) 中心锚结带电部分与接地体之间的最小净距应满足 150 mm。

9) 电连接线

(1) 电连接线和接线端子的规格型号及安装位置应符合设计要求,并预留因温度变化而产生的位移长度。

(2) 接触轨间电连接安装应符合设计规定。

(3) 电缆两端接头与铜铝过渡接线端子连接前,应用专用工具剥制,150 mm^2 软电缆绝缘层剥开长度为 70 mm。

(4) 电缆导体穿入端子压线孔的压接的握紧荷重应小于 6.8 kN。

(5) 剥制电缆时应注意不能划伤电缆导体外表面。

(6) 接触轨电缆连接板应安装在远离线路中心一侧,电连接电缆及接线端子所用型号、材质、数量应符合设计要求。

(7) 电连接电缆每隔 800 mm 用固定线夹在道床或电缆线槽内固定。

(8) 电连接线与接线端子接触应良好,并涂导电脂或导电膏,电连接线及接线端子应压制牢固,螺栓紧固密贴。

10) 分段绝缘器

(1) 分段绝缘器与接触轨的连接牢靠,紧固螺栓力矩按表 10-18 执行。

(2) 安装前检查分段绝缘器主体是否有机械损伤,是否有变色及表面剥蚀现象。

(3) 安装前检查分段绝缘器主体是否采用高分子硬质复合耐磨材料,应具有良好憎水、耐磨、耐腐蚀、抗震、抗压、消弧等特性,使用寿命不少于 15 年,不得出现老化变色或机械损伤情况。

(4) 分段绝缘器安装后受流滑掠面高差不大于 0.2 mm,在任何情况下均应满足分段绝缘要求。

(5) 分段绝缘器和道岔分段绝缘器所用型号、材质、数量、安装方向需符合设计要求。

(6) 分段绝缘器的安装位置应符合要求,不得有滑移,在任何情况下均应满足分段绝缘要求。

11) 接地轨

(1) 正线车站、车辆段停车列检库内任何独立的金属底座都应牢固的与接地轨相连,接地端接地良好,接地轨中间接头处需装设电气跳线。

(2) 接地轨的规格型号应符合设计要求,接地轨间连接及接地轨与底座间的连接应牢固可靠,无虚接现象。

(3) 接地轨应连续不间断,且应与变电所接地母排相连。

(4) 接地轨中间接头处,受流面高差不大于 0.5 mm,接缝不大于 1 mm。接地轨 Z 向 (450 ± 2) mm,Y 向 (900 ± 2) mm,扭转角度全线不大于 1°。

(5) 接地轨间的安装紧固、螺栓、垫圈齐全,与支架底座接触良好,各部连接螺栓紧固力矩按表 10-18 执行。

(6) 接地电缆敷设美观、弯曲自然、固定牢固、可靠。电缆与接地轨接触良好,连接牢固可靠。

12) 道岔接触轨及附件

(1) 道岔接触轨、旋转扣件、滚动头组件、方头螺钉及限位框安装固定完整,安装位置端正,无松动、无损伤、无腐蚀,紧固力矩按照表 10-18 执行。

(2) 道岔接触轨及附件安装技术要求。

① 道岔接触轨。道岔接触轨表面宜洁净,部件应齐全、完好,无变形、异常腐蚀现象。

② 普通支点。检查绝缘子是否完好,螺栓是否松动,卡头是否偏转。

③ 限位支点。检查螺栓是否松动,限位框位置是否正确。

④ 滚动支点。检查限位框是否破坏,滚动头是否偏转。

⑤ 膨胀接头。检查膨胀轨状态、膨胀缝大小,柔性铜带不可破损,且能均匀伸缩。

⑥ 中心锚结。检查螺栓是否松动、安装是否到位。

⑦ 上电连接。检查螺栓是否松动、电连接的安装位置应符合要求,在任何情况下均应满足带电距离要求。

⑧ 分段绝缘器。道岔左、右分段绝缘器滑掠面高差不大于 0.3 mm,其连接附件完好,应该采用 U 形螺栓进行可靠连接。

(3) 道岔区段螺栓拧紧后做防松标识,方便后续检修巡查,支点卡头在接触轨槽内呈竖直状态,不可偏转。

(4) 道岔限位支点的限位组件安装按设计要求正确对中,限位板在限位框内移动顺畅,限位框与限位内夹板不应有阻滞擦挂现象,限位装置润滑情况应符合设计要求。

13) 防护罩安装

(1) 防护罩安装的顺序应符合设计规定,其搭接紧密牢固,与接触轨带电体最小净距不得小于 150 mm。

(2) 在接触轨端部弯头处,防护罩应通过特殊的防护支架(端部弯头防护罩支架)固定于走行梁或道床上。

(3) 防护罩应由防护板和防护板支架组成,与接触轨同侧安装。防护罩支撑装置的安装间隔应符合技术规格要求。

(4) 防护罩各部螺栓无变形,螺纹完好,预留调节余量满足设计要求,螺栓需做防松处理,镀锌螺栓外露部分要涂防腐油。

14) 可视化接地系统

(1) 安装前检查可视化接地装置是否按照设计要求进行选型、布线、调试等。

(2) 检查高清网络摄像头是否具备远程角度遥控功能。

(3) 检查可视化接地装置接地刀闸、传动机构、机械联锁等机构机械部件是否连接牢靠,各部螺栓螺母是否做好放松标识,连接螺栓力矩按照表10-18执行。

(4) 可视化接地装置电源和控制回路接线正确,在允许电压波动范围内能正确、可靠动作。闭锁关系正确可靠。机构的分、合闸指示与开关的实际分、合位置一致。

10.3 设备系统调试与试验

长沙磁浮快线有"三站一段三区间"共七座牵引降压混合变电所,供电系统设备单体调试、单系统调试项目包含如下内容:

1) 整流变压器调试与试验

(1) 外观检查。

(2) 绝缘电阻测试。

(3) 整流变压器绕组接线组别检查。

(4) 整流变压器绕组连同套管的直流电阻测试。

(5) 变比误差测量。

(6) 工频交流耐压试验。

(7) 相位检查。

(8) 整流变压器温控器检查。

(9) 额定电压下冲击合闸试验。

2) 配电变压器调试与试验

(1) 外观检查。

(2) 绝缘电阻测试。

(3) 配电变压器绕组接线组别检查。

(4) 配电变压器绕组直流电阻测试。

(5) 变比误差测量。

(6) 工频交流耐压试验。

(7) 相位检查。

(8) 整流变压器温控器检查。

(9) 额定电压下冲击合闸试验。

3) 10 kV GIS 开关柜调试与试验

(1) 外观检查。

(2) 绝缘电阻测试(含主回路相间及对地绝缘电阻、断路器断口间绝缘电阻、三工位开关隔离断口间绝缘电阻、辅助与控制回路对地绝缘电阻)。

(3) 工频交流耐压试验(含主回路相间及对地工频耐压、断路器断口间工频耐压、三工位开关隔离断口间工频耐压、辅助与控制回路对地工频耐压)。

(4) 主回路接触电阻测试。

(5) 电流/电压互感器电气参数测试。

(6) 带电显示装置试验。

(7) 避雷器试验。

(8) 三工位开关机械操作、电气操作及机械、电气联锁(与断路器配合)功能检查。

(9) 断路器机械操作、电气操作及机械、电气联锁(与三工位开关配合)功能检查。

(10) 断路器分合电气参数测试(含断路器分闸/合闸时间测定、合闸弹跳时间测定、合闸不同期时间测定、断路器分闸/合闸线圈最低动作电压试验)。

(11) 继电保护装置及综合控制/保护单元性能试验[含电压、电流、零序电流、零序电压模拟量测试,整定值整定,SF_6低气压闭锁,差动保护测试(含所内、所间)等]。

(12) 气室 SF_6 气体压力、微水测量及气体泄漏检查。

(13) 各回路接线正确性检查。

(14) 10 kV GIS 开关柜与 PSCADA 系统关联性能试验。

4) 高压交流/直流电力电缆试验

(1) 绝缘电阻测试(通用)。

(2) 直流耐压试验(通用)。

(3) 相位检查(用于高压交流电力电缆)。

(4) 接线检查(用于高压直流电力电缆)。

5) 交流屏调试与试验

(1) 外观检查。

(2) 各回路绝缘电阻测试和工频交流耐压试验。

(3) 各种电压/电流指示仪表、电度表校验(一般设备出厂前应完成)。

(4) 电流互感器试验。

(5) 各回路接线正确性检查(含测量、保护、控制、信号回路)。

(6) 自投自复功能检查。

(7) 相序检查。

(8) 就地控制检查。

(9) 报警功能测试。

6) 直流屏调试与试验

(1) 外观检查。

(2) 各回路绝缘电阻测试和工频交流耐压试验。

(3) 各种电压/电流指示仪表校验(一般设备出厂前应完成)。

(4) 充电模块功能检查。

(5) 绝缘检测单元报警与保护功能检测。

(6) 交流监控单元、直流监控单元、电池巡检单元报警与保护功能检测。

(7) 各回路接线正确性检查(含测量、保护、控制、信号回路)。

(8) 直流电源自投功能试验。

(9) 微机监控系统试验。

7) 蓄电池屏试验

(1) 外观检查。

(2) 蓄电池初次充、放电试验。

8) 整流器柜调试与试验

(1) 外观检查。

(2) 绝缘电阻测试(含主回路对地绝缘电阻、辅助回路对地绝缘电阻、柜体绝缘电阻)。

(3) 工频交流耐压试验(含主回路对地工频耐压、辅助回路对地工频耐压)。

(4) 整流器本体保护装置功能检查。

(5) 整流器柜一次回路、二次回路接线正确性检查。

(6) 整流器柜与 PSCADA 系统的通信检查。

(7) 各种保护、闭锁功能检查。

(8) 轻载试验(一般设备出厂前应完成)。

9) DC 1 500 V 开关柜调试与试验(含进线柜、馈线柜、端子柜)

(1) 外观检查。

(2) 绝缘电阻测试(含主回路对地绝缘电阻、断路器/隔离开关断口间绝缘电阻、辅助与控制回路对地绝缘电阻、柜体绝缘电阻)。

(3) 工频交流耐压试验(含主回路对地工频耐压、断路器/隔离开关断口间工频耐压、辅助与控制回路对地工频耐压)。

(4) 避雷器试验。

(5) 隔离开关机械操作、电气操作及机械、电气联锁(与交流、直流断路器配合)功能试验。

(6) 直流断路器接触电阻测试。

(7) 直流断路器开关特性试验(含直流断路器分闸/合闸时间测定)。

(8) 直流断路器机械操作、电气操作及电气联锁(与隔离开关配合)功能检查。

(9) 进线柜、馈线柜功能检查(含信息采集功能、测量功能、通信功能、控制功能、显示功能、闭锁功能、保护功能等)。

(10) 继电保护装置及综合控制/保护单元性能试验(含进线柜逆流保护整定值、馈线柜电流突变保护 ΔI、电流上升率保护 di/dt、过电流保护 I_{max}^{+}、速断保护 I_{max}^{++}、大电流脱扣保护、线路测试及自动重合闸的整定值整定)。

(11) DC 1 500 V 开关柜一次回路、二次回路接线正确性检查。

(12) DC 1 500 V 开关柜与 PSCADA 系统关联性能试验。

10) 负极柜调试与试验

(1) 外观及结构检查。

(2) 绝缘电阻测试(含主回路对地绝缘电阻、隔离开关断口间绝缘电阻、辅助回路对地绝缘电阻、柜体绝缘电阻)。

(3) 工频交流耐压试验(含主回路对地工频耐压、隔离开关断口间工频耐压、辅助回路对地工频耐压)。

(4) 避雷器试验。

(5) 隔离开关接触电阻测试。

(6) 隔离开关机械操作及闭锁功能试验。

(7) 框架保护装置试验(含框架电流元件 1 保护、框架电流元件 2 保护的整定值整定)。

(8) 负极柜一次回路、二次回路接线正确性检查。

(9) 负极柜功能检查(含信号功能、闭锁功能、保护功能等)。

(10) 负极柜与 PSCADA 系统关联性能试验。

11) 直流接地漏电保护装置调试与试验

(1) 外观及结构检查。

(2) 绝缘电阻测试(含主回路对地绝缘电阻、辅助回路对地绝缘电阻、柜体绝缘电阻)。

(3) 工频交流耐压试验(含主回路对地工频耐压、辅助回路对地工频耐压)。

(4) 电阻回路各电阻值测量。

(5) 直流接地漏电保护装置一次回路、二次回路接线正确性检查。

(6) 直流接地漏电保护装置保护功能试验(含接地漏电保护报警、跳闸的整定值整定)。

(7) 直流接地漏电保护装置与 PSCADA 系统关联性能试验。

12) 户内双极电动隔离开关柜调试与试验

(1) 外观及结构检查。

(2) 绝缘电阻测试(含主回路对地绝缘电阻、隔离开关断口间绝缘电阻、辅助与控制回路对地绝缘电阻、柜体绝缘电阻)。

(3) 工频交流耐压试验(含主回路对地工频耐压、隔离开关断口间工频耐压、辅助与控制回路对地工频耐压)。

(4) 隔离开关机械操作、电气操作功能试验。

(5) 上网隔离开关与越区隔离开关、隔离开关与断路器电气闭锁功能试验。

(6) 户内双极电动隔离开关柜一次回路、二次回路接线正确性检查。

(7) 户内双极电动隔离开关柜与 PSCADA 系统关联性能试验。

13) AC 400 V 开关柜调试与试验

(1) 外观及结构检查。

(2) 绝缘电阻测试(含主回路相间、相对零线、相对地绝缘电阻,辅助与控制回路对地绝缘电阻)。

(3) 工频交流耐压试验(含主回路相间、相对零线、相对地工频耐压,辅助与控制回路对地工频耐压)。

(4) AC 400 V 开关柜功能试验(含馈线抽屉各位置状态功能、闭锁功能、失压跳闸功能等)。

14) 控制屏调试与试验(PSCADA 系统专用)

(1) 外观及结构检查。

(2) 绝缘电阻测试(含二次回路对地绝缘电阻)。

(3) 工频交流耐压试验(含二次回路对地工频耐压)。

(4) 人机界面功能检查。

(5) 对时功能检查。

(6) 遥控功能检查。

(7) 遥测功能检查。

(8) 报警/故障音响功能检查。

15) 10 kV GIS 开关柜母线接地允许及接地闭锁调试与试验

(1) 10 kV GIS 开关柜Ⅰ段母线接地允许联动试验。

(2) 10 kV GIS 开关柜Ⅱ段母线接地允许联动试验。

(3) 10 kV GIS 开关柜Ⅰ、Ⅱ段母线接地闭锁联动试验。

16) 10 kV GIS 开关柜馈线失灵联跳调试与试验

(1) 10 kV GIS 开关柜Ⅰ段馈线失灵保护启动联跳本段进出线断路器及母联断路器试验。

(2) 10 kV GIS 开关柜Ⅱ段馈线失灵保护启动联跳本段进出线断路器及母联断路器试验。

17) 10 kV GIS 开关柜母联自投条件调试与试验

(1) 10 kV GIS 开关柜Ⅰ段母线失压启动自投条件试验。

（2）10 kV GIS 开关柜Ⅱ段母线失压启动自投条件试验。

18）各馈线断路器、负极柜隔离开关、上网隔离开关联锁条件试验

（1）DC 1 500 V 开关柜进线（断路器）隔离开关的操作联锁条件试验。

（2）负极柜隔离开关的操作联锁条件试验。

（3）上网隔离开关的操作联锁条件试验。

19）整流器故障、整流变超温联跳试验

（1）模拟整流器故障，应联跳相应侧 10 kV GIS 开关柜的整流变馈线断路器，并由 10 kV GIS 开关柜整流变馈线联跳所有 DC 1 500 V 开关柜馈线断路器。

（2）模拟整流变超温跳闸，应联跳相应侧 10 kV GIS 开关柜的整流变馈线断路器，并由 10 kV GIS 开关柜整流变馈线联跳所有 DC 1 500 V 开关柜馈线断路器。

20）单所直流接地漏电保护装置保护启动联跳试验

直流接地漏电保护装置保护启动，应联跳所有 DC 1 500 V 开关柜馈线断路器，10 kV GIS 开关柜的整流变馈线断路器未被联跳，并启动馈线柜线路测试和重合闸测试（取消双边联跳功能的情况下）。

21）DC 1 500 V 进线柜逆流保护联跳试验

模拟 DC 1 500 V 开关柜的进线柜逆流保护，应联跳 10 kV GIS 开关柜两组整流变馈线断路器及所有 DC 1 500 V 开关柜馈线断路器，并闭锁自动重合闸。

22）单所内框架保护联跳试验

（1）框架电流元件 1 保护动作联跳 10 kV GIS 开关柜两组整流变馈线断路器及所有 DC 1 500 V 开关柜馈线断路器试验，并闭锁本所重合闸测试，停止线路测试（取消双边联跳功能的情况下）。

（2）框架电流元件 2 保护动作联跳 10 kV GIS 开关柜两组整流变馈线断路器及所有 DC 1 500 V 开关柜馈线断路器试验，并闭锁本所重合闸测试，停止线路测试（取消双边联跳功能的情况下）。

23）双边联跳功能试验

（1）本所直流接地漏电保护装置保护启动，联跳相邻变电所的所有 DC 1 500 V 开关柜馈线断路器，同时跳闸本所所有 DC 1 500 V 开关柜馈线断路器试验。

（2）本所框架电压元件 1 保护动作，联跳相邻变电所的 10 kV GIS 开关柜两组整流变馈线断路器及所有 DC 1 500 V 开关柜馈线断路器试验，并闭锁本所、被跳所的重合闸测试，停止线路测试。

（3）继电保护装置及综合控制/保护单元保护动作（如电流突变保护 ΔI ＋电流上升率保护 di/dt、过电流保护 $I_{max}^{\pm}$、大电流脱扣保护），联跳功能试验。

24）PSCADA 系统与变电所"三遥（遥控、遥信、遥测）"功能试验

（1）遥信项目功能调试。遥信的项目有断路器与刀闸位置信号、变电所内事故信号与预告信号及装置自检信息与通信工况异常信号等。

（2）遥控项目功能调试。对变电所内满足操作条件并允许遥控的开关、刀闸进行"分""合"控制，并生成操作过程的全部记录，所有遥控闭锁条件能自动判定。

（3）遥测项目功能调试。遥测的项目包含有电流、电压、功率等功能。

第 11 章

信号系统

第三章

11.1 系统设计

11.1.1 工程范围

长沙磁浮快线信号系统工程的范围主要包括正线(含控制中心、折返线、出入段线等)信号系统、车辆段计算机联锁系统、电源系统、培训系统、维护监测系统等。具体如下：① 自磁浮高铁站至磁浮机场站约 18.55 km 正线区段，3 座车站，包括其中的出入段线、折返线、渡线等；② 一座控制中心；③ 一座车辆段及综合基地；④ 维修中心；⑤ 培训中心；⑥ 配属 7 列车车载信号设备。

11.1.2 工程现场条件

(1) 最高行车速度：100 km/h。
(2) 最小平面曲线半径：50 m。
(3) 最小竖曲线半径：1 000 m。
(4) 最大坡度(列车在 AW2 情况下运行)：70‰。
(5) 本线道岔采用中低速磁浮节段式单开道岔(车辆段存在三开道岔)，为圆曲线形道岔。道岔由道岔梁、道岔专用平台、转辙电机等电气转辙控制设备组成。列车通过道岔时侧向限速为 25 km/h。

① 长沙磁浮快线设正线车站 3 座。全线车站均为有道岔车站。实物车站为侧式站台，站台按 3 个列车单元编组考虑，有效站台长度为 50 m。

② 控制中心：本线路的运营控制中心 OCC 设置在车辆段附属楼内；车辆段附属楼内设信号设备室(含电源室)及中央控制室，中央控制室、信号设备室(含电源室)按长沙磁浮快线线路特点独立设置。

11.1.3 系统概述

本信号系统须具有高安全性、高稳定性和高可靠性，并能保证 24 h 连续不间断地工作。在点连式通信或点式通信的条件下，列车自动防护子系统均能保证列车的安全和持续监督整个信号系统。

1) 主要技术特点
(1) 采用明确完整的设计方法实现整个信号系统 99.999% 的高可用性；硬件冗余、

功能冗余、功能集中。

(2) 车载控制器采用"故障-安全"的二乘二取二冗余结构。

(3) 正线和车辆段计算机联锁控制器采用"故障-安全"的二乘二取二冗余结构。

(4) 模块化系统设计有利于将来线路延伸和功能扩展。

(5) 通信系统采用冗余的以太网设备,提供了系统的可用性。

2) 运营指标要求

信号系统的系统能力主要体现在当前的线路条件和确保安全的前提下,按照设计的闭塞模式行驶,列车进出正线(出入段)、正线追踪、折返的行车间隔和旅行速度等指标。列车运行采用"信号机到信号机"的进路闭塞基本原则。考虑列车绿灯下运营需求,前车和后车按间隔两个闭塞分区进行信号机布置和牵引仿真计算。

在点式 ATP 模式下,可以通过减小物理闭塞分区长度的办法使得列车定位的分辨率增大,从而使得列车追踪效率变得更高,提高系统的运行能力。

(1) 设计行车间隔。满足 3 辆编组,正线最小设计追踪间隔不大于 180 s;满足 3 辆编组,设计折返间隔不大于 180 s;满足 3 辆编组,车辆段的列车进出正线的设计间隔不大于 5 min。

(2) 列车运行速度。列车最高运行速度 100 km/h;列车进出站速度不大于 60 km/h;平均旅行速度不低于 60 km/h。

(3) 安全防护距离。尽头车站停车点的 ATP 安全防护距离的长度不大于 40 m。

(4) 列车舒适度的要求。列车纵向冲击率不大于 0.75 m/s^3;列车未被平衡的离心加速度率不大于 0.3 m/s^3。

(5) 列车非期望紧急制动发生率。列车因信号系统的原因产生的非期望(不正常)紧急制动发生率小于 1 次/万 km。

(6) 列车自动控制系统的主要响应性能指标。

① 信息采集的表示周期,即设备状态变化至 ATS 控制中心的显示时间小于 1.5 s。

② 控制命令的反应时间,即命令发出至被控系统开始执行的时间不大于 1 s。

③ 列车占用与空闲检测的应变响应时间不大于 2 s。

④ 车载信号设备自接收地面信息至完成处理的时间不大于 0.75 s。

⑤ 当车载信号设备识别到系统故障时,立即发出紧急制动命令,且延时不大于 0.75 s。

⑥ 计算机联锁设备的处理周期不大于 1 s。

(7) RAMS 指标要求。

① 信号系统的可用性指标满足下列要求:整个信号系统不小于 99.99%。

② 信号系统的安全性完善度等级(safety integrated level,SIL)达到下列要求:列车自动监督系统(ATS)2 级;列车超速防护系统(ATP)4 级;计算机联锁系统(CBI)4 级;列车占用检测装置 4 级。

③ 信号系统可能承受的危险侧故障率(tolerable hazard rate，THR)指标满足 THR$\leqslant 10^{-9}$ h^{-1}。

11.1.4 系统结构及功能

长沙磁浮快线信号系统为点连式 ATP 防护系统，整个信号系统主要由以下六个子系统构成：① ATS 列车自动监控子系统；② ATO 列车自动运行子系统；③ ATP 列车自动防护子系统；④ CBI 计算机联锁子系统；⑤ CSM 微机监测维护子系统；⑥ DCS 数据传输子系统。

这六个子系统被分到四个层级中，分级实现长沙磁浮快线信号系统功能：

(1) 控制中心级。ATS 系统的集中控制层设在运控中心内，安装了 ATS 数据库服务器、应用服务器、通信服务器、调度员工作站、列车时刻表编辑工作站、运行图显示工作站及设备维护管理工作站等，可实现全线列车运行图编辑、进路自动排列、列车运行、跟踪情况的监督及调整的集中控制功能；在车站一级，设备集中站安装了 ATS 车站服务器，每一个站安装了 ATS 工作站，可实现本站所辖区段列车运行的监视和进路排列。

(2) 轨旁设备级。轨旁系统轨旁设备包括联锁和轨旁电子单元 LEU、定位环线及相关部件等组成，它们共同执行联锁和轨旁 ATP 的所有功能。

(3) 车地通信级。轨旁和车载设备之间提供点式的通信，在站台、道岔和转换轨区域提供连续式通信，含地面无线设备、地面固定和可变应答器等设备。

(4) 车载设备级。列车上安装的车载 ATP/ATO 设备及相关测速和车地通信设备。

1) 子系统之间关系和信息流

图 11-1 描述了信号系统中各主要子系统和相邻的主要系统之间的逻辑关系。信号系统主要设备包括：

(1) ATS 运行控制中心设备。整条线路的运行控制中心。

(2) ATS 本地工作站设备。用于车站控制的本地操作员工作站，具备 ATS 降级时对本地联锁区域的监督控制功能。

(3) 联锁。用于进路排列和解锁的控制主机，具备联锁逻辑运算功能。

(4) 继电器组合架。用于实现联锁主机对分散在线路上的现场信号设备(道岔、信号机等)的逻辑控制。

(5) 信号维修监测子系统。保存所有故障信息，用于信号系统设备维护和检修。

(6) 轨旁 LEU 电子单元。与联锁系统相连，向应答器发送信号机显示报文。

(7) 地面环线单元。辅助 ATP 给出门允许；辅助 ATO 定位停车；预留车地数据交互功能。

(8) 车载无线单元。建立轨旁和车上的无线通信。

(9) 车载 ATP。速度、车门等车辆运行安全控制监督。

(10) 测速系统。涡流脉冲传感器、车载雷达和加速度计。

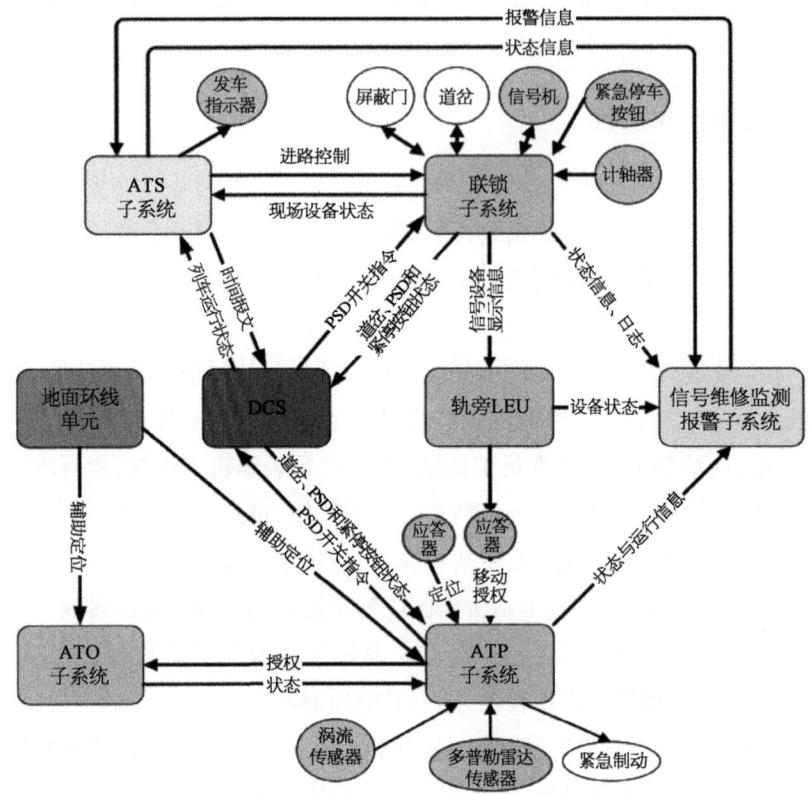

图 11-1 信息系统主要组成和交互信号框图

(11) 车载应答器天线。从轨旁应答器读取报文。

(12) 车载 DMI。提供给司机控制信息显示。

2）系统组成

为了保证连续可靠的运行，联锁、ATP、ATS 和数据通信等子系统采用冗余配置的，ATO 为单系统配置。运行安全有关的计算机都采用符合故障-安全原理的配置。

为了保证运营需求配置了 4 套联锁设备，分别位于车辆段、磁浮高铁站、磁浮㮚梨站和磁浮机场站。

如图 11-2 所示，长沙磁浮快线信号系统是基于一套冗余的骨干网络来组建的，通过该通信骨干网可以实现，确保轨旁各子系统之间可靠、稳定的双向通信，确保列车和轨旁设备进行可靠、稳定的双向通信。

(1) 计算机联锁子系统(CBI)。计算机联锁设备配置于设备集中站的信号设备室内。

系统联锁机采用二乘二取二的安全计算机构架，在始终坚持安全准则的前提下，联锁响应来自 ATS 功能的命令来实现管理进路、道岔和轨旁信号机的控制功能；同时联锁将进路、轨道区段、道岔和信号机的状态信息实时提供给 ATS，将信号机的状态通过 LEU 提供给车载 ATP。

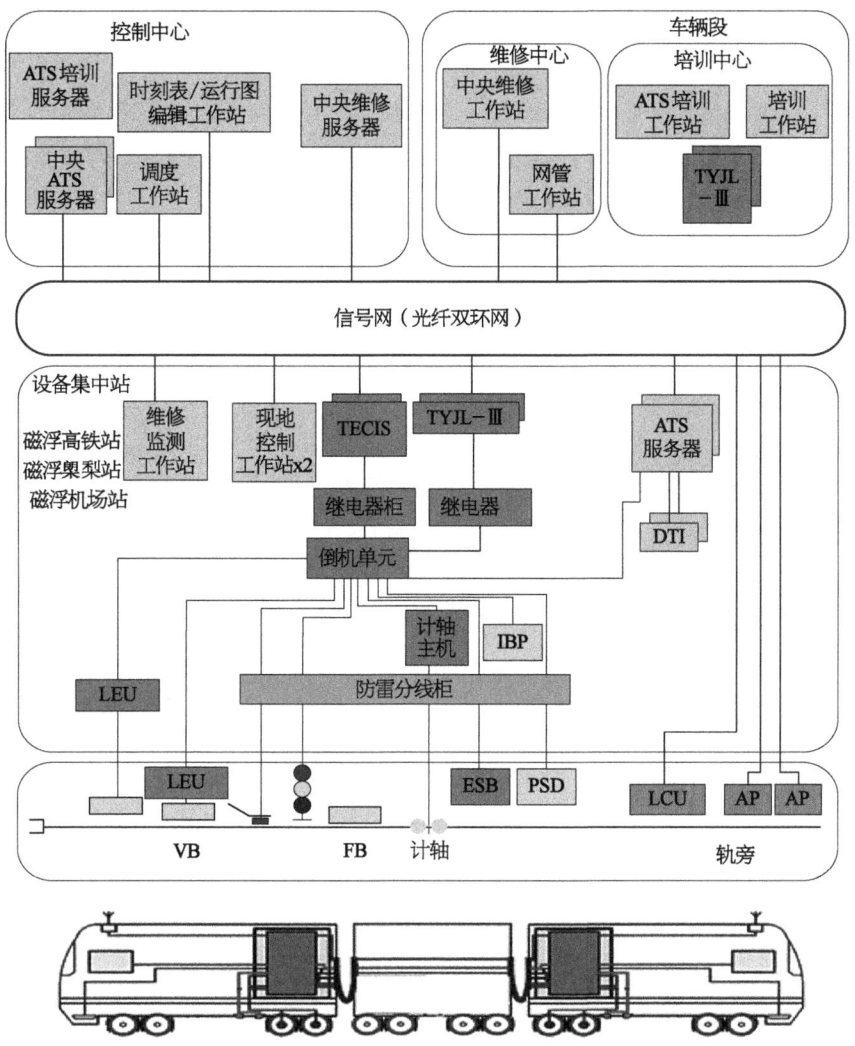

图 11-2 长沙磁浮信号系统总体结构

系统的功能是由沿着线路分布的设备来执行的。

每个联锁单元控制一个有道岔线路区域。联锁内各个插件通过继电器接口柜直接用于控制分散型现场元件(道岔、信号机、屏蔽门、紧急停车按钮等设备)。通过信号网建立通信，将各站的联锁主机连成一个整体。

系统负责安全执行传统联锁逻辑功能。联锁系统与轨旁设备接口，诸如道岔、信号机等。

列车的安全运行通过联锁系统和轨旁信号机来实现。

计算机联锁子系统特点如下：

① 系统采用模块化的技术高度集成的处理器、通信系统和元件接口模块。

② 可以根据客户的不同要求及运营规则进行灵活配置。

③ 硬件和软件的模块化设计保证了配置简单，应用数据采用模块化逻辑来实现，操作简便。

④ 基于经过验证的原理的故障-安全计算机，采用二乘二取二配置的安全计算机架构，无切换时间地真正热备联锁计算机及相应的信号现场元件。

⑤ 在点式运行模式下，联锁将使用基于计轴的轨道空闲检测系统用于进路排列的安全处理。

（2）列车自动监控子系统（ATS）。列车自动监控子系统（ATS）是一个分布式的行车指挥自动化控制系统，它通过以太网连接主机、调度员工作站和其他设备，设备安装在控制中心和各车站内，它实时采集和处理来自轨旁、车站和车载设备的信息并对全线运行的列车进行实时监控。

ATS子系统由控制中心中心服务器系统和各类工作站、在沿线各车站的ATS服务器、工作站本地工作站和DTI显示设备构成。ATS子系统设备主要分布在控制中心、车站和车辆段。

ATS子系统提供人机接口，采用图形化的模型图。它也提供一套报警管理系统以便为在线分析和事后调查建立相关事件的历史记录。

ATS子系统采用通用的模块化的软硬件结构以适应不同的信号工程项目对ATS子系统需求。

在正常运营过程中，列车运行控制由设在OCC的中央ATS来执行。OCC使用的ATS子系统的规模可以根据被监督/控制的系统的容量来调整。即使是在控制中心离线的条件下，线路仍能够通过各个分散的设备集中站的现地工作站来进行监控。车站ATS工作站监督本地联锁区域。全线自动操作功能可集中在控制中心实现。在车站级控制运行时，控制权将移交给车站控制台。控制操作指令可以通过车站值班员或OCC操作员的指令实现。

用于创建最优化的无冲突时刻表，它用于列车自动调整和列车运行所需的所有相关数据的配置。

ATS子系统可实现全线列车运行图编辑、进路自动排列，列车运行、跟踪情况的监督及调整的集中控制功能及系统备用功能。

（3）列车自动防护子系统（ATP）。列车自动防护子系统由车载部分和轨旁部分构成。轨旁设备根据联锁状态授予移动授权；车载设备在指定的移动授权范围内监督列车运行。

列车自动防护子系统包括基于微处理器的控制器、相关速度测量及位置定位传感器（在轨旁应答器的辅助下）。车载设备与列车的各子系统接口，并通过DCS与地面设备接口。

车载控制器负责列车定位、运行超速防护、移动授权命令执行及其他有关的ATP功能。车载控制器采用二乘二取二表决方式。

① 列车自动防护子系统的轨旁设备包括以下组件：

a. 无线接入点。轨旁无线接入点是基于无线模块的用于无线通信的设备，它通过以太网与联锁和 ATS 以可互操作性的协议相连。

b. 轨道空闲检测设备。使用计轴系统作为列车占用检测设备。正线区间线路，车站正线、折返线、存车线，车辆段均安装计轴设备。

c. LEU 和可变应答器。LEU 和可变应答器用于在点式 ATP 模式下，向列车发送用于行车控制的移动授权信息。

d. 绝对位置参考应答器。主要用于用于列车定位信息和位置修正功能。

② 列车自动防护子系统的车载设备包括以下组件：

a. ATP(ATP 车载设备主机)。车载 ATP 主机(安全计算机单元)执行车载的 ATP 功能列车两端的司机室各安装一套 ATP 主机。

b. 车载无线设备。车载无线设备使用无线网连接到计算机联锁主机和 ATS。

c. 人机接口单元(DMI)。DMI 安装在司机室内，给司机提供最新的列车运行信息，列车两端的司机室各安装一套 DMI 设备。

d. 多普勒雷达传感器。和涡流速度传感器一起，雷达传感器作为测速系统，它固定在车体上。

e. 涡流速度传感器。和雷达传感器一起，用于列车的定位和测速及列车停稳检测系统。

f. 加速度传感器。用于弥补测速雷达和涡流传感器在低速条件下精度不足的缺陷，考虑到车辆安装条件限制，加速度计采用模块化、板载设计，内嵌于速度处理单元中。

g. 环线车载接收单元。列车两端各设置一个环线车载接收单元，该单元采用车底部支架吊装方式，节省车载安装空间。

h. BTM 主机和读取天线。读取轨旁应答器传输的信息。

(4) 列车自动运行子系统(ATO)。列车自动运行子系统(ATO)作为轨道交通车载系统的一个重要组成部分，可以在列车自动防护子系统(ATP)的监督下控制列车自动运行，自动停车并自动开关门。

ATO 子系统可以提高列车驾驶的自动化程度，降低司机的劳动强度，并提高列车运行的高效性、舒适性、准时性及节能性。

ATO 子系统主要功能包括速度控制、站台精确停车及自动门控制功能。

(5) 数据通信子系统(DCS)。数据通信子系统是一个宽带通信系统，为控制中心(OCC)、轨旁设备、车载设备及其他沿线布置地面设备之间提供可靠、安全的数据交换。

数据通信子系统(DCS)使用 UDP/IP 协议，在信号系统各设备之间提供双向、安全的数据交换，它提供开放的通信接口和体系架构。应用国际通行的协议(有线网使用 IEEE 802.3，无线通信使用 IEEE 802.11g)，它是一个非安全(non-vital)的系统，但是通过其传送的消息受安全算法的保护。

(6) 信号维修监测报警子系统。信号维修监测报警子系统由设置在正线各设备集中站和车辆段的信号监测工作站、采集机和设置在控制中心的信号监测维护服务器,以及在车辆段维修中心的维护终端等构成。信号维修监测报警子系统中心设备主要配置于控制中心和信号设备室。

信号维修监测报警子系统可向操作人员提供信息,帮助其了解设备状态以做出适当的决定并采取措施。主要执行以下功能:

① 从信号各子系统(ATS、联锁、道岔、计轴设备、电源等)处收集并处理维护数据。

② 向维护终端提供维护报警信息。

③ 在控制中心维护服务器上储存维护数据。

④ 提供维护支持,打印各类报表和维护工作单等。

信号维修监测报警子系统综合管理整个信号系统中的各种故障报警信息,将车站、控制中心和车辆段室内外设备的工作状态汇聚在集中监测子系统的监视范围之内。

3)系统功能

如图 11-3 所示,系统功能结构图展示了信号系统主要功能如下:

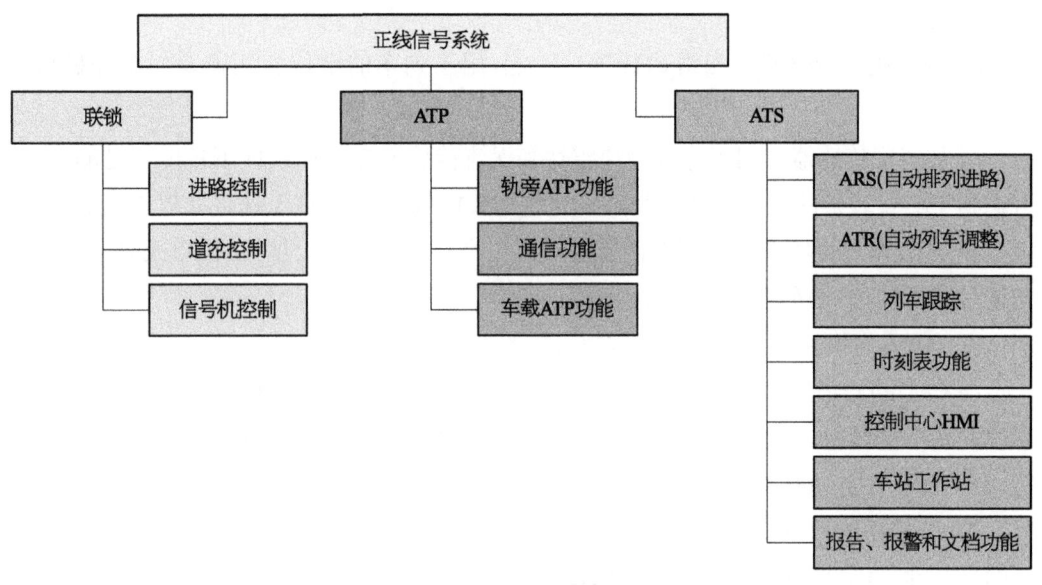

图 11-3 系统功能结构图

(1) ATS 子系统功能。ATS 子系统用来监视和控制正线上的所有列车的运行状态,以及所有信号设备的运行状态。ATS 系统汇集所有信息,如列车位置、进路状态、列车状态、列车标识、信号设备故障等。基于这些信息和运行时刻表,ATS 能够自动排列进路,还能通过改变停站时间来自动调整列车运行。在必要的时候,ATS 接受手动的操作控制。ATS 子系统主要功能如下:① 列车进路控制;② 行车信息显示;③ 列车识别号跟踪、传递和显示；④ 列车发车计时器控制；⑤ 列车运行时刻调整；⑥ 列车运行及信号设备的监视和报警功能；⑦ 故障情况下的降级处理；⑧ 统计报告；⑨ 人机接口。

ATS 子系统提供人机接口，采用图形化的模型图。它也提供一套报警管理系统以便为在线分析和事后调查建立相关事件的历史记录。

在运营过程中，列车运行控制由设在 OCC 的中央 ATS 子系统来执行。OCC 使用的 ATS 子系统的规模可以根据被监督/控制的系统的容量来调整。即使是在控制中心离线的条件下，线路仍能够通过各个分散的设备集中站的现地工作站来进行监控。车站 ATS 工作站监督本地联锁区域。全线自动操作功能可集中在控制中心实现。在车站级控制运行时，控制权将移交给车站控制台。控制操作指令可以通过车站值班员或 OCC 操作员的指令实现。

ATS 子系统可实现全线列车运行图编辑、进路自动排列，列车运行、跟踪情况的监督及调整的集中控制功能及系统备用功能。用于创建最优化的无冲突时刻表，它用于列车自动调整和列车运行所需的所有相关数据的配置。

(2) 轨旁 ATP 安全防护功能。联锁通过采集其控制区内计轴设备控制的轨道继电器表示的轨道物理占用信息。联锁根据所有已知障碍物的位置和运行权限来确定其区域内所有列车的运行权限。障碍物包括其他列车、封闭区段、失去状态的道岔及任何外部因素。

联锁基于该区域内所有列车的运行进路和物理占用信息，通过安装在轨旁的可变应答器发出移动授权，通过点连式的无线通信网络发出特殊防护区域的状态信息，并持续更新和传输；计算移动权限，以保证列车安全隔离，并达到最小的列车运行间隔。

(3) ATP 子系统功能。ATP 子系统主要负责列车防护。ATP 子系统的主要功能如下：

① 线路状态监督。车载 ATP 将对前方的线路状态进行监督，并结合接收到的移动授权生成列车速度监督曲线，此功能为安全相关功能。线路状态监督包含以下内容：

a. 安全停车点监督。安全停车点包括车挡、线路尽头和移动授权中描述的授权路径终点。中央主控单元根据距安全停车点的距离和列车当前的运行状态计算保护速度，确保列车不会越过安全停车点。

b. 非安全停车点监督。非安全停车点包括站台停车点和移动授权中描述的建议停车点。中央主控单元根据距非安全停车点的距离和列车当前的运行状态计算推荐速度，引导列车在非安全停车点停车。

c. 土建限速区监督。车载主控单元根据土建限速区和列车实际位置计算紧急制动触发速度，确保不会超过土建限速，一旦超出紧急制动触发速度曲线，将触发紧急制动。

d. 冲突防护区(CAZ)监督。中央主控单元根据 CAZ 和列车实际位置计算保护速度，确保在激活的 CAZ 前停车。一旦进入激活的 CAZ，将立即输出紧急制动。

② 列车超速防护。在不同控制等级下，车载 ATP 子系统根据相应的限制因素按照

取最低值原则,生成最终的保护速度曲线。车载 ATP 将实时监督列车速度,列车运行速度接近保护速度曲线(差值小于 2 km/h)后将通过 DMI 发出声光报警提示司机减速。运行速度超过保护速度曲线后,会触发紧急制动。

③ 列车状态监督。列车状态监督包含以下四个方面的内容:

a. 车门关闭状态监督。车载 ATP 子系统负责采集车门关闭状态信号并持续的监督此信号。如发现列车车门关闭信号非法丢失,车载 ATP 子系统将输出紧急制动。

b. 开门使能状态监督。车载 ATP 子系统根据列车当前的位置和站台停车点的距离判断列车是否在停车窗内。如在列车停车窗内,输出开门使能命令。

c. 列车完整性状态监督。车载 ATP 子系统负责采集列车完整性信号并持续的监督此信号。如发现列车完整性信号非法丢失,车载 ATP 子系统将输出紧急制动,并重新初始化列车位置。

d. 列车退行监督。车载 ATP 子系统实时计算列车运行方向并持续监督此状态。一旦检测到列车退行超过预定值,将输出紧急制动。退行监督的紧急制动触发距离当前设计为 5 m,此数值为车载 ATP 系统推荐数值。退行监督的紧急制动触发速度当前设计为 5 km/h,此数值为车载 ATP 系统推荐数值。

④ 闯红灯误出发。通过车地通信链路向车载 ATP 系统实时发送前方防护范围内的信号机显示的信号状态。在点连式等级下,当列车停车后,如果前方信号机(例如站台区域出站信号机)未开放,车载 ATP 收到信号机未开放报文后,切除牵引使能,防止司机误发车,从而避免出现紧急制动、列车降级,重新投用带来对运营效率的负面影响。

(4) ATO 子系统功能。在 ATP 的允许速度下,实现列车的自动驾驶、对标停车及车门站台门的自动控制功能。

(5) 联锁子系统功能。联锁子系统功能在始终坚持安全准则的前提下,管理进路、控制道岔和轨旁信号机,以响应来自 ATS 子系统功能的命令。联锁子系统将进路、轨道区段、道岔和信号机的状态信息提供给 ATS 和 ATP 轨旁系统。联锁子系统具有下列功能:

① 实现联锁逻辑运算功能。

② 实现基本联锁功能。实现列车进路上道岔(道岔控制权控制)、信号机和轨道区段之间正确的联锁逻辑关系,对于来自操作设备的错误指令,具备有效的防护能力。

③ 与其他相关子系统提供安全可靠的接口功能。

④ 提供故障诊断、信号设备检测和报警功能,并将故障信息传至故障维护子系统。

⑤ 提供操作防护功能,对于与安全相关的人工操作命令,具备相应的安全防护手段。

⑥ 提供车站值班员操作和显示功能。

11.1.5 系统工作原理

1) 点连式 ATP 防护系统原理

系统采用点连式 ATP 系统,主要由联锁设备、计轴设备、轨旁应答器和车载设备组成。地面设备通过计轴设备检测列车轨道物理占用信息,在固定点位置通过可变应答器地车单方向的向车载设备传输 ATP 信息,实现相邻信号机之间的固定闭塞控制。

为了提高系统的安全性,在特殊区域(例如站台区域或道岔区域或转换轨区域)增加点连通信设备向车载设备传输实时的信号机状态信息,实现信号机接近区段的点连式 ATP 防护功能。在站台区域当列车接近信号机时采用无线来传输信号机的状态,使移动授权信息能及时更新。由于授权信息的提前预告,增强了列车安全防护功能。

为了确保站台屏蔽门和站台紧急停车按钮提供必要的防护,当列车驶入站台前需要确认车地无线链路已建立,如未建立车地无线通信链路列车将会在进站前停车,列车将会以限速方式(限速 25 km/h)驶入站台区域。

在站台区域通过使用连续式通信方便实现了车门-屏蔽门的安全联动功能。

2) 固定闭塞列车控制原理

如图 11-4 所示,固定闭塞模式是一个降级模式,该功能保证列车按照固定闭塞原理运行,保证相邻两车之间的安全运行距离。固定闭塞列车分离功能取决于由始端和终端物理信号机定义的联锁分区,该功能要求分区的最小长度大于最长的一列车的长度。

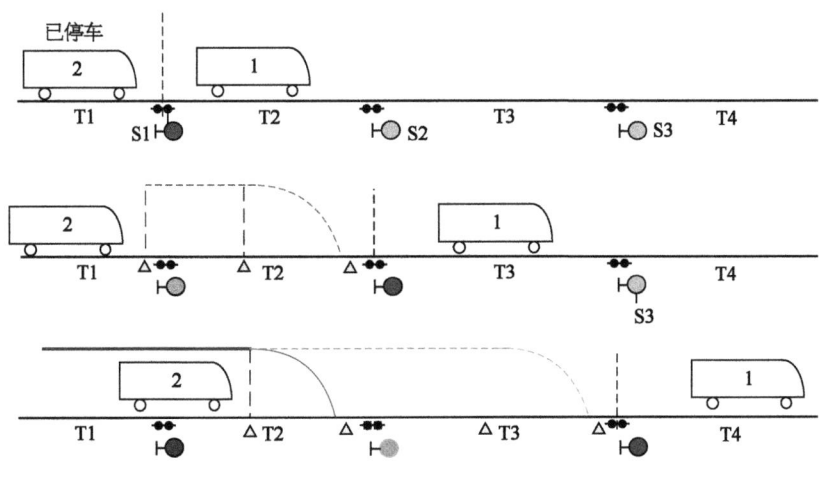

图 11-4 固定闭塞示意图

该功能检测轨道区段占用状态并通过可变数据应答器向列车发送移动授权报文,并且设置进路和信号机。联锁系统将信号机的显示以报文形式通过 LEU 发送到可变应答器。

如果列车经过可变数据应答器,根据当前信号机显示(进路设定),它将得到一个移动授权。根据线路数据库信息(坡度、静态速度曲线),列车完全地监督它接收到的移动授权。通过在制动距离前布置填充应答器,列车可获得前方信号机显示的预告,避免减速。

如果信号机显示"前进",则列车获得一个直到下一个信号机的移动授权。列车司机将会驾驶列车前行,并按照 ATP 推荐速度曲线的指示在信号机前停车。如果信号机显示状态变为"前进",则列车可以通过下一个可变数据应答器获得新的移动授权。

3) 列车物理占用检测原理

采用在磁浮车辆的列车底部安装切割计轴磁头磁力线的模拟板,在轨道两轨枕之间安装计轴磁头,每节列车中心线上各安装一块计轴模拟板,全车总共安装 3 块计轴模拟板,以实现对应的车轮切割计轴磁头磁力线的原理,实现对列车位置的物理占用检测功能,如图 11-5 所示。

4) 列车的测速原理

如图 11-6 所示,长沙磁浮快线 ATP 子系统通过安装于磁浮列车两端底部的测速涡流传感器、加速度计和测速雷达,结合多传感器融合软件测速算法,计算出列车的速度和运行方向信息,通过对测速涡流传感器、加速度计、测速雷达速度信息的比较可以有效防止测速传感器的单模故障。

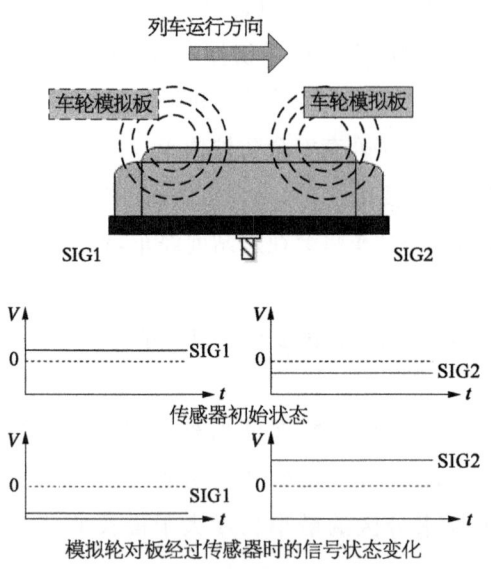

图 11-5 磁浮计轴占用检测原理示意图

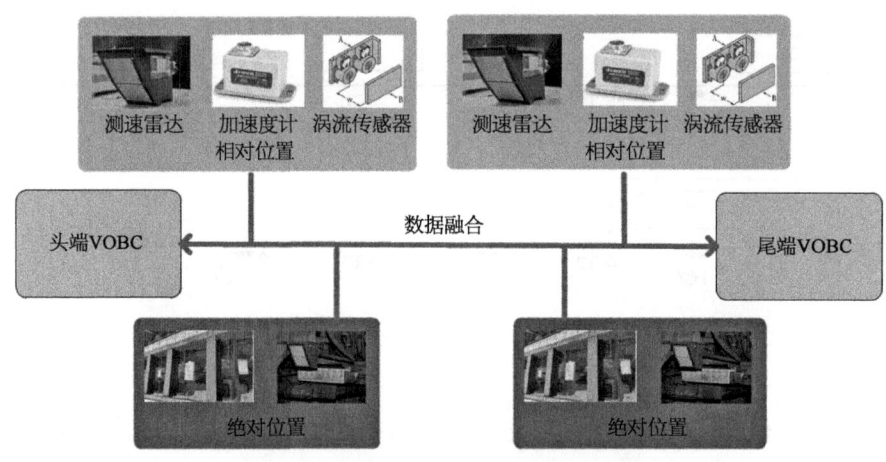

图 11-6 磁浮列车测速系统原理框图

车载 ATP 子系统所使用的测速涡流传感器采用与车辆牵引系统共用方式。在列车每端车底部,沿列车运行方向各安装两组由 4 个涡流传感器组成的传感器序列。信号系统和牵引系统分别采集由涡流传感器感应模拟轨枕产生的脉冲信号。两个系统测速接口均采用传感器独立光电隔离措施,避免出现相互干扰。以单端为例,图11-7为涡流传感器组安装示意图。

5) 列车定位

列车定位功能的作用是确定列车在路网中的地理位置。列车位置的判断基于以下信息:

(1) 探测到路网中特定点的应答器。车载 ATP 子系统通过接收应答器报文完成列车位置的初始化,收到 2 个连续的应答器报文后就可以完成列车的定位。在列车运行期间,车载 ATP 子系统使用自身测量的位移信息完成列车位置的更新。

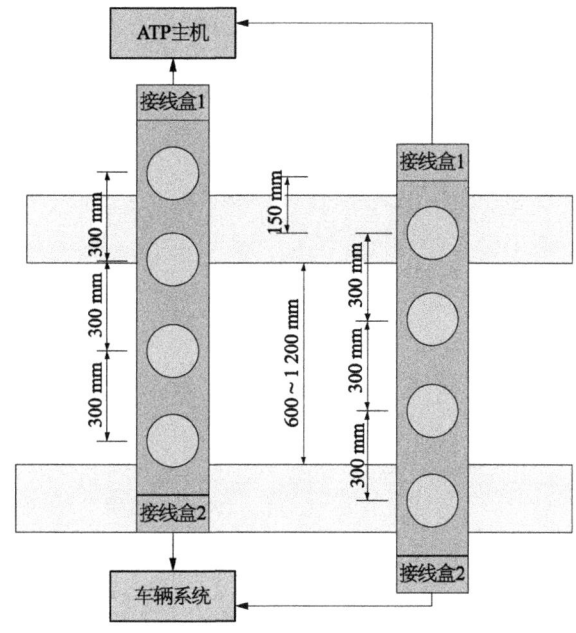

图 11-7 涡流传感器组安装示意图

通过安装于线路沿线的应答器,车载 ATP 子系统可以对列车定位不确定性累计值进行定期修正。

(2) 列车双端冗余测速装置和多普勒雷达测量列车位移。由于列车两端采用了冗余的涡流测速装置和多普勒雷达传感器测量的结合方式,使列车速度的测量和计算更加可靠。

(3) 轨旁定位环线位置校准信息。在车站站台停车区域安装列车接近环线及停车定位环线,提高列车停车精度。

6) 车地无线通信原理

车地双向通信网络是沟通车载数据通信网络与轨旁数据通信网络的渠道,实现车地之间的双向通信,采用 IEEE 802.11g 的无线局域网技术。

IEEE 802.11g 的最大原始数据率是 54 Mbit/s,或大约 22 Mbit/s 有效网络容量(去除协议开销等)。802.11g 采用的调制方案是正交频分复用(OFDM)。IEEE 802.11g 工作在 2.4 GHz 频段(2.4~2.483 5 GHz,向前兼容于 IEEE 802.11b),使用这一频段无需许可证,只需要遵守一定的发射功率(对于 802.11g 为 100 mW)。

如图 11-8 所示,OFDM 技术把数据分配到大量的子载波上,这些子载波按照精确的频率间隔。这种间隔提供了技术上的"正交性",能够避免解调时不同子载波之间的相互干扰。OFDM 的优势在于较高的频谱效率,能够有效对抗射频干扰、频率选择性干扰及多径干扰。这种特性非常重要,因为在典型的陆地传播情况下,无线通信都有多径的情况(比如被传输信号通过不同的路径到达接收器)。因为来自多个路径的信号相互干扰(码间干扰,ISI),需要设计复杂的均衡器来提取原始数据。另外,OFDM 在多个窄带子载波中以近似平均的方式分配高速数据流,让系统对多径衰落更具鲁棒性。当 OFDM 与信道编码(一种纠错编码技术)相结合,几乎总是产生近乎"白"的光谱(即具有平坦的频谱),对附近的其他信号源不会造成恶劣的电磁干扰。

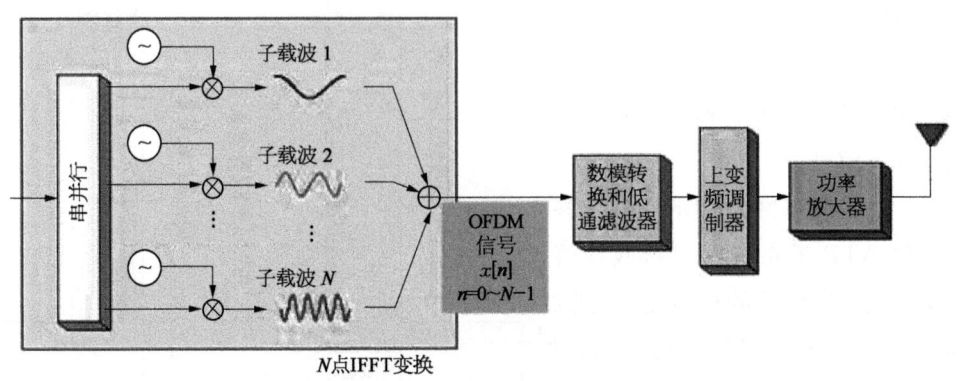

图 11-8 OFDM 原理框图

7) 无线通信覆盖原理

在特定区域(站台、道岔防护、转换轨区域)增加车地无线双向通信设备,列车在进入车地无线双向通信覆盖区域后,车载设备主动发起与地面设备建立连接,成功连接后地面设备通过无线设备实时向车载设备发送屏蔽门、紧急停车按钮、信号机和道岔的状态信息,车载设备根据地面设备发送的状态信息进行安全防护。

例如防护列车进入特定区域屏蔽门打开、紧急停车按钮按下、道岔失表等异常情况。当上述异常情况发生后,车载 ATP 设备根据特定防护区和列车实际位置计算保护速度,若能保证在特定防护区前停车,通过降低保护速度曲线和推荐速度曲线的形式,引导司机正常停车,确保停在防护区之前。如司机不按曲线减速,将触发紧急制动,确保列车停在防护区外。若列车已进入或非常接近防护区域,车载 ATP 将防护列车立即紧急制动促使列车停车。

无线覆盖设计范围考虑列车正/反向运营通过站台、道岔防护和转换轨区域。在无线覆盖范围内采用双网双频冗余覆盖。无线覆盖范围包含以下时间段内列车的走行距离:

(1) 最大车地无线通信建立的时间内列车的走行距离。

(2) 车载设备报警"车地无线通信未建立"至司机采取制动措施的反应时间内列车的走行距离。

(3) 列车常用制动的走行距离值(含车载信号设备反应时间和车辆反应时间值)。

具体设置如图 11-9 所示。

S_1 距离值:按照考虑乘客舒适度下常用制动率 0.75 m/s^2,车辆制动延迟时间 2 s,初速度按照 100 km/h 计算最大常用制动距离为 560 m。

S_2 距离值:司机反应时间为 2 s,初速度按照 100 km/h 计算走行距离为 55 m。

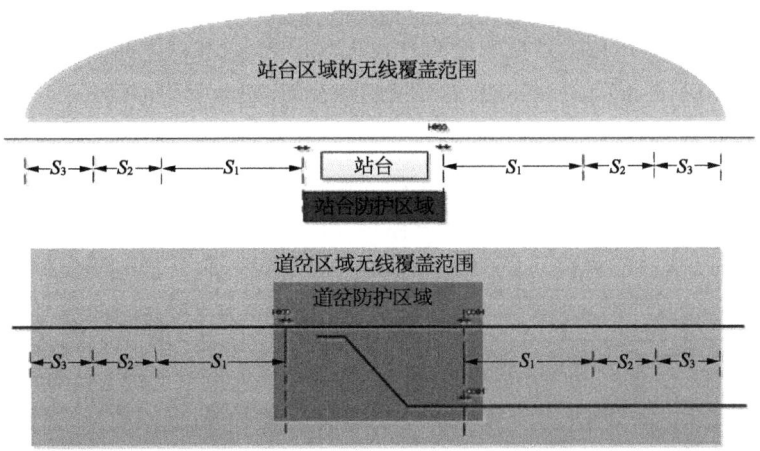

S_1—列车常用制动的距离值；S_2—司机反应时间内列车走行距离值；
S_3—车地无线通信建立最大时间内列车的走行距离值

图 11-9 站台、道岔无线覆盖范围示意图

S_3 距离值：无线建立最大时间为 2 s，初速度按照 100 km/h 计算走行距离为 55 m。

考虑站台和道岔区域长度为 50 m，因此在道岔和站台中心两侧大于 $S_1+S_2+S_3+$ 25 m=700 m 的范围内需要进行无线覆盖。

8）无线干扰

因为 2.4G 为公用频段，故线路周围的 WLAN 设备和非 WLAN 的 2.4G 无线系统，比如地铁乘客信息系统（PIS）、蓝牙、点对点无线电设备等系统都可能对地铁 CBTC 2.4G WLAN 系统产生干扰。

(1) PIS 系统干扰。PIS 系统车地通信采用 DVB-T 技术，频带为 1.8G，信号车地通信采用 2.4G WLAN 车地通信技术，可避免 PIS 系统和信号系统之间的相互干扰。

(2) 其他 WLAN 系统干扰。露天高架地铁线路沿线区域可能同时存在多个 WLAN 无线网络，包括电信应用商部署的城市 Wi-Fi 热点、相邻区域的企业 WLAN 无线网络等。

采用与线路区域内存在的 WLAN 无线网络不同的 SSID 和安全机制，避免不同系统的错误接入。

通过合理调整无线发射功率，规划无线信号的覆盖范围，采用适宜的覆盖方式进行 WLAN 无线信号覆盖，信号覆盖范围满足本系统使用即可，减小对外干扰，有效避免各系统之间的干扰。

DCS 无线系统采用 TW 重传控制技术设计，实现数据包多重传送机制，有效减低了信号干扰对系统性能的影响。

DCS 无线系统也可以采用双频段冗余并行通道设计，避免同频干扰。

(3) 其他干扰。对于多径干扰,采用 OFDM 技术和配置分集天线,有效避免干扰;对于多普勒干扰,采用提高系统频率裕量的方式有效降低干扰;对于露天区域建筑物对信号的干扰,通过采用小角度的定向天线,调整天线安装位置的方式来减小干扰。

9) 站台区域防护

车载线路数据库中存有车地通信覆盖建立通信的位置,当列车进入无线覆盖区域后,主动与地面设备建立通信。在通信建立后接收地面设置发送屏蔽门、站台紧停按钮、信号机等状态信息。

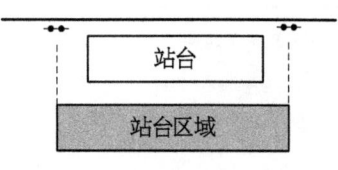

图 11-10 站台区域示意图

如图 11-10 所示,站台两侧计轴磁头之间的线路区域为站台区域。

当列车头部或尾部未离开站台区域时,信号系统对站台紧急停车按钮激活和屏蔽门开启等危险情况的安全防护功能。

列车在站台区域所采取的防护措施如下:

(1) 如图 11-11 所示,列车通过区间信号机后在未驶入无线覆盖范围前,车载设备的防护点设置在站台外侧。

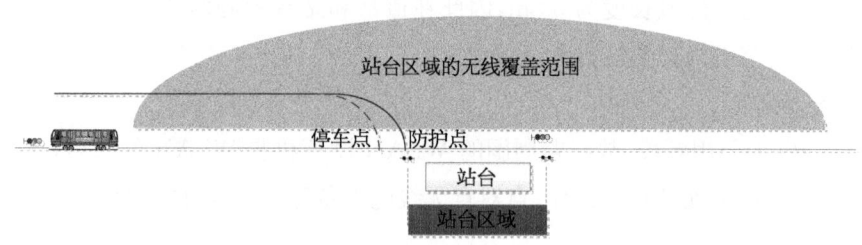

图 11-11 无线通信未建立前车载设备防护示意图

(2) 如图 11-12 所示,当列车进入无线覆盖范围内,开始与地面设备建立连接。列车在 L(最大车地通信建立时间内列车走行距离)的范围内未连接成功,车载 ATP 将会报警。车载 ATP 的移动授权保持之前授权终点(站台区域边界处)。

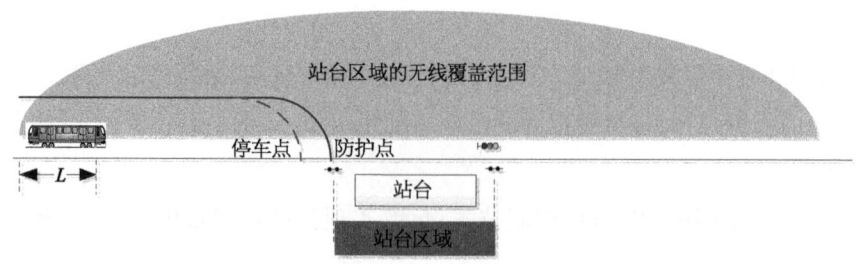

图 11-12 无线通信未建立车载设备防护示意图

司机按照推荐速度在站台边界处停稳后,由司机选择 RM 模式驶入站台区域内。由司机确保列车在站台区域内安全运行。

列车在出站时接收到出站信号机对应的主应答器后,若车地无线通信恢复且屏蔽门关好、紧停按钮未激活,车载信号设备将自动升级为 ATP 模式运行。若车地无线通信未恢复,车载信号设备将保持 RM 模式:

(1) 如图 11-13 所示,列车与轨旁设备通信建立,并获得屏蔽门未开启、紧急停车按钮未激活下,移动授权将会延伸至出站信号机保护区段终点。

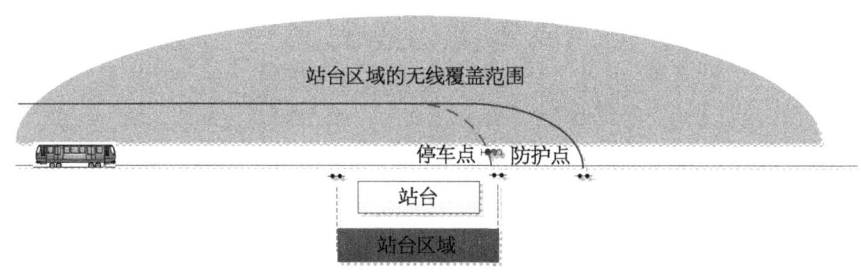

图 11-13 无线通信建立后车载设备防护示意图

(2) 通信状态的列车在无线覆盖范围内无线断开或收到紧急停车按钮激活、屏蔽门开启,车载设备将防护点回缩在站台区域的外侧。

当列车建立起正常通信,如若出现通信断开、屏蔽门未关闭、站台紧急停车按钮激活,车载 ATP 的移动授权回撤到站台区域的边界处。列车停稳后司机需要选择 RM 模式,在站台区域内以不高于 25 km/h(暂定)的速度运行,由司机确保列车在站台区域内运行安全。

列车头部或尾部在站台区域内时,若站台紧急停车按钮激活、屏蔽门未关闭或车地通信断开时,立即实施紧急制动。紧急制动将会保持直至紧急制动触发故障消除。当无线连接中断时,司机在人工确认站台区域内无异常情况后,由司机选择 RM 模式人工确保安全的情况下驾驶列车在站台区域内运行。

当列车在站台区域停稳后,若防护区域紧急停车按钮激活、屏蔽门未关闭状态时,信号系统将会禁止列车出站。

10) 道岔防护

磁浮系统所采用的为关节型轨道梁道岔,道岔转动过程中将会出现断头线路,对行车带来安全隐患。因此信号系统在不同的列车驾驶模式下提供不同的道岔区域防护功能。

如图 11-14 所示,道岔正/反向防护信号机之间的线路区域为道岔区域。

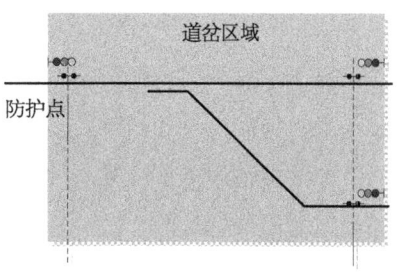

图 11-14 道岔区域示意图

当列车接近道岔区域及头部或尾部未离开道岔区域时,信号系统将会提供必要的道岔状态丢失等安全防护功能。

(1) 点连式通信下列车驾驶。在 ATP 驾驶模式下车载设备可通过车地无线通信实时获取道岔的状态信息,因此在车地无线通信正常的情况下,车载 ATP 系统可以对在道岔区域内运行的列车提供全程的安全防护。

如图 11-15 所示,列车通过区间信号机后在未驶入无线通信覆盖范围前,车载设备的防护点设置在道岔防护信号机外侧。

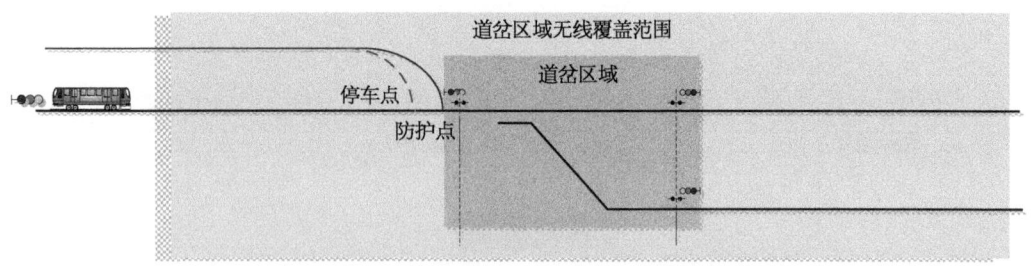

图 11-15　点连式通信级下列车未驶入无线覆盖范围

如图 11-16 所示,当列车进入无线覆盖范围内,开始与地面设备建立连接。列车在 L(最大车地通信建立时间内列车走行距离)的范围内未连接成功,车载 ATP 将会报警提示司机。车载 ATP 的移动授权保持之前授权终点道岔区域边界处。

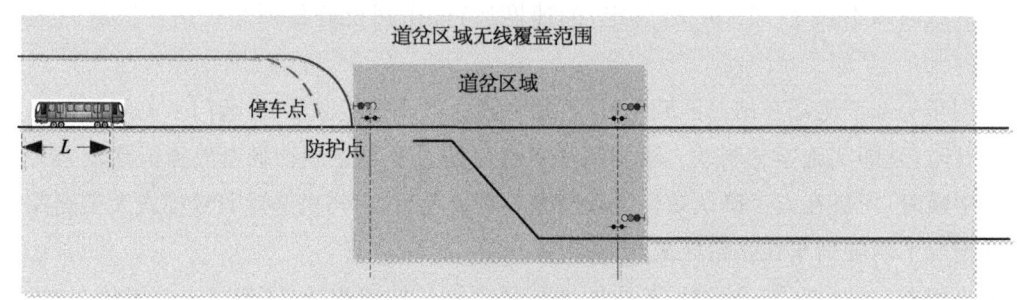

图 11-16　无线通信未建立车载设备防护

如图 11-17 所示,列车与轨旁设备通信建立完成,并通过车地无线获得道岔状态未丢失下,移动授权将会延伸至进路终点。

处于通信状态的列车在道岔区域内无线断开或道岔表示丢失,车载设备将防护点回缩到道岔区域的外侧。

当列车进入无线覆盖范围并建立起正常通信,如若出现通信断开或道岔表示丢失故障,车载 ATP 的移动授权回撤到道岔区域的边界处。列车停稳后司机需要选择 RM 模

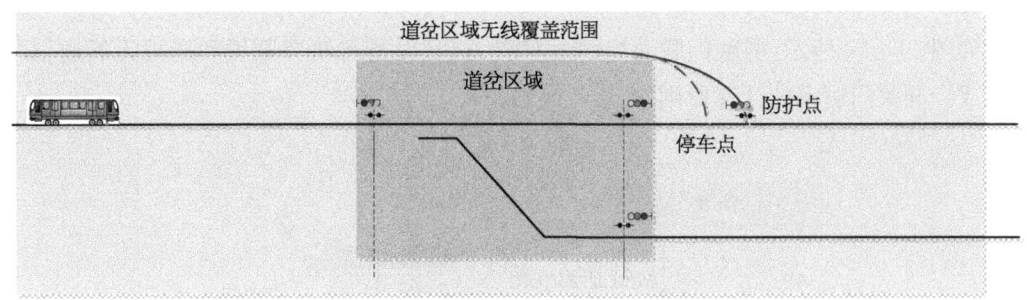

图 11-17　无线通信建立后正常情况下车载设备防护

式,在道岔区域内以不高于 25 km/h(暂定)的速度运行。

列车列车头部或尾部在道岔区域区内时,若道岔状态丢失或车地通信断开时,车载在判断列车处于非零速状态时,立即实施紧急制动。并将会保持直至紧急制动触发故障消除。当无线连接中断时,司机在人工确认道岔区域内无异常情况后,由司机选择 RM 模式人工确保安全的情况下驾驶列车在站台区域内运行。

(2) 点式通信下列车驾驶。如图 11-18 所示,在点式通信级下道岔防护区域支持正/反双向点式防护,分别设置道岔正/反双向运营所需的防护信号机。若车载设备未能建立与轨旁设备无线通信,只能以 IATP 模式驾驶列车行驶至防护信号机前(即使道岔防护信号机显示为绿灯)。列车停稳后需要司机选择 RM 模式在道岔区域内运行。

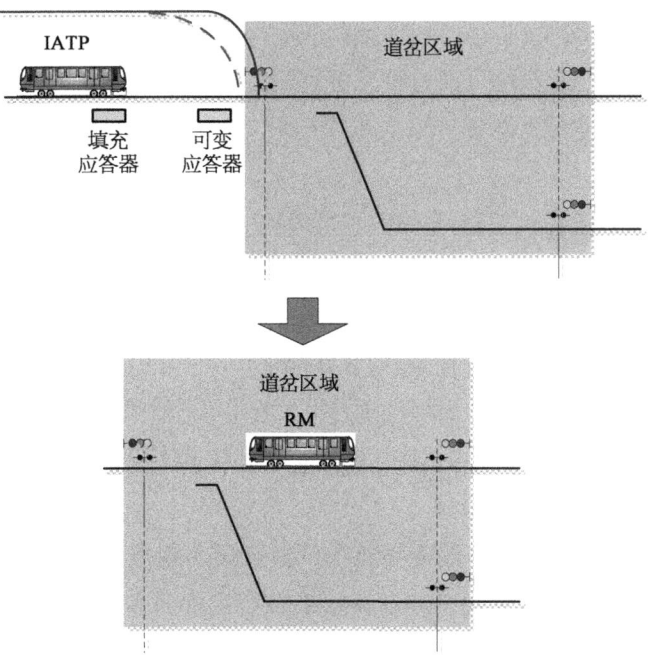

图 11-18　点式道岔区域防护示意图

11) 屏蔽门联动控制

如图 11-19 所示,屏蔽门联动控制由车载 ATP 设备与轨旁联锁和车地无线通信共同完成。开关门逻辑的计算原则如下:

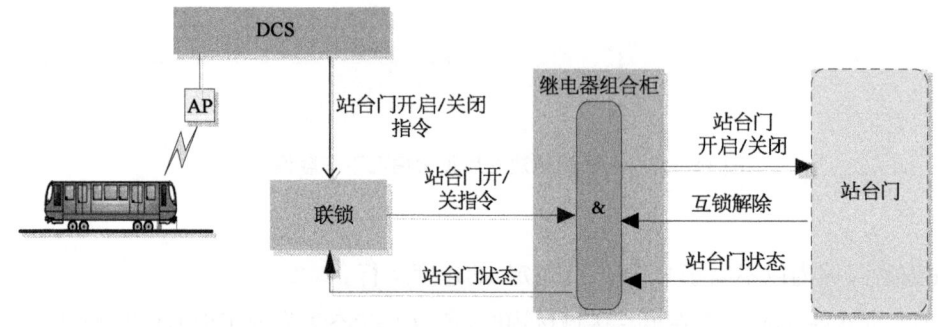

图 11-19 屏蔽门联动控制示意图

联锁接收到车载 ATP 下发的合法开门命令后,通过继电器组合柜立即输出开门指令。

联锁接收到车载 ATP 下发的合法的关门命令后,立即输出关门指令。

在 ATP 模式下,当列车进入站台停稳后,车载 ATP 判定列车在停车范围内(± 0.5 m),车载 ATP 负责屏蔽门使能,在车地连续通信正常的情况下通过车地无线通信链路向本站联锁发送开、关屏蔽门的命令。

开车门由司机手动实现,车门与屏蔽门的联动由信号系统自动实现。车载 ATP 给出的允许开车门指示后,司机可通过按压开/关车门按钮,向列车门控制器发出开/关车门信号,同时通过轨旁无线设备传输同步发出开/关屏蔽门信号,同步打开屏蔽门和列车门。

屏蔽门向信号系统提供屏蔽门关闭且锁闭信息。联锁设备将采集到的屏蔽门状态信息通过车地无线通信方式传输给车载设备。

12) 通信级别

信号系统系统支持不同的通信级别,具体如下:

(1) 联锁级。借助轨旁色灯信号机实现人工驾驶,无地车通信;当连续或点式通信级不能正常工作时,可以采用降级运行,标准的色灯信号系统提供全面的联锁列车防护,此时安全由司机负责。

(2) 点式通信级。通过应答器建立地车单向通信实现点式列车控制;点式通信级可以作为点连式信级的后备级使用。移动授权来自信号机的显示,该信息通过可变数据应答器从轨旁向列车点式传输。列车在路网中的定位与在连续通信级中相同,因此列车车载 ATP 设备从应答器的信息中接受移动授权信息的情况下,自动地遵从所有的线路速度限制。

（3）点连式通信级别。在正线局部区域(站台、防护信号机防护外侧)，通过专用双冗余的无线通道，实现车地之间的双向无线通信。点连式通信级在点式通信级基础上对特殊区域(站台区域)增加点连通信设备向车载设备传输实时的防护区域状态信息，实现信号机至信号机及接近区段的点连式 ATP 防护功能。

13）列车控制原理

列车到站停稳后，所有的车门和屏蔽门都是打开的，ATS 子系统已为该列车设定了发车和到站时间，并且向联锁请求了排列进路。

停站时间过后，ATS 产生一个发车指令，通过 DTI 指示司机可发车。司机关闭列车门，同时联锁系统(已通过双向无线通信链路的通信收到车载 ATP 发送的关门报文)向屏蔽门控制系统发送关闭屏蔽门命令，实现车门与屏蔽门联动。如联锁设备检测到所有屏蔽门已安全关闭，联锁将会开放信号机，车载 ATP 根据移动授权计算出监控速度曲线，并释放制动，列车开始加速。

在列车行驶过程中，以下功能同时发挥作用，指导列车安全、经济、舒适地运行：车载 ATP 自动确定列车位置(前端和后端位置)，并依据速度限制和移动授权计算制动曲线。相应地，ATP 监督列车速度；司机台 DMI 设备显示列车实际速度和系统建议速度。此外，DMI 还显示目标速度和到下一个目标点的距离。

ATS 追踪所有列车的移动，检查目的地号，必要时向联锁请求新进路；需要时，联锁排列新的进路。当列车到达下一个车站，以下功能确保乘客安全上下列车：车载 ATP 确定停稳条件和要求的列车位置。在车门开启后，为保证列车处于静止状态，它切断牵引力；车载 ATP 运行车门开启，车载 ATP 通过地面联锁开启屏蔽门；这样当列车处于安全状态后，司机进行车门操作，同时轨旁设备打开屏蔽门。ATS 监督列车停站，并开始计算停站时间，ATS 为下一段列车运行产生发车和到达时间。乘客上下车时，ATS 持续计算停站时间。接着信号系统的所有功能继续保障列车运行到下一个目的地。

14）信号机显示

正线共有两种信号机：防护信号机；线路终端的阻挡信号机。所有这些信号机都用于正线运行列车，作为列车在信号系统中安全运行的行车凭证。

正线信号机显示方式如下：

（1）红灯：禁止通行，在信号机前停车。

（2）绿灯：允许通行，进路中所有道岔开通直向。

（3）黄灯：允许通行，进路中至少有一组道岔开通侧向。

（4）黄灯＋红灯：引导信号，允许列车以不大于规定(如 25 km/h)速度越过信号机，并随时准备停车。

车辆段列车出段和入段作业原则上按调车进路方式办理。入段信号机采用高柱二灯位信号机,其显示如下:红灯——停止;白灯——允许进段。

调车信号机采用二灯位矮型信号机,其显示如下:蓝灯——停止;月白——允许调车。

11.1.6 系统运行模式

列车在正线、折返线按正常运行方向进行运行及折返作业时,系统以点连式为常用模式,列车驾驶以 ATO 驾驶模式为常用模式,而限制人工驾驶模式和非限制人工驾驶模式为非正常的运营模式(车辆段除外)。

1) 驾驶模式

信号系统为长沙磁浮工程提供下列驾驶模式:ATO(AM)(自动驾驶模式);ATP(CM)(ATP 监督人工驾驶模式);IATP(CM)(点式控制级下 ATP 监控下的人工驾驶模式);RM(ATP 限速人工驾驶模式);NRM(非限制人工驾驶模式)。

(1) ATO 驾驶模式。ATO 驾驶模式可以实现点式下的速度控制、站台精确停车及自动门控制功能。

(2) ATP 驾驶模式。ATP 驾驶模式下,车载-地面设备通过应答器获取移动授权,车地无线通信获取特殊区域的状态信息,作为防护使用。车载设备在司机室的显示器上给出列车的实际速度、限制速度、目标速度及目标距离等参数,司机根据车载设备显示信息驾驶列车,列车在 ATP 监督下运行。ATP 监督人工驾驶模式下,当列车速度接近 ATP 限制速度时,系统将对司机给出声、光报警信号,提请驾驶员减速;如列车的运行速度超过了限制速度,则系统根据自身特点选择实施"可监督的最大常用制动"或者"紧急制动"。一旦产生紧急制动,不能人工进行缓解,必须待列车停稳并经特殊操作后,才能重新启动列车。

(3) IATP 模式。列车在点式 ATP 设备监督下由驾驶员控制列车运行,采用车地单向点式通信方式获取移动授权信息。当列车速度接近 ATP 限制速度时,系统将对司机给出声、光报警信号,提请驾驶员减速。如果列车的运行速度超过了限制速度,则实施超速防护。

(4) RM 模式。这是受限制的"谨慎前进"人工驾驶模式,在由于车载设备或通信通道故障导致得不到列车位置信息的时候,采用这种方式。列车司机驾驶列车,司机对列车运行的安全负责。ATP 检查最大限速是否得到遵守(如 25 km/h)。

在正线此模式运营情况下,根据不同的运营要求由调度员指挥、车站值班员保证,规定列车按地面信号或调度命令运行。司机必须时刻保持与调度员和车站值班员的联系,以确保行车安全。此模式下的列车运行和车站开/关车门和安全门由司机人工控制。车辆段内均处于限制人工驾驶模式。

此驾驶模式主要作为车载 ATP 设备故障情况的列车降级驾驶模式,当载客列车因故障按此模式运行时,应在就近车站组织旅客下车,空车返回或暂时进入车站停车线停放。

(5) NRM 模式。当列车车载设备故障或车载信号设备接收轨旁信息时,由驾驶员使用特殊的钥匙开关进入该模式,每次使用前必须登记。在此模式下车载 ATP 系统将不起任何监控作用,列车位置由列车检测设备保证,列车运行的安全完全由司机人为保证。列车运行中驾驶员根据调度员的指示,按地面信号机的显示及车站值班员手信号行车。

2) 驾驶模式转换

磁浮列车驾驶模式的转换条件见表 11-1。

表 11-1　驾驶模式转换条件

序号	转　换　条　件
1	ATP 工作正常,将 ATC 切除开关由"切除"扳到"ATC"位置,ATP 启动后的默认工作模式为 RM 模式
2	车载子系统在获取确定位置情况下,接收到一个有效的点式移动授权,其使得列车可以转换到 IATP
3	车载子系统在获取确定位置情况下,接收到一个有效的移动授权及车地连续通信报文,其使得列车可以转换 ATP 模式
4	任何致使不能维持当前运行模式的故障都将导致在司机确认后转换到 RM 模式,例如测速设备故障
5	车载子系统在获取确定位置情况下,接收到一个有效的点式移动授权,但其长度为零,因此导致转换到 RM
6	ATP 故障或其他原因,将 ATC 切除开关由"ATC"扳到"切除"位置

(1) 转换到 RM 模式。车载子系统在启动后使用 RM 作为默认模式。在下列情况下,将从较高级别的模式转换到 RM 模式:

① 由于离开无线覆盖、点式控制区域而转换到联锁等级。

② 车载子系统收到一个有效移动授权但其长度为零。

③ 司机预先选择了 RM 及联锁等级。

④ 由于故障而不再能维持较高级别的模式时。

⑤ 只有当司机按压确认按钮以确认转换后,ATP 模式降级到 RM 模式的转换才能被执行。

(2) 转换到 IATP 模式。

① 列车被定位。

② 车载子系统得到一个有效的点式移动授权。

③ 司机未预先选择 RM 模式。

(3) 转换到 ATP 模式。从 RM 或 IATP 模式可以转换到 ATP 模式。车载子系统在下列情况时将自动从 RM 模式转换到 ATP 模式：

① 列车被定位。

② 车载子系统得到一个有效的点式移动授权，升级为 IATP 模式。

③ 车载子系统得到一个有效的车地连续通信报文。

④ 司机未预先选择 RM 模式或 IATP 模式。

（4）CM 至 AM 的转换。满足以下条件后可从 CM 转换至 AM，转换过程不需要停车：司机操作手柄在正确的位置（方向-向前、控制-零位），且 ATO 启动按钮指示灯点亮，且司机按压了 ATO 启动按钮。

3）控制等级

当有装备列车进入一个新的具备点式通信区域，而这一区域支持列车控制等级与其原来区域不同时，便会发生模式转换。列车控制等级的转换不必与列车驾驶模式的转换相关。列车控制等级的转换见表 11-2。

表 11-2 列车运行控制等级转换

等级	联锁	点式通信	点连式通信
联锁	无切换	获取位置信息和移动授权	获得位置信息、无线通信建立和收到移动授权
点式通信	列车降级运行	无切换	无线通信建立
点连式通信	列车降级运行	列车降级运行	无切换

在当前区域内切换到较低的控制等级必须得到司机的确认，切换到较高的控制等级不需要司机的确认。

如果从联锁级向点式级和点连式级切换的条件都得到满足时，车载系统将切换到点连式级等级。这对可以同时提供点连式级和点式级控制等级的点连式级区域很有意义，这意味着向较高控制等级的切换具有优先权。

如果点连式级通信失联，车载子系统将切换到联锁级等级。当列车到达下一个主信号机应答器时，车载系统将接收到一个点式级移动授权并切换到点式级降级控制等级。

当点式级控制级被激活后，车载子系统将在点连式级通信被重新建立时立刻切换至点连式级模式。

模式转换将会通过显示器显示给司机（当前列车控制等级和列车驾驶模式）。

11.1.7 系统主要技术参数

本项目的信号系统符合表 11-3 所有列出的参数值的范围。

表 11-3　系统主要技术参数

参　　数	典　型　范　围
用于 ATP 的列车速度测量分辨率	±0.5～±2 km/h
用于 ATP 的列车速度测量精度	±3 km/h
列车速度命令的分辨率（例如土建限速）	±0.5～±5 km/h
溜车检测标准	0.5～2 m
零速检测标准	<1～3 km/h,≥2 s

11.1.8　接口

长沙磁浮工程信号系统与外部系统接口包括但不限于车辆、通信（传输、无线、时钟）、供电和站台屏蔽（安全门）等。

1) 与车辆系统的接口

信号系统与车辆专业的接口如下：

（1）物理接口。信号系统提出要求，由车辆供应商完成外部配线、接地及设备安装。

① 列车安装 ATP 车载设备（包括 ATP 机柜、操纵台及控制设备等）。

② 在列车上安装车地通信天线。

③ 在列车上安装应答器天线。

④ 在列车上安装模拟轮对板（含防脱落防护）。

⑤ 车辆提供信号车载设备供电电源。

⑥ 多普勒安装。

⑦ ATP 传输给车辆的统一时钟和到站信息。

（2）电气接口。车载设备与车辆电源的接口，信号系统将对车辆提出设备的用电种类、用电量要求，一般车辆给信号系统的电源是直接从车辆蓄电池引出的 DC 110 V 电源。

① 车载信号 ATP 设备与车辆的主要输入接口有每端驾驶室钥匙开关状态、司机室控制手柄状态、方向手柄状态、模式开关状态、车门互锁解除按钮状态、列车已采取紧急制动的状态、所有门关闭并锁住的状态、列车完整性状态、制动已施加状态。

② 车载信号 ATP 设备与车辆的主要输出接口有 ATP 紧急制动命令、牵引力切断命令、允许开左/右车门命令。

2) ATS 子系统与其他系统的外部接口

（1）通信时钟系统。时钟系统在控制中心通过标准数据通信接口为信号中央 ATS 系统提供实时的标准主时钟信号，信号系统接收时间信号，并根据时间信号校准信号系统时钟。

ATS 子系统与通信时钟系统接口界面在控制中心通信设备室综合配线架配线端子处。

(2) 通信广播系统。信号系统向通信广播系统提供数据信息,以便车站广播系统进行列车进站、通过等预告广播。信号系统为通信广播系统提供信息包括但不限于列车接近信息(列车到站、离站信息;列车通过车站信息;列车目的地站信息)。

(3) 乘客信息系统。信号系统向乘客信息系统提供必要的列车运行信息,以便乘客信息系统显示列车到站时间、列车通过等信息。信号系统为乘客信息系统提供信息包括但不限于下列车和下下列车的目的地、下列车和下下列车的到达时间、列车进站和离开、晚点信息、列车通过车站信息。

(4) 与大屏幕显示系统接口。通信系统提供大屏幕综合显示屏,在显示屏上实现行车及信号系统相关信息显示。

3) 与站台屏蔽门的接口

(1) 正常情况下,站台安全门的"开启"和"关闭"均受信号系统 ATP 设备控制,只有列车停在站台区,并满足站台安全门对停车精度要求的情况下(停车误差不超过 ±0.5 m),信号系统才允许向列车和站台安全门发送开门命令;车门和安全门均已关闭后,才允许启动列车。开左或右门应符合站台的位置和运行方向。

(2) 信号系统应安全、可靠地从安全门系统接收安全门的状态信息(开/闭)及由联锁子系统对安全门系统发出开/关门信息。

(3) 在安全门状态信息不能有效传输到信号的 ATP 子系统时,站台有关工作人员将在站台端部的局控盘上给信号联锁子系统送出"互锁解除"信息。信号系统应安全、可靠接收此信息。

信号系统与屏蔽门系统采用安全型继电接口方式,继电电路均采用双断电路。

4) 与道岔系统的接口

信号与道岔系统的接口分界点在道岔控制柜的外线侧。

信号与道岔系统的接口控制方式有两种,即集中控制方式和就地控制方式。当道岔系统在集中控制方式时,信号系统具有道岔操作的控制权,由信号系统根据列车的运行需要,向道岔控制系统发出定操/反操指令,道岔接收定操/反操指令后,自动进行解锁、转辙、锁紧,确认道岔转动到位后,生成位置表示信息并把位置信息传给信号系统。当需要道岔现场控制时,道岔向信号系统发出就地控制请求,信号系统同意就地控制后,在道岔控制柜上转动开关到就地控制位置,现场操作人员根据列车运行的需要,在道岔现场控制柜处手动发出定操/反操指令,自动进行解锁、转辙、锁紧,确认道岔转动到位后,生成位置表示信息并把位置信息传给信号系统。

信号监测系统与道岔系统通过串口接口获得道岔系统的运行状态信息。

11.2 设备制造与安装

长沙磁浮快线信号系统满足可靠性、可扩展性及标准化要求。同时考虑磁浮交通特有线路电磁环境及高架线路条件,设备的生产安装需满足特定的电磁兼容性及防雷接地要求。对于磁浮信号系统特定设备,定位环线、雷达的安装要求将进行特别要求。

1) 可用性

信号系统设计成最小化交互作用,具有以下用户接口:① ATS 的中央控制层;② ATS 的本地控制层;③ 司机与车辆接口;④ 维护工作站。

所有 ATS 工作站和维护工作站由鼠标和键盘操作。工作站应用软件指导操作员操作。该软件是一个图形用户接口。

司机接口包括提供给司机的信息,它具有人体工程设计所以易于操作。

2) 电磁兼容性

系统设备应在电磁环境中安全、稳定、可靠地工作。信号系统所选择的设备除能与磁浮车辆电磁兼容外,还与机场设施、沪昆高铁设施实现电磁兼容。

系统设备包括屏蔽、滤波或者其他器材和技术以抑制自我产生的电磁干扰。电磁辐射应不超过可以接受的向外辐射电平。任何子系统的运行都不应受其他子系统或其他系统产生的电磁辐射的影响。

系统设备的电磁兼容性应满足 GB/T 24338 系列、GB/T 25119—2010、EN 50121 标准的要求。具体应满足以下要求:

(1) 系统室内设备的防雷符合 GB 50343—2012 的要求。

(2) 系统或设备的防雷符合 TB/T 3074—2003 的要求。

(3) 地面线、高架线的室外信号设备、与外线连接的室内信号设备具有雷电防护措施;信号设备的防雷装置对直接雷击设备实施防护。

(4) 在电源、计算机、数据通信线路、输入输出接口、机架结构及地线设置等方面采取电磁兼容和防雷设计,包括元器件的选用和印刷电路板的设计制作。

(5) 正常情况下,防雷装置不影响被防护设备的工作,在受到雷电干扰时,信号设备不产生危险输出和错误输出,不能影响行车安全。

(6) 室外设备具有防雨、防鼠、防太阳辐射、防雷的保护措施。

3) 磁浮特殊设备安装要求

(1) 环线。为实现长沙磁浮快线 ATP 停车窗的准确定位和提高 ATO 的站台停车精度,长沙磁浮快线站台安装辅助定位感应环线。环线安装包含车载环线安装及地面环线安装。环线安装如图11-20所示。

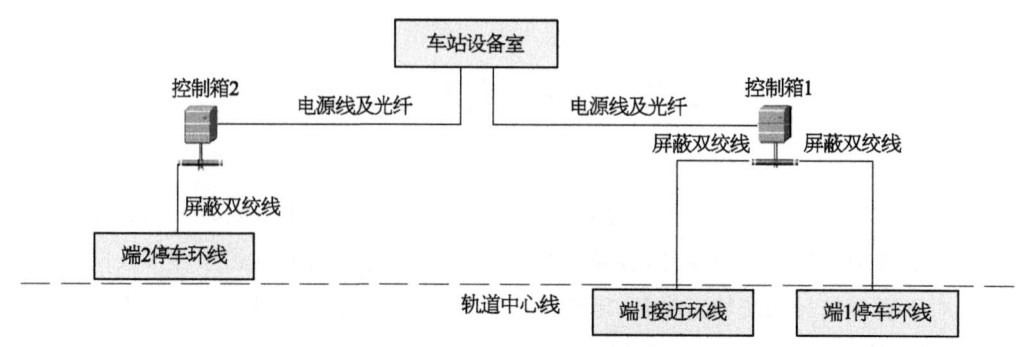

图11-20 环线安装配置图

① 车载环线安装。如图11-21所示,环线车载单元安装于支架上,车载天线通过延长支架吊装于列车头端下方,吊装高度满足定位要求且不超限界。新增车载环线设备重量满足支架承重要求。单工通信模式工作时,车载环线作为信号接收端,对外基本无辐射,可不考虑其对外界的电磁辐射干扰。车载部分设备接口采用19芯/16 mm开孔航插连接器,电源部分采用DC 24 V供电,通信为10/100 Mbit/s以太网方式。

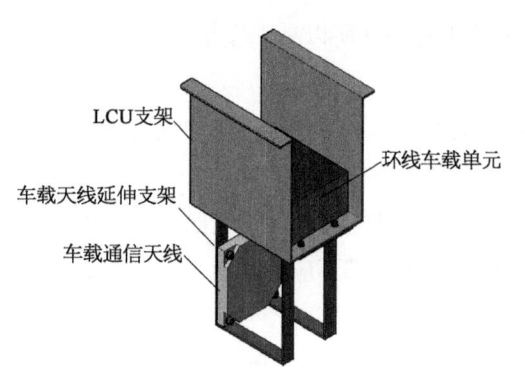

图11-21 环线支架示意图

同时为保证环线接收质量,为保证环线接收质量,尽可能避免在车载环线安装位置附近设置频点80~120 kHz的电磁信号。环线如支持半双工通信模式,应注意环线收发频点在80~120 kHz附近,如在此频点及其3倍、5倍频点下易受干扰的设备,安装时应尽可能避开。

② 地面环线安装。如图11-22所示,轨旁环线通信单元安装在轨旁控制箱内,通过基板固定在轨道梁顶面的天线与车载环线通信单元实现无线通信。基板必须固定可靠且满足一定的强度要求,以防止现场产生的可能性物理损坏。

(2) 雷达。磁浮雷达是利用多普勒效应来检测列车运行速度,即设备工作时,雷达连续不断地以固定角度向地面发射频率为24 GHz的电磁波;当列车运行时,地面相对于列车发生运动,从而由地面反射回雷达的电磁波的频率因为多普勒效应而发生改变(在24 GHz附近)。由于反射回来的电磁波角度各不相同(A0,A1,A2……),对应的多普勒频移也不相同,因此雷达需要通过内部的算法来检测并且捕获和发射角度对应一致的反

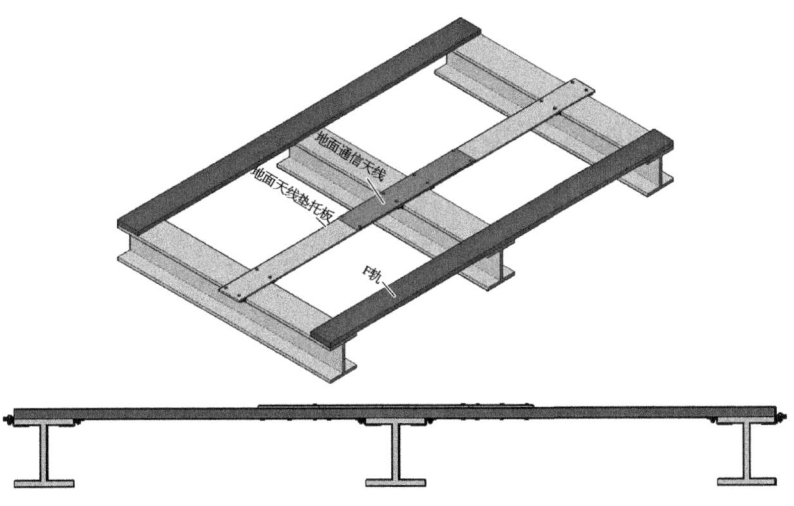

图 11-22 环线地面安装示意图

射波所改变的频率,根据此频率计算出列车行驶的速度。

因此,雷达反射波强度对雷达的工作状态影响极为重要。应用时,雷达反射波的强度需要达到 7%(相对于发射波强度)以上,才能保证雷达测速的稳定。改变雷达反射面方式可有效提高雷达反射波强度。同时考虑线路所在地天气气候情况、雨雪天气对雷达反射波强度影响及防水等级要求,雷达安装位置需慎重选择,防水等级达到 IP69,并在后期日常维护中做好防水处理。如列车安装条件允许,雷达建议尽量安装在雨水无法达到的列车中部。

11.3 设备系统调试与试验

信号系统设备调试一般按照两个阶段进行:单体设备调试和综合联调。调试主要是指设备安装固定通电之后进行的性能及工作模式调整试验,以实现系统集成的基本功能与其他接口系统连通,确保设备系统质量和功能符合设计要求。在设备到达各安装现场后,由监理单位组织验核接收并各方(监理、业主、设计、设备集成商)确认后才能进行后续安装调试。安装验收是调试工作开展前的必要工作。在每个设备系统安装完成后,各方按照相关标准(含设备运行要求和行业标准)完成安装验收,以确保设备满足设计要求。测试通过,设备集成商提交安装验收文件。

1) 单体调试

单体调试指对可单独进行的设备或者小系统调试，主要测试其系统预定设计功能。

长沙磁浮快线信号系统单体调试主要包含以下内容：电源系统、联锁系统、计轴系统、集中监测系统、DCS 系统、LEU 系统、ATP 系统、ATO 系统、应答器系统、ATS 系统。调试前，由系统集成商提交测试方案。测试方案必须明确测试时间、范围、方法、预期结果、执行人员等内容。测试方案经由参与参与测试各方确认后执行。单体调试时，各设备机柜首先进行单独送电检查，确认设备各板卡 LED 灯显无异常。各单体调试记录由调试人员现场据实记录。

2) 综合联调

综合联调是城市轨道交通工程建设阶段向运营阶段有序过渡的关键环节，通过综合联调，可以检验各系统是否达到设计标准及预定的各项性能指标，确定全系统的最佳匹配。同时，运营单位人员通过参与综合联调，检验各系统的性能、配置是否满足后续运营和维护需求。在信号各子系统完成单体测试并进行 144 h 连续系统试验后进行综合联调。

信号系统综合联调的主要内容包括信号系统与车辆、屏蔽门、道岔控制系统及接口测试、系统全功能及运行能力测试。

(1) 信号与车辆、屏蔽门综合测试项目：① 列车运行正常情况下信号系统与屏蔽门联动功能测试；② 正常情况下车门与屏蔽门开关顺序及时间差测试；③ 停车窗之外的禁止开门功能测试；④ 列车运行过程中屏蔽门故障，ATP 防护功能测试；⑤ 屏蔽门故障时的互锁解除功能测试。

(2) 信号与道岔综合测试项目：① 进路控制方式下道岔转换测试；② 单独操作方式下道岔转换测试；③ 现地模式联锁安全检查测试；④ 现地模式下道岔转换测试；⑤ 强控模式下道岔转换测试；⑥ 断电（道岔端断开 2 路外电源联锁控制台表示是否）测试。

(3) 信号系统全功能综合测试项目：① 点连式 ATP 模式列车运行测试；② 列车折返测试；③ 列车站台紧急停车测试；④ ATP 模式下 ATS 功能测试；⑤ 故障状态模拟测试。

(4) 信号全线列车运行能力测试项目：① 出段线列车出段能力测试；② 高密度追踪及折返运行测试；③ 出段线列车回段能力测试。

第 12 章

通信系统

はじめに

12.1　系统设计范围

长沙磁浮快线通信系统是一个由专用通信、公安通信组成的综合通信系统,系统的组网满足运营管理模式及功能的要求。

通信系统的设计范围主要包括长沙磁浮快线全线 18.55 km 正线区间、3 个车站、1 座车辆段、1 座控制中心。

12.2　系统设计方案

通信系统的设计满足长沙磁浮快线运营和管理的要求,并预留一定的接入条件;设计贯彻安全可靠、经济实用、以人为本的指导思想。

1) 传输子系统

传输系统是一个是能迅速、准确、可靠地传送控制中心、车辆段和车站各管理部门之间语音、数据和图像的多业务平台。

(1) 系统概述。采用华为 OptiX OSN 系列 MSTP 内嵌 RPR 技术光传输设备来构建长沙磁浮快线专用通信系统光传输子系统。

在磁浮机场站、磁浮㮾梨站、磁浮高铁站、控制中心站共 4 个节点分别设置 STM-64 速率的华为 OSN 3500 设备各一套,组建本线路 10G 二纤复用段保护环。另在长沙地铁控制中心设置一套 STM-16 的华为 OSN 3500 设备,与本线路 OCC STM-64 MSTP (RPR)互联。区间牵引变电所(3 个)各设置一套 STM-4 速率的华为 OSN 1500B 型 MSTP 设备接入车站。控制中心设置一套华为 OptiX iManager U2000-T 网管系统。

本系统光缆在各车站、控制中心(设于车辆段内)环引入通信设备室、区间牵引变电所采用分歧方式引入,终端在光纤配线架上。传输系统利用上述 2 条光缆内的光纤进行组网。专用通信传输子系统采用 MSTP(RPR)技术组网。

系统结构示意如图 12-1 所示。

(2) 系统设计。本系统采用 MSTP 内嵌 RPR 的传输技术体制来构建光传输系统。

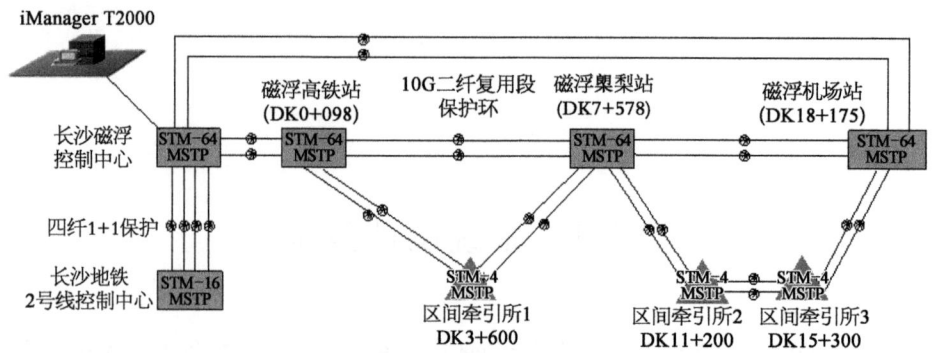

图 12-1 传输子系统构成图

全线共 8 个站点，包括 3 个车站、2 个控制中心、3 个区间牵引所。其中 3 个站点和控制中心构成 10 Gbit/s 二纤复用段共享保护环，内嵌 RPR 环。

2 个控制中心构成点对点 1+1 线性复用保护段。

当光纤线路发生故障中断时，MSTP 设备首先进行光缆层的保护倒换，对各种业务没有影响，若此时 MSTP 设备的保护失效，则 RPR 业务设备会启动保护支持，保护 RPR 层面内提供的以太网业务，从而实现对专用通信系统中各种业务的双重保护，实现比一般 MSTP 方案更高级别的保护特性。

长沙磁浮快线与长沙地铁互联互通的机制建立，两个控制中心都设置了传输系统，且电话系统和无线、时钟三个子系统与长沙地铁进行了互联互通。

2) 电话子系统

电话系统是为长沙磁浮快线提供语音、数据、传真等通信服务业务，既为运营管理提供公网服务，也是行车调度指挥的重要通信工具。

(1) 系统概述。电话系统于公务电话和专用电话两者的统一，在车站、车辆段及控制中心都只设一种电话交换设备，集成度高，可降低专用电话投资，且维护工作量较小。

系统结构示意如图 12-2 所示。

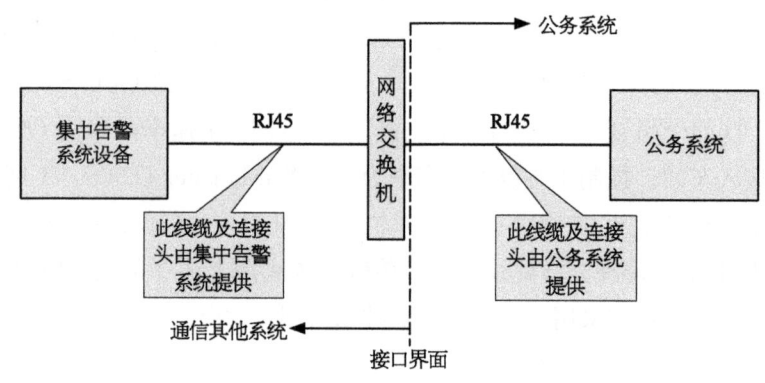

图 12-2 电话子系统构成图

(2) 系统设计。电话系统采用中心汇接局＋用户接入局的两级网络架构组建,在车辆段设置本线中心汇接局。在控制中心将中心交换机作为电话主系统,并配置行调、环调、电调、维调及总调度台,将各车站交换机作为调度电话分系统。车站交换机通过传输系统提供的 2M 数字中继环连接至中心交换机,通过该中心交换设备出局,完成市话局、专用无线通信系统的互联互通。在各车站、车辆段分别设置接入交换机,作为用户接入局,负责完成本地公务电话用户的接入。车辆段的直接接入本线中心交换设备,各车站至中心交换设备通过传输系统提供的 E1 通道相连。

3) 无线子系统

无线子系统是安全、可靠,可传输话音数据等多种业务,具有一定的技术先进性,同时系统具有强大的扩展功能。

(1) 系统概述。长沙磁浮快线专用无线通信系统采用的是 800MHz 频段 TETRA 数字集群系统。系统由控制中心设备(含集群控制设备)、车辆段设备、车站设备、车载设备、便携设备及光纤直放站、区间漏缆、天馈线等组成。系统组网采用全基站小区制,沿线 3 个车站、3 处区间变电所、1 个车辆段分别设置 1 套双载频集群基站,通过室内分布系统,以及泄漏同轴电缆、室外天线完成对全线车站、线路区间及车辆段等区域的无线场强覆盖。同时根据无线场强覆盖需要,合理采用光纤直放站进行无线信号弱场补强。

系统结构示意如图 12-3 所示。

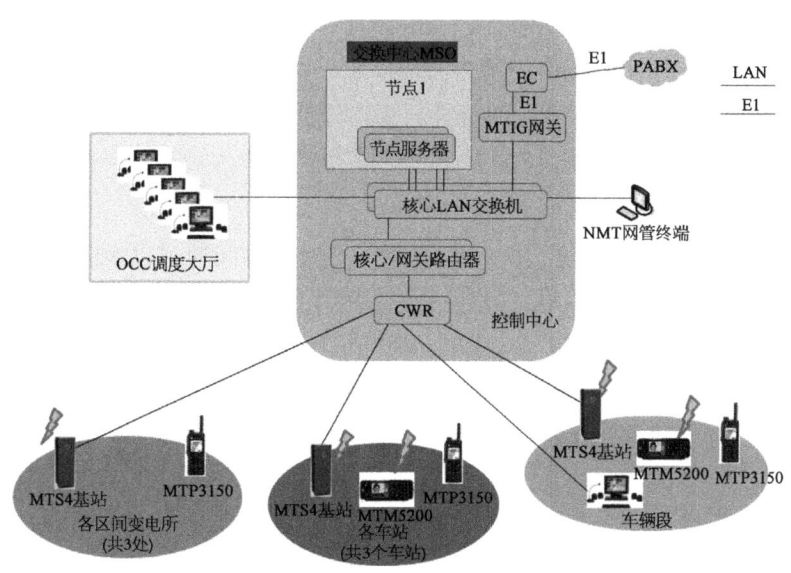

图 12-3 无线子系统构成图

(2) 系统设计。TETRA 是基于数字时分复用(TDMA)无线通信技术的系列标准,包括一系列开放接口、呼叫功能和协议。和以往的集群通信系统相比,TETRA 可以提供更高的频率利用率、高稳定的网络覆盖、综合话音及数据通信，以及较高数量数据传输能力。

(3) 系统指标。

① 信噪比。在无线调度网内的通话，话音质量达到三级标准，即在场强覆盖区内，无线接收机音频输出端的信噪比不小于 20 dB；进入市话网的通话，话音质量达到四级标准（音频带内信噪比大于 29 dB）。

② 可靠性。在满足信噪比的要求下，场强覆盖的时间、地点可靠概率为所有电波覆盖的区段不小于 95%。

③ 覆盖场强门限。边缘场强的最小接收电平门限主要取决于接收机的灵敏度、95%时间及地点概率的场强瞬间衰落深度和设计储备量。因此，在满足信噪比和可靠性（时间地点覆盖概率为 95%）的要求，最小接收电平取以下参数：

下行（从基站至移动终端）：每载波不低于 -85 dBm（在移动终端天线输入端）。

上行（从移动终端至基站）：每载波不低于 -88 dBm（在基站输入端）。

④ 工作频率。下行为 851～866 MHz；上行为 806～821 MHz。双工间隔 45 MHz；频道间隔 25 kHz。

⑤ 工作方式。基站频率采用三组频率复用的方式设置，即 ABCABC 的复用方式。

4）时钟子系统

时钟子系统为长沙磁浮快线工作人员和乘客提供统一的标准时间信号，并为其他各有关系统提供统一的标准时间信号。

(1) 系统概述。时钟系统按控制中心 BITS/一级母钟和车站二级母钟两级方式设置，主要由控制中心 BITS/母钟（一级母钟）、车站母钟（二级母钟）、子钟及传输通道、接口设备、电源和时钟系统网管设备组成。

系统结构示意如图 12-4 所示。

(2) 系统设计。时钟系统的中心一级母钟与二级母钟间通过以太网传输通道进行互联构成时钟系统。本系统的一级母钟和二级母钟的关键部件都采用双重热备份，当主单元出现故障时，能够自动切换到备用单元，保证了系统的高可靠性。同时时钟系统还采取了"各模块独立自由运行"的设计，具备降级使用功能，当上级节点设备出现故障时，本级节点及以下设备仍能正常工作；同级节点发生故障互不影响。

5）广播子系统

广播子系统主要用于运营时工作人员发布作业命令和通知、通告列车信息，以及安全、向导等服务信息，并兼作防灾及运营维护广播。

(1) 系统概述。广播系统包括两个相对独立的部分：正线广播系统和车辆段广播系统。

系统结构示意如图 12-5 所示。

(2) 系统设计。

第 12 章 通信系统

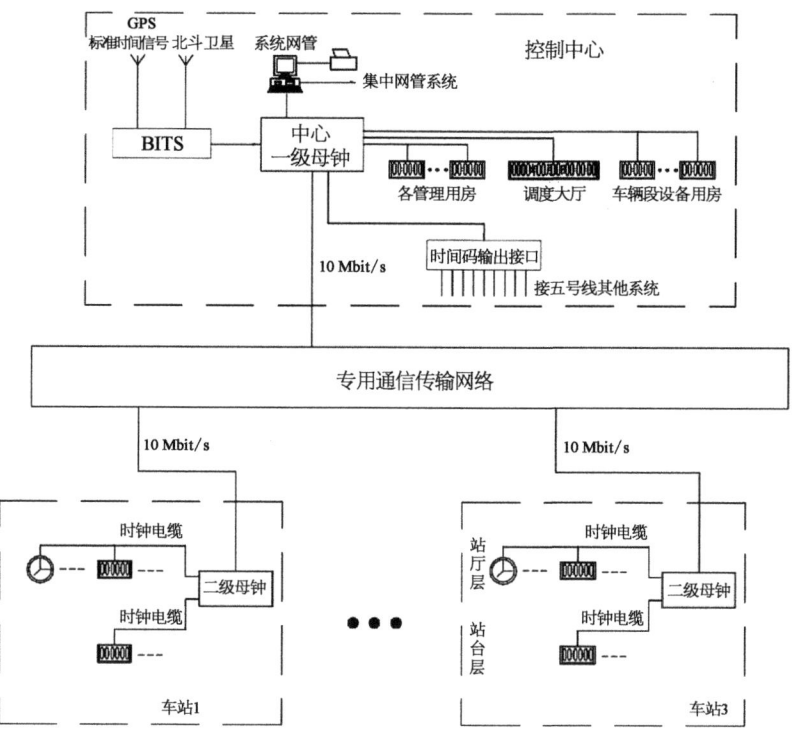

图 12-4 时钟子系统构成图

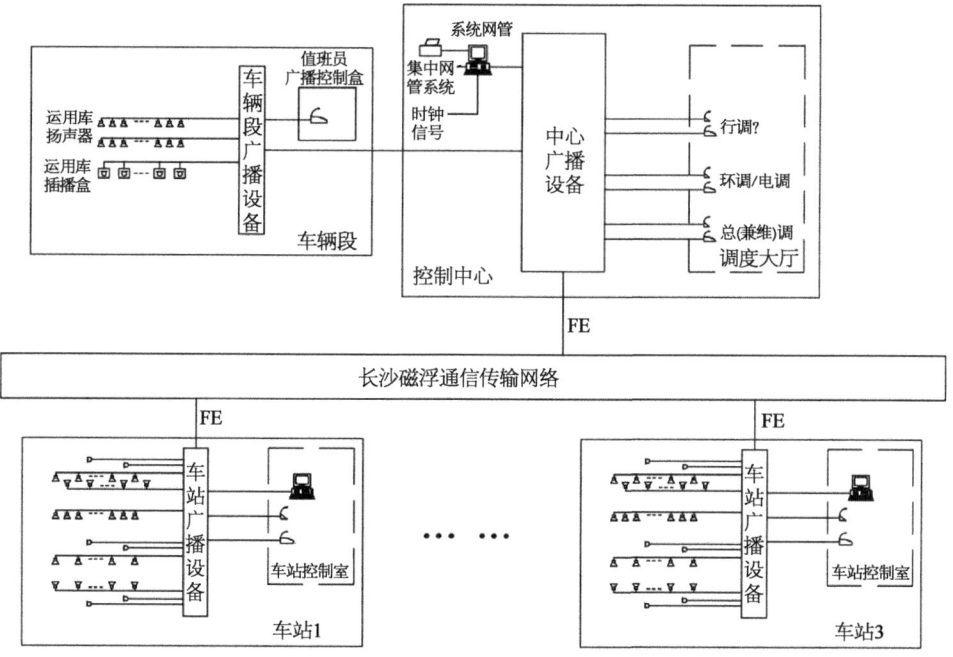

图 12-5 广播子系统构成图

① 正线广播系统。正线广播系统由控制中心设备、车站设备及传输通道组成。

a. 控制中心设备。包括中心广播和总调广播控制盒、中心设备机柜及系统管理维护终端。

b. 车站设备。包括广播设备机柜、车站广播控制盒、固定插播盒、噪声检测器、扬声器。其中行车广播和防灾广播共用广播控制机柜、扬声器。

c. 传输通道。传输系统为广播系统提供从中心到各车站的一个以太网通道，用于控制中心向各车站发送语音信息（音源包括话音、音乐等）、传送监听信息及网管和控制信号。

② 车辆段广播系统。车辆段广播系统是独立的系统，只接受控制中心网管的管理。

a. 车辆段广播系统由设置在通信设备室内的广播控制机柜（含控制设备、功率放大器、电源等）和设置在值班员的广播操作盒、扬声器等组成。

b. 传输系统提供从中心到车辆段的一个以太网通道（与车站共用），用于中心采集车辆段广播设备的监测信息。

6）电源子系统

电源子系统主要为通信各子系统及部分外专业提供稳定、可靠的不间断供电电源。

（1）系统概述。电源子系统采用综合电源方式供电，设在各车站或OCC的综合电源系统统一为专用通信系统、FAS、BAS、ACS、AFC、SCADA等系统提供电源，由通信专业统一设置UPS设备。

在控制中心通信网管室设置通信电源网管设备一套，负责全线综合电源设备的管理，电源网管系统同时输出告警信息至集中告警系统。

系统结构示意如图12-6所示。

（2）系统设计。

① 通信基础电源的选择。在城市轨道交通工程中，通信系统中子系统多，对电源供应的需求不同。各子系统所需基础电源主要有DC 48 V和AC 220 V两种。

② 通信系统设备用电类型情况。

a. 车站。在通信系统设备中，传输系统设备采用DC 48 V供电；交换机一般可采用DC 48 V也可采用AC 220 V供电；无线（基站和光纤直放站）、广播、电视、乘客信息、时钟系统都采用AC 220 V供电。而广播、视频监视、乘客信息系统是主要用电设备，设备对AC 220 V电源的需求量占总耗电量的80%以上。

b. 车辆段/停车场。与车站相比，公务电话交换机的直流功耗略大，交流用电量略少，设备对AC 220 V电源的需求量约占总耗电量的65%。

c. 控制中心。传输系统设备、无线交换机、公务电话及调度电话交换机采用DC 48 V供电；其他设备包括各种终端都使用AC 220 V供电。设备对AC 220 V和DC 48 V电源的需求量基本各占50%。

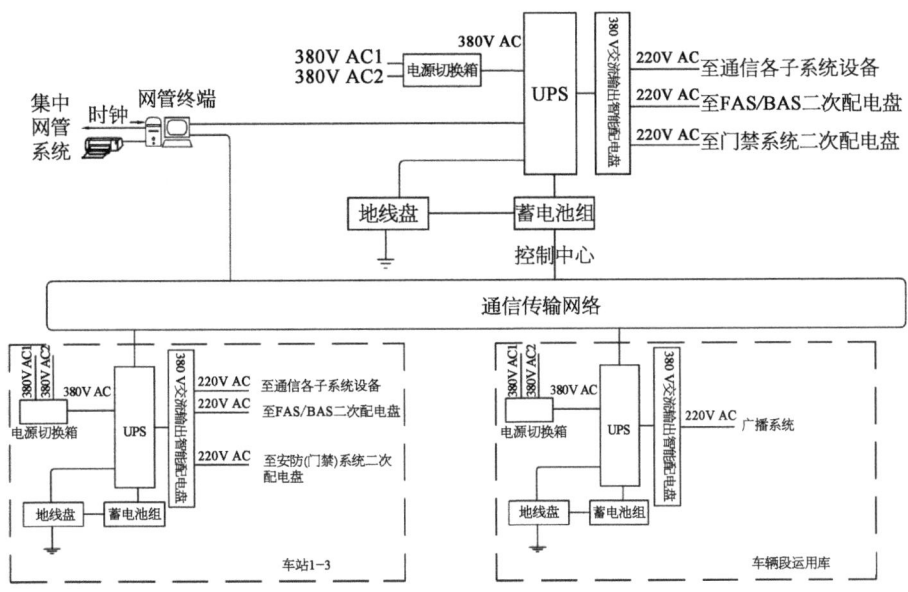

图 12-6 电源子系统构成图

本线路各站、车辆段的直流耗电量相对较小，且以 AC 220 V 为主，各站、车辆段采用 UPS 电源作为基础电源，设备所需 DC 48 V 电源通过电源模块转换，由相应系统配置。

控制中心通信设备虽然直流耗电量较大，但采用两种电源供电，不利于设备制式统一，对维护工作及备品备件带来诸多不便。因此，全部采用 UPS 电源设备。

7）乘客信息子系统

乘客信息显示系统是依托多媒体网络技术，以计算机系统为核心，以车站和车载显示及查询终端为媒介向乘客提供信息服务的系统。

（1）系统概述。PIS 系统是运营信息、公共媒体信息发布兼顾的系统，在正常情况下，两者共同协调使用。在火灾及其他突发事件等紧急情况下，供运营信息优先使用，提供紧急疏散指示。

PIS 系统从结构上可分为四个子系统：控制中心子系统、车站子系统、车载子系统和网络子系统（含有线网络子系统和车地无线子系统）。

系统结构示意如图 12-7 所示。

（2）系统设计。信息播出的控制方式。长沙磁浮快线乘客信息系统信息播出控制方式采用分散播出控制方式，即在中心、车站均设置播出控制设备。在中央到车站通信中断的情况下，由车站工作站进行降级播出控制。车站授权操作用户可进行文本写入，实现信息叠加显示播出。该控制方式灵活，当中央设备故障、中央到车站通信中断的情况下，车站仍能自行组织新的节目进行播放。

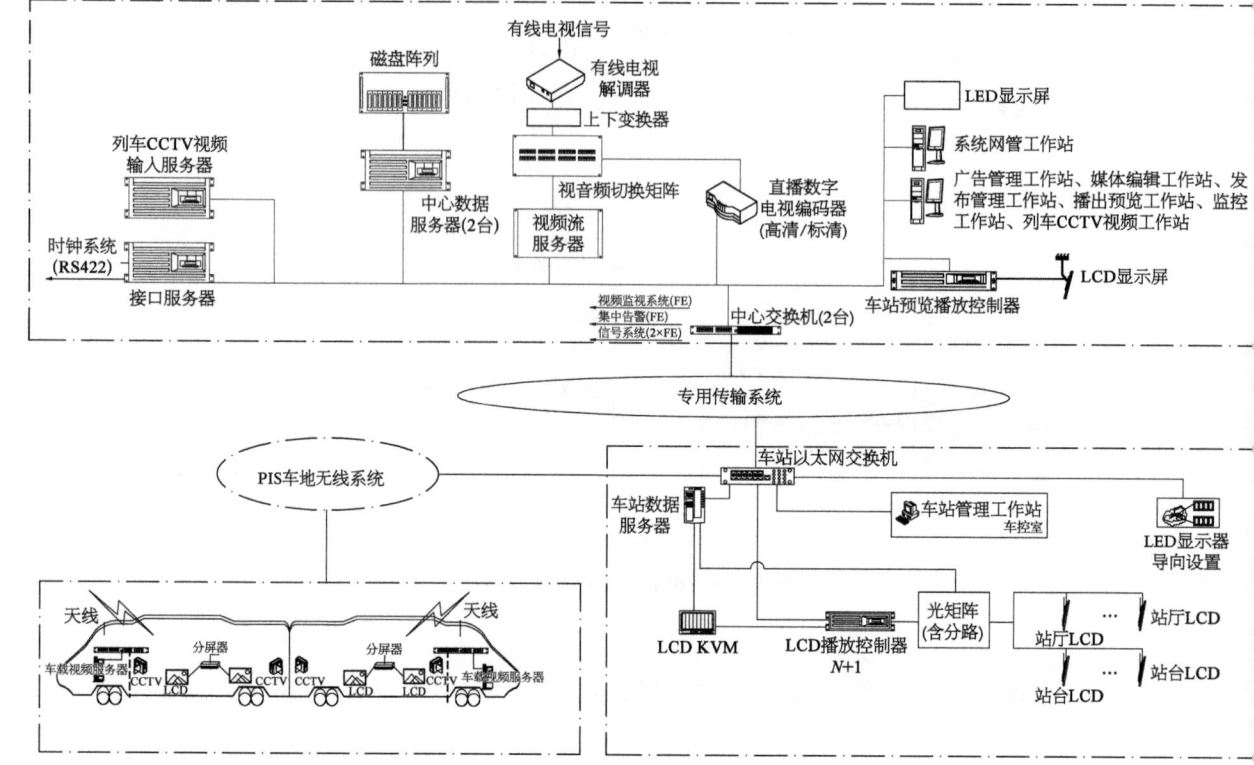

图 12-7 乘客子系统构成图

8）集中告警子系统

集中告警子系统是利用计算机网络技术和计算机本身的数据处理能力,对通信系统中的各子系统进行集中管理,将各系统的运行状态集中反映到某一管理终端设备上,使通信维护人员能及时、准确了解整个通信系统设备的运行状况和故障信息,以便于处理。

（1）系统概述。集中告警管理系统管理的告警和设备状态信息来自传输系统、电话系统、无线系统、广播系统、视频监控系统、时钟系统、电源系统、乘客信息系统在控制中心的网管终端。

系统结构示意如图 12-8 所示。

（2）系统设计。在通信各子系统网管终端的基础上,增加一级集中告警系统,对各子系统的主要状态信息进行汇总、显示、确认及故障定位。对各子系统的故障管理、配置管理、性能管理、安全管理在各自系统的维护管理设备上进行。

维护管理人员可以从集中网管终端上了解到通信各子系统的工作状态,并能对故障报告进行显示、定位及打印。维护管理方便、简单、系统比较容易实现,投资少。不过对各系统更深层次的管理（如系统配置、性能测试等）需在各子系统的维护管理终端上才能

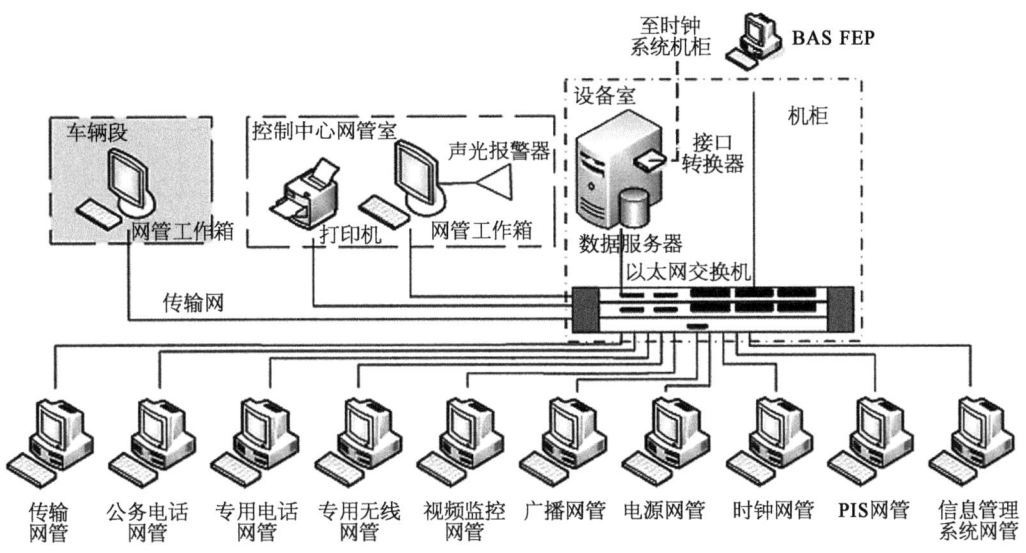

图 12-8 集中告警子系统构成图

完成。

9）视频监控子系统

视频监控子系统用于车站控制室值班员及控制中心调度员监视站厅、站台情况，辅助列车调度员指挥行车，以及协助列车司机安全发车。

（1）系统概述。本系统设置由控制中心级视频监控和车站级视频监控两大部分构成，采用中心远程监控和车站本地监控方式，组成完整的两级监视网络。

本系统同时为运营部门和公安部门服务，公安视频监控系统共用本系统高清网络摄像机和平台。

（2）系统设计。本系统采用全数字高清视频监视技术，从摄像机输出即为数字信号，采用的是高清 IP 摄像机+网络方案，该方案是在车站设置局域网，所有摄像机信号直接接入该局域网和数字视频存储设备，车站和中心管理员均利用网络来完成图像的监视、存储和管理。该系统可以更好地满足运营管理要求，并适应了技术的发展趋势，但对视频监控图像的存储容量和网络传输带宽提出了更高的要求。

10）公安通信子系统

公安通信系统是一个以公交公安分局为主体，派出所、警务站为补充的三级管理体系，能够实现全局资源共享，为公安机关开展日常工作和及时发现、快速处置突发事件，为领导科学决策及公安部门合理调动警力提供充分的技术手段。

（1）系统概述。公安通信子系统应包括公安视频监控、计算机网络系统、有线调度电话、电源及接地等子系统组成。

系统结构示意如图 12-9~图 12-12 所示。

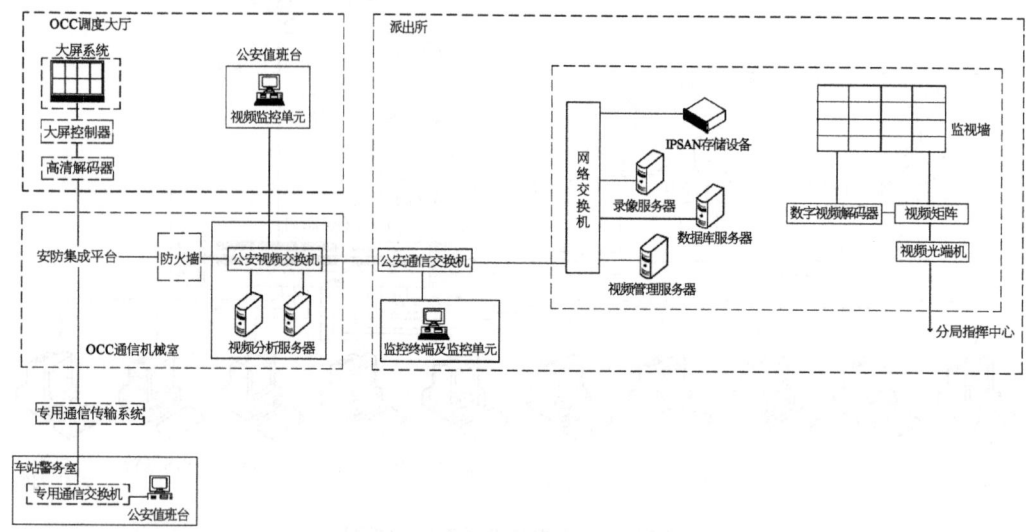

图 12-9 公安视频监控子系统构成图

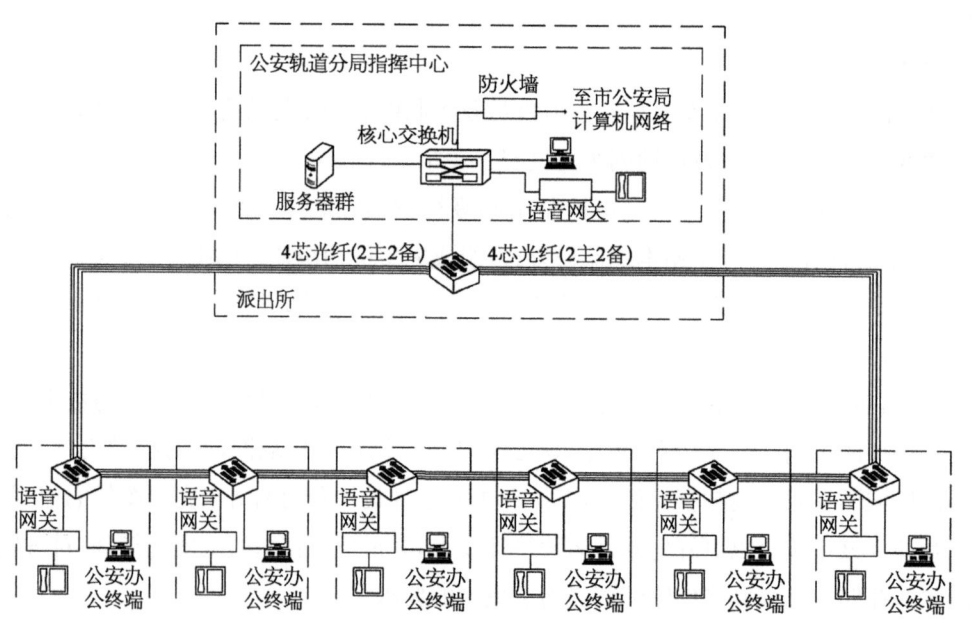

图 12-10 公安有线调度电话子系统构成图

（2）系统设计。公安通信系统按照公交分局、派出所和警务站三级架构进行组网。对于换乘大厅的视频监视和无线覆盖，应先确定警务站的管辖范围，并结合本站的整体规划确定由机场、磁浮或是地铁方实施。

第 12 章 通信系统

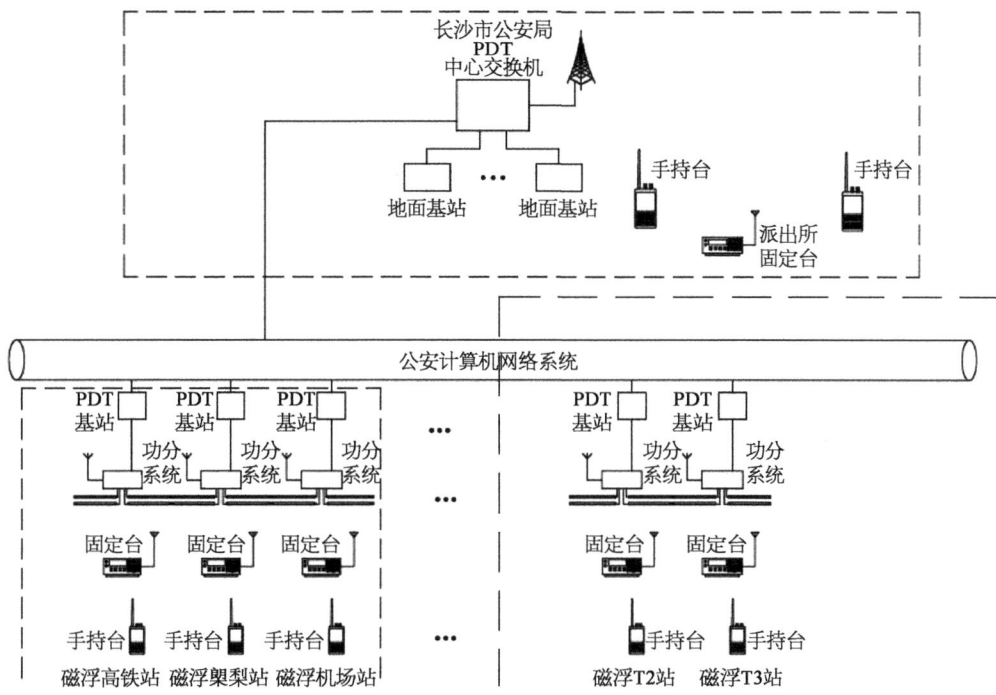

图 12-11 公安计算机网络子系统构成图

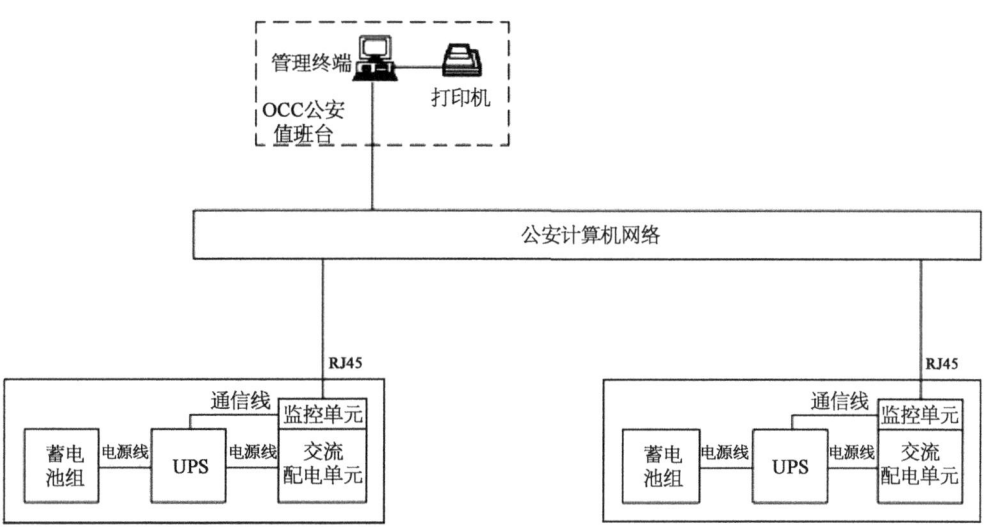

图 12-12 公安电源系统子系统构成图

ional materials, which play a crucial role in structural integrity and performance.

第 13 章

常规机电设备

第13章

13.1 站 台 门

13.1.1 系统设计

1) 系统设计情况

长沙磁浮快线设 3 个车站(均为高架站),为将车站站台与行车区域隔离开,防止人员跌落轨道发生意外事故,保护候车乘客的安全,同时减少列车运行噪声和活塞风对车站的影响,为乘客提供舒适、安全的候车环境,提高服务水平,在车站站台设置站台门。站台门主要技术参数如下:

(1) 站台门无故障使用次数不小于 100 万次。

(2) 每侧滑动门的数量:5 道(2 扇一道)。

(3) 站台门滑动门总高度:2 100 mm。

(4) 滑动门的净开度:2 300 mm。

(5) 每侧应急门数量:3 道。

(6) 每扇应急门净开度:不小于 1 100 mm。

(7) 站台门门体至轨道中心线距离:(1 530+5+15)mm。

(8) 列车停车精度:±500 mm。

(9) 滑动门开门行程时间:(2.5±0.1)~(3.5±0.1)s 范围内无级可调。

(10) 滑动门关门行程时间:(3.0±0.1)~(4.0±0.1)s 范围内无级可调。

(11) PSC 接受命令至站台门动作时间不大于 0.3 s。

(12) 门控单元接受命令后解锁时间不大于 0.2 s。

(13) 门关闭且锁紧信号反馈到中央接口盘的时间不大于 0.15 s。

(14) 耐压水平:AC 380 V±10%。

(15) 设计寿命:正常维护条件下,系统整体使用寿命不小于 30 年。

2) 站台门技术要求

(1) 站台门系统的设置应满足长沙磁浮快线车辆编组及限界条件、信号条件、安装等条件及运营要求,并且满足列车停车精度±500 mm 的要求。

(2) 在最大叠加载荷工况下,站台门门体最大变形量不能超过 15 mm。站台门轨侧外沿在任何情况下均不得侵入列车动态包络线,以保证列车的行车安全。

(3) 站台门的所有部件均应满足用户需求书的要求。站台门结构应能满足疲劳强度要求，刚度应满足不侵入列车行驶动态包络线的要求。

（4）站台门在设计中应考虑安装、调节、更换方便，维修快捷等因素。门体设计应考虑在站台侧检修作业，部件更换时间不大于 3 h。

（5）站台门设置在车站站台边的有效站台长度范围内，纵向组合总长度约 48 m（待车辆专业提供详细数据后，在设计联络阶段予以确定），以有效站台中心线为基准向两端对称布置。站台门组装高度方向应与站台顶梁结构连接，两端应与站台边墙连接，站台门在站台公共区的布置形成一道连续密闭的屏障。

（6）门体框架和门板材料应选用 A 级不燃材料。

（7）对于无法使用不燃性的材料，如电线、电缆、密封材料等应阻燃、低烟、无卤，且不含有放射性成分。

（8）所有高架车站有效站台以内站台板为站台门的安装留有 260 mm（宽）×150 mm（深）的安装槽。拟采用后开孔方式安装。车站顶部有结构侧梁，不设预埋件，结构侧梁详见招标附图。站台门顶部结构侧梁底部距站台装修完成面高度为 3 000 mm。

（9）站台板设计有 2‰ 的坡度，站台门顶线、底线与站台装修完成面的坡度应保持一致。

（10）车站站台门安装范围内若有结构变形缝或个别车站站台门安装在曲线站台位置，则站台门的结构设计和安装均需考虑结构变形缝的影响，并满足曲线站台限界要求。

（11）站台门系统密封件应采用阻燃材料，并可有效避免松脱弹出、翘角、滑移和凹陷，站台门各处密封件和绝缘件均应方便维护和更换。

（12）站台端头控制盘（PSL）的设置应方便列车司机（或站务人员）操作，并应不影响列车司机对站台门的瞭望。

（13）站台门的外观设计应尽量减少可见门体框架，采用大玻璃，增加门体通透性，滑动门与滑动门之间的固定门，应采用隐框结构的大玻璃门体，符合站台的建筑美学要求。在满足受力及功能要求的前提下，所有门体及表面装饰材质尽量采用美观、耐用、轻质、厚度小、性价比高的材料。

（14）站台门顶箱面板上车站导向牌的布置形式、颜色风格及门体上全部标示在样机阶段确定。

（15）站台门应设置站台门与列车间隙障碍物探测装置。采用在站台门端头各设一套瞭望灯带，列车停站期间瞭望灯带应处于常亮状态。瞭望灯带应采用高亮度组合式 LED 灯带。LED 灯带的亮度应确保在站台另一端的列车司机能清晰可见，色彩宜为黄色。瞭望灯带的安装线缆走向由现场定，不得影响进、出站信号机的显示，不得影响车辆行车。站台门提前预留瞭望灯带的安装位置和供电接口，安装位置应满足限界要求。

（16）固定门门槛承受自身重量的垂直荷载，同时能够承受一个乘客的自重荷载（按 80 kg 计）。应急门门槛、滑动门门槛承受乘客荷载（按 240 kg，即 3 人计），在以上荷载条件下，门槛不得发生非弹性变形且弹性变形量不超过 2 mm。

(17) 站台门系统的硬件和软件应充分考虑其可靠性、可维修性和可扩展性，并具备故障诊断、在线修改等功能，同时遵循模块化设计和冗余设计的原则。

(18) 当站台门控制室整体失电，双切箱无法进行切换时，蓄电池启动供电。车控室应能监控到站台门控制室供电情况，当失电时，车控室有报警信号。

3) 站台门的专业接口

(1) 与土建的接口。站台板未设站台门安装预埋件，应根据各部位安装需要选用优质的各类化学螺栓进行对站台门的固定安装。

(2) 与信号系统的接口。信号系统发给站台门系统的"开门"及"关门"命令应一直保持，直至下一次发出改变门状态的命令时终止。信号系统发出的开、关站台门的信号应是安全信号。站台门向信号系统反馈站台门的锁闭信号，该信号应是安全信号且应一直保持到下一次开门命令时终止。"ASD/EED互锁解除"信号应由站台门系统发出，并一直保持至故障修复为止。接口接点的双方都使用无源节点双切回路进行设计，遵守谁使用谁提供电源的原则。

各站站台门系统与信号系统的联锁站设备接口，接口电路和接口电源应考虑接口距离的影响，电源应为 24～60 V 可调。站台门系统在设计、组装、调试及开通的整个建设过程中均应与信号系统密切配合，配合信号系统进行接口管理，确保站台门系统与信号系统间实现正确、完整的接口功能。

(3) IBP 盘系统的接口。站台门系统与 IBP 盘系统间有两种形式的接口：通信线缆接口及硬线接口。通信线缆接口界面在 IBP 盘系统的设备房内，硬线接口界面在车站控制室 IBP 盘输入端子，接口电缆由车站机电承包商提供并敷设。通信线缆有两种（缆线长度在 100 m 以内的用双绞线，超过 100 m 长度的用光纤），IBP 盘系统负责 IBP 盘的综合布置及设备采购。

(4) 与动力照明系统的接口。站台门系统与低压配电专业之间接口与分界界面如下，设计分界点：低压配电专业为站台门提供两路电源，接口在站台门自带电源柜进线口。设计责任：低压配电专业提供低压配电箱，电源由低压配电专业提供，并负责自动切换箱。

(5) 与限界及轨道专业的接口。站台门的安装应保证其轨侧外沿在任何情况下不得侵入站台门横向限界。在安装时应与限界专业进行密切配合。站台门门体部分应可靠接地。

13.1.2 设备制造与安装

1) 设备制造

样机试验的目的是检查设备的设计是否满足技术规格书中所述的功能及性能要求。生产厂商应提供一套完整的站台门样机系统，在样机通过试验鉴定后，再进行批量生产。样机应能满足所有工艺、功能、性能及其他要求，其工艺质量作为以后生产厂商提供设备及材料的最低需求。

(1) 样机系统范围。样机系统应能按技术要求进行操作、控制、监视、报警和各种安全保护，是一套完整的PSD系统（包括PSC柜）。站台门样机包括ASD、EED、FIX类型的门体、梁、柱、支承座及安装固定件；完整的驱动装置和DCU、PSL、PEDC、IBP盘及模拟信号装置。ASD、EED门的门锁、轨侧开门把手，站台侧开门钥匙等装置。火灾命令接口的端子及接口调试装置各一套，并能模拟完成系统具备的功能。安装工具各一套。

上述样机的部件需包含但不限于门机（含驱动电机、传动装置、门锁等门机梁内所安装的相关设备）、门控单元（DCU）、模拟信号装置、单元控制器、就地控制盘（PSL）、单个门体的配电装置、固定门、滑动门、应急门、门槛、密封及绝缘件、控制系统应用软件、专用工具、控制线、供电电缆、接地电缆、通信电缆、通信试验装置、网络接入设备、立柱、支承件、紧固件、其他样机用设备、伸缩装置、门状态指示灯。

(2) 样机测试试验。样机电磁兼容试验需在具有相当规模和试验能力的第三方实验室完成。对样机所进行的一切相关试验，必须配置供货产品所应配置的软、硬件，门体结构也应该是最终的供货产品。试验阶段的所有测试和检查记录以书面报告形式记录。测试包括正常负荷情况和超载情况的操作。

样机设计应根据荷载进行挠度计算，并在样机承受荷载情况试验中检测实际的挠度。并检查样机运行中是否有异常声音产生，如有应采取措施和重新检查。样机要进行100万次运行寿命试验，试验后样机进行拆卸检查各部件的变化情况、磨损程度，并做记录。如出现零部件损坏、磨损严重、系统故障等应提出整改措施，并需再次进行寿命试验。样机试验应进行带风负荷和不带风负荷两种情况做动力学曲线测定和电机、减速器的温升测定。

测试项目至少包括：① 密封试验（在静压10 Pa的状态条件下，测试空气泄漏量）；② 样机结构性能测试（在设计荷载条件下，滑动门框或支撑立柱上任一点向轨道侧的最大变形量不超过15 mm）；③ 噪声测试；④ 电磁兼容试验（须在第三方具有国家资质的实验室进行）；⑤ 动能曲线测试；⑥ 速度曲线测试（按带风负载与不带风负载两种进行）；⑦ 关门力测试；⑧ 通信试验；⑨ 手动开门力测试；⑩ 障碍物检测；⑪ 采用模拟信号输入、输出命令检测门系统的自动操作；⑫ 自动重关门试验；⑬ 接地及绝缘测试；⑭ 应急门一万次动作可靠性型式试验。

(3) 样机验收。样机试验完，并通过了样机的鉴定后，更换所有磨损部件，运输至安装场地，重新装配功能完好的样机系统。

样机试验结束后，在系统大批量投入生产之前，应对样机进行验收。对样机符合产品功能上、产品性能及合同技术要求等方面进行评价，如合格验收，批量生产的系统应严格按照样机要求进行生产。

2) 设备安装

生产厂商应将站台门的全部零部件包装好完好无损地送到组装现场。每侧站台门所有部件需单独成套抽真空包装,每个包装箱内的零部件必须是同一侧站台门的。货物到达现场后,在有防雨措施的条件下,所采用的包装能在露天至少保存 6 个月,室内至少保存 12 个月而不会使零部件发生锈蚀。

随机技术文件,每套完整的站台门应在其中一个包装箱附有一套详细的装箱单这套装箱单应做防水处理后可靠地固定在箱侧上。每个包装箱内应附有 2 份装箱单,做防水处理后固定在箱内某个易发现的地方。每套完整的站台门应附有随机技术文件,做防水处理后固定在其中一个包装箱内易发现的地方,并在箱外注明装有技术文件。在每个包装箱两个侧面,应用不褪色墨水以清楚的中文书写以下标记:① 收货人;② 目的地;③ 合同号;④ 货物名称;⑤ 箱号/件数;⑥ 毛重/净重;⑦ 体积;⑧ 尺寸(长×宽×高)。

设备运抵现场后,设备安装前的仓储条件、现场保管、安全、保险应由生产厂商负责,必须满足设备系统放置场所的要求(如设备存放场所宜干燥、有遮盖,应避免受到含有酸、盐、碱等腐蚀性物质的侵蚀。设备系统各部件宜分类堆放,层间要有适当软垫物隔开,避免重压等)。

3) 设备检验

(1) 设备应进行型式试验、设备出厂试验及现场试验和竣工验收试验,各类试验均应根据相应规定、方法进行。生产厂商必须进行出厂试验,提供完整的型式试验报告和出厂试验报告及试验合格的验收标准。

(2) 所有设备整机及其主要部件的试验,按站台门设备采购合同"技术规格书"和试验规格书进行现场试验,不得减少试验项目和内容。

(3) 试验包含但不限于下列设备试验所含内容。

4) 设备试验

(1) 型式试验。对于成熟的系列生产的产品和标准产品,生产厂商应提供该产品有效的或近五年内国家权威部门的检验报告。型式试验参照样机试验内容。

(2) 设备出厂试验。设备出厂试验在设备出产地进行。出厂试验包括以下试验内容:① 动能、速度曲线试验;② 关门力试验;③ 手动开门力试验;④ 障碍物检测试验;⑤ 绝缘试验;⑥ 功能检验;⑦ 性能测试;⑧ 连续通电试验;⑨ 电源影响试验;⑩ 系统间设备通信试验;⑪ 面板试验。

(3) 接口试验。接口试验主要有以下内容:① 接口内容;② 接口通信试验;③ 其他接口项目。

13.1.3 设备系统调试与试验

1) 设备单机调试

单体试验:针对单个门单元的检验,检查其功能。

2) 设备单系统调试

(1) 系统调试。针对整个车站的站台门系统的整体调试,包括功能、操作、性能、信号接口等,以使系统功能满足要求。

(2) 气密性检查。严格按照技术规格书要求进行气密性检查。

(3) 噪声测试。站台门系统在运行中的噪声水平满足距离站台门 1 m 离地高度 1.5 m 测试噪声不大于 70 dB(A)的要求。

(4) 连续 5 000 次现场运行试验。对整个系统进行 5 000 次不间断的连续通电运行测试。在试验期间不允许发生系统性故障。

3) 与其他系统联调联试

系统联合调试:站台门作为磁浮车站设备的一部分配合参与磁浮车站整个系统联合调试,主要与信号系统、环境与设备监控系统(BAS)联合调试。

13.2 自动扶梯、自动人行道及垂直电梯

13.2.1 系统设计

车站的自动扶梯、自动人行道安装在车站内和出入口,是磁浮交通系统的一个组成部分,自动扶梯、自动人行道应安全、可靠,在长沙磁浮快线运营条件和载荷条件下长期工作。各车站均设有电梯等乘降设施,以方便残疾人出行。

1) 系统设计情况

(1) 气候环境条件。

① 气候特点为湿热环境。

② 环境温度。平均温度 17.4 ℃,极端最高温度 40.6 ℃,极端最低温度 -10.1 ℃。

③ 相对湿度。年平均相对湿度 79.5%,年最小相对湿度 14.2%,时有凝露的情况发生。

④ 海拔高度不大于 1 000 m。

⑤ 地震动参数值土建结构按 7 度设计。

(2) 扶梯工作条件。

① 运行方向:上、下可逆运行。

② 设置位置。自动扶梯分室内型扶梯和室外型扶梯。室内型扶梯:在车站内站台至站厅之间工作。室外型扶梯:在车站站厅至地面出入口处工作,出入口有盖或无盖。自动人行道:在车站内站工作。

③ 允许手拉行李箱和小型手拉行李车随人上扶梯、人行道。

④ 电源条件。动力电源：AC 380 V±10%，三相五线，频率为 50 Hz±5%。供电负荷等级：参与疏散的扶梯采用一级，其他扶梯采用二级。

⑤ 充分考虑电磁兼容性，保证在强磁场环境下系统的正常运行。

(3) 扶梯工作制度及载荷条件。每天至少连续运行 20 h，每周至少运行 140 h，每年 365 d 连续运行。在任何 3 h 间隔内，持续重载时间至少 1 h，其载荷达到 100%的制动载荷(120 kg/梯级)，其余 2 h 的载荷至少为制动载荷(120 kg/梯级)的 60%。

(4) 电梯工作条件。

① 运行时间。每天至少连续运行 20 h，每周至少运行 140 h，每年 365 d 连续运行，每小时平均起动次数 150 次。

② 适合盲人、坐轮椅者等残疾和行动不便者使用，也能适应普通人使用。

③ 配电条件。动力电源：AC 380 V±10%，三相五线，频率为 50 Hz±5%。供电等级：消防电梯一级负荷，其余二级负荷。

④ 排水条件。在井道下底坑一般不设置任何机械排水装置，出入口处电梯采用自然排的措施通过预埋排水管至附近积水井。底坑不允许漏水、渗水或积水。

⑤ 电梯所有部件及元器件必须满足在月平均相对湿度 95%的环境下可靠正常运行。

(5) 安装条件。

① 井道。分为钢筋混凝土结构井道和四面透明玻璃井道。本工程车站按无机房电梯预留井道，一般钢筋混凝土结构井道设在车站出入口和部分车站站厅至站内，四面透明井道设在站厅至站台付费区内，车辆段按有机房电梯预留井道。

② 预埋件。主控层预留线缆进线孔，井道顶预留吊钩(部分预留，乙方必须考虑到有吊钩漏埋或预埋位置不准确的情况)，每个吊钩承载 50 kN。

③ 井道壁开孔。厅门孔、控制柜孔、通风孔(不小于 300 mm×300 mm，位于井道顶部厅门对面)、呼叫站孔、消防盒开孔；顶层净空高一般不小于 4 500 mm；底坑净高不小于 1 600 mm。

(6) 仓储条件。电梯及其零部件在安装之前可长期仓储在环境温度不高于 45℃、相对湿度不高于 98%的环境中，设备不应有锈蚀且安装后应不影响设备的正常运行。

2) 自动扶梯、自动人行道设备技术要求

(1) 基本要求。

① 为保证乘客安全，扶梯、人行道启停前均应有蜂鸣提示。原则上采用就地手动启停方式。

② 自动扶梯、自动人行道应采用微机控制。可接受车站设备与环境监控系统(BAS)的监视。

③ 扶梯采用滚轮外置形式。

④ 扶梯上、下行方向(人行道运行方向)与扶梯上部(人行道上部)导向标示联动功能，扶梯、人行道专业预留与导向联动的接口。

⑤ 扶梯上、下梯头处(人行道进出口处)增加语音提示装置,提升高度超过 12 m 的扶梯(运行长度超过 12 m 的人行道)在中部增加提示装置。具体方案和设置数量在设计联络阶段确定。

⑥ 本工程自动扶梯、自动人行道必须采用重载荷公共交通型自动扶梯、自动人行道。

(2) 运行性能。

① 扶手带的运行速度相对于梯级的速度匀差为 0%～2%。

② 在额定频率和电压下,梯级沿运行方向空载时所测得的速度与额定速度之间的最大允许偏差为 ±5%。

③ 自动扶梯、自动人行道应运行平稳。空载运行时,在梯级上其垂直振动加速度不大于 $0.5\ m/s^2$,水平振动加速度不大于 $0.5\ m/s^2$。

④ 自动扶梯、自动人行道运行时不得有异常噪声,在梯级及盖板上方 1 m 处,噪声不大于 68 dB(A)。

⑤ 当速度为额定速度(0.65 m/s)时,空载和满载(120 kg/级)向下运动时,制动距离应在 0.3～1.3 m。

3) 主要部件寿命

(1) 自动扶梯、自动人行道各主要部件的选型应满足重载荷公共交通型扶梯和自动人行道的运量及长期运行要求。在正常维保情况下应尽量做到少维修。

(2) 主要部件使用寿命要求。

① 运行条件下,40 年内如下部件无大修或更换:桁架及与之焊接的各种安装结构、主机机座。

② 正常维保、运行条件下,20 年内如下部件无大修或更换:导轨(包括导轨支架及相应的各种紧固件)、驱动主机(包括轴承,但不包括制动器上的摩擦件和电磁线圈)、梯级链张紧装置、扶手带驱动装置(不包括摩擦件)、梯级、上与下机房盖板、主驱动轴、梯级链、电缆。

③ 正常维保、运行条件下,15 年内如下部件无大修或更换:梯级链滚轮(梯级主轮)、梯级滚轮(梯级辅轮)。

④ 正常维保、运行条件下,10 年内如下部件无大修或更换:变频器、控制主板。

⑤ 正常维保、运行条件下,8 年内如下部件无大修或更换:扶手带、扶手带驱动链、主驱动链。

4) 自动扶梯主要部件要求

(1) 梯级组件。自动扶梯梯级组件主要包括梯级及警示边、梯级滚轮(梯级辅轮)、梯级链及张紧装置、梯级主轴等部件。梯级上应铸有永久性的制造日期及标志。

① 本工程要求梯级结构采用铝合金整体压铸梯级。

② 梯级应进行抗弯变形试验和动载试验。试验方法按《自动扶梯和自动人行道制造与安装安全规范》(GB 16899—2011)进行。

③ 梯级主体喷涂或氧化黑色，要求涂层具有一定附着力，可经得起正常清洁；踏面为旋光面。

④ 梯级高度不应超过 210 mm，梯级深度至少为 380 mm。

⑤ 梯级应能承受工作中的负载，在连续承受 6 000 N/m² 的均布载荷情况下所产生的变形，不应妨碍自动扶梯的正常功能。

⑥ 梯级的拆卸应方便、快捷。

⑦ 梯级三边（左右边及前沿）和梯级中分线（垂直前沿的中分线）喷黄色警告漆，颜色稳定性好，漆层厚度不小于 80 μm，应有不小于 10 年的保持能力。

⑧ 每个梯级都要经相应技术手段检验，以确保每部梯级压铸质密，不能有影响强度的合水纹。

⑨ 每一梯级都应设有防竖起、凹陷装置，并与梯级成一整体。

⑩ 扶梯梯级除尘方案在样机试验时确认。

(2) 梯级链滚轮（梯级主轮）、梯级滚轮（梯级辅轮）。

① 梯级滚轮应由轮缘、轮毂和轴承组成。轮缘应采用耐油、耐水、耐老化、强度高的材料制造；轮毂应采用金属材料；采用免维护密封滚珠轴承，轴承和润滑油脂寿命应和梯级滚轮同寿命。室外梯的轴承应能防水，滚轮还应带有防尘盖，能有效防止沙尘、水侵入。轴承应是国际著名品牌的原厂产品。

② 梯级链滚轮、梯级滚轮直径不小于 100 mm，轮圈厚度不得小于 20 mm。滚轮基本要求满足上一条的要求外，还应有更高的承载能力，在结构上还应考虑更换方便。更换梯级链轮不需要拆卸梯级链的任何部件，梯级链轮为外置式。

5) 垂直电梯设备技术要求

(1) 基本技术要求。

① 轿厢内尺寸。应满足规范相关要求，并考虑尽可能大的设计方案。

② 电气控制类型。微机控制。

③ 驱动方式。交流无齿永磁曳引机驱动，VVVF 调速，曳引机安装在井道顶部。

(2) 运行性能。

① 运行中轿厢内噪声不大于 55 dB(A)。

② 开关门过程噪声不大于 65 dB(A)。

③ 平层精度不大于±5 mm。

④ 层门地坎至轿厢地坎之间的水平距离最大偏差不大于 3 mm。

⑤ 起动加速度和制动减速度不大于 0.8 m/s²。

⑥ 平均加、减速度不小于 0.65 m/s²。

⑦ 运行振动加速度：水平方向不大于 0.15 m/s²；垂直方向不大于 0.2 m/s²。

⑧ 整机使用寿命不小于 15 年。

⑨ 垂直电梯的钢结构应满焊处理，钢结构要进行探伤，并应提供相应检测报告。

⑩ 垂直电梯监控系统具有运行参数采集功能，并预留与今后维保单位联网的接口。

⑪ 电梯应具有故障及运行状态显示功能。电梯具有运行状态显示功能，运行状态包括但不限于停止、上行、下行、维修、故障等。运行状态不仅在电梯本身的显示装置上显示，还通过与车站设备监控系统(BAS)的接口上传给车站设备监控系统(BAS)。具体接口型式根据需求采用标准通信接口及硬线方式。

13.2.2 设备制造与安装

1) 设备制造

样机试验与生产条件检查是同时进行的。

(1) 样机的检验及功能试验方案，在样机制造完成前一个月由生产厂商提供样机验收大纲。

(2) 提供试验的样机必须装配完整，完全符合"技术要求"的要求(不包括外包板)，在试验架上进行试验。

(3) 对技术引进产品，样机试验前，由技术提供方进行技术认证，确认产品已达到原设计水平。同时还须请当地电梯检测机构对首台设备进行检测，证明完全符合 GB 16899—2011 的要求，并提供技术认证证书和检测报告(副本)。部件制造质量检查表，见表 13-1。

表 13-1 部件制造质量检查情况

序号	名称	检查项目	要求	检查方法	件数/次数
1	梯级(室内、室外)、人行道踏板	(1) 外观质量 (2) 静态载荷试验 (3) 动态载荷试验	(1) 按制造图纸和合同要求 (2) 按 GB 16899—2011 规定	(1) 目测及几何精度、尺寸检查 (2) 用载荷试验机检查，可预先委托检验，提交报告	(1) 多件 (2) 3件/各1次 (3) 3件/各1次
2	控制柜、变频器柜(室内、室外)	(1) 耐压试验(对控制柜) (2) IP试验	加 1 800 V 历时 1 min 不能有击穿或闪烁现象；按 GB 4992.2—1985	用电压计检查，应请有资质的测试单位完成，提供报告	3件/各1次
3	扶手带	(1) 破断拉力 (2) 阻燃试验	(1) >25 000 N (2) 自熄	用载荷试验机点燃	3件/各1次(带接口) 3件/各1次
4	各种安全装置	结构与功能开关绝缘	按合同文件 1 000 MΩ(DC 500 V 兆欧表)	用合适方法检查	3件/各1次
5	前沿板和梳齿板	挠度	参照 GB 16899—2011 中的要求	重块和千分表	3件/各3次

续 表

序号	名 称	检查项目	要 求	检查方法	件数/次数
6	桁架	（1）结构、几何精度及形位公差检查 （2）热镀锌厚度 （3）焊缝检查	（1）按生产图 （2）≥100 μm	用尺或别的合适方法检查 用厚度计检查	提升高度 15 m 查 10 个点
7	梯级链 主驱动链 扶手带驱动链	破断拉力	安全系数不小于 8	拉力试验机	每种规格链条各 3 段/各 1 次（每段大于 410 mm）
8	主机	（1）齿轮表面硬度 （2）链轮表面硬度 （3）工作噪声	（1）按制造图 （2）按制造图 （3）无异常声响	用硬度计检查	3 件/各 3 次
9	机件防腐蚀	（1）机加工件 （2）铸铁件 （3）钣金件 （4）钢结构件 （5）内部紧固件	按合同文件要求,检查每个部件的表面外观及表面保护层厚度	目测并使用测厚仪;并提供油漆、发黑(兰)电镀锌等种类表面处理的耐蚀试验报告	各类抽 1～5 种部件,每种 3 件
10	主驱动轴	（1）结构检查 （2）各链轮表面硬度 （3）防锈处理	按生产图纸和合同规定	目测 用硬度计检查	3 件/各 1 次 3 件/各 3 次
11	梯级链张紧装置	（1）结构检查 （2）链轮表面硬度 （3）防锈处理	按生产图纸和合同规定	目测 用硬度计检查	3 件/各 1 次 3 件/各 3 次
12	扶手带驱动装置	结构 链轮表面硬度	按合同文件要求及生产图	用硬度计等	3 件/各 1 次 3 件/各 1 次
13	工作导轨	表面处理 几何精度	按合同文件要求及生产图	测厚仪 平尺等	3 件/各 1 次
14	电机（各种功率） 减速器	（1）温升 （2）耐压 （3）机械特性（转矩） （4）效率及功率因素 （5）外壳保护等级	按 F 级要求 1 000V+2 倍额定电压(1 min) 按合同规定		可委托电机生产厂做试验,提供试验报告
15	电气件	开关及插座 电线电缆 变频器 电子件	按合同文件相关要求		可由生产厂提供试验报告

(4) 在试验前,应至少连续运行 24 h(上、下各 12 h),然后按表 13-2 的顺序进行试验。其中室外梯应模拟降雨过程,每次模拟降雨时间不小于 2 h,降雨量为大雨,模拟次数每天不少于 3 次,连续 3 d 以上。在降雨过程中,应测试表 13-2 中的 4、5、8、10、11 内容;在雨停的 10 min 内,进行表 13-2 中 6、7 和 13 的内容,其余均按室内梯相同顺序试验。对所有试验结果做出记录。

表 13-2 样机性能试验项目

序号	项 目	要 求	试验方法	次 数
1	整机结构与外观	按 GB 16899—2011 及合同文件相关要求	用尺及相关方法检查	1
2	桁架的挠度	≤1/1 500	在规定载荷下用仪器检查	1
3	各部位的间隙啮合	按 GB 16899—2011 要求	用尺检查	3
4	运行速度	空载时所测得的速度与额定速度之间的最大允许偏差为±5%	用转速计	3
5	扶手带速度	相对于梯级的速度允差为 0%~2%	用转速计检查及使用扶手带速度监控装置	3
6	运行噪声	运行时在梯级及盖板上方 1 m 处,噪声不大于 68 dB(A)	用噪声计检查	3
7	运行振动	无异常振动	感觉和检查	
8	制动距离	当速度为额定速度(0.65 m/s)时,空载和满载(120 kg/级)向下运动时,制动距离应在 0.3~1.3 m	用适用仪器检查	3
9	维修速度和维修控制盒功能	维修速度为 0.13 m/s,盒内开关防护等级为 IP55,长度大于 5 m	用转速计检查	3
10	节能速度	节能运行速度为 0.13 m/s	以相应办法检查	3
11	附加制动器性能	工作制动器和附加制动器的制动不宜同时动作。当工作制动器和附加制动器必须同时制动时,其制动距离应满足国标 GB 16899—2011 要求	用操作开关检查	3
12	所有安全装置功能	符合 GB 16899—2011 及 EN115 标准的要求	操作每个开关及相应办法	3
13	导体之间或导体对地之间绝缘电阻	按 GB 16899—2011 要求	用欧姆表检查	动力回路、控制回路、电机、控制柜分别对桁架 3 次
14	露天梯试验与检查	检查各零部件防水、防尘、抗锈蚀情况	按本表 4~8、10、11、13 条规定及目测检查(6、7、13 在雨后做)	降雨试验 3 d 共 9 次,每次降雨各测试 1 次
15	制造质量全面检查	按合同文件要求和工厂标准	用一般检查方法	1

(5) 样机测试需要使用的仪器,必须有仪器校验证明。

(6) 如整机结构不符合要求,不能进行下一步试验。应另定时间做试验。

(7) 如桁架挠度不符合要求,不能进行别的试验。应另定时间做试验,此时生产厂商应对桁架重新做设计和试制。

(8) 如各部位间隙和啮合不符合要求,允许现场调整再做测试,若仍不能合格,则被看作是设计或制造缺陷,不能继续别的试验,应另定时间做试验。

(9) 对第4~13项,每项测试3次,每次都应合格,如果不合格,允许在调整后再进行3次测试,如仍有不合格,该项暂宣布为不合格项目,允许在本次样机试验时间范围内做调整后,再做3次测试,如仍不合格,则该性能项目被宣布为不合格。应另定时间做试验。

(10) 对第15项内容,如发现存在问题,对有问题的部件,应对库存件做抽检,如无库存件或抽检不合格,这些部件被看作不合格品。应另定时间做试验。

(11) 全部试验项目合格,样机试验即宣告通过。

(12) 凡必须再做检查或试验,应在试验结束一个月内进行。但这种情况不应影响工程进度表的执行。逾期不能进行再检查或再检查仍不能通过,则样机试验宣告失败。

(13) 生产条件检查。主要内容是检查生产厂商是否已具备合同设备的批量投产条件,包括生产设备、场地、检测手段及工艺工装等;如存在的差距明显且在短期内无法补足时,不能投入批量生产。

2) 设备安装

(1) 安装要求。生产厂商应负责本工程电梯系统设备的所有安装工作(包括但不限于设备到货吊装、进场、吊装就位、拼装、调平、调试、接口调试、验收等过程),安装要求(包括但不限于以下内容):

① 安装、调试等过程满足国家相关规范。

② 需具有电梯安装工程一级资质。

③ 应考虑工程的特点,应积极、主动、有效地与相关单位协调现场安装中存在的问题。

④ 设备进场、吊装、安装调试应服从施工监理等相关单位的管理。

⑤ 在每一个车站进场施工前,根据土建完成的情况、各车站装修计划、车站机电设备安装计划的综合考虑,应编写详细的施工方案及进度计划,并经审核批准后执行。

⑥ 安装调试人员必须是经过相关部门专门培训、考核,取得合格证书和上岗证,经验丰富的人员,并有相应的质量保证体系。如发现安装调试人员不合格,应无条件予以调换。

⑦ 必须设置专门的测量岗位,完成施工测量任务,包括按照施工误差对电梯安装的影响所进行的测量。

⑧ 安装过程需填写安装质量记录。

⑨ 垂直电梯导轨、主机、对重等重要部件上所有螺栓均需用油漆笔标记紧固线。

(2) 安装现场检查。

① 现场安装应及时对接土建专业跟踪测量。检查每个车站的土建竣工检验工作,对

每台电梯安装现场的开孔尺寸、吊装位置和承重预埋件等进行实地测量和检查，及时做好图纸核对和测量结果的汇总工作，确认土建结构是否符合要求，并签署验收报告书。

② 安装开始前一个月，检查安装现场是否已具备安装队进场条件，包括临时用电、用水和设备存放位置等。

(3) 安装计划。

① 安装前3个月，根据各车站土建检查的结果制定一个总体安装计划，内容包括电梯的计划到货时间、安装时间、预验收时间等。

② 应根据土建完成情况、各车站施工方协调的情况制定详细的安装实施计划，内容应包括(但不限于)：

a. 进度计划。细化至每个车站、每台电梯的吊装、安装调试、竣工验收的进度。

b. 施工方法。每台电梯进入现场的运输方法、吊装方法等。

c. 设备落实。运输及吊装设备的落实。

d. 人员配备。每台电梯安装中的技工人数、安装现场工程师人数、总人数及资质说明。

e. 工程管理。管理框架、进度、质量、技术、安全等方面的人员设置及管理办法等。

f. 每批电梯的到货时间、安装开始时间和竣工验收时间等以书面形式上报。

g. 在实际执行中，允许根据工程实际情况对已定计划加以修正。但双方均应以书面形式提出要求和确认。

(4) 安装人员。

① 人员应是电梯专业技工，持有政府部门承认的上岗证，并必须有电梯的安装经验。每台电梯安装人员的配备应能满足工期的需要。

② 应设安装现场指挥部及安装负责人和技术、质检、计划及安全负责人，负责安装工程的计划、协调、人力调配及工程质量管理等工作；还应设有多名现场安装工程师，负责技术指导、质量监督、安装现场测量、安装质量记录、检查认可等。现场安装工程师的配备，每个车站、车辆段至少有一名。

(5) 安装。

① 安装应包括电梯本身的安装、厅门、应答器的安装。其中厅门的安装要负责处理周边与建筑物的接缝，如填充黑色玻璃胶等。

② 吊装需有相应的起重资质，应委托专业起重单位进行，所采用的方法应能保证设备不受损，也不能损坏建筑物和地面。

13.2.3　设备系统调试与试验

1) 基本要求

(1) 设备应进行型式试验、进口设备出厂试验、接口试验、现场试验，各类试验均应根据相应规定、方法进行。

(2) 在试验前3月根据国标和IEC标准，编制试验规格书(项目、标准、方法)。

2) 型式试验

型式试验应按 GB/T 10058—2009 的要求提交整机、主要部件及安全部件的型式试验报告。

3) 设备出厂试验

设备出厂试验在设备出产地进行,时间协商确定。

4) 接口试验

无论在任何阶段,都应该做好与其他系统(ISCS、BAS 等)之间的接口试验,配合进行系统联调等。主要有以下内容:① 接口内容;② 接口通信试验;③ 其他接口项目。

5) 设备系统调试

每台电梯调试都应填写调试记录。

(1) 电梯调试应配合对车站设备的联合调试工作。

(2) 与电梯有关的联合调试工作主要有(包括但不限于):① 与车站供电系统的接口;② 与车站 BAS 系统的接口;③ 与车站通信系统的接口。

13.3 低压配电及照明系统

13.3.1 系统设计

1) 系统参数

长沙磁浮快线低压应急照明系统采用 TN-S 接地保护系统(即三相五线制)。电源系统参数见表 13-3。

表 13-3 电源系统参数

序号	项目	内容
1	配电系统方式	TN-S 母线(独立的 N 线和 PE 线)
2	系统电压	AC 0.38/0.22 kV
3	额定频率	50 Hz
4	系统接地方式	中性点直接接地

2) 外型尺寸

应急照明电源装置为柜式结构,每个单体柜的尺寸不大于如下参考尺寸:高×深×

宽＝2 200 mm×(600～1 000)mm×(600～1 000)mm。

3) 应急照明电源装置的组成

应急照明电源装置为户内成套设备，主要包括双电源切换装置、整流/充电机、蓄电池组、逆变器(带输出隔离变压器)、浪涌保护器、监控装置及馈线单元等。

4) 应急照明电源装置运行方式

(1) 正常情况下，应急照明电源装置由牵引降压混合变电所或降压变电所的两段交流低压母线各供一路三相电源(手动选择任一路电源为主用电源)，当主用电源故障时，由进线电源自动投切装置进行控制，备用电源自动投入，保证一路电源的正常工作，蓄电池处于浮充状态，备用照明负荷由交流低压母线供电。

(2) 双路进线电源故障时，自动切换装置动作，应急照明电源装置的电池组通过逆变器向备用照明设备供电。应急照明电源装置的输出频率由内部振荡器控制、输出电压波形为标准正弦波。

(3) 车站应急照明电源系统容量应能保证备用照明负荷满负荷运行 90 min 的用电需求。当任一单体电池放电至额定最低电池电压时，系统应发出报警信号。交流进线电源从故障状态恢复正常时，逆变器自动退出运行，逆变器处于热备份工作状态，应急照明负荷由交流低压 0.4 kV 母线供电，同时整流/充电器向电池组充电，电池组充电完成后，整流/充电器应自动调整电压向蓄电池浮充电。

(4) 为便于维修，应急照明电源装置设置维修旁路开关可以将整流/充电单元、逆变器与电池组隔离。维修旁路开关应采用有明显断点的电气产品。

(5) 应急照明电源装置原理如图 13-1 所示。

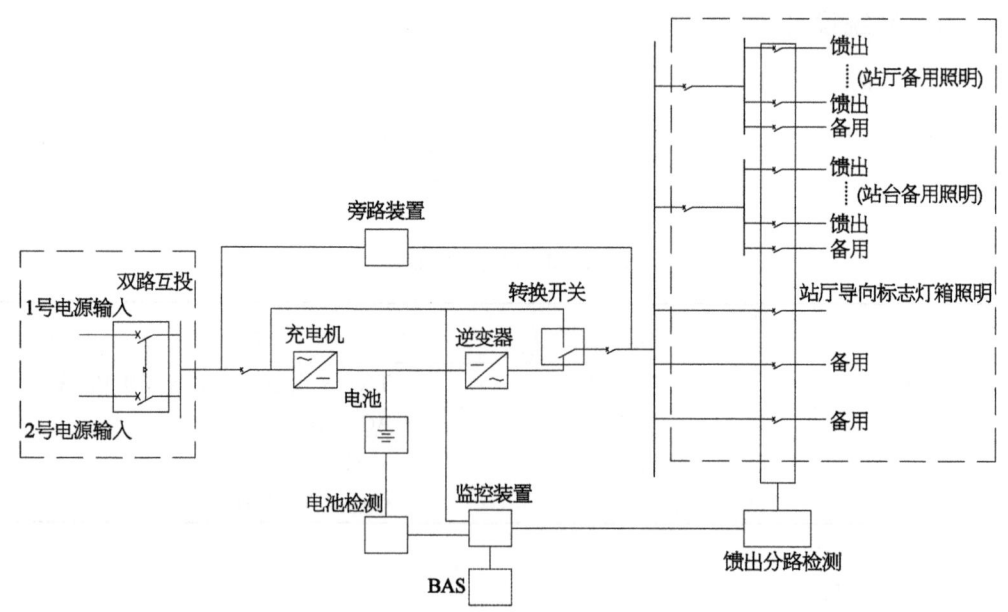

图 13-1 应急照明电源装置原理图

(6) 双电源切换装置工作方式。由变电所 AC 0.4 kV 两段母线分别引入两回电源，作为交流电源自动切换装置的进线电源，两回电源互为备用，该电源自动转换装置具有以下特点：自动转换开关可实现自投自复的工作方式。

来自交流电源自动切换装置的电源为主电源，蓄电池经过逆变器输出的电源为应急电源。当控制器检测到主用电源电压过低或停电时，延时时间长于进线电源自动切换装置的动作时间 1.5 s，静态开关动作，馈线回路由应急电源供电。当主电源恢复时，控制器断开蓄电池电源，静态开关动作，恢复由主电源向负荷供电。

5）主要技术指标（表 13-4）

表 13-4 主要技术指标

序号	项目		内容
1	工频耐压		2 kV，50 Hz
2	输入电压（三相四线制）		AC 380 V±10%（软件可设置调整范围）
3	输入频率		50 Hz±5%（软件可设置调整范围）
4	输出电压（应急时）		AC 380/220 V±5%
5	输出频率（应急时）		50 Hz±0.5%
6	噪声（1 m 处）		正常时无噪声，应急时不大于 53 dB
7	整机综合效率		≥90%
8	市电转逆变切换时间		≤100 ms
9	输出波形为标准正弦波		正弦波，失真度不大于 3%
10	负载下平衡能力（最大相电流为额定电流 I_{max}/I_{min}）		120%
11	过载能力		120%，≥1 h
12	应急供电时间		不少于 90 min
13	温升	符合 IEC 947-1 有关温升的规定	连接外部绝缘导线的端子温升不大于 70 K
			母线固定连接处（铜-铜）端子温升不大于 50 K
			操作手柄，金属材料制成的温升不大于 15 K，绝缘材料制成的温升不大于 25 K
			可接触的外壳和覆板，金属的表面温升不大于 30 K，绝缘的表面温升不大于 40 K
14	主机设计寿命（蓄电池除外）		不低于 20 年
15	外壳防护等级		不低于 IP31，乙方应详细描述柜体的防尘方案及措施
16	冷却方式		智能式风冷
17	输入功率因数		≥0.95

13.3.2 设备制造与安装

1）配电箱的安装

（1）配电箱的安装应执行《建筑电气工程施工质量验收规范》(GB 50303—2019)等标准。

（2）配电箱安装应符合以下规定：动力配电箱除落地式外，在设备房内采用明装，安装高度为配电箱底边距地 1.4 m。要求安装位置正确，定位牢靠部件齐全，箱体尺寸符合要求、箱体开孔合适，切口整齐。暗式配电箱箱盖紧贴墙面，零线经汇流排连接，无绞接现象，油漆完整，箱内外清洁，箱面标牌正确，箱盖开关灵活，器件、回路编号齐全，端子排接线整齐，PE线安装明显牢固。

（3）配电箱全部电器及其相关回路安装完毕后，先用万用表检测线路通断，再用 500 V 兆欧表对线路进行绝缘测量。项目包括相线与相线之间，相线与零线之间，相线与地线之间，零线与地线之间，绝缘电阻应大于 0.5 MΩ，并做好记录。

（4）通风空调电控室 0.4 kV 柜安装与基础槽钢的连接用螺栓固定，废水泵动力箱安装高于抹平面 200 mm 的基础槽钢上。

（5）动力箱、配电箱、电控箱（柜）的金属外壳的接地另一端应与低压柜的接地线相连接。

2）电缆线路敷设

（1）电缆线路敷设执行《电气装置工程电缆线路施工及验收规范》(GB 50168—2006)，电缆的规格型号、电缆支架的安装和电缆敷设必须符合设计文件的规定。

① 电缆敷设前应检查电缆支架、桥架、吊架、托架等预埋件的牢固，预留孔、洞、槽正确、电缆夹层、沟、隧道、电缆井无杂物和积水，附设路径畅通，电缆滚动前，应检查电缆盘牢固，滚动应顺着电缆盘上的箭头指示或电缆缠紧方向，再穿过站台板、轨道、建筑物时应穿管防护，防护管内径应大于电缆外径的 1.5 倍。

② 电缆敷设前应按规范要求测量路径，按配盘核对电缆型号、规格、电压等级，测量绝缘，1 kV 以上电缆做支流耐压试验。

③ 电缆敷设时电缆应从盘的上部引出，不应使电缆在桥架、支架和地面进行拖拉摩擦。电缆上不应有铠装压扁、电缆绞拧和护层折裂等未消除的机械损伤，敷设后按规范要求排列整齐无交叉，在终端和接头处附近预留备用长度。

④ 电缆敷设可采用人工敷设，如采用机械敷设，其敷设速度不应超过 15 m/min。

⑤ 电缆爬升、转弯、进行电缆支架、进柜前刚性固定。

⑥ 电缆标牌字迹清晰、准确，标牌规格统一，挂装牢固。电缆挂牌应采用热转印方式，材料为硬质 PVC。

⑦ 电缆进出构筑物时穿套管（PVC）保护。

（2）电缆在支架上敷设。

① 电缆在站台板下、区间隧道、地上区间敷设时水平距离,同级电压电缆为 35 mm。1 kV 以下电缆与照明导线间为 150 mm。

② 电缆支架的制作应遵循设计图纸及国家的有关规定和标准制作。电缆支架类型统一,空间考虑适当预留。电缆支架安装应牢固、横平竖直,防腐层完好。支架层间的垂直净距、支架至沟顶、楼板或沟底的距离应符合要求。

③ 紧固件抗震、耐腐蚀,对基材破坏小。

④ 单芯交流电缆的保护管及固定夹具或绑扎物不得构成闭合磁路。

⑤ 电缆桥架及其连接附件的质量应符合国家现行的有关技术标准。

⑥ 电缆敷设完毕后对电缆路径上的沟、槽、管、洞进行封堵。

⑦ 预留设备开孔封堵。

⑧ 电缆井应封堵。

⑨ 封堵材料应防火及防鼠。

⑩ 当电缆沟内两侧有支架时,低压电缆及控制电缆应与高压电缆分别敷设在不同的支架上。

(3) 电缆各支持点间距离应符合规范要求(《低压配电设计规范》第 5.6.21 条)。

(4) 电缆在桥架上敷设。

① 桥架上电缆的敷设。桥架产品应经国家的桥架专业质量检测机构检测与认证。其结构应满足强度、刚度及稳定性要求,符合生产厂给出的允许荷载要求。

② 立柱和托臂所用材料应平直,无显著扭曲,全部配件应进行防腐处理。桥架安装应牢固,保证横平竖直。在有坡度的建筑物上安装时,应与建筑物有相同坡度。电缆桥架水平敷设时,负荷曲线选取最佳跨距进行支撑,跨距一般为 1.5~3 m。垂直敷设时,其固定点间距不大于 2 m。

③ 金属制桥架系统应有可靠的电气连接并接地。托盘应至少有一点与接地干线可靠连接,托盘的直线段超过 30 m(钢制)长度时,应留 20 mm 的伸缩缝。

④ 电缆桥架内每根电缆每隔 50 m 处,电缆的首端、尾端及转弯处应设标记,注明电缆编号、型号、规格、起点和终点。

⑤ 强电与弱电线路在同一竖井内敷设时,应分别在竖井的两侧敷设或采取隔离措施。

⑥ 桥架距离地面的高度,不宜低于 2.5 m(在专用电缆道内除外)。

⑦ 电缆桥架遇伸缩缝时应配置伸缩板进行补偿处理。

⑧ 电缆桥架安装应与环控专业密切配合,电缆桥架与风管走向途径发生矛盾时应及时进行调整。

⑨ 电缆桥架采用 40×4 的镀锌扁钢做地干线,并沿桥架敷设,桥架与桥架间采用 TZX-2-4 铜编织线连接,桥架每隔 10 m 采用 TZX-2-16 铜编织线层间相连后与接地干线连接。

⑩ 穿越墙体、楼板的桥架,在穿越处不安排接口。

⑪ 电缆桥架全长均应有良好的接地。

⑫ 电缆的各项测试应有记录,并符合有关技术指标的要求。

(5) 电缆在管道内敷设。

① 从桥架、支架引至设备、墙外表面或屋内行人容易接近处和其他可能受到机械损伤的地方,电缆应有一定机械强度的保护管保护,水泵房出线及部分风机电缆采用穿镀锌钢管敷设方式。

② 管道要求。管口光滑,内部应无积水且无杂物堵塞。穿电缆时,不得损伤保护层,可采用无腐蚀性的润滑剂(粉),管道表面的防腐层应完好。

③ 电缆管长度在 30 m 以下时,管内径不应小于电缆外径的 1.5 倍。

④ 不同回路、不同电压等级和交流与直流的电线,不应穿于同一导管内,同一交流回路的电线穿于同一金属导管内不得有接头。

(6) 电缆头与电缆连接的要求。

① 电缆终端头与电缆接头的制作。应严格遵守制作工艺规程,电缆终端头应按设计安装在指定位置,带电部分对地净距离应满足室内配电装置最小安全净距的要求,并牢固地固定在支架或框架上。

② 电力电缆的终端头、接头的外壳与该处的电缆金属护套应良好接地。接地线采用铜绞线,截面不小于 10 mm^2(10 mm^2 以下的低压电缆的接地线截面可适当减小,但不宜小于 4 mm^2)。

③ 电缆芯线连接时,其连接管和线鼻子的规格应与线芯规格相符。

④ 控制电缆终端头可采用塑料电缆端头套管方式,电缆接头应有防潮措施。

⑤ 电缆的试验与检查。电缆敷设前必须进行绝缘电阻试验,1 kV 以下的电缆使用 1 kV 兆欧表测量绝缘电阻值。

⑥ 电缆线路的相位相序应与电网相符。用核相器进行校核电缆相位或用相位表测量。

13.3.3 设备系统调试与试验

1) 试验基本要求

(1) 设备应通过型式试验、出厂试验及现场试验,各类试验均应根据国标等相应规定、方法进行。生产厂商必须提供完整的型式试验报告和出厂试验报告及试验合格的验收标准。

(2) 所有设备整机及其主要部件的试验,应按技术规格书和试验规格书进行型式试验、出厂试验、现场试验,不得减少试验项目和内容。

2) 系统调试

(1) 型式试验。对于系列生产的产品和标准产品,生产厂商应提供该产品有效的国家权威部门的试验报告。型式试验应包括以下内容：① 结构及外观检查；② 温升试验；③ 控制母线输出电压稳压精度和纹波系数试验；④ 浮充装置稳压精度和纹波系数试验；⑤ 事故状态下输出直流电压的试验；⑥ 充电装置稳流精度试验；⑦ 各种保护的试验；⑧ 事故时供电时间试验；⑨ 过载试验；⑩ 市电和逆变器供电切换试验；⑪ 噪声的测定；⑫ 防护等级验证；⑬ 电磁兼容试验；⑭ 介电性能验证。

(2) 样机试验。成品的出厂检查及试验主要包括以下内容，但不限于此：样机为完整的应急照明电源装置一套（包含蓄电池），试验内容应能满足合同的各项要求和进行出厂检查时应做的各项测试。成品的出厂检查及试验，成品的出厂检查及试验应包括以下要求：① 成套设备结构及外观检查；② 过载试验；③ 监控装置的试验（包括电池检测）；④ 噪声的测定；⑤ 电强度试验；⑥ 联锁及保护试验；⑦ 保护措施和保护电路的电连续性检查。

(3) 现场试验。设备在现场安装后，按相关标准进行试验。生产厂商应提供现场试验方法、试验步骤、试验内容。现场试验包含如下内容，但不限于此：① 设备一般检查；② 充电装置稳流稳压精度试验；③ 充电装置纹波系数试验；④ 监控系统试验；⑤ 蓄电池容量试验；⑥ 逆变器各种试验；⑦ 充电转换试验；⑧ 事故时逆变器工作状态试验；⑨ 过载试验；⑩ 市电、逆变器供电切换试验；⑪ 两路交流进线切换试验。

3) 检验及验收

(1) 出厂检验。出厂检验的相关工作，检查内容包括：① 原材料、器材的检验；② 制造过程的检验；③ 出厂检验；④ 设备基本技术条件；⑤ "技术规格书"中规定的技术要求和技术标准；⑥ 设计联络中双方确定引用的技术标准；⑦ 设计联络中双方确认的图纸、资料、技术文件；⑧ 在执行合同过程中已经双方确认更改的部分；⑨ 其他一些经双方签字确认的备忘录；⑩ 生产厂商提供的设备和主要部件均需提供产品合格证和出厂试验报告。

(2) 现场检验。检验为设备到仓库的开箱检查，检查内容包括但不限于此：① 按照合同供货范围的设备数量，进行检查；② 设备外观；③ 附件。

(3) 最终验收。

① 安装验收。当单机安装完毕后进行安装验收。

② 供电系统设备联调成功并完成 144 h 连续性试验后进入试运行期，进行系统的空载试验、负载试验及短路试验，生产厂商提供技术支持。上述工作完成后发放预验收证书。

③ 设备在经过质保期 2 年的运行后，经验收确认后发放验收证书。

13.4 通风及空调系统

13.4.1 系统设计

1) 空调冷热源设计

(1) 集中空调冷热源采用屋顶式风冷热泵机组,共设置9台,其中6台为整体屋顶式风冷热泵机组,3台分体屋顶式风冷热泵机组,总冷负荷为1 753.8 kW。

(2) 四电专业设备机房采用多联空调系统,总制冷量为392.8 kW,公共区卫生间、车站办公及其他集中布置的设备房屋采用多联空调系统,总制冷量为719.2 kW,自动售票机室、站台层备用设置变频分体式空调器,总制冷量为21.3 kW。

2) 空调风系统设计

(1) 一层和高架层站厅层公共区设置全空气系统(图13-2),一层及高架层站厅层吊顶下净高为8 m的公共区采用球形喷口顶送,高架层站厅层吊顶下净高为3.3 m的公共区采用双层百叶风口顶送,顶部集中回风。服务于一层公共区的风冷热泵机组压缩冷凝部分与空气处理部分采用分体式布局;服务于高架层站厅层公共区的风冷热泵机组压缩冷凝部分与空气处理部分采用整体式布局,压缩冷凝部分含风冷冷凝器及风机、压缩机、电控柜,空气处理部分功能段包括新回风混合、初效过滤、静电净化除尘、直接蒸发式盘管、送风机,空气处理部分自带压差报警功能。

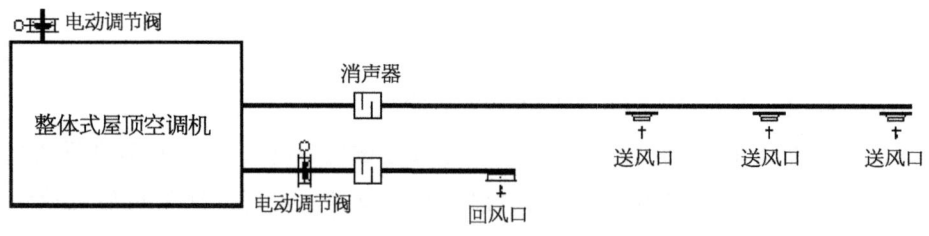

图13-2 屋顶机系统示意图

(2) 通信、信号等设备机房设多联机空调(图13-3),采用天花板内藏风管式空调室内机,顶送顶回,室内机数量不少于2台,分别纳入不同的多联机空调系统,按每套多联机空调系统承担不小于60%室内冷负荷配置室内机及室外机容量。车站办公房屋设多联空调,采用四面出风嵌入式空调室内机,新风采用全热新风换气机。公共区卫生间单独设多联空调,采用四面出风嵌入式空调室内机。其他集中布置的设备房屋设多联空调,用天花板内藏风管式空调室内机。多联空调室外机均设于站台层或轨行区暖通设备区域,落地安装。多联空调系统按照使用房间的性质划分系统,室内外机的容量配比按照1∶1设计,按夏季制冷工况下满负荷性能系数不小于2.8确定冷媒管最大等效长度。

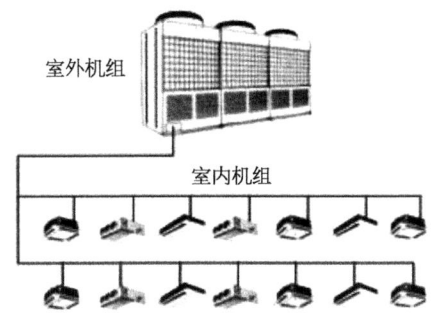

图13-3 多联机系统示意图

3) 通风设计

(1) 消防泵房、会议室、卫生间、开水间及信号材料室设机械排风,自然补风;无外窗的检修室等设机械送排风。

(2) 整流变压器室1、隔离开关柜室等靠外墙的电力房间设温控轴流风机机械排风、自然补风;整流变压器室2、10 kV开关柜室/直流开关柜室、0.4 kV开关柜室等内区电力房间设温控轴流风机机械送排风,通风量按消除室内设备发热量计算确定。

(3) 10 kV/直流开关柜室设置事故排风系统并设置下排风口,下排风口处设置电动风阀,平时常闭,事故时开启,用于排除SF_6气体。

4) 防排烟设计

(1) 按《建筑设计防火规范》进行防排烟系统设计。

(2) 办公及设备用房区内走道设机械排烟系统,排烟风机设于内走道吊顶内,走道内设单层固定百叶排烟口。

(3) 夹层办公及设备用房区内走道设机械排烟系统,排烟风机设于夹层空调机房内,走道内设耐高温单层百叶排烟口。

(4) 其他各区域均采用自然排烟方式,由建筑专业设置自然排烟设施。

(5) 机械排烟系统设计,排烟风机排烟量按其所负担的防烟分区建筑面积每平方米不小于60 m^3/h经计算确定,风机入口设280℃排烟防火阀(常闭),设于吊顶内的排烟风机四周外包耐火极限不小于2.0 h防火板。火灾时由FAS系统确认火灾,消防控制室远程开启排烟防火阀并联动开启排烟风机排烟,机械排烟;当风机入口280℃排烟防火阀自熔断关闭时,联动关闭排烟风机。防烟分区内的排烟口距最远点的水平距离均不超过30 m,距附近安全出口水平距离不小于1.5 m;排烟风机及排烟系统风阀、风口、风机软接头等设备材料应能保证在280℃时连续工作30 min,吊顶内排烟风管设40 mm厚铝箔覆面不燃离心玻璃棉材料保温隔热。

(6) 通风空调系统管道穿越有防火要求的隔墙或楼板、穿越防火分区处、穿越空调机房及重要的或火灾危险性较大的房间隔墙或楼板处、垂直风管与每层水平风管交接处的水平管段上及穿越防火分隔处的变形缝均设置70℃防火阀(当变形缝两侧均设置实体墙时,变形缝两侧均设置防火阀),防火阀动作状态反馈至消防控制中心;空调风管选用不燃复合保温风管;通风风管采用镀锌钢板;空调冷凝水管保温材料选用难燃 B 级材料。

5) 自动控制系统设计

(1) 屋顶式风冷热泵机组自带控制系统,实现设备内部风机、压缩机等部件的联锁启停控制及报警等功能。控制系统应实现通过室内外空气焓值控制机组制冷系统运行工况,通过回风总管 CO_2 浓度测点自动调节新风量的功能,同时应实现过滤器压差报警功能。空调器运行模式主要有:

① 制冷工况。夏季,新风阀开度由 CO_2 控制系统控制、回风阀全开,空调器压缩冷凝部分开启制冷。

② 通风工况。过渡季节,新风阀全开、回风阀关闭,空调器压缩冷凝部分不开启,由空气处理部分对室内送风,正压排风。回风总管 CO_2 浓度设定值 1.5%。

(2) 全热新风换气机、分体空调就地控制启停。多联空调系统招标后成套供应,室内机自带线控器启停,室内、外机联锁启停,设在空调房间内的温度控制器控制对应室内机电子膨胀阀,通过调节冷媒的流量来控制空调房间的室内温度。

(3) 通风系统各设备就地控制启停,由电力专业在就近或便于操作管理处设置启停开关。整流变压器室 1、隔离开关柜室温控轴流风机自带温控箱及温度传感器,当室内温度不小于 38℃时风机开启,当室内温度不大于 35℃时风机关闭。整流变压器室 2、0.4 kV 开关柜室、直流/10 kV 开关柜室温控轴流风机自带温控箱及温度传感器,当室内温度不小于 38℃时风机开启,同时联锁开启轴流送风机;当室内温度不大于 35℃时风机关闭,同时联锁关闭轴流送风机。

6) 消声减振及节能环保

(1) 屋顶式风冷热泵机组设于屋面空调设备区,尽量减小设备运转对办公区域的噪声影响。所有空调机组进出机房和风机进出口均设消声装置,以满足工作场所的噪声标准要求。

(2) 空调机组、风机等生产噪声和振动的设备选用低音设备;风冷热泵机组机座与基础间做 20 mm 厚橡胶减振垫;吊装的风机及新风换气机按实际情况设置减振吊架以减小振动及固体传声。空调用软接采用硅钛合金复合保温软管,普通风机软连接采用硅钛合金复合软管,事故排风机采用硅玻钛合金复合不燃型消防排烟专用软管。

(3) 屋顶式风冷热泵机组设蜂巢静电净化除尘装置,要求除尘装置一次性通过除尘效率大于 95%,除菌率大于 90%。

(4) 变制冷剂流量多联机采用环保冷媒,减少温室效应及大气臭氧层的破坏。

13.4.2 设备制造与安装

1) 设备制造

(1) 在设备装运前,所有零部件装配及电器接线均在工厂内完成,制冷剂及油品的加注，冷媒管路的压力试验、真空度试验、泄漏试验，以及机组的凝露试验等都应在工厂内完成，机组面板为双壁保温面板，保温材料为聚氨酯整体发泡成型，发泡密度不小于 $50\ kg/m^3$，保温材料厚度为 50 mm。机组面板采用双层冷轧静电喷塑钢板结构，采用优质钢材制造并经静电喷塑（机组外壳保证 15 年正常运行不锈蚀），钢板厚度不少于 0.8 mm，钢板为拉平、冷轧薄钢板，商业等级碳素钢，外机之间设有隔断防冷墙。机组外壳应有用于吊装用的起重吊耳。供货设备面板漏风率需小于 1%，防冷桥因子需达到 TB1 级，并提供检测报告。机组框架和面板的承压能力需用机械强度计算说明。

(2) 机组壁板采用静电喷塑，耐盐雾试验时间 1 000 h。

(3) 压缩机采用高效全封闭涡旋压缩机，每台机组至少保证有两台压缩机，每台压缩机有独立的制冷剂回路，当一个支路出现故障会或者除霜时，另一个支路能照常运行。压缩机有合适的隔振和消声措施，以减少噪声和振动的传递。

(4) 冷凝器管束采用高效铜管，冷凝器翅片形式，采用铝波纹翅片，冷凝器风机为进口低噪声轴流式风机，驱动方式为直联。冷凝器设计、制造应考虑现场水清扫，冷凝器风冷电机配有户外防雨罩。

(5) 蒸发器需采用高效铜管，对于多台压缩机组装的机组，每台压缩机都应有单独的冷剂管路。空气通过制冷盘管的最大迎风面风速不应超过 3 m/s。最大盘管排数不超过 8 排。当直接蒸发段的盘管断面风速大于 2.5 m/s 时，应设置挡水板，风速均匀度要求达到 87% 以上。

(6) 膨胀阀。每个制冷回路至少设置一个（电子）膨胀阀，膨胀阀应为进口丹麦丹佛斯或者同等品质产品。

(7) 机组顶部应做好坡度，利于机组的排水。

(8) 机器送、回风、新风口。风口尺寸的确定应确保按设备布置图就位后，机组自身能有效地散热（冷），进、排风气流没有短路现象。设备进出风口和风管系统的送回风管能方便的连接，同时保证气流流动的均匀、平稳。

(9) 标志。电气接线图应永久黏附在控制面板的门上，所有有助于使用及注意事项的标志应标明。

(10) 机组开门。机组的风机段、盘管段、过滤段及机组的进口部分，应开门以供检修。门活页采用不锈钢，检修门应能从箱体的内部和外部开、关，检修门框边条需用中空橡胶防水减震密封条。

(11) 积水盘应为双坡型不锈钢积水盘，采用至少 1 mm 厚的不锈钢板制作，外表面采用防潮保温材料保温，以防止滴水盘外表面结露。盘管高度超过 1 200 mm 应设中间积水盘，积水盘长度应至少能覆盖整个盘管翅片长度，同时应有立管通向主积水盘，凝结水出口处带 U 形积水弯。在最低点设有带螺纹的镀锌钢管接口，其接口尺寸应能满足冷凝水流畅排出，排水管直径不小于 DN25。滴水盘的冷凝水排放处应设置水封装置，以确保机组在设计条件下运行时，凝结水不溢出滴水盘，机组不漏风。乙方应有机组接地装置。对于电气部件和机组机座的不连续段,乙方应提供接地导体,使之成为连续段。机组内电磁阀、视镜、干燥过滤器等部件,高低压保护开关,交流接触器为名牌厂家产品。

(12) 使其绝缘具有抗潮性、防水性,电动机应能在55℃高温下连续运行。送风机电机采用西门子、ABB或者同等品质品牌,电机机座可调整。电动机应设置热保护器。风机电机轴承选用日本精工株式会社(NSK)、瑞典斯凯孚(SKF)或同档次品牌的产品。

(13) 电气设备、电气接线、端子装置、设备接地及控制部件都应符合国家或行业的相关标准及本规范书的要求。

(14) 风机。风机要求采用高效低噪双进风离心后倾机翼型风机。风机和电机采用弹簧支架进行隔振。风机在制造厂内应进行静动平衡试验,并提供试验报告。轴承的额定寿命应不小于15年。冷凝器风机采用名牌轴流风机。轴承润滑剂应能确保风机至少维持12个月运行周期而不需添加。电动机轴承应设有润滑油或油脂注入口,以便在不拆开电动机的情况下,能将润滑油注入轴承。润滑剂和密封件的更换或预防性维修时间应在维修手册内提供。离心风机应有为满足要求而设计的弹簧隔振装置。

2) 设备安装

(1) 风管的安装必须服从专用设备的安装。安装前,根据设备图纸进行核对,防止风管安装阻碍专用设备的安装。如果风管安装后,与专用设备安装位置发生冲突,必须及时对风管进行拆除。

(2) 如果风管完后,对专用设备的运输通道、安装空间产生影响的,风管及时拆除后,在专用设备安装完毕后,再对风管进行恢复。

(3) 制作支吊架。

① 标高确定后,按照风管系统所在的空间位置,确定风管支、吊架形式。风管支吊架的制作严格按照通风图集《风管支吊架》T616用料规格和做法制作。

② 在制作支吊架前,首先要对型钢进行矫正。小型钢一般采用冷矫正,较大的型钢须加热到900℃左右后进行热矫正。矫正的顺序为先矫正扭曲、后矫正弯曲。

③ 型钢的切断和打孔。型钢的切断使用砂轮切割机切割,使用台钻钻孔。支架的焊缝必须饱满,保证具有足够的承载能力。

④ 圆风管抱箍的圆弧应与风管圆弧一致。

⑤ 全牙吊杆根据风管的安装标高适当截取。露丝不能过长,以丝扣末端不超出托架最低点为准。

(4) 支吊架安装。

① 本工程支吊架的固定采用膨胀螺栓法。本工程支吊架固定大多数采用此法,通过在楼板、梁柱上打膨胀螺栓固定支吊架。

② 支吊架安装前,按风管的中心线标高,计算出吊杆的长度,并结合装饰专业,仔细核查风管安装有无与吊顶"打架"的现象发生。

③ 支吊架安装是风管安装的第一道工序。矩形风管的安装标高通常是从管底算起,

安装时应注意保温风管的支吊托架应设在保温层外部,不得损坏保温层;支吊架不能设置在风口、风阀、测定孔等部件处。

④ 支吊架采用膨胀螺栓固定,吊杆用通丝螺杆,承托用等边角钢,吊架应能调节,每趟水平风管设有两组防摆吊架。

⑤ 风管的支、吊、托架的安装位置要正确,牢固可靠。

⑥ 风管的支吊架刷两道防锈底漆,在暴露之处加上两道面漆。

⑦ 风管支吊架的间距在设计无要求的情况下。应符合下列规定:a. 风管水平安装,直径或长边尺寸小于或等于 400 mm,间距不应大于 4 m;大于 400 mm,不应大于 3 m。b. 风管垂直安装,间距不应大于 4 m,但每根立管的固定件不应少于 2 个;玻纤风管的吊架间距应适当减小。

(5) 风管及部件安装前,清除内外杂物及污垢并保持清洁。安装风管时,为安装方便,在条件允许的情况下,尽量在地面上进行连接,镀锌铁皮风管一般接至 10~12 m 长左右,玻纤板风管应适当减少组装长度。

(6) 风管吊装采用倒链将风管吊装到支架上,对大空间的部位,采用专用液压升降车及万向轮平台对风管进行安装。对施工空间较狭窄的地方,采用风管分节安装法,将风管分节用绳索或倒链拉到组装式万向轮平台上,然后抬到支架上对正逐节安装。在连接风管时须注意不得将可拆卸的接口装设在墙或楼板内。组装式万向轮平台的使用,可以保证便捷、安全、快速地安装风管。

(7) 风管法兰垫料按系统进行选用。空调、通风风管可采用闭孔海绵,排烟系统风管可采用石棉橡胶板作为法兰垫料。以上两种垫料具有密封性能好、不透气、不产尘等优点,同时施工也较为方便。

(8) 法兰垫片厚度为 3~5 mm,垫片要与法兰齐平,不得凸入管内,以免增大空气流动阻力,减少风管的有效面积。

(9) 紧固法兰螺栓时,用力要均匀,螺母方向一致。风管立管法兰穿螺栓,要从上往穿,以保护螺纹不被水泥砂浆等破坏。玻璃纤维板风管所用的螺栓两边应带有平垫片。

(10) 穿出屋面的风管设置防雨罩;穿出屋面 1.5 m 的立管必须可靠固定、完好无损,不得出现裂纹、咬口不严密及空洞等缺陷,以免雨水从风管内漏入室内。

(11) 穿越沉降缝风管之间连接及风管与设备连接的柔性短管采用外刷防火漆的帆布制作。在风管与设备连接柔性短管前,风管与设备接口必须已经对正,不得用柔性软管来做变径、偏心。安装柔性短管时应注意松紧要适当,不得扭曲。

(12) 在安装防火阀前,拆除易熔片。待阀体安装后,检查其弹簧及传动机构是否完好并安装易熔片。防火阀、消音器按正确的方向安装且单独设置支吊架。

(13) 风管安装完毕后或在暂停施工时,在敞口端用塑料薄膜封堵,以防杂物进入。

(14) 风机在安装前检查叶轮重量是否对称、叶片的根部是否损伤、紧固螺母是否松动、叶轮与机壳间隙是否符合要求,安装时安装方向和叶轮旋转方向必须正确。安装的水平度、标高、联轴器同心度符合规范要求，风机减振器受力均匀，运转时不得出现整体振动现象，轴承部位温升不得过高。对于安装在管道中间的风机须设置专用支吊架，与风机相连的异径风管在风机就位找平后安装。通风机底座采用减震装置时，基础顶面宜附设底座水平方向的限位装置，但不得妨碍底座垂直方向的运动。

（15）离心玻璃棉板用保温钉固定，最后用塑料打包带捆扎，间距为1m。为防止打包带勒坏保温层，应在风管四边垫以折边的镀锌铁皮边角余料。

（16）保温钉用801阻燃胶粘贴于风管外壁。粘接保温钉前要将风管壁上的尘土、油污擦净，将黏结剂分别涂抹在管壁和保温钉的粘接面上，稍后再将其粘上。

（17）保温后的阀门启闭标记明确、清晰、美观，且操作方便。

（18）管式消声器和消声弯头安装时，应单独设置支吊架，其重量不得由风管承受安装前检查消声器外表面应平整，不应有明显的凹凸、划痕及锈蚀；紧固消声器部件的螺钉应分布均匀，接缝平整，不得松动脱落；消声片外包玻纤布应平整无破损，两端设置的导风条应完好，穿孔板表面应清洁，无蚀及孔洞堵塞；消声器法兰与相连接的风管或管件法兰应进行配钻，法兰间加垫圈，螺栓连接，螺栓连接方向应一致，保证法兰连接严密平整牢固。

（19）金属壳体式消声器安装，安装前应检查金属壳体壁板平整度，如有变形需校正。制定工艺卡，确定其组装顺序为先连接四面壁板，后装入消声片，消声片安装顺序为先安装两侧壁，后由一端开始逐片装入。

（20）消声片与金属壳体上、下壁板连接处铺设耐热橡胶板，并划线定位保证消声片片距符合要求。吸声体用定位型钢挤牢，并将型钢与上、下壁面和吸声体底部或顶部分别焊接牢固。注意在装入中间吸声体前窄缝一侧的型钢要先与壁面焊牢。如允许现场组焊，外壳四面壁板也可采用焊接连接。

（21）自联组合式消声器安装，安装前应检查风道几何尺寸及支承砖座平整度。制定工艺卡，确定组装顺序为先下后上、先侧后中、先固定后可移。组装消声片，应横平竖直，其外缘侧面不垂直度小于0.003mm。可移消声片最后安装，在确定可移消声片定位销位置时，要保证关门后各消声片前缘平齐。位于可移消声片顶上的固定消声片采用横担支承，并在其顶上铺以吊篦以保证安全。当自联组合式消声器顶部间隔大于50mm时，需要在消声器两外端加装堵板，防止噪声直接贯通。

（22）组合式空调安装先测量放线，根据综合管线图预留维修空间；机组就位后校核水平度，所有指标符合规范要求后，与基础地脚螺栓固定；安装完成后应首先检查机组外部是否完整无损，然后打开活动面板，用手转动风机叶片，细听内部有无金属摩擦声，如有异声，应调节转子部分，使其和机壳不碰为主；冷凝水排水管应外接水封或U形存水弯后再接排水管，且排水管要一定坡度；进出水管在机组外必须装有阀门，用来调节水量和检修时切断冷（热）水量，进出水管必须保温；与机组相连的风管和水管的重量不得由机组承受。空调机组与基础间采用0～20mm厚的橡胶减振垫进行减振处理。

(23) 水泵就位前,应对基础的尺寸位置、标高进行验收,确认是否符合设计要求。

(24) 水泵开箱后应查看有无缺件、损坏、锈蚀等情况,盘车灵活,无阻滞、卡住现象,无异常声音。

(25) 水泵就位后应进行找平、找正。找平时,以泵体上的水平加工面为基准,泵的纵横向不水平度不应超过 0.1/1 000。找正时,确保主动轴与从动轴以联轴节连接时,两轴的不同轴度、两半联轴及端面间的间隙应符合设备技术文件的要求。

(26) 水泵与基础或支架间采用 0~20 mm 厚的橡胶减振垫进行减振处理。水泵安装时减震器的受力均匀,水泵进水口处设置橡胶软接头,水泵的轴承温度运转时不得过高。

3) 通风设备(送、排风机、温控风机、排烟风机及排气扇)技术性能要求

(1) 风机在额定转速工作条件下进行试验时,在规定的风机额定全压条件下,所对应的流量、风机全压不低于规定值的 95%。

(2) 供货设备应在 15 s 内启动到额定转速,排烟风机设备在排除 280℃ 烟气时保证维持正常的体积流量不变。

(3) 为防止风机失速喘振,叶轮直径不小于 900 mm 的风机须设有防喘振装置。

(4) 风机设计使用寿命不小于 20 年,第一次大修前安全运行时间不小于 30 000 h。

(5) 在规定的供货设备全压或静压下,所对应的流量偏差不大于±5% 或在规定的流量下,所对应的供货设备全压或静压差不大于±5%。

(6) 在接近最高效率点处,工况点实际效率与给定效率的偏差不大于 3%。

(7) 提供的设备噪声应符合《通风机噪声限值》(JB/T 8690—2014)要求。

(8) 叶轮直径不小于 600 mm 的风机,风机动叶、轮毂均采用高强度铝合金 ZL114 材料机械钢模压力铸造,停机叶角可调,表面须经硬质阳极化处理或经抛光、磷化处理。其他风机动叶、轮毂均可采用优质 Q235A 钢材制造,表面热浸锌处理。

(9) 轮毂和叶片用铝合金材料性能如下:抗拉强度不低于 230 MPa,伸长率不低于 2%,布氏硬度不低于 70。

(10) 轮毂和叶片需经严格、认真地进行外形尺寸、重量、透视探伤检查,检验应在热处理后进行,记录编入完工资料。

(11) 叶片的固有频率应与风机的运转频率有足够的安全距离,避免产生共振。

(12) 电机采用风冷、鼠笼式、全封闭、湿热型标准产品,防护等级为 IP55,耐高温电机绝缘等级为 H 级,其他电机绝缘等级为 F 级;电机应适用于变频工况。电机的设计寿命不小于 150 000 h。

(13) 电机轴承采用国际知名品牌的轴承。更换周期不小于 30 000 h。

(14) 电机应为低轴流电流(流过轴颈和轴瓦之间的有害涡流)、高功率因数的电机。风机在额定高速运转时,电机的功率因数应不低于 0.87,效率不低于 92%。

(15) 电机注油管、排油管应采用无缝铜管,注油嘴和排油阀应采用铜质材料。

(16) 电机轴承在 15 kW 以上须设置温度传感器。

(17) 整流罩应牢固地固定,并可灵活拆卸。

(18) 静叶表面需经热镀锌处理,镀锌厚度不小于 55 μm,静叶数量应与动叶片数量互为质数,并应分布均匀。

(19) 耐高温风机配备同等耐高温条件的软接,并需有型式试验报告,满足消防要求。

(20) 软接法兰、抱箍材料为 Q235A,法兰厚度不小于 6 mm,抱箍宽度不小于 25 mm、厚度不小于 2 mm,抱箍采用经表面镀锌钝化的螺栓收紧,抱箍焊接完成后需采用热浸锌防腐处理,或者采用优质不锈钢带,不锈钢带宽度不小于 25 mm、厚度不小于 1.2 mm,紧固螺栓也应采用不锈钢螺栓。

(21) 机接线盒内应具有足够的电气安全空间,其电源接线端子应比正常配电容量线径高 2 个等级。轴温传感器与电源的接线端子均设在该接线盒内。

(22) 风机在额定转速运行时,在刚性支撑条件下,风机本体 X、Y、Z 三方向具有较低的振动速度值,且均不超过 1.6 mm/s。

(23) 风机通过弹簧减振器固定在底座上,减振器应能保证风机在长期运行条件下,其减振效率达到 90% 以上(额定转速运行)。减振器具有相关的力学检测报告。

(24) 减振器配套用螺栓、螺母、垫圈均采用优质不锈钢材料制造。

(25) 风机在额定转速运行(不安装消声器)时,进出口噪声的 A 声功率均不超过国家有关规范的要求。功率不小于 15 kW 的风机,声功率不得超过 100 dB(A);功率小于 15 kW 的风机,声功率不得超过 95 dB(A)。

4) 空调设备(专用空调、多联空调、分体空调、屋顶机)

(1) 专用空调室内机柜全部面板都是可拆卸的,便于维修。

(2) 机组的操作开关、显示仪表都应在前面板上。

(3) 室内空调机组可以靠墙安装,100% 全正面维修,为考虑工艺机房内同时安装气体灭火设备,机房专用空调机组尺寸应小于或等于设计给出尺寸值。

(4) 机房专用空调压缩机采用品质高效的压缩机;机组采用自动回油技术,确保压缩机的正常运行。

(5) 制冷量大于 30 kW 的设备必须为双压缩机系统。

(6) 室外机包括机柜、冷凝器盘管、冷凝风机、风机电动机、室内机柜与冷凝机组之间的制冷剂管道接线及其附件。

(7) 专用空调冷凝风机应为直接传动垂直安装式轴流风机。风机容量应与机组的制冷量对应。

(8) 专用空调直接蒸发盘管应由紫铜管外胀有铝翅片制成。

(9) 制冷剂膨胀阀应采用固定在制冷盘管分布器上。膨胀阀的感应球应与制冷机的吸入管道连接。对于一台压缩机以上的组装机组,每台压缩机都应有单独的制冷剂管路。制冷量小于 25 kW 的设备可以采用热力膨胀阀或电子膨胀阀。制冷量大于 30 kW 的设备必须采用电子膨胀阀。

(10) 冷却盘管设计、安装应使空气与冷媒成逆向交叉流动,即使冷媒入口处于出风侧,冷媒出口处于进风侧。

(11) 风机采用低噪声高效离心式,制冷量大于 25 kW 的设备应采用后曲叶直联式离心风机,风机叶轮和轴应在制造厂内做静平衡试验和动平衡试验,且出厂前应刷一层防锈涂层。

(12) 风机轴承应为自行对准的滚珠或滚柱轴承,应能有效地封闭以防止润滑油剂流失或脏物侵入。

(13) 风机应具备在一定范围内其静压可调节功能,以适应现场实际管路的阻力情况。机外余压不小于 75 Pa,大于 25 kW 的设备在风量不变的情况下最大可以提升到 450 Pa。

(14) 空气过滤器具备防尘防潮功能,同时须满足 GB/T 14295—2008 的过滤效率要求。阻燃等级符合安规要求,防尘效果符合机房运行环境标准洁净度要求。空气过滤器为方便定期更换,可清洗与重复使用,过滤器采用整体安装方式。

(15) 滴水盘的外表面应铺上厚度至少为 25 mm 的阻燃性保温材料。内表面应全部涂上环氧树脂或相当的防腐胶漆。

(16) 室外风机需采用可调速轴流风机。

(17) 系统连接完成后,应经过 2.24 MPa 干燥氮气的耐压试验和制冷剂的检漏试验。

(18) 机组保温应满足不产生冷凝结露的要求,对所有有可能产生冷凝结露的部位应在出厂前做好保温处理。机组保温材料的防火性能满足国家规范标准。机组易被触及的零、部件不应有锐边和尖角。

(19) 机房专用空调机组设备的设计、制造应使其满足设计负荷条件下整机平稳运行,以消除过多的噪声和振动。

(20) 每台机房专用机组应配备电脑控制和相应软件,配备大屏幕中文液晶显示屏,显示机组运行参数,设定室内目标温湿度、自动、恒温、恒湿、运行模式设定、运行时间模式设定等,并可提供下列信息:回风温度、回风湿度、吸气压力和温度、温度设定点、排气压力和温度、排气过热度、负载百分比、运行时间、运行模式及报警资料等信息,故障诊断显示及报警、冷量需求限制、压缩机起动顺序选择及控制、负载限制、起动过程(预润滑等)控制、机组节能模式运行、机组和压缩机累计运行时间、密码设置等。

(21) 机组设有多重安全保护,包括(但不限于)高压保护,低压保护,电机过载、短路、断相及反相、过热、水泛开关、冷凝压力、电加热器的安全等保护。空调采用微电脑控制,具有中文显示、断电来电自动复位及故障自我诊断、智能化霜等功能。

(22) 机组配备电脑控制和相应软件,应能进行故障诊断和显示诊断信息。应在报警记录中完整地记载最后 20 个故障情况,包括故障发生时间。

(23) 机房专用空调机组配置的电机应有良好的绝缘、密封性能。防护等级为 IP55,绝缘等级为 F 级。

(24) 多联机压缩机应采用直流变频或数码多联涡旋类压缩机。单模块压缩机数量应不超过2台。压缩机具有防液击功能,保证压缩机的使用寿命,提高系统的稳定性。

(25) 多联机室外机为冷暖型,制冷量不小于22.4 kW的室外机均采用侧进风、上出风型机组,机组可无间隙并排安装。

(26) 多联机采用变频直流压缩机或数码多联涡旋类压缩机,具有无极调节功能。

(27) 多联机室外机制冷运转范围在－5～50℃,制热运转范围在－20～24℃,在环境温度43℃时,保证制冷量不小于90%标准工况时的制冷量,在环境温度0℃时,保证制热量不小于90%标准工况时的制热量,室外机可连接冷媒管长度在50～100 m时,保证制冷量不小于90%标准工况时的制冷量。

(28) 多联机冷媒配管为方便设备的安装,机组单个系统室内、外机之间最大高度差应能达到90 m,配管总长最大1 000 m,室、内外机之间冷媒管单程配管最长应能达到165 m,第一分歧管后最长配管应能达到40 m,室内机之间的高差应能达到30 m的情况下连续正常的运行,以及在最大配置率不小于130%,最小配置率低至15%情况下仍能正常启动和连续运行16 h以上,同时满足各房间的温、湿度达规范要求。冷媒配管要求采用优质紫铜管。

(29) 室外机为模块组合时,室外机控制模块应具备调节模块机间循环启动的功能,从而均衡不同模块的运转时间,以延长整机寿命。

(30) 系统能记录各压缩机的历史运行时间,每次都启动运行时间最短的压缩机,能实现平均磨损,保证各个压缩机寿命基本相同,延长机组寿命。

(31) 多联机、屋顶机采用R410a冷媒,合同中所提供机组的各主要技术参数应基于此。

(32) 供货设备应满足国家对电磁干扰的相关规定,并具有一定的抵抗电磁干扰能力,同时不能产生过量的电磁辐射,以干扰周围其他设备及网络的正常工作。

(33) 多联机室内机每台制冷(热)量不得低于设计值,有人员停留的办公用房室内机应带有电辅助加热功能。

(34) 多联机机组可以单独控制、成组控制、集中控制等多种控制方式,提供楼宇控制接口。

(35) 每台室内机应配有线控制器,操作使用应简单,温度应可在17～30℃范围调节,并可检测房间温度。

(36) 集中控制器根据系统服务的区域设计,各站按照室外机的台数设置系统集中控制器,即室内每套多联系统对应独立的集中控制器,集中控制器设置在有人值班的房间。

(37) 屋顶机采用热气旁通技术,以尽量减少压缩机的启停次数,保护压缩机,延长其运行寿命。

(38) 屋顶机冷凝器管束采用高效铜管,冷凝器翅片形式,采用铝波纹翅片,冷凝器风机为进口低噪声轴流式风机,驱动方式为直联。冷凝器设计、制造应考虑现场水清扫,冷凝器风冷电机配有户外防雨罩。

(39) 蒸发器盘管。蒸发器需采用高效铜管,对于多台压缩机组装的机组,每台压缩机都应有单独的冷剂管路。空气通过制冷盘管的最大迎风面风速不应超过 3 m/s。最大盘管排数不超过 8 排。当直接蒸发段的盘管断面风速大于 2.5 m/s 时,应设置挡水板,风速均匀度要求达到 87% 以上。

(40) 屋顶机机组的风机段、盘管段、过滤段及机组的进口部分,应开门以供检修。门活页采用不锈钢,检修门应能从箱体的内部和外部开、关,检修门框边条需用中空橡胶防水减震密封条。

(41) 屋顶机新风阀、回风阀、排风阀应该按 100% 机组风量可调节设计。

(42) 屋顶机送风机电动机防护等级为 IP54、F 级绝缘,电动机绕组须经浸渍使其绝缘具有抗潮性、防水性,电动机应能在 55℃ 高温下连续运行。电机机座可调整,电动机应设置热保护器。

(43) 屋顶机风机要求采用高效低噪双进风离心后倾机翼型风机。风机和电机采用弹簧支架进行隔振。

(44) 屋顶机控制系统,机组自带基于 DDC 控制的现场 PLC 控制箱,采用品质优秀的 PLC 可编程序控制器,控制逻辑性强、判断准确、反应灵敏、动作准确,而且容易更新及维护。

(45) 单台机组冷量如不大于 200 kW,机组应为整体式;单台机组冷量如大于 200 kW,为便于运输和安装,机组可为分体式,即压缩冷凝段和蒸发送风段可分开,在现场再进行段件连接。

13.4.3 设备系统调试与试验

1) 设备单机调试

(1) 通风机、空气处理机组中的风机叶轮旋转方向应正确、运转应平稳,应无异常振动与声响,电机运行功率应符合设备技术文件要求。

(2) 风机叶轮旋转方向应正确,应无异常振动和响声,紧固连接部位应无松动,电机温升正常,电机运行功率应符合设备技术文件要求。

(3) 制冷机组运转应平稳,应无异常振动与噪声,各连接和密封部位不应有松动漏油等现象,各的压力和温度应在正常工作范围内,调节装置及各保护继电器、安全装置的动作应正确、灵敏、可靠,正常运转不应少于 8 h。

(4) 风机盘管机组的调速、温控阀的动作应正确,并应与机组运行状态一一对应,中档风量的实测值应符合设计要求。

2) 联合试运转及调试

(1) 应在设备单机试运转合格后进行。

(2) 通风系统的连续试运行应不少于 2 h,空调系统带冷(热)源的连续试运行应不少

8 h。

（3）防排烟系统测定和调整。防排烟系统测定风量、风压及疏散楼梯间等处的静压差，并调整至符合设计与消防的规定。

（4）系统总风量调试结果与设计风量的允许偏差应为－5%～10%，建筑内各区域的压差应符合设计要求。

（5）系统经过风量平衡调整，各风口及吸风罩的风量与设计风量的允许偏差不应大于15%。设备及系统主要部件的联动应符合设计要求，动作应协调正确，不应有异常现象。

（6）舒适性空调的室内温度应优于或等于设计要求；恒温、恒湿和净化空调的室内温、湿度应符合设计要求。

第 14 章

自 动 化

第十一章

14.1 门禁系统

14.1.1 系统设计

1) 系统构成

长沙磁浮快线门禁系统(以下简称 ACS)的工程范围包括 1 座车辆段(含控制中心 OCC)、3 座高架车站(含区间,预留 2 座高架站),系统由中央级系统、车站级系统(含主控制器)、就地级设备(就地控制器、读卡器、磁力锁、紧急开门按钮、出门按钮)、门禁卡及传输网络组成,预留 2 个高架车站门禁的接入条件和接入能力。磁浮门禁系统框架构成如图 14-1 所示。

2) 系统功能

门禁系统是对生产和管理主要用房、通道门、出入口实施全面的自动化控制和管理,实现对员工身份、职能的识别,并对出入情况保存记录,网络控制器和中央级服务器记录所有系统事件、处理记录、配置的管理软件可按用户要求进行记录查询并可根据需要生成各种报表,如考勤表等。

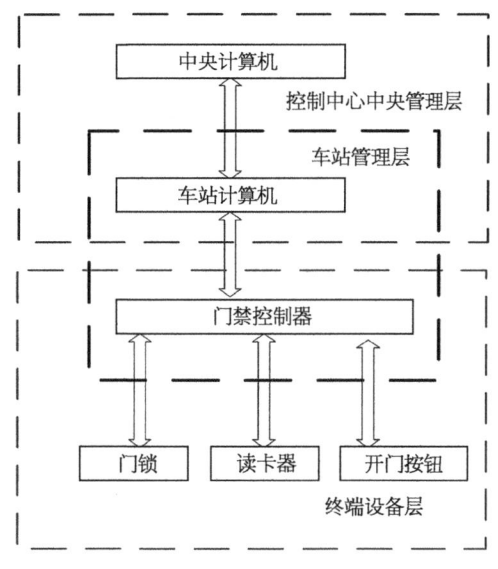

图 14-1 门禁系统框架

3) 系统组网

门禁系统总体上采用分布式网络结构,基于公开的、通用的通信协议的三级控制、两级管理模式,要求门禁系统数据库既能支持统一管理也能适应分布管理,各车站自成一级门禁控制子系统,进行本地化区域性的门禁管理和监控;在控制中心设置全线 ACS 中央控制系统,对各区域子系统进行二级管理及授权,利用通信传输网络,实现中央控制中心到车站、车辆段连接。

(1) 系统网络为了便于运营管理和安全保护,计算机、主控制器之间通过以太网交换机连接接入通信主干网络,主控制器与现场就地级设备采用冗余网络连接,为了保障发生火灾时及时疏散员工,采取统一断电打开设备管理用房门和通道门,车辆段门禁系统与

FAS 系统消防联动，同时在车辆段出入口设置门禁监控点。

（2）车站网络通过以太网络交换机与通信主干网络连接，由于以太网电缆传输距离一般只有 100 m，而 RS-485 总线传输距离可达 1 200 m，考虑到长沙磁浮快线车站站厅、站台之间及车站两端之间的距离经常会超过 100 m，门禁主控制器与现场级设备之间采用冗余网络连接，在一个链路中断时，系统继续维持正常工作，所以门禁现场设备与主控制器之间现场网络方案采用 RS-485 总线组网。

（3）门禁就地控制器的设置有两种设置方式：一种是车站采用一个门设置一个门禁就地控制器单独控制；另一种方式是根据车站建筑设备及管理用房的布局采用 2~4 个门设置一个禁控就地制器，分别控制不同的门，一门一控的方式，优点是布线简化，设备故障影响范围小，控制器的工作负荷较轻，缺点是投资较高，每 2~4 个门设置一个门禁就地制器方式的优点是投资较小，设备利用率较高，设备预留较为方便，缺点是如果设备故障影响范围较大。从车站设备及管理用房门的开启频繁情况，合理控制投资考虑，长沙磁浮快线门禁系统采用 2~4 个门设一个门禁就地控制器的方案。

14.1.2 设备选型

长沙磁浮快线门禁系统的车站计算机和终端设备均选用工业级标准产品，以适应本工程的环境条件并满足设备抗电磁干扰的要求，并通过相关部门和机构的认证（如公安部安全与警用电子产品认证、UL 和 CE 认证等）。目前国内门禁厂家和集成商很多在满足用户需求时，在提供完善售后服务等方面具有自己的优势，产品质量能得到保证，设备选型优先考虑采用优质的国产设备，门禁系统在安装时应满足消防疏散要求，系统设备应满足运营环境的要求，采用抗电气干扰能力强的设备和电缆。

（1）门禁工作站。工作站采用工业用计算机，操作界面为简体中文界面，操作站应可发出声音警报，屏幕响应时间不超过 2 ms；可视角不小于 160°，主机的 MTBF 应不低于 50 000 h，配置至少 2 个 100 Mbit/s、1 000 Mbit/s 以太网接口，至少具有 7 个符合工业标准的 32 位 PCI 扩展插槽。

（2）交换机。交换机采用技术成熟的高性能和高可靠性的工业级以太网交换机，支持环型以太网结构，实现链路冗余，至少配置 2 个光纤口及不少于 48 个 100M 快速以太网端口，具备 MAC 地址过滤、IP 地址过滤、802.1x 基于端口的访问控制，支持标准的 802.1Q VLAN 和 GVRP 协议，具备报警功能，支持多种配置方式，并能提供方便快速备份和恢复设备配置的自动备份配置工具，可靠性 MTBF≥100 000 h。

（3）主控制器。主控制器应通过 EMC 测试，有 CE 或 UL、CMA 等国内或国际认证，CPU 应至少采用 32 位主流工业级处理器，主控制器至少具有 2 个以太网口、1 个 RS-232 并支持 2 个独立的环网或 2 对独立总线的接入，能自动转入独立工作状态，具备控制设备联动、操作优先次序、实现时间表操作等功能，并能对设备进行有秩序的监控，同时程序和内存应具有断电自保持功能。

（4）就地控制器。就地控制器所带的通信处理器应能够提供符合国际标准和国家标准的总线的接口，可进行容量扩展，具备控制设备联动、操作优先次序、实现时间表操作和实现模式控制等功能，并能对设备进行有秩序的监控，具有独立工作功能、防潜回和防破坏的能力。

（5）读卡器。读卡器应具有票卡检测、防冲突功能，采用全读取方式，IC卡读写器应具有较强的防电磁能力，其电磁兼容性应符合相关标准的要求，外壳具有防水、防潮能力，应具有反向电压保护功能。

（6）出门按钮。出门按钮用于从室内打开电锁，并且每按一次出门按钮，软件将显示该动作的发生，出门按钮应装有线路侦测电路，控制器可以判断出门按钮的正常、反常、破坏（剪断、旁路）等状态。

（7）紧急开门按钮。控制电路失效的情况下，可操作紧急开门按钮切断电源来控制门锁的开启，且发出声音报警，紧急开门回路必须与就地控制器的报警模块有一路单独的硬线连接。

（8）门禁卡。门禁卡采用地铁的员工卡，其性能与轨道交通员工卡一致，在设置系统工作模式时，系统可实现指定时段、使用等级、指定期限、门组编辑、通行时段编辑、假日编辑，可以存放至少120 d的历史记录。

（9）磁力锁。支持监视接点输出，应采用通过UL或CE或CMA认证的产品，锁体及对吸板必须为整体全不锈钢材质，并应具备电源指示灯，满足消防疏散要求。

（10）门磁开关。门磁开关用于监控门是否被打开，应满足门磁开关应适用于各类门，选用不同型号门磁开关适用于明装、暗装等各种安装方式，应有一定的防机械性创伤措施。

（11）光电转换器。满足接口通信协议需求，传输距离不小于5 km，单台光电转换器配置收、发口各一个。

（12）线缆要求。网络电缆、控制电缆、电源电缆采用低烟、无卤、阻燃线缆，阻燃性能不低于B1级；交换机与主控制器、工作站之间的连线采用超5类屏蔽双绞线，低烟无卤阻燃耐火型。

（13）机柜机箱要求。机柜满足安装要求、环境要求、防护等级（防水、防尘、防潮等要求），有利于散热通风等，能承受由于列车引起的震动、电磁干扰、静电干扰，具有良好的屏蔽的功能，机柜应具有散热孔，所有设备均采用端子连接，防护要求至少满足IP30，以保证设备连接良好。

14.2 火灾自动报警系统

14.2.1 系统设计

1) 系统构成

长沙磁浮快线火灾报警系统(以下简称 FAS)的工程范围包括 1 座车辆段(含控制中心 OCC)、3 座高架车站(含区间,预留 2 座高架站),在车站级、中央级采用分层分布式构成,系统由中央级火灾报警系统、车站级火灾报警系统、维修系统、培训管理系统及传输网络等构成。

2) 系统功能

从资源共享及系统投资方面考虑,长沙磁浮快线 FAS 系统在设计时消防部门充分协商,并以消防部门的正式意见作为设计依据,FAS 系统利用通信提供的专用光纤,组建系统独立的光纤信息环网,各车站火灾报警控制器均作为一个网络节点,通过通信专业提供的光纤 4 芯独立单模光纤,采用光纤接口,以沿线跳接方式,构成一个对等式环形 FAS 传输网网络,如图 14-2 所示。

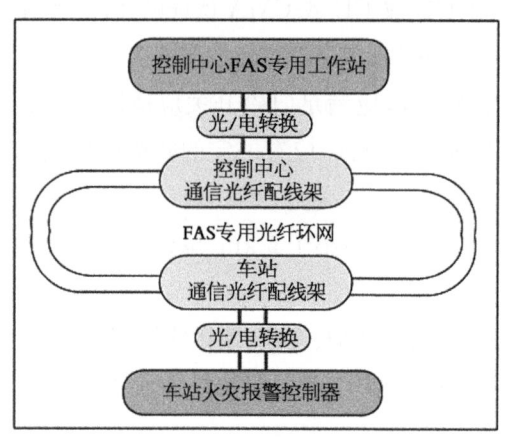

图 14-2 FAS 系统独立光纤信息环网组网示意图

长沙磁浮快线 FAS 系统全线共设置两座换乘站:磁浮高铁站与长沙高铁换乘;磁浮机场站与长沙机场换乘。换乘站 FAS 系统的设置方式如下:

(1) 通过输入输出模块方式实现信息互通。在磁浮高铁站、磁浮机场站的消防控制室内分别设置一套输入输出模块,双方通过模块的接口方式在彼此的 FAS 防灾工作站上实现火灾信息的复示功能,实现火灾时磁浮车站与高铁、机场的消防信息互通。

(2) 通过设置消防电话的方式实现信息互通。在磁浮高铁站、磁浮机场站的消防控制室内分别设置一台消防电话分机,用于与磁浮线车控室消防电话主机的电话通信;在磁浮高铁站、磁浮机场站的车站控制室内分别设置一台消防电话分机,用于与长沙南站、黄花国际机场消防电话主机的电话通信,实现火灾时磁浮车站与高铁、机场的消防信息互通。

14.2.2 设备选型

长沙磁浮快线FAS系统产品经过国家消防电子产品质量监督检测中心检验合格,并得到湖南省消防部门认可。在满足系统功能要求的前提下,设备优先采用国产化设备。目前,火灾自动报警产品生产技术在国内发展迅速,大部分的供货商在国内设有生产厂,采用进口零部件在国内进行组装,使设备的成本大大降低,性能达到进口设备的标准,但部分设备还未实现国产化,因此采用国产和引进相结合的方式,保证FAS的先进性和可靠性。

(1) 交换机。交换机具备高效的三层交换功能和路由功能,以太网应符合IEEE 802.3、IEEE 802.3u及IEEE 802.3ab/z的规定,并能支持MSTP(IEEE 802.1s)、RSTP(IEEE 802.1d)、OSPF、支持组播路由功能,主干链路物理径路冗余保护,交换机应能支持冗余环型拓扑和冗余环、RSTP(快速生成树)、冗余环-环之间耦合、冗余状态信号输出、链路聚合、快速路由冗余等功能,单环自愈时间不大于50 ms,传输方式应采用全双工传输方式,应提供双端口的光纤接口,具备虚拟局域网(VLAN)功能,应支持802.1p/q标准协议、802.1x安全认证方式,并且满足相关工业认证标准(CE认证、UL认证等)。

(2) 火灾自动报警控制器。火灾报警控制器结构应采用模块化的结构设计,并具有数字通信技术和智能分布处理技术,可实现主机/从机方式联网工作,火灾报警控制器的系统操作软件应储存在EPROM等非易失性存储器中并可修改,应定时对探测器进行自检,发出故障告警,满足国家现行的规范及标准,FACP应具有回路线接地故障报警功能,FACP应具备事件实时打印功能,并配置相应的实时打印设备。

(3) FAS工作站。FAS扩展工作站应为壁挂式带触摸屏的工业一体化计算机,并能提供图形化的人机界面扩展,扩展工作完全失去功能后,FAS系统仍能与其他系统正常通信,配置整版配套操作系统软件及FAS系统图形显示软件的授权,且授权方式不得与扩展工作站硬件设备绑定。

(4) 消防立柜。消防立柜应充分考虑FAS设备的放置、安装、承重、接线等各方面因素,柜内应设置抽屉式可伸缩的电脑鼠标、键盘操作台,机柜必须通过ISO9001质量认证和ISO14001环保认证,满足消防部门相关要求,防护等级不低于IP56(防尘、防水),同时应具有电磁屏蔽(EMC)功能,保证柜内消防设备不受电磁干扰。机柜侧板便于拆卸和安装,柜体、柜门需可靠接地。

(5) 24 V操作电源。蓄电池采用国际知名品牌,电池采用进口免维护胶体电池,在出厂前完成活化试验,24 V操作电源提供FAS范围内所有设备所需的DC 24 V电源,包括声光报警器、消防电话主机、感温电缆控制器、消防广播、光电转换器、吸气/双鉴式火灾探测器等设备的用电,其容量可维持FAS用电设备(在火灾状态同时工作负荷条件下)在主电源断电后连续正常工作3 h以上。

(6) 点型智能光电感烟探测器。FAS在车站内各设备与管理用房和通道、电缆井、楼梯间等区域,均设置带地址码的智能光电式感烟探测器进行火灾探测,在盥洗室、洗手间、废水泵房、风道、风室不设探测器,消防泵房考虑设置感烟探测器,自带微处理器,可自行分析决定火警的发生,有五级以上(含五级)灵敏度可调,并具有自动补偿功能、故障隔离功能(亦可通过短路隔离模块实现短路隔离功能)和自动编码或软地址电子编码功能;探测发光二极管的工作状态可区分;采用统一的底座,通过简单的扭锁动作可靠安装,上锁后,探测器只能使用专用工具拆除,底座不带电子线路板,探头电路板表面进行防尘、防水处理,探测器配有探头防尘罩,以便在安装及调试期间对探头进行防尘保护。

(7) 点型智能定温感温探测器。FAS在疏散通道上的防火卷帘两侧、茶水间、厨房、易燃易爆仓库设置带地址码的点型智能光电式感温探测器进行火灾探测,带微处理器,具有自动补偿功能、故障隔离功能(亦可通过短路隔离模块实现短路隔离功能),底座不带电子线路板,探头电路板表面进行防尘、防水处理,探测器配有探头防尘罩,以便在安装及调试期间对探头进行防尘保护。

(8) 吸气/双鉴式火灾探测器。在车辆段的运用库、停车列检库、检修库、调车库、物资总库等高大厂房(净空一般超过10 m时)采用吸气/双鉴式探测器式空气采样探测器,选用设备需要提供针对现场不同烟雾浓度的报警级别,并在现场烟雾达到预先设置的报警级别时,发出相应的警报,空气采样探测报警器应对保护区域提供连续24 h的火情监测,报警级别不应少于4级,报警灵敏度的设置范围可以在现场对系统进行编程配置,包括配置报警阈值、报警延时等参数,能够通过RS485接口,实现管路吸气式感烟火灾探测器与车站级火灾自动报警系统的连接,并应能够提供相应的应用软件吸气式空气采样探测器应通过中国国家消防电子产品质量监督检验中心的检测,并应通过FM或UL等安全认证,气式空气采样探测器应由当地消防部门出具的消防验收报告,产品基本技术指标应符合《火灾报警控制器》(GB 4717—2005)规范要求。

(9) 探测器底座。探测器底座在火灾自动报警系统中使用,用于固定探测器,探测器底座应有包括接地在内的线缆接线端子,探测器底座应有探测器锁定功能,并应防水,无电子线路板。

(10) 输入输出模块。输入和输出模块全部按单入、单出考虑,智能型输入输出监控模块在系统总线回路中与智能型探测器一起工作,模块在回路中仅占用一个独立地址点,它的输入输出点不占用回路上的地址点,模块的输出状态可以被编程,并且模块的工作状况和相关信息可从火灾报警控制器上获得,智能型监控模块内置微处理器和控制算法,具有完善的自诊断功能,可对其自身的功能和运行状态进行检测。

(11) 隔离模块。故障隔离模块能对报警回路中导线间的短路进行自动隔离,当报警回路中出现短路故障时,故障隔离模块可以限制受故障隔离模块影响的探测器或模块部分,其他部分应能正常运行,当短路情况排除后,故障隔离模块将自动重新接通报警回路中的隔离部分,故障隔离模块不需要任何地址设定,为全自动操作,故障隔离模块应带有

LED 灯,能区分隔离模块正常工作和短路隔离时的状态,温感、烟感和模块自带隔离功能的,可不配置隔离模块。

(12) 手动报警按钮。带编址功能的手动报警按钮和火灾报警主机配套使用,一般安装在区间隧道、宽大车间、车站通道、站厅、站台等处,火灾发生时,可恢复型按压式,按钮的火警指示灯即亮,同时火灾报警主机发出报警音响,并显示报警地址,区间隧道内的手动报警按钮为带编址功能的防水型手动报警按钮,手动报警按钮应提供现场专用钥匙测试功能,将钥匙插入钥匙孔,手动报警按钮指示灯恒亮,报警主机显示该手动报警按钮报警,说明报火警功能正常。

(13) 单模光纤。单模光纤采用 ITU-T-G.652 建议的单模光纤;铠装,8 芯;最小动态弯曲半径不大于 200 mm;阻燃、耐火、低烟无卤型,阻燃性能不低于 B 类;应适用于室外环境、适合管道内敷设,用于区间火灾报警控制盘(若有)与相邻车站火灾报警控制盘、车辆段内各火灾报警控制盘之间的连接。

(14) 感温电缆。采用的可恢复式线型差定温火灾探测器应符合国家标准《线型感温火灾探测器》(GB 16280—2014)的要求;感温电缆具有可恢复功能,可以重复使用;具有定温报警功能,额定报警温度为 85℃;具有模拟量差定温报警功能;感温电缆报警点应为连续性,感温电缆上任意一点受热达到报警温度时,均应能发出报警信号,能够监视感温电缆的开路、短路故障;具有火灾报警、故障报警两组独立无源继电器触点输出;采用金属屏蔽结构、抗机械损伤、抗电磁干扰能力强具有防水性能。

(15) 线型模拟量感温电缆控制器。感温电缆控制器与感温电缆配套使用,用来监测感温电缆温度变化,并通过输入模块与火灾自动报警系统控制设备连接,收集感温电缆控制器的电源故障信息、火警信息及控制器的其他故障信息,进行集中监视和报警,感温电缆控制器及相应连接附件保护等级均不小于 IP65,工作电符合国家标准 GB 16280—2014 要求产品质量可靠,误报率低,产品应有 FM 或 UL 认证。

(16) 消防壁挂电话。在消防控制室或车站控制室、消防水泵房和通风机房等处设置壁挂电话;在气体保护房间门外设壁挂电话,应选用与电话主机原厂生产的同一系列的配套产品,每个消防壁挂电话需配有保护箱体,箱体须采用镀锌金属防锈材质,且箱体上须有消防电话标识或图符,失真度小于 10%,消防壁挂电话应具有免拨号功能,提起时即可与电话主机通话。消防壁挂电话为红色;保护箱为红色。

(17) 消防电话插孔及插孔电话。在公共区、设备管理区走道设置消防电话插孔,安装位置与手动报警按钮并排布置,插孔电话集中放置于消防控制室,应选用与电话主机原厂生产的同一系列的配套产品。插孔电话颜色为红色。

(18) 消防电话主机。在各消防控制室内设置消防电话主机,电话主机与分机(壁挂电话、插孔电话)之间应能双向全双工通话,电话主机受到分机呼叫时,主机应能显示分机部位,并发出声光呼叫信号,电话主机应能检测主机与各分机间的短路、断路、接地等故障,并能在电话主机上显示相应的信息,电话主机的电源状态信息和电话主机的故障信息应能输出给 FACP 进行集中监视和报警,电话主机容量不小于 99 门,电话主机采用总线方式工作。

(19) 声光报警器。声光报警器安装在车辆段、车站公共区及设备区的走廊或疏散通道上,其与控制模块配合使用时,应能以极低的电流消耗实现高声强的输出,声光报警器应具有与消防广播分时交替工作的功能,声强输出不小于 94 dB,颜色为红,不低于 IP42 防护等级。

(20) 消防广播。车站的消防广播采用与车站广播合设,消防广播的设置和实现的功能应满足消防规范要求,在消防控制室能用话筒直接广播和遥控扩音机的开关,自动或手动控制相应分区,播送应急广播;能监视扩音机的工作状态,监听消防应急广播的内容及录音,消防广播控制盘应自带备用电源,要求保证控制盘正常工作 3 h 的需要,消防广播系统由广播录放盘、定压输出音频功率放大器、扬声器、广播设备、其他相关部件等组成,完成电子语音、外线输入、话筒、录音机四种播音方式下的事故广播,并能自动将话筒和外线输入的播音信号进行录音,应有不少于 10 条语音存储功能,每条语音不少于 1 min,应能由 FACP 进行联动,当确认火灾报警后,FACP 能自动启动消防广播,在环境噪声大于 60 dB 的场所设置扬声器,在其播放范围内最远点的播放声压级应高于背景噪声 15 dB,扬声器设在车辆段、控制中心无通信广播的建筑内,采用吸顶式和壁挂式两种类型,应为消防广播主机的原厂生产的配套产品,每个扬声器额定功率不少于 3 W,输出不低于 75 dB,扬声器应具有 CCCF 认证。

(21) 模块箱。模块箱应是防破坏、防尘、防水、防潮、防腐蚀设计,能承受由于列车引起的震动、电磁干扰、静电干扰,具有良好的屏蔽功能,模块箱应采用暗装方式,模块箱的尺寸、模块的布置和端子的布置采用标准化布置,并根据提供 I/O 点数的要求提供模块箱内布线及设备的布置图,模块箱要求具有前开门的功能,模块箱的防护要求至少满足 IP55,必须通过 ISO9001 认证,并在模块箱内增加一个背板防水。

(22) 中间继电器。FAS 在启动、停止(联动)消防设备时,由中间继电器提供触点开关及信号,中间继电器为插拔式的微型继电器,更换方便,有防止松脱的功能,继电器外壳采用 IP67 保护方式,安全隔离符合 DINCDE0106-101 要求,触点数不应小于 4 组(常开/常闭)。

(23) 光电转换器。光电转换器用于连接火灾报警控制盘与区域火灾报警控制盘,若火灾报警控制盘采用带光口的接口则可以省略此设备,符合 IEEE 802.3u 100Base-TX、100Base-FX IEEE 802.1d 标准,传输距离不小于 5 km,单台光电转换器配置收、发口各一个,安装方式为卡槽式。

(24) 回路线。回路线用于火灾报警控制器的功能卡与 FAS 探测器及其他现场部件之间进行通信,采用的线型不低于"低烟无卤耐火"要求,导线颜色应为红、蓝双色,在无中继的情况下最大通信距离应能达到 3 000 m。

(25) 回路线浪涌保护器。在车辆段的地面建筑内室外敷设的回路线在进、出建筑物处应安装回路线浪涌保护器，保证 FACP 不受雷电及其他浪涌电流影响。峰值电压 21 V，正常电流小于 600 mA，保护电压 27 V。

(26) 网关。网关用于实现火灾报警控制盘的通信接口扩展及通信协议转换，并自带以太网接口，当火灾报警控制盘不能提供相应的通信接口要求时火灾报警控制盘应配备通信网关，火灾报警控制盘报价应已包含网关的费用，通信网关应采用工业级无风扇、无硬盘网关。

(27) 消火栓按钮。消火栓按钮应为可编址，可恢复型按压式红色按钮，无须通过监视模块即通过总线将报警信息及报警按钮地址报送火灾报警控制器，消火栓按钮应具备良好的防水功能，保护等级不小于 IP44（区间不小于 IP65）。

14.3　环境与设备监控系统

14.3.1　系统设计

1）系统构成

长沙磁浮快线环境与设备监控系统（以下简称 BAS 系统）的工程范围包括 1 座车辆段（含控制中心 OCC）、3 座高架车站（含区间，预留 2 座高架站），由中央级设备监控系统、车站级设备监控系统、维修系统、培训管理系统及传输网络等构成，系统采用分层分布式架构，控制中心到沿线各车站利用通信系统提供的双环网传输通道构成 BAS 系统骨干网络。

2）系统功能

环境与设备监控系统主要负责对长沙磁浮快线各车站内通风空调系统、给排水、自动扶梯、电梯、导向标志照明、节电照明、应急照明、广告照明等机电设备进行集中监视和管理，并能在火灾等突发灾害事故发生时，接受火灾报警系统的模式指令，充分发挥各种设备应有的作用，确保设备处于高效、可靠的运行状态，以达到营造舒适运营环境、降低能源消耗、节省人力、提高管理水平的目的。

3）系统组网

环境与设备监控系统针对长沙磁浮快线工程高架敷设为主的特点，中央级系统考虑预留车站远期接入能力及系统平滑过渡的技术措施，在满足功能需求前提下，简化系统组网，以降低工程投资。

BAS 系统利用通信系统提供的传输通道，组建系统的传输网络，站级 BAS 系统通过

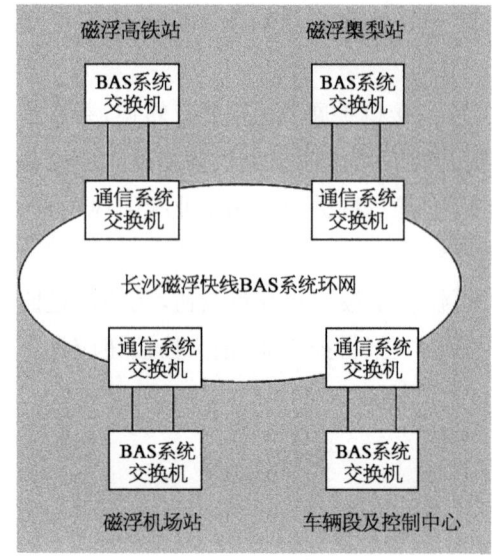

图 14-3 BAS 全线网络系统

以太网接口,接入通信系统交换机,通过通信系统的传输通道与中央级实现信息传输,系统组网在本着运营管理安全可靠,节省运营成本的原则进行设计,同时考虑今后功能的扩展和预留车站接入系统的需要。具体网络系统如图 14-3 所示。

14.3.2 设备选型

长沙磁浮快线 BAS 系统在保证功能齐全、运营可靠稳定、技术成熟先进的前提下,本着布线单、扩展方便、维修方便,与系统外连接的接口通用、协议开放、方便可行的原则,在完全满足实时监控和工作环境的要求下,系统关键设备采用中高端工业级的产品,现场设备和网络系统的辅助设备均采用国产化的设备,系统的整体集成由国内系统集成商完成,软件系统由国内公司开发,保证监控系统关键设备的可靠性和先进性,同时保证实现监控系统的国产化,降低系统的总体造价。

(1) 服务器。服务器软件必须是稳定成熟的产品,须通过 Microsoft 的认证或认可;采用双机热备方案进行冗余配置,热切换必须稳定、有效、快速,同时不影响系统的正常运作;支持主流网络协议包括 TCP/IP、SNMP、FTP、NFS 等在内的多种网络协议。

(2) 网络交换机。中央级采用 2 台三层以太网交换机,互为冗余配置,实现交换机冗余、端口冗余;要求有足够的通道容量,能够实现主备交换机无扰动切换,配置冗余的双电源供电和散热风扇,支持任意线形、星形或环形拓扑网络结构。

(3) 工作站。主机应含有智能监视报警功能,配备声卡有源音箱,当检测到设备损坏及失效报警时发出声音警报,并具有可扩展性;配置双网卡,每个网卡配置至少 2 个以太网接口。

(4) 报表、事件打印机。报表、事件打印机应采用品牌网络打印机;具备高速彩色激光打印、自诊断功能、网络打印功能。

(5) 通信转换接口。具有转换各种硬件接口(光口及电口)、软件协议的能力,具有智能化的功能,网络一旦出现故障,可以自动实现切换,保证数据传输的准确可靠。

(6) PLC 设备。须采用冗余配置,双机热备须采用双背板、双电源方式,同时可以通过监控软件和 PLC 系统的硬件按钮进行手动切换,切换时间应小于 100 ms,所有模块均可带电插拔且即插即用及具有可拆卸端子排。

(7) I/O 设备。通信适配器内配置 CPU 等运算功能模块,同时具有过电流和过电压保护,所有的 I/O 模块应可带电更换且即插即用,具有隔离功能,以便现场监视 I/O 的状态,扩展方式要求灵活,应能适应多分站、远距离结构。

(8) 光电转换装置要求。光电转换装置光口类型为单模,配置双电源模块供电,要求通信距离不小于 1 000 m,转换过程中不应发生数据的丢失,保证数据传输的准确可靠。

(9) 机箱、机柜要求。机柜和机箱应有良好的防尘、防潮及在满足 IP 等级要求的前提下具有通风散热等能力,内部配线应布局合理、整齐,采用低烟、无卤、阻燃产品,须通过 ISO9001 质量认证和 ISO14001 环保认证。

(10) 控制柜及系统配电柜要求。控制柜为防破坏、防尘、防水、防潮、阻燃设计,能承受由于列车引起的震动、电磁干扰、静电干扰,具有良好的屏蔽的功能,有前后双开门,可导电部分具有良好电气连接,确保单独机箱机柜的安全接地,预留不低于 20% 的裕量。

(11) 控制箱要求。控制箱采用防破坏、防尘、防水、防潮、防腐、阻燃设计,能承受由于列车引起的震动、电磁干扰、静电干扰,具有良好的屏蔽功能,符合 DIN EN10130 标准,有前开门的功能,防护等级不低于 IP54,有不低于 20% 的裕量。

(12) 散热、通风和防尘要求。机柜散热满足设备要求,在自然冷却无法满足机柜内设备需求的情况下可自行考虑配置通风散热设备,在正常情况下,保证机柜内设备不受车站多灰尘的影响,并且机柜内的集尘易于清理。

第 15 章

给排水及消防系统

第 15 章

15.1 系统设计

1) 给水系统设计

(1) 磁浮机场站水源为城市自来水,用水分别从站房东北侧和东南侧引入2路DN150市政水源。由市政给水满足系统用水量及水压要求,引入管设带倒流防止器的水表井。最高日用水量28.7 m^3/d,最大小时用水量5.05 m^3/h。

(2) 磁浮榔梨站水源为城市自来水,从站房东侧引入一路DN150市政水源。由市政给水满足系统用水量及水压要求。引入管设带倒流防止器的水表井。最高日用水量28.5 m^3/d,最大小时用水量4.93 m^3/h。

(3) 磁浮高铁站水源为城市自来水,从站房北侧引入DN150两路市政水源,由市政给水保证水量及水压要求。引入管设带倒流防止器的水表井。最高日用水量30 m^3/d,最大小时用水量6.48 m^3/h。

(4) 生活给水采用下行上给的方式,由室外给水管直接供应,水质满足生活饮用水卫生标准,并在给水入口设置水表,室内管道成枝状布置。

2) 排水系统设计

(1) 排水采用雨、污分流制,室内污、废水合流排放。

(2) 室内生活污、废水均采用重力排水,经化粪池处理后排至市政污水管网。

(3) 消防泵房、室外进站扶梯基坑及架空层电梯基坑设置集水坑(1 800 mm× 1 200 mm×1 500 mm),内设两台潜污泵将废水排出,潜污泵流量10 m^3/h,扬程11 m。

(4) 潜污泵由电力配置液位自动控制功能的控制柜,集水坑内设停泵水位、一泵启动水位、二泵启动兼报警水位共三个水位,设3个液位传感。当水位达到停泵水位时,两台泵均能停止工作;当水位继续上升达一泵水位时,第一台泵开启;当水位继续上升到达二泵及报警水位时,控制回路保证两台泵都处于运行状态同时发出报警信号。

(5) 站厅站台层每隔30~40 m沿边墙设排水地漏。

(6) 厨房含油污水经隔油池处理后排入室外污水排水检查井。

3) 消防水系统设计

(1) 车站按《建筑设计防火规范》(GB 50016—2006)、《消防给水系统及消火栓系统技术规范》(GB 50974—2014)设置消火栓系统。

(2) 室外低压消防给水与生活共用管道,由两条市政给水管分别引入,室外成环布置,由市政给水保证水量及水压。室外消火栓用水量为30 L/s,采用SS100/65-1.0型地上式消火栓,沿建筑四周均匀布置,每个消火栓的用水量为10~15 L/s。保护半径不大于150 m,间距不大于120 m。距水泵结合器15~40 m以内。

(3) 屋面设备区设5 000 mm×3 000 mm×2 500 mm保温消防水箱1座,水箱有效容积大于18 m³。高位消防水箱的人孔及进出口水管的阀门等应采取锁具或阀门箱保护。

(4) 站房设地下消防泵房,泵房附近设室内消防水池,有效容积不小于144 m³(不含室外消防用水量),消防水池给水由室外管网满足。

(5) 消防水池、水箱的出水、排水和水位应符合下列要求:

① 消防水池、水箱的出水管应保证消防水池的有效容积能被全部利用。

② 消防水池、水箱应设置就地水位显示装置,并应在消防控制中心或值班室等地点设置显示消防水池、水箱水位的装置,同时应有最高和最低报警水位。

③ 消防水池、水箱应设置溢流水管和排水设施,并应采用间接排水。

(6) 车站设消火栓灭火系统,采用临时高压制,消防泵房内设加压水泵和增压稳压装置。车辆段附属楼及磁浮高铁站设消火栓及自动喷水灭火系统,采用临时高压制,消防泵房设于地下,内设消火栓、自喷加压水泵各两台(一用一备)和增压稳压装置,消防水箱设于屋面。

(7) 消防泵房、室外电扶梯基坑排水采用集水坑+潜污泵抽升压力排水。

(8) 消防水泵所配驱动器的功率应满足所选水泵流量扬程性能曲线上任何一点运行所需功率的要求。

(9) 当采用电动机驱动的消防水泵时,应选择电动机干式安装的消防水泵,水泵均为自灌式吸水。

(10) 消防水泵出口设置泄压阀和泄水阀,当系统压力达到设定压力时泄压阀开启泄压,当系统压力降低设定压力时泄压阀关闭。

(11) 消防泵房内设置ZW(L)-Ⅱ-X-A隔膜式气压稳压增压装置,含300 L隔膜式气压罐1个,工作压力比0.78,2台稳压泵。

(12) 站房消火栓管网由消防泵房分别引入两路供水,并在室内布置成环状。

(13) 各楼层均设消火栓进行保护,按照楼层和防火分区布置,其布置保证每一个防火分区同层有两支水枪同时到达任何部位,消火栓的充实水柱经计算为13 m,栓口动压不小于0.35 MPa。栓口安装高度为距楼(地)面1.1 m,单口单阀消火栓间距不超过30 m。

(14) 每个消火栓箱内均配置DN65 mm消火栓1个、L25 m麻质衬胶水带1条、ϕ19 mm直流水枪1支、自救消防卷盘1套、建筑灭火器2具。

(15) 消火栓消防水泵由消防水泵出水管上设置的压力开关或消防水箱出水管上的流量开关流速大于0.1 m/s时直接开启,启泵压力为0.21 MPa。消防水泵应确保从接到启泵信号到水泵正常运转的自动启动时间不应大于2 min。消火栓消防水泵开启后,水泵运转信号反馈至消防控制中心。

（16）消火栓消防水泵同时在消防泵房和消防控制中心设手动开启和停泵控制装置，备用泵在工作泵发生故障时自动投入工作。

（17）消防水泵不应设置自动停泵的控制功能，停泵应由具有管理权限的工作人员根据火灾扑救情况确定。

（18）消防水泵控制柜应设置机械应急启泵功能，并应保证在控制柜内的控制线路发生故障时由有管理权限的人员在紧急时启动消防水泵。机械应急启动时，应确保消防水泵在报警后 5 min 内正常工作。

（19）办公管理用房按照中危险级 A 类火灾配置 MF/ABC5 型磷酸铵盐干粉灭火器，最大保护距离 20 m。信号机械室按照严重危险级 E 类火灾配置 MF/ABC5 型磷酸铵盐干粉灭火器，最大保护距离 9 m。通信、信息、电力等设备用房按照中危险级 E 类火灾配置 MF/ABC5 型磷酸铵盐干粉灭火器，最大保护距离 12 m。

4）环境、安全及节约能源方面措施

（1）选用符合《节水型生活用水器具》(CJ/T 164—2014)及《节水型产品通用技术条件》(GB/T 18870—2011)要求的卫生洁具及配件，选用陶瓷阀芯水龙头。

（2）站房给水利用外网水压直供。

（3）根据给水的用途分别设置计量水表。

（4）水池设置就地水位显示装置，并在消防控制中心或值班室等地点设置显示消防水池水位的装置，水池设高低水位报警装置，防止进水管阀门故障导致水池长时间溢流排水。

（5）给水管道流速按规范控制，防止噪声污染。

（6）市政水接消防水池前设低阻力倒流防止器，防止回流污染。

（7）站房公共区卫生间设置环形通气管，改善排水水力条件和卫生间的空气卫生条件。

15.2 设备制造与安装

1）设备制造

设备的整机使用寿命不低于 15 年。

2）设备安装

（1）生产、生活给水管道采用钢塑复合管。钢塑复合管，管径小于 DN100 采用丝扣连接，管径大于等于 DN100 采用沟槽式连接。

(2) 压力排水采用镀锌钢管,沟槽连接。

(3) 重力排水管采用 UPVC 管道,承插粘接,压力窨井后排水管采用加筋塑料管。

(4) 管道安装主要工艺流程：测量放线→支吊架制作→支吊架镀锌→支吊架安装→管道安装→冲洗、消毒、试压。

(5) 排水系统管道施工时,先进行埋地管道的敷设,然后进行垂直立管的安装后安装支管、水平支管和排出管。立管安装必须执行"下开上堵"的施工原则保管道畅通。

(6) 为确保配管正确,须做好与装潢施工单位的配合,及时掌握吊顶高度、水平基准线、墙身线及卫生器具的镶接尺寸,做好管道的安装敷设,确保管道预留的坐标、标高符合验收规范要求。

(7) 嵌墙暗装及预埋的给排水支管要固定牢固,在装饰单位作业时做好出墙与出地坪的管口加堵保护工作。并根据装饰的进度要求及时做好管道检验与试验。

(8) 车站内结构渗漏水、消防冲洗水、生产、生活废水、污水主要由潜污泵排出。

(9) 用临时泵抽干基坑积水,清除杂物,检查基坑深度是否符合设计要求。

(10) 安装水泵耦合器、导轨。两根导轨应垂直安装并保持互相平行。

(11) 安装水泵出水管、蝶阀、止回阀等附件。

(12) 根据图纸设计位置,以墙的轴线为准,核对横、支管甩头位置后,找出地漏在楼板上的实际位置,并在地漏位置中心划上十字线。

(13) 现浇楼板应准确的预留出地漏的孔洞。预制楼板打孔洞,应以地漏位置中心十字线中心为圆心,打出直径比地漏外径大 30～40 mm 的孔洞。预制楼板打孔洞必须事先经该工程的结构设计或施工技术负责人同意并制定技术措施。

(14) 根据已确定的安装位置及标高,把地漏安装在已留好或打好的孔洞中,用水平尺找平地漏上沿,临时的稳固好地漏,并同时在地漏及楼板下支好模板。

(15) 管口连接固定以前,应先进行测量,复核地漏的标高及位置,无误后方可进行打口涂抹。

(16) 用水冲洗孔洞浮灰润湿墙壁后,将大于等于楼板混凝土设计强度的细石混凝土均匀灌入地漏周围的孔隙中,并仔细捣实,细石混凝土灌至地漏上沿向下 30 mm 处止,以使地面施工时统一处理。

(17) 新建给水管道在碰头以前,必须经过管内冲洗,冲洗干净后方可与供水干管或支管连接碰头。

(18) 检查全系统内各类阀件的关启状态。在关闭系统上的全部阀门,应关紧、关严,并拆下除污器、自动排气阀。

(19) 水平供水干管及总供水立管的冲洗,先将自来水管接进供水水平干管的末端,再将供水总立管进户处接往下水道。

(20) 冲洗中,当排入下水道的冲洗水为洁净水时可认为合格。全部冲洗后,再以流速 1～1.5 m/s 的速度进行全系统循环,延续 20 h 以上,循环水色透明为合格。

(21) 全系统循环正常后,把系统回路按设计要求连接好。

(22) 管径小于 100 mm 的镀锌钢管采用螺纹连接,套丝扣时破坏的镀锌层表面及外露螺纹部分做防腐处理;管径大于或等于 100 mm 的镀锌钢管采用法兰或沟槽式专用管件连接,镀锌钢管与法兰的焊接处二次镀锌。

(23) 消火栓的栓口朝外,栓口中心距地面应为 1.1 m,并不应安装在门轴侧。

(24) 自动喷水灭火系统的管道横向安装为 2‰~5‰ 的坡度,且坡向排水管,局部区域难以利用排水管将水排净时,采取相应的排水措施。

(25) 消防水泵水泵的出口管上安装止回阀、控制阀和压力表,或安装控制阀、多功能水泵控制阀和压力表。

(26) 消防气压给水设备气压罐的容积、气压、水位及工作压力满足设计要求;给水设备安装位置、进出水管方向符合设计要求;出水管上设止回阀,安装时其四周设检修通道。

(27) 闭式喷头在安装前进行密封性能试验,且喷头安装在系统试压冲洗合格后进行。

(28) 报警阀的安装在供水管网试压、冲洗合格后进行,安装时先安装水源控制阀、报警阀,然后进行报警阀辅助管道的连接。

15.3 设备系统调试与试验

1) 设备单机/系统调试

(1) 检查各控制线连接是否牢固、正确,各控制元件有无损坏及脱落,接线有无松动。

(2) 潜污泵、消防水泵及增压稳定装置控制方式具有自动/手动/停止切换功能,设备安装合格后,应先空载后负载,先手动后联动进行调试。

(3) 潜污泵调试过程中,各状态指示灯指示正确,无异常振动及噪声。

(4) 模拟各水位状况,检查潜污泵是否按要求动作,各状态是否正常。

(5) 检查消防设施安装记录,各试验记录是否符合相关要求。

(6) 检查消防进水管道,各阀门是否处于常开状态。

(7) 检查各安全装置,是否整定合格。

(8) 分别在屋面或底层选取两处做消防水试射试验,试验结果要满足设计要求。

(9) 检查各水泵、电动机的机械性能及安装质量,水泵能否手动盘动,是否进行了排气处理。

(10) 检查电接点压力表,各接线是否正确,高低压值是否符合要求。

(11) 检查湿式报警阀、压力开关及水力警铃是否按要求安装，是否可靠动作。

(12) 将控制面板功能开关打至"手动"位，依次点动各水泵，检查电机旋转方向、水泵转向及管路运行情况，观察压力表、指示灯等状态是否与设备运行状态一致，有无异常振动及噪声。

(13) 室内消火栓安装完成后，取屋顶层试验消火栓和首层取两处消火栓做试射试验，达到设计要求为合格。

2) 联合试运转及调试

(1) 自动喷水灭火系统的调试包括水源测试、消防水泵调试、稳压泵调试、报警阀调试、排水设施调试、联动试验。

(2) 消防泵与FAS测试。

① 给排水人员将消防水泵控制就地/远程控制打到远程位，并模拟B泵故障。

② FAS人员检查FAS工作站（FAS控制盘）是否收到正确的远程位信息和B泵故障信息。

③ 车控室消防水人员检查车站级消防水系统是够接收到水泵正确的远程位信息及B泵故障信息。

④ 中央级消防水人员检查中央级消防水系统是否接收到远程位信息及B泵故障信息。

⑤ FAS人员在消防水泵相应的区域模拟火灾信号（或按下消防水泵破玻按钮）。

⑥ 给排水人员确认现场A泵是否运行。

⑦ 车控室FAS人员在工作站（控制盘）查看是否启动A泵控制，并检查是否收到A泵运行信息。

⑧ 车控室消防水人员检查车站级消防水系统是够接收到水泵正确的A泵运行状态信息。

⑨ 中央级消防水人员检查中央级消防水系统是否接收到A泵运行状态信息。

⑩ FAS人员对FAS系统进行复位。

⑪ 重复①~⑩步骤，测试B泵的相关自动控制信息。

⑫ 各专业人员对各系统设备进行恢复。

(3) 增压稳压装置测试。

① 给排水人员分别模拟稳压泵A泵故障、B泵故障、A泵运行、B泵运行。

② FAS人员检查FAS工作站（FAS控制盘）是否收到稳压泵A泵故障、B泵故障、A泵运行、B泵运行信息。

③ 车站级消防水人员检查车站级消防水系统是够接收到稳压泵A泵故障、B泵故障、A泵运行、B泵运行信息。

④ 中央级消防水人员检查中央级消防水系统是否接收到稳压泵A泵故障、B泵故障、A泵运行、B泵运行。

⑤ 各专业人员对各自设备进行复位。

(4) 喷淋系统测试。

① 给排水人员将喷淋泵控制就地/远程切换,并模拟各泵故障。

② FAS 人员在检查 FAS 工作站(FAS 控制盘)是否收到正确的就地/远程位信息和各泵故障信息。

③ 消防水人员检查消防水系统(车站级及中央级)是否收到正确的就地/远程位信息和各泵故障信息。

④ 给排水人员在喷淋系统管网末端进行放水,模拟喷头喷水。

⑤ FAS 人员在工作站(控制盘)查看是否收到水流开关、喷淋系统报警阀动作信号,然后查看 FAS 系统是否发出水泵启动信号。

⑥ 消防水人员检查消防水系统(车站级及中央级),查看是否收到水流开关、喷淋系统报警阀动作信号。

⑦ 给排水人员确认现场水泵是否按照设计启动。

⑧ FAS 人员在工作站(控制盘)查看是否收到水泵启动反馈信号。

⑨ 消防水人员检查消防水系统(车站级及中央级),查看是否收到水泵启动反馈信号。

⑩ 给排水人员对喷淋系统进行复位,FAS 人员对 FAS 系统进行复位。

⑪ 重复①~⑩步骤,测试完所有喷淋泵。

⑫ 各专业人员对各自设备进行复位。

第 16 章

自动售检票系统

第16章

16.1 系统设计

16.1.1 系统概述

长沙磁浮快线自动售检票系统(automatic fare collection，AFC)由清分中心系统(AFC clearing center，ACC)、互联网售检票平台(internet ticket platform，ITP)、线路中央计算机系统(line central computer，LCC)、编码分拣设备(encoder/sorter，E/S)、车站计算机系统(station computer，SC)、车站AFC设备(station level equipment，SLE)和车票组成。

长沙磁浮快线采用联乘、分段计价、限时票价制的票务管理，自动售检票系统采用非接触式IC卡、虚拟电子票二维码作为车票媒体，与长沙市轨道交通各条线路实现"一票通"，支持全国交通一卡通互联互通功能定义。

长沙磁浮快线AFC系统所有设备均具备处理非接触IC卡车票能力，包括长沙磁浮快线非接触IC卡车票、长沙市轨道交通储值类IC卡车票、长沙公交IC卡、全国交通一卡通(交通联合卡)、市民卡和未来的长沙市城市通卡。

长沙磁浮快线AFC系统所有设备均具备互联网票务功能，包括不限于微信、支付宝、银联云闪付、和包支付等电子购票功能，以及不限于长沙地铁APP、和包支付APP、长沙公交APP、云闪付APP、长沙城市一卡通APP等电子虚拟票刷闸功能。其中电子虚拟票刷闸包括但不限于二维码在线虚拟票刷闸、二维码离线虚拟票刷闸、NFC及其他电子虚拟票刷闸。

长沙磁浮快线AFC系统利用长沙市轨道交通既有ACC系统和ITP系统进行交易数据清分结算。ACC系统和ITP系统均设于长沙市轨道交通杜花路控制中心，长沙磁浮快线AFC系统服从长沙市轨道交通线网AFC密钥管理，遵循AFC系统建设标准及规范。

长沙磁浮快线AFC线路中央计算机系统、模拟系统和培训系统设在长沙南车辆段及综合维修基地控制中心。各车站设车站计算机系统和车站现场设备，主要包括自动售票机、自动检票闸机、半自动售票机、便携式验票机等。

16.1.2 工程设计

1) 施工图设计

主要工作是对初步设计进行深化，使设计文件和图纸符合现场施工的实际条件与要

求,设计深度满足系统集成、装配、安装、联调等要求。具体包括以下内容:

(1) 施工设计说明书、施工图纸。

(2) 系统管线布线图、系统接口图。

(3) 工程数量、设备数量、主要材料数量、设备布置图、设备安装图。

(4) 施工组织设计。

(5) 编制系统联调计划及验收标准。

(6) 编制系统工作人员培训计划。

(7) 编制用户使用手册、维护手册、运营维修组织机构、定员及说明等。

2) 总体及概要设计

(1) AFC 系统流程设计,软件模块划分及相互接口约定。

(2) 细化应用软件各模块的功能。

(3) 应用系统与各终端设备之间的接口定义。

(4) 数据结构,存储分配,卡数据设计。

(5) 应用系统的需求分析、概要设计及各模块专项概要设计。

(6) 应用系统关键模块及算法原理分析说明。

(7) 设备总体设计,样机原理设计,设备上层软件概要设计及模块划分。

(8) 设备关键部件及外购 AFC 终端设备的详细选型、详细技术资料、试验报告、厂家资料,部件招标计划。

(9) 设备国产化部分关键元器件的选型、详细技术资料、试验报告、厂家资料。

(10) 仪器仪表、软件开发工具选型及定购计划。

3) 第一次设计联络

(1) 确定系统硬件的需求,形成功能规格书,设计开发设备的设计任务书。

(2) 确定与其他系统的接口要求,满足样机设计技术要求。

4) 第二次设计联络

(1) 确定系统软件及功能的需求,审查样机图纸资料和关键部件生产工艺。

(2) 确认样机设计和讨论样机检测和验收的项目、方法及标准。

(3) 考察关键部件或模块供货商工厂(如纸币模块、纸币找零模块、硬币模块或闸机机芯原厂所在地)及设备生产工厂。

5) 第三次设计联络

(1) 根据样机检查的结果对系统软硬件需求进行修正。

(2) 确认施工接口,以及承包商与系统施工单位、装修施工单位的有关施工接口文件。

16.1.3 AFC 系统构成

城市轨道交通 AFC 系统架构根据功能一般可分为五个层面(图 16-1)。第一层为城市轨道交通清分系统,包含了城市公共交通一卡通系统;第二层为运行在轨道交通线路管理控制中心的 AFC 线路中央计算机系统;第三层为运行在线路各车站的 AFC 车站计算机系统;第四层为车站的 AFC 终端设备;第五层为 IC 卡车票。长沙磁浮快线也是按层次结构来设计的,具有极佳的可扩展性、可扩充性。系统升级、设备升级,甚至部件的升级和更换都非常方便。

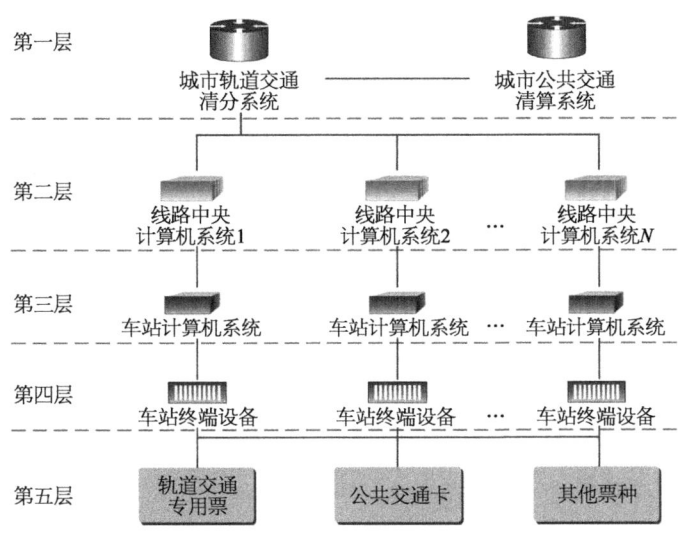

图 16-1 城市轨道交通 AFC 系统架构

16.1.4 系统功能设计

1) ACC 主要功能

长沙磁浮快线未设立单独的 ACC 清算中心,采取共用长沙市轨道交通既有 ACC 系统方式进行外部清分结算。ACC 系统负责制定 AFC 系统的运营模式、票务管理模式、票务管理流程、清分处理流程、票卡种类设置和定义、密钥管理、接口界面;完成各线交易数据的采集、分析和处理,进行运营收益(包括在降级运营模式下的运营收益)清分。

长沙市轨道交通 ACC 负责实现与长沙公交 IC 卡、市民卡、未来的长沙城市通卡、银行等外部系统的数据接口,完成相应清算、对账及分账工作。负责建立基于 SAM 体系的长沙市轨道交通安全密钥管理系统,生成系统密钥,进行密钥管理;统一制作、发行系统内使用的 SAM 卡,完成交易数据 TAC 码认证;统一制定通信加密方式;统一进行车票密钥管理。

长沙市轨道交通 ACC 负责统一处理和下发各条运营线路共同的票务和系统参数;统一管理轨道交通系统的编码分拣设备、负责管理与监控票卡的初始化、编码和在轨道交通系统中的使用;统一对车票初始化、发行、赋值,对各线路、车站的车票进行调配,对车票的生命周期进行跟踪等。

2) ITP 主要功能

长沙磁浮快线采取共用长沙市轨道交通 ITP 系统方式实现互联网票务功能。ITP 系统是长沙市轨道交通线网最上层的互联网票务管理中心，已运营线路及在建、拟建线路的互联网票务数据均汇总在此统一处理；是城市轨道交通线网互联网票务各种运营参数统一协调管理的唯一中心；是城市轨道交通线网互联网票务各线路之间和对外联系的唯一技术接口；是城市轨道交通线网互联网后台票务客服处理及对外信息服务和管理的主要窗口。是城市轨道交通线网互联网票务各线路与清分中心系统的唯一技术接口。

ITP 系统的功能主要包括互联网单程票票务、互联网储值票票务、互联网电子支付后台业务处理、互联网电子车票乘车后台业务处理、代理商互联网票务、互联网票务交易认证、互联网票务终端业务处理、互联网票务的运行参数、票务管理、设备监控、系统维护等管理、互联网票务客户注册、登录、黑名单等后台业务处理、互联网票务用户权限管理、互联网票务安全管理、互联网票务与其他应用系统的数据交换接口管理与业务处理等。

3) LCC 主要功能

长沙磁浮快线 LCC 负责完成本线路 AFC 系统的运营管理、票务管理及设备管理。实现系统运作、收益及设备维护集中管理；实现系统数据的集中采集、统计及管理；负责实现与 ACC 和 ITP 的数据接口；接收 ACC 和 ITP 的参数和指令，完成规定操作及信息提示；生成并上传全部交易数据、寄存器数据；生成日志数据，按要求存储数据；设备故障自诊断和故障提示；在发生与 ACC 和 ITP 通信故障等情况时能独立运行管理本线路的售检票业务，故障恢复后数据自动上传。

负责完成与 ACC 和 ITP 清算对账和线路的收益管理。

LCC 接收 ACC 下载的车票种类、票价表、运营模式等参数，并通过 SC 下载到终端设备。接收来自 ACC 的统一时钟信号并完成本线路的时钟同步，接收、上传、下载车票"黑名单"参数。

LCC 实现所辖线路内安全访问控制，包括线路内权限管理、数据审核、数据备份及恢复、线路内设备入网注册、系统间安全访问控制等。

4) SC 主要功能

长沙磁浮快线 SC 负责监视和控制车站 SLE 运行状态，收集、统计各类运营数据，并上传到 LCC；同时，能接收 LCC 系统下达的票价表、车票种类、运营模式等轨道交通系统参数、市民卡及城市通卡的相关参数和黑名单，并将参数下达到相关车站设备。

SC 接收 LCC 下达的时钟信号，完成本站 AFC 设备时钟同步，保障系统的正常运行；设置和自动向各车站设备下达运行时间表，并可根据需要启用本车站的 AFC 紧急模式或降级运营模式。

5) SLE 主要功能

长沙磁浮快线车站 SLE 终端设备主要包括 TVM、BOM、AGM、PCA 等。其中 TVM

主要完成车票自动发售、车票查询和储值票充值;BOM主要完成车票发售、充值、补票及查询;AGM主要完成进出站自动检票;PCA主要完成车票验票,并具手持检票功能。

终端设备接受SC参数设定及指令,完成规定操作及信息提示;生成并上传全部交易数据、寄存器数据,生成日志数据;按要求存储数据;设备故障自诊断和故障提示;在发生通信故障等情况时能独立运行,并能通过外接媒体实现数据导出,故障恢复后数据自动上传。

6) 车票主要功能

长沙磁浮快线车票采用符合ISO 14443标准的非接触式IC卡作为信息载体;储值票采用卡式,单程票采用简易非接触式IC卡单程票(Token),票卡芯片均符合ISO 14443 - A标准。能记录车票的系统编号、安全信息、车票种类、个人信息、进出站信息、金额、有效期、历史交易记录等信息,与长沙磁浮快线车站现场设备共同完成自动售票、检票功能。

16.2 设备系统调试与试验

长沙磁浮快线AFC系统的开发和设计过程,以ISO 9000:2000质量管理体系为基础,严格遵守开发流程和生产流程,设备及系统在设备研制阶段、软件开发阶段、安装阶段、试运行阶段均按照用户需求书要求进行检验调试,以保证AFC系统功能满足技术要求,满足运营要求。

1) 调试工程量

(1) 通用设备(网络、配电、UPS等)安装调试:40套。

(2) AFC系统专用设备安装调试:123套。

(3) 车站计算机、服务器设备安装及调试:16套。

2) 主要调试进度

(1) 2015年10—12月,模拟试验、培训平台AFC系统设备安装调试。

(2) 2016年1—5月,车站AFC设备的安装调试。

(3) 2016年5月6日,AFC系统正式投入使用。

3) 设备系统调试要求

(1) 集成商所提供的设备、元器件和材料应是全新的、使用最新技术生产的、经检验合格的产品,并必须通过业主方的检验和验收以证明满足用户需求书的要求。

(2) 所有测试、调试流程中所需要使用的测试车票和测试SAM卡由集成商提供。

(3) 长沙磁浮快线AFC系统的测试和调试项目应包括但不限于工厂试验(包括型式

试验、工厂测试、样机测试、接口测试等)、设备监造和出厂验收、到货检查、开箱检验、预调试、安装验收、完工测试、系统联调、试运行。

(4) 集成商负责上述各次测试和试验的实施。每项测试和试验实施前的 30 d,集成商应将试验程序、检验标准提交业主方确认,集成商负责提供上述各次测试、试验的报告。业主方有权参加各次测试、试验并确认集成商提供的试验报告,业主方在测试、试验中的任何行为并不减轻集成商对产品质量的责任。

(5) 本项目通过试运行后还将进行预验收、货物 2 年和软件 4 年的质保期和最终验收。

(6) 各种测试的详细内容和方法应在设计联络会议上由集成商提供,业主方确认。

(7) 只有当测试和检验合格后,方能进入下一项测试和检验。

第 17 章

车辆及机电设备新技术

17.1　车辆新技术

长沙磁浮快线列车采用系统化、模块化、高可靠性设计理念,采用先进的车体轻量化设计、悬浮控制技术、悬浮架技术、微机控制技术、故障诊断技术、TCN 网络技术、电液制动技术等设计。

1) 攻克了中低速磁浮列车的系统集成技术

(1) 针对中低速磁交通的功能定位和磁浮列车系统复杂的特征,应用系统工程学理论,优化整车的系统配置,攻克了车辆大系统集成技术。采用自上而下的顶层设计理念,确定了轨距、车宽、车高、编组形式、供电制式、牵引制动特性、悬浮能力、模块数量等列车总体主要技术指标。通过对轨距与车体宽度的匹配性分析,开发出适用于 1 860 mm 轨距的 2 800 mm 车宽、五模块悬浮架的三节编组的中低速磁浮列车,使车辆各系统达到了最优化匹配,掌控了中低速磁浮列车的系统集成技术。创造性地解决了车辆系统与线路轨道、道岔、供电、信号等其他系统的参数匹配难题,实现了列车的安全、可靠运行。

(2) 从系统层面上进行结构优化,实现了列车的高度轻量化,提高了车辆载客能力,降低了列车运行能耗。开发出新型铝合金车体型材断面,实现了轻量化车体的突破性进展,车体重量降至 3.8 t 左右,相比同类型城轨车辆减重 30% 以上,具有重量轻、模块化程度高、刚度大、强度好、滑台横梁平面度和直线度精度高等特点,解决了车体与悬浮架连接精度高、强度好、易拆装等问题。悬浮架构架采用铝型材纵梁和铝合金铸件或锻件代替钢构件,比同类产品减重约 30%。内装首次大量采用芳纶蜂窝中顶板和侧顶板、碳纤维侧墙板、镁合金纵横梁、聚碳酸酯侧窗等,实现同比减重 20% 以上。

2) 研制了拥有自主知识产权的悬浮系统

研制出拥有自主知识产权的悬浮系统,包括悬浮控制器、悬浮传感器和悬浮电磁铁。采用悬浮控制多处理器及分时控制和容错控制、电涡流悬浮间隙测量、轻量化集中式电磁铁等新技术;开发了基于大数据分析的悬浮系统故障预警及保护策略,构建了高可靠性的悬浮系统产品平台,有效解决了悬浮控制失稳和车轨耦合振动的难题。

(1) 开发了多数字处理器的悬浮控制装置和悬浮控制算法,解决了车辆负载大范围变化、运行速度适应性、悬浮控制失稳和车轨耦合振动的技术难题,满足了车辆在多种复杂工况下稳定运行的需求。

(2) 基于悬浮控制的正反馈特性,开发了一种多数字处理器的悬浮控制装置,采用改进型非线性控制方法,提高了悬浮控制的鲁棒性、动态响应速度和系统跟踪性能。当负载或悬浮间隙出现较大波动时，能够有效抑制外界干扰，保证了系统的稳定性和可靠性，解决了悬浮控制失稳的问题。通过车轨共振试验平台优化了多组悬浮控制参数，攻克了车轨耦合振动的难题。

（3）针对悬浮控制节点数量多和数据传输量大等特点，开发了一种悬浮控制节点网络控制系统，提高了列车管理控制系统的响应速度，实现了对悬浮控制系统的实时监控、故障诊断、检测与保护。通过分时控制将起浮时对悬浮电源的冲击降至最小，降低了悬浮系统对悬浮电源的容量需求。

（4）解决了悬浮间隙精度差、可靠性低而导致悬浮不稳定的问题。采用电涡悬浮传感器，利用传感器线圈探头与轨道之间产生的涡流，通过测量传感器线圈电压变化获得间隙值，该方式比传统的红外线测量具有更好的抗干扰特性，实现了在悬浮电磁铁的强磁场和悬浮架复杂振动环境下悬浮间隙和加速度值的高精度测量。

（5）研制出低发热、轻量化集中式悬浮电磁铁，提高了电磁铁整体绝缘性能和对环境的适用性。采用 ANSOFT 3D 建模分析，克服了路算和二维计算误差大的问题，实现了精确计算。结构设计采用了带有自黏性耐电晕的漆包纸包铝扁线，并通过局部加厚极板缓解磁饱和，提升了悬浮力。采用环氧浇注的绝缘模式，为国内首次采用大件金属件密封浇注式，解决了大件绕包绝缘鼓包问题，散热能力增强。

3）研制出适用于 1 860 mm 轨距的柔性悬浮架，攻克了悬浮架左右模块解耦

首次研制出适用于 1 860 mm 轨距的柔性悬浮架，攻克了悬浮架左右模块解耦、稳定导向、小半径曲线大位移、适应大坡度等技术难题，实现了列车安全平稳运行的目标，搭建了我国 120 km/h 速度等级中低速磁浮列车悬浮架技术平台。

（1）开发了模块化的柔性悬浮架，实现列车稳定悬浮和导向。走行机构由五个悬浮架模块组成（图 17-1），通过电磁铁与轨道之间产生的电磁吸引力悬浮支承和导向，实现了列车与轨道间的无接触运行，突破了传统轮轨列车对轮轨黏着的限制，提高了爬坡能力，线路最大允许坡度可达 70‰，列车运行不受雨雪天气的影响，提高了车辆适应恶劣环

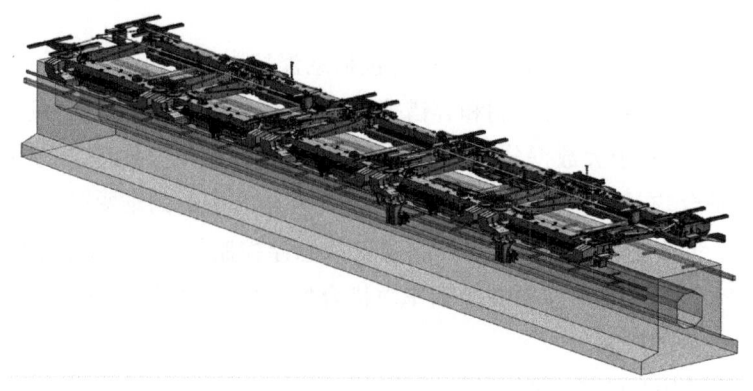

图 17-1 悬浮架与轨耦合示意图

境的能力。

（2）研制出左右模块解耦的悬浮架模块，实现了悬浮控制点之间解耦，满足了列车小曲线通过的要求。悬浮架模块由抗侧滚梁装置和左右模块组成，开发了抗侧滚装置，采用三组平行四边形机构，保证了左右模块的横向、垂向和纵向三个方向在结构上的完全解耦，使左右模块中四个悬浮点能够进行独立控制，实现了单模块四个悬浮点在控制上的解耦，有效减少了悬浮控制点间的相互干扰，满足了稳定悬浮和曲线通过对悬浮架模块的解耦要求。

（3）采用迫导向径向机构和大位移线性轴承，提高了列车的曲线通过能力。开发了一种迫导向机构，每节车设置两套，车辆曲线通过时迫导向机构能够将横向力平均分配到各个模块的空气弹簧悬挂装置上，使所有模块受力相同，避免横向力仅由二、五位固定滑台的悬挂装置受力，实现了各模块沿着曲线呈最合理的分布，提高了悬浮架曲线通过能力。设计中首次采用大位移的线性轴承技术，有效解决了列车经过 R50 m 小曲线时悬浮架与车体之间高达 320 mm 横向大位移的难题。

4）设计了磁浮车辆电气系统

研制出高精度的轨枕计量测速系统，实现了车辆非接触速度检测；开发了稳定滑差短定子直线电机牵引控制技术，成功解决了直线电机法向力与悬浮控制解耦的难题；采用 PID 闭环和主动预测相结合的控制技术，有效解决了多台直流电源并联系统均流难题。

（1）解决了磁浮列车高精度的速度检测问题，为列车安全、可靠运行提供了保障和必要条件。针对磁浮列车无法采用轮轨车辆测速方法的特点，开发了一种适用于磁浮列车的测速系统，采用通过判断列车速度确定测速方案的方法，解决了基于轨枕计量的测速方法在低速区精度低的问题，实现了在低速区和非低速区均能够实现速度的高精度检测，为牵引系统、制动系统、信号系统提供了精准的速度信号，提高了电空制动的配合精度，减少制动闸片的磨耗，保证了 ATO 停车的精度。

（2）开发了稳定滑差的短定子直线电机牵引控制技术，解决了直线电机牵引系统与悬浮系统技术解耦的难题。中低速磁浮列车运行过程中，牵引系统与悬浮系统存在相互作用的关系，直线电机法向力的大小和波动直接影响悬浮系统的能耗和悬浮控制的稳定性，反过来，悬浮间隙的大小也在很大程度上影响直线电机牵引力和法向力的大小，因此建立直线电机牵引力、法向力和悬浮间隙控制三者之间的平衡点尤为重要。本项目开发的稳定滑差直接牵引控制技术，在一定的速度范围内保持直线电机 13.69 Hz 的稳定滑差频率，在保证直线电机发挥足够牵引力的同时又使法向力稳定在一定范围之内，避免法向力波动过大而造成对悬浮控制系统的干扰，有效解决了直线电机的法向力与悬浮间隙控制之间的相互影响，提高了直线电机效率和悬浮系统的稳定性。

（3）开发了一种电源系统，满足了悬浮冲击电流的动态响应要求，提高了系统的抗干扰能力。研制出高效的多台直流电源及蓄电池并联电源系统，采用 PID 闭环和主动预测相结合的控制技术，解决了多台悬浮电源并联系统输出不均流、控制精度差的问题。通过将悬浮系统的 DC 330 V 主电路电源与 DC 110 V 低压控制电源分开的方案，避免列车悬浮时悬浮斩波器工作对悬浮系统低压控制电源产生干扰,提高了悬浮系统的电磁兼容性。

(4) 开发了一种直线电机设计系统,研制出轻量化、高效率的直线电机。开发了直线电机电磁计算和牵引制动特性曲线计算软件,既可进行单点定额计算,也能够进行连续的牵引制动特性计算,并可直接输出特性数据和显示图形,解决了一般软件不能进行连续计算,对法向力计算不准确等问题。设计了一种环境适应性好绝缘结构,具有极高的防水性能、耐污性能及防紫外线性能。突破了铝铝焊接、铜铝焊接的工艺难点,优化焊接结构。

17.2 机电设备新技术

17.2.1 信号系统测速定位技术

磁浮信号车载子系统与传统轮轨信号车载子系统的区别主要是测速定位方式不同。传统轮轨通常采用安装与轮轴上的光电或霍尔速度传感器进行速度测量,并辅助以多普勒雷达进行速度校准及融合;而磁浮列车无传统轮轨关系、没有可安装光电或霍尔速度传感器的车轮,创造性提出了采用多个涡流传感器检测轨道钢梁的技术进行测速定位,同时辅助以雷达、加速度计进行速度校准及融合的技术。

某些条件下,涡流传感器在低速时的测速定位精度无法达到传统轮轨的精度,停车位置精度不高。为了提高ATO进站对标停车的精度,引入了车地通信环线技术进行辅助定位,一方面是满足ATO对定位精度的要求,另一方面是保证列车停稳后ATP能及时准确地给出门允许信号。车地通信环线应同时达到以下技术要求:

(1) 在窗口范围内车地连续通信。
(2) 窗口范围外无法建立车地通信。
(3) 车地通信环线通信安全可靠,采用数据冗余、校验方式。
(4) 信号车载子系统可识别唯一的地面环线ID。
(5) 车地通信环线不对其他设备产生干扰和影响。

分别在停车点位置设置地面定位环线(通信范围与门允许窗口相同,环线停车定位如图17-2所示),并在接近停车点一定距离处设置接近环线。线路上的环线设置唯一ID。当未通过环线时,车载通信环线单元向ATP及ATO发送心跳信息,当列车通过环线时转发地面通信环线数据,ATP及ATO对环线数据进行处理,完成位置校准。当ATO或司机驾驶列车在站台停车点窗口内停稳后,ATP将结合计算的位置,并参考头尾两端的环线数据,给出门允许信号。

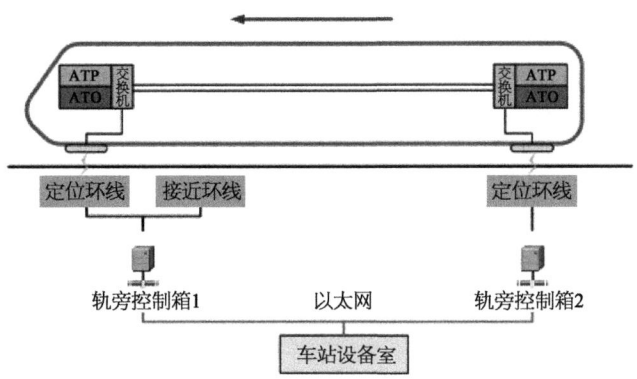

图 17-2　车地通信环线停车定位

17.2.2　接触轨系统设备新技术

目前高铁钢轨已实现无热胀冷缩缝连接，消除了钢轮过缝时撞击的"咔嗒"声，提高了车辆通行速度，而导电轨一般采用铝合金制成，其热胀冷缩量是钢轨的 2 倍，世界上发达国家暂无接触轨无热胀冷缩缝连接技术。长沙磁浮快线在工程应用实际过程中不断自我革新，组织设备厂商共同研发出了世界首创钢铝复合轨焊接打磨工艺、无伸缩缝膨胀接头技术，实现了接触轨的无缝化处理，提高了接触轨受流的稳定性，降低了磁浮车辆在线路上运行的冲击噪声，延长了受电靴的使用寿命。

1）中间接头轨缝焊接打磨工艺

（1）技术要求。焊接接头平整、光滑，焊接熔深 3~4 mm；焊缝处抗拉强度、耐疲劳不低于原不锈钢（06Cr19Ni10）母材强度。

（2）焊接打磨流程：

工序 1：寻位，对接触轨中间接头轨缝进行定位。

工序 2：V 形坡口加工，采用专用铣削设备在接缝处进行铣削加工 V 形坡口。

工序 3：焊接，采用高频冷焊技术焊接，惰性气体保护焊。

工序 4：焊缝磨平，采用专用打磨设备进行磨平。

工序 5：抛光，采用专用抛光设备进行抛光。

工序 6：焊缝检测，受流面平顺性检测、相控阵或测厚仪，如图 17-3 所示。

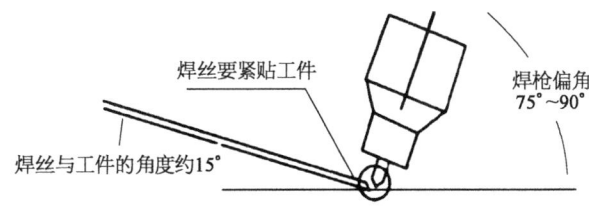

图 17-3　轨缝焊接工艺示意图

2) 无伸缩缝膨胀接头应用

(1) 无缝膨胀接头实现了接触轨的无缝安装,避免了受流器通过膨胀缝撞击轨体产生的异响,能有效降低磁浮列车运行时的冲击噪声。无缝膨胀头用于接触轨系统的每个锚段,长沙磁浮快线无缝膨胀接头外形结构如图17-4所示。

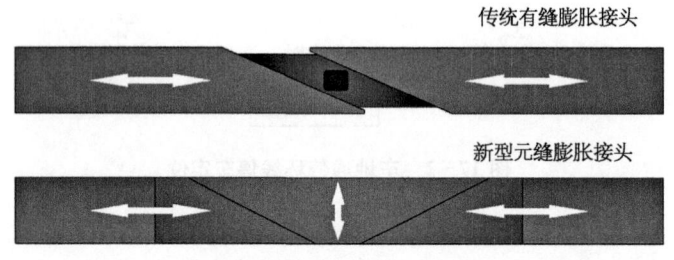

图17-4 有缝、无缝膨胀接头外形结构比对示意图

(2) 接触轨全线无缝化处理可提高受流稳定性,接触轨系统设备要求安装空间紧凑,新型无缝膨胀适应线路条件,特别适合各种坡度大、小半径弯道等复杂的高架线路,是未来城市轨道交通首选的供电轨模式。

(3) 无缝膨胀接头具有很好的载流性能,且与受电靴耦合良好。无缝膨胀接头活动梯形板可满足极端情况下车辆取电要求。具体技术参数要求见表17-1。

表17-1 无缝膨胀接头技术要求

序号	参数名称	技术要求	备注
1	轨体宽度 B	100 mm	
2	受流面宽	≥90 mm	
3	轨体高度 H	≤110 mm	
4	20℃直流电阻	≤16 $\mu\Omega$/m	
5	耐受最高温度	100℃	在机械性能不变情况下
6	振动疲劳	50万次	支点距5 m,中间加载1.5 kN,3 Hz
7	最小弹性弯曲半径	50 m	水平方向
8	受流面耐磨性	≤0.05 mm	时速80 km,正压力120 N,通电DC 1 500 V,70万次
9	磨耗寿命	≥30年	
10	额定载流温升	≤85℃	2 400 A×4 h,环境温度40℃
11	20℃直流电阻	≤18 μ/m	
12	20℃钢铝接触电阻	≤30 μ/m	

续 表

序号	参数名称	技术要求	备注
13	线性膨胀系数	2.2	
14	表面平整度	±0.1 mm	最高点与最低点之间距离,工作面横向直线度
15	直线度	±2 mm	曲线段的同弧线度,标准长度下的两端之间的最大差值;工作面纵向直线度 0.5 mm/m,全长 3 mm
16	扭转	±2 mm	标准长度下两端之间对应角的最大差值 3 mm
17	垂直度	±3 mm	端面与轴线
18	平行度	±0.1 mm	在任意横截面上,上顶面与下底面沿宽度方向的平行度
19	高度偏差	±0.5 mm	在任意横截面上,高度偏差不大于 1 mm
20	表面划痕	≤3 处	每件标准产品上的划痕长度不得超过 100 mm。划痕深度:钢带不得超过 0.2 mm,铝合金不得超过 0.5 mm。否则作为不合格产品另行处理
21	截面误差	±3%	
22	重量误差	±3%	
23	膨胀补偿量	≥110 mm	
24	初始滑移力	≤800 N	
25	往复滑移寿命	≥2 万次	
26	表面硬度	≥150 HB	

第 18 章

系统联调

第18章

18.1 联调联试目的

(1) 全面、系统地检验各系统的实际功能是否达到开通运营的策划标准,验证各系统间是否可按设计要求运作。

(2) 通过联调联试充分发现各系统存在的问题,结合运营需要及时对各系统的技术参数进行调整与修正,要求相关责任单位组织整改,实现系统设计标准。

(3) 提高运营人员对线路设备的技术参数、设计标准、操作方法、注意事项的进一步了解与熟悉。

(4) 检查及验证运营管理规章制度的安全性、有效性、可操作性,并进行修改、补充和完善。

(5) 加强运营人员对长沙磁浮快线设备系统的熟悉和了解。

(6) 提高运营人员在长沙磁浮快线正常运营和事故情况下的应急与协调能力。

(7) 为开通前的安全评估及开通试运营等工作做好充足的准备。

18.2 联调基本条件

各设备系统的调试及其相关的联调,在技术上和管理上都有不同的接口关系,在联调开始前应综合考虑需具备的基本条件和相关因素。

(1) 单系统调试完成。各系统设备安装完毕,设备达到质量要求,单体设备测试报告经审批;各设备系统调试完成,各子系统完成整合,各系统功能满足技术规格要求,系统测试报告经审批。

(2) 接口安装完成。联调需要对两个及以上的系统连接接口的功能测试,所以各系统之间的接口必须已按照施工图和设计文件安装完毕。

(3) 限界与供电。当进入联调联试阶段,将涉及车辆与各系统之间的配合,所以必须保证整个线路和车站的车辆限界、设备限界、建筑限界互不干涉。因此,需完成全线静态限界和动态限界的检查,确保人员、车辆和设备的安全。

为避免影响调试测试的顺利进行和测试结果准确,可靠稳定的供电也是必要的条件。

在进行供电方式调整之前,需提前上报并做出合理的安排与配合。

(4) 组织与配合。在系统联调开始之前,应完成联调项目的组织建设和联调方案的审核与培训。联调项目各相关负责人员必须对联调方案的内容,包括测试目的、测试前的要求、测试程序、测试中安全措施,以及对处理紧急事件流程的充分了解和适当的人员、设备设施布设,才可以按照联调计划开展实施。

18.3 联调组织架构

1) 组织架构

根据联调工作的实际需要,在湖南磁浮公司的统一领导下,组织成立联调项目工作组,项目工作组下设各专业工作组。项目工作组设项目指挥、项目副指挥、执行组长、执行副组长、各专业工作组、配合组、设计组、监理组(咨询单位、监理单位)等如图18-1所示。

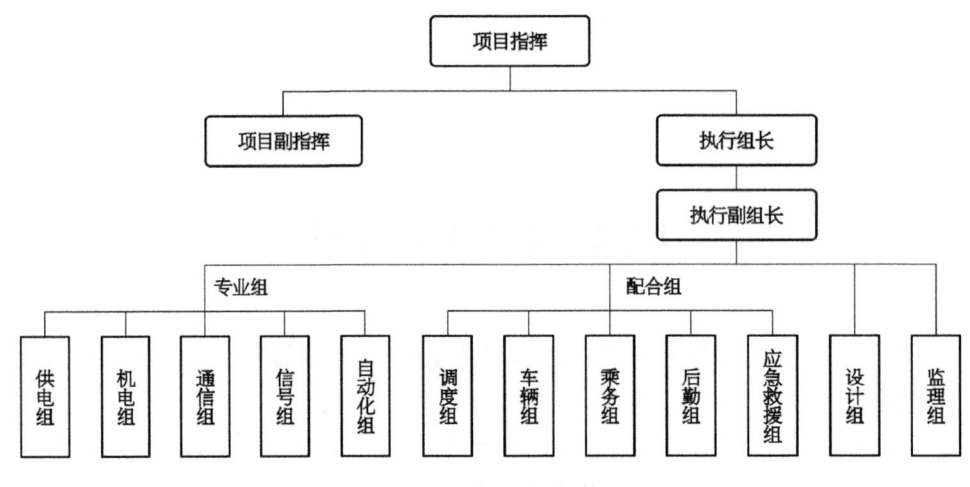

图 18-1 联调组织架构图

项目工作组成员由建设部门、运营部门、磁浮中心、监理单位、设计单位、总包部,以及相应施工单位、设备供货商、系统集成商、各小组人员(供电、机电、通信、信号、自动化、调度、车辆、乘务、后勤、应急救援)等单位人员组成。

2) 项目工作组各方职责

(1) 项目指挥。作为该项目的总体进度控制、统筹、监督,必要时对联调方案进行协调修订。联调或演练结束后,组织项目组对方案执行情况进行总结和评估。

(2) 项目副指挥。协助项目指挥开展项目工作,作为技术负责人,对相关联调项目进行专业技术把关,指导项目执行组长开展工作。

(3) 执行组长。负责各专业组联调开始、中止、结束的调度工作;负责联调方案实施过程中的现场指挥、调度、协调和组织管理,并在联调或演练结束后,配合总指挥组织对方案执行情况进行总结和评估。

(4) 执行副组长。负责协助、配合总指挥、执行组长开展各项工作,负责运营各部门间的协调工作,及时协调解决综合联调中发现的各种问题,负责调度相应施工单位、供货商、集成商、设计院、总包部等人力、物资设备、交通车辆,以满足联调演练需要。

(5) 各专业小组。负责按照审定的实施方案内容、工作流程及相关要求,执行具体实施和总结评估工作,设备操作、记录、汇总、分析综合联调测试数据,协助解决发现的问题。

(6) 设计组。负责技术支持和设计问题的整改及其他问题的跟进。全程跟进综合联调,提供技术问题的咨询,确认联调结果与设计要求的一致性,跟进联调问题的整改直至系统软硬件达到要求。

(7) 监理组。负责核实跟踪设备施工质量问题。全程参与、协助综合联调确认设备设施的施工质量及安全隐患问题,与接口专业监理单位做好协调沟通,跟进施工质量问题的整改,直至问题整改完毕。

18.4 联调计划安排原则

联调联试工作应充分结合工程进度及运营筹备情况对计划进行动态调整,确保运营人员全面参与联调联试工作,并顺利进入运营演练、试运行阶段。

在各阶段进度计划实施的过程中,将动态地根据工程实际进展,对相关进度计划及工作内容进行调整,同一时间平行作业,时间上一般采用先联调联试,后运营演练的原则。计划安排的要点如下:

(1) 整合资源、统筹规划、灵活合理地安排联调联试、运营演练计划。

(2) 依据"三权"接管时间和各系统设备现状功能条件,按分期、分段、分批、分级形式组织实施。

(3) 以线路和车站两大调试区域为主线,同时根据项目之间的相关性采用多项目、同一时间平行作业模式,以提高时间与空间等资源的利用率。

(4) 供电系统满负荷测试和信号最高密度测试在所有系统达到开通条件后开展,原则上在开通前完成。在列车数量不足的情况下,安排一定数量的列车集中在一供电分区或区域进行测试。

(5) 对滞后的项目,分析其产生的原因,及时跟进工程的进度,同时做好运营人员的培训准备。

(6) 在计划编排上预留一定的空余时段,以备项目滞后的影响。

(7) 联调联试演练工作以"逐步增加,结合实际"为原则,联调联试应逐步增加负荷,并密切观察系统运行情况,做到安全可控为原则;同时由于受测试时设备到货数量、系统能力等情况的限制,在测试时选择条件最合适的时机实施。联调联试演练执行的步骤如图18-2所示。

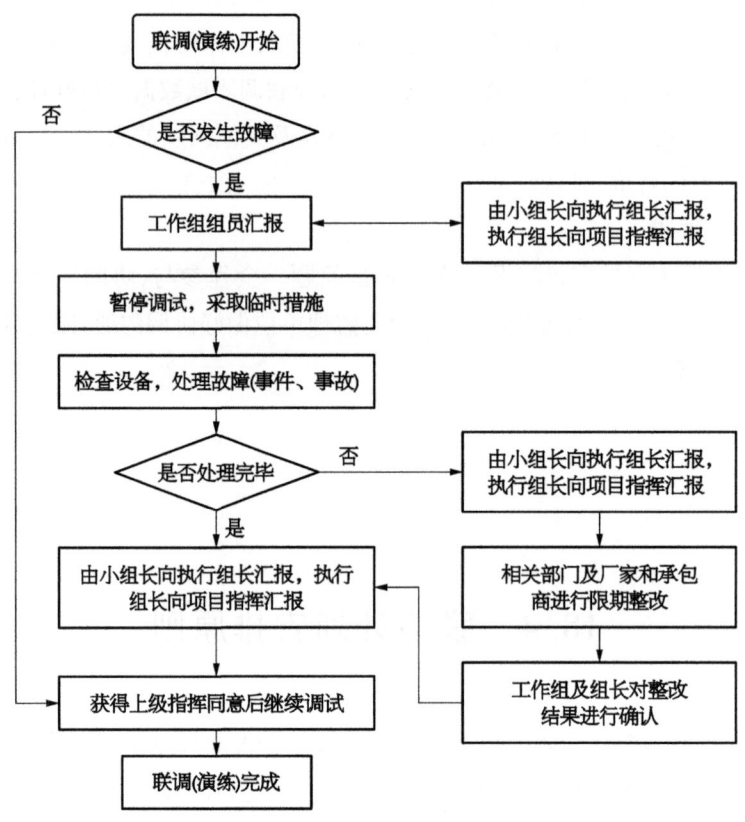

图 18-2 联调(演练)流程图

18.5 联调测试项目

长沙磁浮快线系统联调涵盖全线供电(含接触轨)、通信(时钟、传输、PIS、CCTV、无线、电话等)、信号(联锁、ATS、ATP)、门梯(站台门、垂直电梯、扶梯)、BAS、FAS、气体灭火、动力照明、通风空调、给排水、AFC 等专业各种机电设备。

设备联调的测试主要有物理接口测试、接口功能测试和系统功能测试：

(1) 物理接口测试。主要是验证设备系统之间的接口是否匹配正确,是否符合技术规格要求。

(2) 接口功能测试。测试的重点是要检查接口参数传递的正确性,接口功能实现的正确性,输出结果的正确性。

(3) 系统功能测试。主要是对系统与系统之间的整体功能及联动功能进行验证。

长沙磁浮快线系统联调根据各专业之间接口关系、设备联动机制,设置了 21 个联调项目(表 18-1),检验各专业设备质量情况并对其进行评估。

表 18-1 长沙磁浮快线联调联试项目汇总

编号	名 称	测试主要目的	类 别
LT01	热滑测试	测试车辆受流靴与接触轨的匹配性	系统功能验证
LT02	供电负载能力测试	测试供电系统的负载能力	系统功能验证
LT03	信号系统与车辆、站台门系统联调	列车实际上线运行,检验信号系统与车门、站台门系统接口,列车门站台门联动功能是否正常	接口功能验证
LT04	信号系统与道岔控制系统综合测试	检验道岔与信号系统之间的接口,信号联锁控制道岔、控制模式转换功能是否与设计相符	接口功能验证
LT05	信号系统全功能综合测试	列车实际上线运行,检验全线信号点连式通信模式各项功能是否正常	系统功能验证
LT06	信号全线列车运行能力测试	为了检验信号系统是否满足设计最大行车的能力,以及高密度行车下信号系统的稳定性	系统功能验证
LT07	PIS 系统与 PA、CCTV、车辆等设备联动测试	检验 PIS 系统与 PA、CCTV 接口联动功能,以及 PIS 系统车载子系统与车辆的接口功能是否正常	接口功能验证
LT08	通信传输系统与关系统联调	检验传输系统能否为各相关控制系统提供稳定有效的传输通道;检验在传输系统故障、中断再恢复后,测试对各相关系统造成的影响及系统的自愈能力	接口功能验证
LT09	无线调度系统联调	检验无线行车调度和车厂调度能否准确地与所管辖的列车进行无线通信;通信无线系统与列车广播系统之间的广播功能是否正常;接触广播优先级是否正确	接口功能验证
LT10	时钟系统与关联系统联调	检验通信时钟系统与所关联系统是否能正确接收通信时间信号源并可进行校准。同时,在时钟系统发生故障、中断再恢复后,检验各相关系统是否仍能正常接收时钟系统时间信号源并可进行校准	接口功能验证

续 表

编号	名称	测试主要目的	类别
LT11	环境与设备监控系统（BAS）与站台门（PSD）联调	通过BAS系统与站台门系统设备的联调，测试BAS系统对PSD系统设备监控功能，确保系统功能达设计标准，满足运营需求	接口功能验证
LT12	环境与设备监控系统（BAS）IBP盘与关联系统联调	验证环境与设备监控系统IBP盘与各系统的接口功能、联动功能是否与设计相符；确保系统能完全满足设计及消防要求，当发生突发情况时能及时准确地报警和控制	接口功能验证
LT13	环境与设备监控系统（BAS）与通风系统联调	通过BAS系统与通风系统设备的联调，测试BAS系统对通风系统设备监控功能，确保系统能完全满足设计及消防要求，满足运营需求	接口功能验证
LT14	环境与设备监控系统（BAS）与FAS系统联调	通过BAS系统与FAS系统联调，测试BAS与FAS系统的接口功能、联动功能是否与设计相符；确保系统能完全满足设计及消防要求，满足运营需求	接口功能验证
LT15	BAS系统与照明系统联调	通过BAS系统与照明系统联调，测试BAS与照明系统的接口功能是否与设计相符；确保系统能完全满足运营需求	接口功能验证
LT16	FAS系统与气体自动灭火系统联调	通过FAS系统与气体灭火系统联调，测试FAS与气体灭火系统的接口功能、联动功能是否与设计相符；确保系统能完全满足设计及消防要求，满足运营需求	接口功能验证
LT17	FAS系统与防火卷帘门联调	通过FAS系统与防火卷帘门联调，测试FAS与防火卷帘门的接口功能、联动功能是否与设计相符；确保系统能完全满足设计及消防要求，满足运营需求	接口功能验证
LT18	FAS系统与电动排烟窗联调	通过FAS系统与电动排烟窗联调，测试FAS与电动排烟窗的接口功能、联动功能是否与设计相符；确保系统能完全满足设计及消防要求，满足运营需求	接口功能验证
LT19	FAS系统与通风系统联调	通过FAS系统与通风系统联调，测试FAS与通风的接口功能、联动功能是否与设计相符；确保系统能完全满足设计及消防要求，满足运营需求	接口功能验证
LT20	FAS系统与消防水系统联调	通过FAS系统与消防水系统联调，测试FAS与消防水系统的接口功能、联动功能是否与设计相符；确保系统能完全满足设计及消防要求，满足运营需求	接口功能验证
LT21	FAS系统消防联动联调（含门禁、AFC、广播、CCTV、智能疏散、切非、EPS强启、电梯归首等）	通过FAS系统与相关专业的消防联动联调，测试FAS系统与各联动系统的接口功能、联动功能是否与设计相符；确保整个系统能完全满足设计及消防要求，满足运营需求	接口功能验证

18.6 项目测试内容

1) LT01-供电-热滑测试项目

(1) 观察记录靴轨关系是否满足设计要求。

(2) 检验接触轨系统回路是否连通和顺畅。

(3) 观察接触轨轨面是否平滑,有无突变和跳动,有无不符合要求的硬点。

(4) 检查靴轨跟随性是否良好,电火花出现频率的高低。

(5) 检查受电靴在膨胀接头处、端部弯头处、中间接头处、道岔处过渡是否平顺,在端部弯头处往返转换是否平滑接触,有无刮靴的危险,有无严重火花的出现。

(6) 检查受电靴在接触轨端部弯头处的切入和脱离状态是否良好。

(7) 检查接触轨断轨处是否对列车有失电现象。

(8) 热滑后检查受电靴的摩擦损耗状况。

(9) 测试受电靴和接触轨动态接触压力,判断是否出现离线状况。

(10) 测试受电靴底盘距接触轨受流面距离,查看受电靴位移情况。

2) LT02-供电-供电负载能力测试

(1) 全线由6回外电源供电运行方式下,供电负载能力的测试。

(2) 长沙磁浮快线开闭所一解列,由开闭所二支援供电的供电运行方式下,供电负载能力的测试。

(3) 长沙磁浮快线开闭所一Ⅰ回电源故障,开闭所三Ⅱ回电源故障,由开闭所二Ⅰ回电源带原开闭所一Ⅰ回电源供电范围内所有负荷(除三级负荷)的供电,开闭所二Ⅱ回电源带原开闭所三Ⅱ回电源供电范围内所有负荷(除三级负荷)的供电运行方式下,供电负载能力的测试。

(4) 模拟区间所一解列,实行磁浮榔梨站对区间所一单边供电,磁浮高铁站对区间所一单边供电,该运行方式下,对磁浮榔梨站及磁浮高铁站供电能力及直流参数测试。

(5) 模拟区间所二解列,实行磁浮榔梨站、区间所三对区间所二大双边供电,该运行方式下,对磁浮榔梨站及区间所三供电能力及直流参数测试。

(6) 模拟磁浮机场站解列,实行区间所三对磁浮机场站单边供电方式下,对区间所三供电能力及直流参数测试。

3) LT03-信号与车辆、站台门综合测试项目

(1) 列车运行正常情况下信号系统与站台门联动功能测试。

（2）正常情况下车门与站台门开关顺序及时间差测试。

（3）停车窗之外的禁止开门功能测试。

（4）列车运行过程中站台门故障，ATP防护功能测试。

（5）站台门故障时的互锁解除功能测试。

4）LT04-信号与道岔综合测试项目

（1）进路控制方式下道岔转换测试。

（2）单独操作方式下道岔转换测试。

（3）现地模式联锁安全检查测试。

（4）现地模式下道岔转换测试。

（5）强控模式下道岔转换测试。

（6）断电（道岔端断开2路外电源联锁控制台表示是否）测试。

5）LT05-信号系统全功能综合测试项目

（1）点连式ATP模式列车运行测试。

（2）列车折返测试。

（3）列车站台紧急停车测试。

（4）ATP模式下ATS功能测试。

（5）故障状态模拟测试。

6）LT06-信号全线列车运行能力测试项目

（1）出段线列车出段能力测试。

（2）高密度追踪及折返运行测试。

（3）出段线列车回段能力测试。

7）LT07-通信-乘客信息系统与关联系统联调

（1）控制中心PIS接收信号系统提供的计划运营时刻表、实时显示预告最近2班列车的到站时间。当列车进站打开列车门和站台门，PIS第一班列车的倒计时清零。

（2）车载子系统主要实现车地信息的双向传送，并通过车载播放控制器进行解码后，在列车的所有LCD显示屏上实时播放控制中心下发的有关信息。同时实现列车内视频监视图像上传到控制中心。

（3）实现PIS控制中心对列车的播放控制，保证列车能接收由中心服务器下发的媒体信息及播放列表，并在车载LCD屏上按PIS控制中心的计划顺畅播放。

（4）PIS系统应能准确地将OCC行车调度员指定的图像通过车地无线网络上传至控制中心。测试调度台列车位置信息、车次号显示是否正确，列车出入车场时列车通话组自动转组功能是否正常。

8）LT08-通信-传输系统与关联系统联调

（1）模拟磁浮控制中心传输节点故障引起的传输光纤环路中断。

（2）模拟磁浮控制中心主用光纤断裂引起的传输光纤环路中断。

(3) 模拟磁浮高铁站传输节点故障引起的传输光纤环路中断。

(4) 模拟磁浮机场站光纤断裂引起的传输光纤环路中断。

(5) 模拟磁浮㮾梨站传输节点故障引起的传输环路中断。

(6) 模拟磁浮机场站传输节点故障引起的传输环路中断。

(7) 模拟磁浮控制中心主用光纤断开引起的传输光纤环路倒换。

(8) 模拟磁浮㮾梨站主用光纤断开引起的传输光纤环路倒换。

(9) 模拟磁浮机场站主用光纤断开引起的传输光纤环路倒换。

(10) 模拟区间1对应622M环光纤断开引起的传输光纤环路倒换。

(11) 模拟区间2对应622M环光纤断开引起的传输光纤环路倒换。

(12) 模拟区间3对应622M环光纤断开引起的传输光纤环路倒换。

9) LT09-通信-无线调度系统联调

(1) 控制中心行车调度员与列车司机之间的呼叫功能。

(2) 控制中心行车调度合能够对单个或多个列车的广播功能。

(3) 控制中心行车调度台对车站手持台的呼叫功能。

(4) 控制中心与车载电台、车站固定台站管区内呼叫功能。

10) LT10-通信-时钟系统与相关系统联调

(1) 时钟系统对其他系统授时接口功能测试。

(2) 控制中心一级母钟主备切换对授时接口的影响测试。

(3) BITS与传输授时功能及断开复联功能测试。

11) LT11-BAS-BAS系统与站台门(PSD)系统联调

(1) 验证BAS系统与PSD系统之间的接口功能是否与设计相符,并满足运营要求。

(2) 通过BAS系统与PSD系统设备的测试,确保实现环境与设备监控系统对PSD系统的监视功能。

(3) 通过模拟测试,测试PSD系统的MMS是否能实现对PSD系统的监控功能。

12) LT12-BAS-BAS系统IBP盘与关联系统联调

(1) 通过IBP盘实现防排烟设备及加压送风设备控制功能。

(2) 通过IBP盘实现紧急停车、紧急停车释放和计轴区间复位的监控功能。

(3) 通过IBP盘实现站台门控制功能。

(4) 通过IBP盘控制扶梯紧停功能。

(5) 通过IBP盘控制/监视消防水泵功能。

(6) 通过IBP盘实现AFC闸机紧急释放功能。

(7) 通过IBP盘实现门禁紧急释放功能。

(8) 通过IBP盘实现稳压泵监视功能。

(9) 通过IBP盘实现消防水箱设计监视功能。

(10) 通过 IBP 盘实现消防水池设计监视功能。

13) LT13-BAS-BAS 系统与通风系统联调

(1) 验证 BAS 系统与通风系统之间的接口功能是否与设计相符。

(2) 确保各类设备、各个系统正常运行,达到设计要求及标准,以保证车站的综合功能完备。

14) LT14-BAS-BAS 系统与 FAS 系统联调

(1) 验证 BAS 系统与 FAS 系统之间的接口功能是否与设计相符。

(2) 通过 BAS 系统与 FAS 系统的测试,确保实现 BAS 系统对 FAS 系统的监控功能。验证中央级和车站级 BAS 能否正确接收 FAS 所发出的火警信息,以及 BAS 与 FAS 之间的故障、动作信号等是否正确传递。

15) LT15-BAS-BAS 系统与照明系统联调

(1) 验证 BAS 系统与照明系统之间的接口功能是否与设计相符。

(2) 确保各类设备、各个系统正常运行,达到设计要求及标准,以保证车站的综合功能完备。

16) LT16-FAS-FAS 系统与气体自动灭火系统联调

(1) 验证 FAS 系统与气体灭火系统之间的接口功能是否与设计相符。

(2) 通过 FAS 系统与气体灭火系统设备的测试,确保实现 FAS 系统对气体灭火系统的监控功能。

17) LT17-FAS-FAS 系统与防火卷帘门的联调

(1) 验证 FAS 系统与防火卷帘系统之间的接口功能是否与设计相符。

(2) 通过 FAS 系统与防火卷帘系统测试,确保实现 FAS 系统对防火卷帘系统的监控功能。测试防火卷帘门系统与 FAS 系统之间的报警、故障、动作信号等是否正确传递,以及发生火灾时,各防火卷帘门是否自动降下。

18) LT18-FAS-FAS 系统与电动排烟窗的联调

(1) 验证 FAS 系统与电动排烟窗系统之间的接口功能是否与设计相符。

(2) 通过 FAS 系统与电动排烟窗系统测试,确保实现 FAS 系统对电动排烟窗系统的监控功能。测试电动排烟窗系统与 FAS 系统之间的报警、故障、动作信号等是否正确传递,以及发生火灾时,各电动排烟窗是否自动打开。

19) LT19-FAS-FAS 系统与通风系统联调

(1) 验证 FAS 系统与通风系统(防排烟、正压送风)之间的接口功能是否与设计相符。

(2) 通过 FAS 系统与通风系统(防排烟、正压送风)测试,确保实现 FAS 系统对通风系统(防排烟、正压送风)的监控功能。

20) LT20-FAS-FAS 系统与消防水系统联调

(1) 验证消防水系统与 FAS 系统之间的接口功能是否与设计相符。

（2）通过 FAS 系统与消防水系统设备的测试，确保实现 FAS 系统对消防水系统的监控功能。测试消防水系统与 FAS 系统之间的报警、故障、动作信号等是否正确传递，以及发生火灾时，各消防泵、喷淋泵是否自动启动。

21）LT21-FAS-FAS 系统消防联动联调

（1）验证 BAS 系统与 FAS 系统之间的接口功能是否与设计相符。

（2）通过模拟火灾，测试非消防电源切除、电梯归首、EPS 强启、门禁释放、广播切换至消防状态、AFC 闸机释放、视频监控联动功能是否与设计相符。

18.7 系统联调结果

1）总体评估情况

长沙磁浮快线 21 个联调大项，计划测试项/信息点总数为 1 971，一次测试合格率为 96%（1 863 个测试项），二次复测合格率为 100%（86 个测试项）。全面检验了道岔、接触轨、供电、信号、通信、FAS、BAS、门禁、通风空调、站台门、自动扶梯等系统设备的核心功能，总体上已达到设计要求，具备试运营条件。

2）各项目评估情况

（1）LT01-供电-热滑测试项目。接触轨热滑测试包含轨靴运行视频、轨靴接触压力、受流靴底盘距接触面距离等测试。在受流靴过接触轨膨胀接头、端部弯头等特殊点时平顺过渡，在速度较高情况下有零星火花。轨靴接触最小压力大于零，无离线工况。其他接触压力等测试满足受流要求。

（2）LT02-供电-供电负载能力测试。根据联调测试结果，全线由 6 回外电源供电，在不同开闭所解列或 2 回外电源故障的供电模式下，列车按照开通运营时刻表上线运行及全线各变电所动力负荷均开启的情况下，上线列车运行均正常，全线供电设备无故障、无跳闸，满足供电系统运营需要。

牵引供电系统各种运行模式（单边、双边、大单边）联调表明：DC 1 500 V 牵引供电系统满足在单边、双边供电的情况下，列车按照时刻表上线运行时的供电要求；在单边、大双边供电的极端情况下，2 辆列车能够以 ATP 模式启动，并能正常运行。出现故障时，在坚持先通后复的原则下，以上 3 种供电方式均可以采用，且符合设计，满足运营生产要求。

（3）LT03-信号与车辆、站台门综合测试项目。信号与车辆、站台门综合联调主要进行了列车门与站台门联动测试、与站台门相关列车运行安全防护功能测试等。通过开展的信号系统与车辆、站台门综合联调测试及后期跟踪，本工程信号系统与车辆、站台门接口功能整体良好，达到设计要求。在发现的问题进行整改后，满足运营需求。在测试过程中出现磁浮梨站上行站台站台门未联动，原因为信号车载线路地图不准确、测速误差较大、停车后超出车载停车窗，在信号集成商针对问题进行整改后，该问题得到解决。列车门和站台门开门、关门同步时间与本项目要求原则不一致，在列车门调整开门延迟时间后，列车门和站台门开关门同步时间于要求原则一致。

（4）LT04-信号与道岔综合测试项目。信号与道岔综合联调主要进行了信号联锁与道岔继电控制接口测试、信号集中监测与道岔接口测试、道岔状态检测采集测试等。通过开展的信号系统与道岔综合测试及后期跟踪，本工程信号系统与道岔接口功能整体良好，达到设计要求。调试过程中存在问题主要集中在对道岔监测部分，如采集信息不能上传、监测界面显示名称不准确等，通过升级道岔端PLC软件和监测机软件，问题得到解决。部分配线工艺问题也在联调过程进行了处理。联调过程中，运营要求增加道岔控制柜主副电源状态监测功能，在联调后期已经增加此功能。

（5）LT05-信号系统全功能综合测试项目。信号全功能综合测试主要对联锁、ATP、ATS系统主要功能进行测试，包括转换轨功能测试、点连式ATP模式列车防护测试、列车折返功能测试、站台紧急停车测试、ATS自动进路、运行图调整功能测试，以及各种故障状态下的模拟测试等。通过本阶段的综合测试及后期跟踪，本工程信号系统主要功能已实现，达到设计要求，满足运营需求。

（6）LT06-信号全线列车运行能力测试项目。信号全线列车运行能力测试主要对点连式列车最大运行能力全部进行了测试，完成联调方案所有联调内容，测试了CM控制级别下的正线追踪能力、列车进出段能力和折返能力等内容。总体来看，整个测试能根据现场实际情况灵活组织，安全把控到位，工作效率较高，人员之间配合较密切，能按方案全面地、科学地对点连式列车的最大运行能力进行测试。测试结果较准确地反映了信号系统当前所能达到的最大运行能力，点连式ATP模式下列车的正线追踪能力基本符合合同技术要求和运营需要。

（7）LT07-通信-乘客信息系统与关联系统联调。经过联调测试除车载监控视频接入控制中心大屏系统和市公安局天网系统、与ATS系统的软件对接等需要进一步测试外，乘客信息系统可与车辆正常对接，能够实现在车站LCD屏和车载LCD屏上进行实时媒体信息的接收和播放、非实时媒体信息的接收和播放、紧急信息的播放。

（8）LT08-通信-传输系统与关联系统联调。经过联调测试，传输系统已达到设计的功能需求，可供多个系统接入使用，提供信息传送服务。传输系统组网自愈功能正常，可实现双向复用段环保护，同时当传输系统故障恢复后，受影响的业务能够自动恢复，系统运行稳定。

（9）LT09-通信-无线调度系统联调。经过联调测试，除与ATS系统相关联的系统功能、车载广播功能需要补充测试和整改完善外，无线集群通信系统已达到设计要求，基本实现运营的通信要求,无线手持台与地铁有线电话用户目前可以正常通信。

(10) LT10-通信-时钟系统与相关系统联调。经过联调测试,时钟系统已经达到预定设计的功能需求,可以为相关联的各个系统正常提供时钟信号,实现自动校时功能,确保全线的时间标准统一。

(11) LT11-BAS-BAS 系统与站台门(PSD)系统联调。通过环境与设备监控系统与站台门系统联调工作,验证了 BAS 系统与站台门系统接口功能及监视和控制功能已达到设计要求。

(12) LT12-BAS-BAS 系统 IBP 盘与关联系统联调。通过联调验证了环境与设备监控系统 IBP 盘与关联系统接口功能已基本达到设计要求,并满足运营要求。

(13) LT13-BAS-BAS 系统与通风系统联调。通过联调验证了环境与设备监控系统与通风空调系统接口功能已基本达到设计要求,并满足运营要求。

(14) LT14-BAS-BAS 系统与 FAS 系统联调。通过本阶段 BAS 系统与 FAS 系统联调工作,验证了 BAS 系统与 FAS 系统之间的接口功能与设计相符,并满足运营要求。

(15) LT15-BAS-BAS 系统与照明系统联调。通过本阶段 BAS 系统与照明系统联调工作,实现了 BAS 与照明系统之间正确的通信连接及 BAS 系统对照明系统正确监控,同时 BAS 系统人机界面正确实现了照明系统的状态信息显示功能,并有正确的事件记录,验证了 BAS 系统与照明系统之间的接口功能与设计相符,并满足运营要求。

(16) LT16-FAS-FAS 系统与气体自动灭火系统联调。通过 FAS 系统与气体自动灭火系统的联调工作,验证了 FAS 系统与气体自动灭火系统之间的接口功能与设计相符,并满足运营要求。

(17) LT17-FAS-FAS 系统与防火卷帘门的联调。通过 FAS 系统与防火卷帘门的联调工作,验证了 FAS 系统与防火卷帘门之间的接口功能与设计相符,并满足运营要求。

(18) LT18-FAS-FAS 系统与电动排烟窗的联调。通过 FAS 系统与电动排烟窗的联调工作,验证了 FAS 系统与电动排烟窗之间的接口功能与设计相符,并满足运营要求。

(19) LT19-FAS-FAS 系统与通风系统联调。通过 FAS 系统与通风系统的联调工作,验证了 FAS 系统与通风系统之间的接口功能与设计相符,并满足运营要求。

(20) LT20-FAS-FAS 系统与消防水系统联调。通过 FAS 系统与消防水系统的联调工作,验证了 FAS 系统与消防水系统之间的接口功能与设计相符,并满足运营要求。

(21) LT21-FAS-FAS 系统消防联动联调。通过 FAS 系统与消防水系统的联调工作,验证了 BAS 系统与 FAS 系统之间的接口功能及各消防联动功能与设计相符,并满足运营要求。

18.8 联调问题分析

综合联调问题由各联调专业组填写问题汇总表,并对问题填写进行统一规范,每项问题均需填写问题编号、调试地点、问题描述、问题属性、影响程度、所属专业、发现时间、责任部门、问题状态等重点事项。

1) 各联调项目问题分布统计

根据对图 18-3 的分析,有 9 个联调项目测试发现的问题在现场已整改完毕。存在的问题主要集中在信号专业和自动化专业。

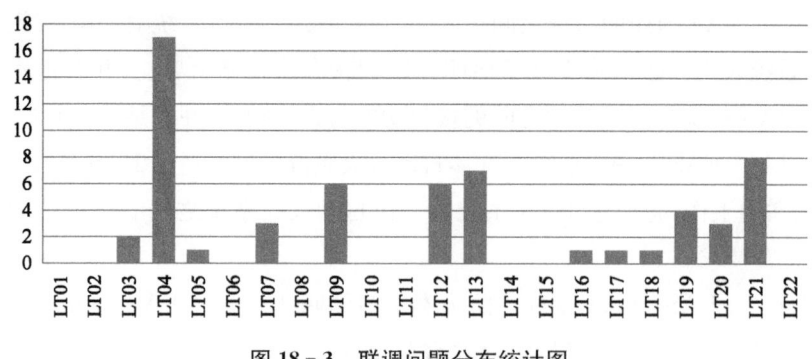

图 18-3 联调问题分布统计图

LT04-信号与道岔综合测试项目发现问题有 17 项,其中有近一半是监测软件问题,不影响道岔正常使用。

LT05-信号系统全功能综合测试项目中发现列车进入、离开无线覆盖区域,以及无线覆盖故障时,车载界面无相应提示等问题。

LT21-FAS-FAS 系统消防联动联调项目发现问题 8 项,主要是施工和调试问题。

LT13-BAS-BAS 系统与通风系统联调项目发现问题 7 项,问题主要涉及暖通、BAS 专业的调试问题。

2) 专业属性统计分析

综合联调 21 个联调大项,涵盖了本工程主要专业,所发现问题按专业类涉及车辆、道岔、建筑、暖通、电力、FAS、BAS、通信、信号等专业。按专业属性统计综合联调问题库,各类问题具体分布情况如图 18-4 所示。

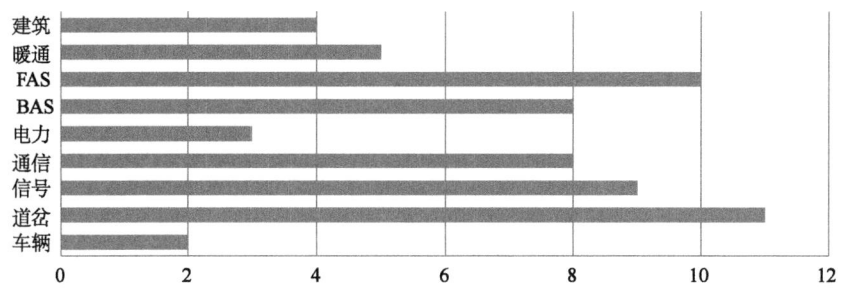

图 18-4　联调问题专业属性统计图

其中涉及较多的是道岔和 FAS 专业。道岔相关问题 11 项,有 7 项为软件修改、4 项为电机和电路。FAS 因为与相关专业接口比较多,问题出现比较集中的是与相关专业的接线,例如与消防泵控制箱、ACS 就地控制器等接线,另外还有部分软件和设备问题。

3) 类别属性统计分析

综合联调问题的类别属性可以分为施工问题、设计问题、设备问题、软件问题和调试问题五大类。各类问题具体情况如图 18-5 所示。

从图 18-5 统计分析,软件问题和设备问题所占比重较大,分别占到 30%。联调中发现软件问题共计 18 项,需注意后期及时进行软件更新时的质量控制和版本控制,以避免问题的重复出现。其次是施工问题占 14%,主要表现为接线错误,或者

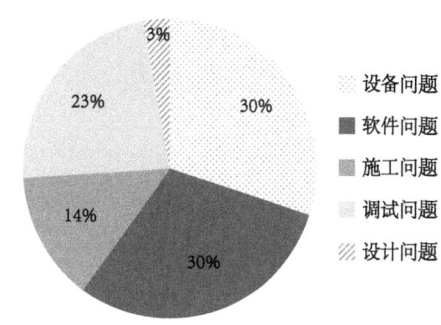

图 18-5　联调问题类别属性统计图

接线不牢固导致线路损耗大、影响调试效果。占比重最小的是与设计相关的问题有两项:一项是 IBP 盘上电扶梯系统急停按钮,该项功能在实施过程中经多方商议予以取消;另一项是运营要求增加道岔转辙主电源、备电源状态采集功能,经修改完成后具备了此项功能。

第 19 章

试运营评审

들어가며

受湖南磁浮交通发展股份有限公司的邀请,上海市交通运输行业协会、上海上交协轨道交通咨询有限公司于2015年12月23—24日在长沙市对《长沙磁浮工程试运营基本条件》进行了预检查。湖南磁浮交通发展股份有限公司对专家组预检查的意见积极响应,并对专家的部分意见进行了整改。

在此基础上,受湖南省交通运输厅的委托,上海市交通运输行业协会、上海上交协轨道交通咨询有限公司组织了来自德国、广州、深圳和上海的25名专家,于2016年3月17—20日在长沙市召开了长沙磁浮工程试运营基本条件专家评审会,如图19-1所示。

交通运输部运输服务司、湖南省政府办公厅、省交通运输厅、省发改委、省住建厅、省国土资源厅、省水利厅、省环保厅、省安监局、省档案局、省运管局、长沙市住房和城乡建设委员会、市交通运输局、市发改委、市国土资源局、市公安局、市城乡规划局、市质量监督局、市卫计委、市城建档案馆、市人防办、市气象局、市应急办、市档案局、市消防支队、市建筑工程安全监察站、市建筑工程质量监督站、上海市交通运输行业协会、上海市交通运输行业协会轨道交通专业委员会、上海上交协轨道交通咨询有限公司、湖南磁浮交通发展股份有限公司、国家磁浮中心、中国铁建,以及设计、施工、设备、安装、监理、咨询等单位的领导和代表参加了会议和讨论。会上,专家们观看了长沙磁浮工程建设、试运营准备录像,听取了湖南磁浮交通发展股份有限公司关于《长沙磁浮工程建设情况综合报告》《长沙磁浮工程试运营准备综合报告》和《长沙磁浮工程试运营公交配套方案》的介绍。

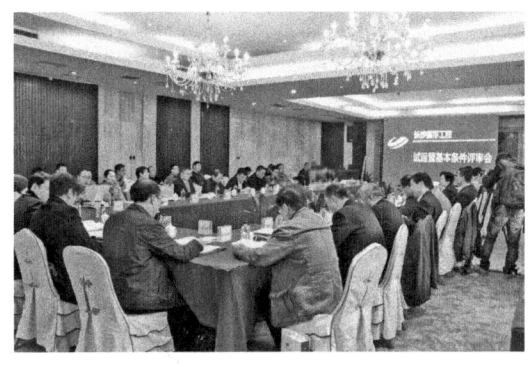 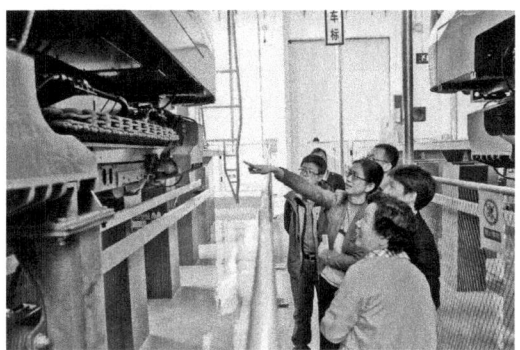

图19-1 长沙磁浮工程试运营基本条件专家评审会　　图19-2 专家组现场查看交流

专家组乘坐了列车,考察了磁浮机场站、磁浮㮾梨站、磁浮高铁站3座车站,磁浮高铁站至磁浮㮾梨站区间,2座电源开闭所,车辆段,控制中心,并进行了车辆、信号系统的抽查测试检验,如图19-2所示;专家组分成总体、土建、设备(1)、设备(2)、试运营准备五个小组,与相关人员进行了交流、讨论,审阅了送审材料,在各小组综合各专家意见提出小组意见的基础上,形成最终专家组评审意见。

19.1　试运营准备情况

1) 基础条件准备情况

随着长沙磁浮工程土建及机电设备安装调试的逐步完工,湖南磁浮交通发展股份有限公司先后组织开展工程介入、入驻并接管车站、开展综合联调、实施试运行等工作,为试运营基础条件打下了坚实的基础。

(1) 工程介入。为了使运营人员更快地熟悉、掌握新线土建工程及机电系统,做好开通运营的充分准备,并在建设过程中合理体现运营需求,制定了《湖南磁浮工程介入管理办法》,公司成立了客运管理部、车辆运管部、设备管理部、安全与后勤保障部四个专业组,每个专业组选择经验丰富的员工担任固定组员,全面加强工程介入工作。截至2016年3月,针对插座设计不合理、点钞室门设计不合理、车站控制中心窗口设计不合理、导向标示、高铁站/机场站 TVM 设计、票务手推车、TVM 贴膜、BAS 界面、信号系统界面、磁浮报表、手持台提报需求、班组建设上墙设计方案、客服中心台面、PSL 盘现场定位等,共提出建议意见120余条,并通过工程介入或工联单形式反馈到技术部和总包,跟踪问题,密切跟踪整改落实情况,剩余问题将在试运营前逐步整改完毕。各专业通过参与工程建设、单体调试等工程介入工作,使运营人员熟悉了设备性能特点,掌握了各设备系统运行操作,协同建设公司管理工程质量,消除了安全隐患。

(2) 综合联调。为加强长沙磁浮工程的综合联调工作,根据总包单位提交的《长沙磁浮工程综合联调工作方案》及《长沙磁浮工程综合联调管理办法》,长沙磁浮工程试运营前要完成21个综合联调项目。截至2016年3月16日,基本完成全部计划联调的21个项目。共计约1 020人次参加联调任务,通过全面参与综合联调,运营人员既从联调的过程中学习了整个设备系统、掌握了设备状态,又发现了各类问题,为以后的运营安全消除了可能的隐患。

(3) 试运行情况。长沙磁浮工程自2015年12月26日起正式开始试运行,按开通试运营的时刻表,参照试运行最后20 d的要求对运营指标完成情况进行统计。为更好地开展长沙磁浮工程试运行工作,湖南磁浮交通发展股份有限公司编制印发了《长沙磁浮工程试运行组织方案》。湖南磁浮交通发展股份有限公司根据《长沙磁浮工程试运行组织方案》、列车运行图和施工行车通告的要求,严格遵守各项规章制度,以运营的标准开展试运行工作,组织开展了日常行车组织、施工检修作业,并积极整改试运行工作中发现的问题。在各级领导的高度重视和精心策划下,在各部门的鼎力协作、密切配合下,长沙磁浮工程试运行工作开展顺利,成效显著。

根据《长沙磁浮工程试运行组织方案》,试运行共分三个阶段进行,第一阶段进行单线双向试运行,第二阶段开始大交路试运行,第三阶段按照试运营的运行图开始试运行。

① 第一阶段基本情况。2015 年 12 月 26 日—2016 年 1 月 26 日,采用磁浮高铁站—磁浮机场站下行线单线双方向运行,上线列车数 1 列,行车间隔 53 min,行车周期 53 min。2015 年 12 月 26 日—2016 年 1 月 26 日试运行期间,列车总行驶里程超 7 853 km,日均每列车运行里程 253 km。

② 第二阶段基本情况。2016 年 1 月 26 日—2 月 29 日开始采用 CM 模式大交路试运行,上线列车数 2 列,行车间隔 26.5 min,行车周期 53 min。2016 年 1 月 26 日—2 月 29 日试运行期间,列车总行驶里程超 17 435 km,日均每列车运行里程 249 km。

③ 第三阶段基本情况。本阶段按照开通试运营时的运营时刻表开展试运行。全线 CM 模式运行,上线 2 列车,行车间隔 24 min 30 s。截至 2016 年 3 月 20 日,计划开行 1 400 列次,实际开行 1 400 列次,加开 0 列次,晚点 21 列次,5 min 以上晚点 0 列次,抽线 0 列次,下线 0 次,运行图兑现率 100%,准点率 98.5%,列车退出正线运营故障率为 0 次/万 km,车辆系统故障率为 4.32 次/万 km,信号系统故障率为 0.86 次/万 km,供电系统故障率为 0 次/万 km,站台门故障率为 0 次/万次。均达到试运行的基本条件,满足试运营的要求。

试运行关键指标情况见表 19-1。

表 19-1 2016 年 3 月 1—20 日试运行关键指标情况

运营指标	项目	
	完成情况	试运行
运行图兑现率	100%	≥98.5%
列车正点率	98.5%	≥98%
列车退出正线运营故障率	0	≤0.5 次/万 km
车辆系统故障率	4.32	≤5 次/万 km
信号系统故障率	0.86	≤1 次/万 km
供电系统故障率	0	≤0.2 次/万 km
站台门故障率	0	≤1 次/万次

④ 试运行问题及故障情况。为更好地掌握试运行的情况,及时落实试运行过程中相关问题整改,确定了试运行例会制度,由公司总经理或副总经理主持召开试运行生产调度例会,听取各试运行各成员单位关于试运行情况的汇报,协调试运行过程中出现的问题,跟进试运行工作小组要求,整改试运行过程中发现的各类问题等。试运行过程中共发现

有关生产运作和设备设施方面的主要问题,已基本完成整改。试运行阶段,信号和车辆故障为主要的设备故障,信号故障类型主要包括列车紧制、ATP故障、模式丢失、站台门联动故障。通过督促信号厂商加大信号调试整改力度,对故障进行分类,安排专人跟进,在试运行后期已有效控制信号故障率,设备状态趋于稳定;车辆故障类型主要是悬浮点故障,经过不断调试,列车悬浮状态趋于稳定。

⑤ 施工作业情况。试运行期间,共计安排各类施工作业计划1892项,计划实际执行1471项,兑现率77.7%。除了配合外单位做好建设后期遗留施工外,各部门严格按照公司相关设施设备检修标准和规程,结合维修计划,较好地完成了设备设施检修维护计划,确保了试运行期间线路、供电、机电、车辆、信号、通信等设施设备的稳定运行。

2) 试运营相关设备设施状态

截至2016年3月9日,长沙磁浮工程车辆专业、接触轨专业、高压供电专业、线路、车站及区间高架、信号、通信、通风空调、给排水、站台门、电扶梯、低压配电及动力照明、FAS、BAS、AFC、PSCADA各系统设备设施运行状态良好,满足试运营需要。

3) 人员准备情况

长沙磁浮工程定编425人,截至2016年3月,到岗人员394人,到位率达93%,其中有轨道交通相关岗位经验的人员为325人,占定编人数的76%。各部门人员到位情况为公司领导层到位8人、办公室(党群工作部)到位12人、人力资源部到位7人、财务合约部到位15人、企管发展部到位7人、技术管理部到位10人、工程管理部到位8人、安全与后勤保障部到位20人、客运管理部到位100人、设备管理部78人、车辆运管部到位129人,见表19-2。

表19-2 各岗位系列到岗情况

序号	岗位系列	定编人数	已到位人数	岗位到位率/%
1	行政管理系列	55	41	75
2	职能系列	59	53	90
3	技术系列	57	50	88
4	技工系列	85	82	96
5	客服系列	169	168	99
	合计	425	394	93

关键岗位人员到岗情况如下:

(1) 调度人员。定编17人,已到位17人,到位率为100%;其中14人均具有轨道交通相关岗位经验(另3人客运调度员为2015年应届毕业生),有轨道交通相关工作经验者占82%。

（2）磁浮列车司机。定编 48 人，已到位 48 人，到位率为 100%；其中有本岗位工作经验的人员为 48 人，有本岗位工作经验者占 100%。

（3）值班员、值班站长。值班员、值班站长定编 29 人，已到位 30 人，到位率为 103%；其中有轨道交通相关岗位经验的人员为 30 人（值班员有轨道交通相关岗位经验人员为 19 人；值班站长有相关岗位经验人员为 11 人），有轨道交通相关经验者占 100%。

（4）各类维修人员。各类维修人员定编 85 人，已到位 82 人，到位率已超过 96%；其中有轨道交通相关岗位经验的人员为 78 人，有经验者占 91%。

各岗位人员到位情况已满足长沙磁浮工程运营的需求。同时，对各岗位人员进行了各类培训，包括内部培训（入司培训、三级安全教育、人员持证上岗培训及考证、特殊工种取证培训、关键岗位人员培训）、外出培训、技术交流交叉进行，以理论授课、桌面演练、现场认知、跟岗实操等方式组织实施，共举办公司级培训 40 余期，送外培训 181 人次，新员工入司培训 2 期，培训累计达到 24 000 余课时。

4）试运营组织准备情况

以确保实现试运营为目标，公司结合行业特点和长沙运营管理实际情况，建立健全企业管理和技术规章制度，制定切实可行的行车组织、客运组织、票务组织、乘务组织、维修组织模式，形成了一套完整的生产管理体系，使企业的制度管理和流程管理顺畅、规范、效率，为磁浮工程的开通试运营奠定了坚实的基础。

19.2　试运营评审结论

1）总体评价

长沙磁浮工程是我国第一条即将进入试运营的中低速磁浮线，它是我国轨道交通领域的一项创新工程，在无中低速磁浮线国家技术标准，全部采用具有自主知识产权产品情况下，湖南磁浮交通发展股份有限公司在短短的两年时间里完成了长沙磁浮快线的建设和试运营准备工作实属不易。并对长沙磁浮工程试运营基本条件评审做了较充分的准备，对预检查的专家组意见积极响应和整改：3 座车站、区间、车辆段、3 座区间变电所、控制中心、机电设备、装饰装修已完成工程验收，符合相关规定；磁浮高铁站、磁浮机场站的出入口及外部场地等土建工程正在建设；配属车辆 5 列磁浮列车中目前有 4 列可投入试运营，另一列车正在调试；3 座区间变电所已各有两路独立电源供电；信号系统已取得试运营安全认证证书；机电设备系统基本完成调试、系统联调，部分系统尚在调试中；各单位工程已取得质量、消防（除 3 座区间变电所）等主管部门的认可意见；运营组织和运营人员条件基本具备，工程移交基本完成，应急预案较完善，开展了相应的演练；全线已于 2015 年 12 月 26 日开始试运行；公交配套方案合理。

本工程应抓紧完成车站不少于 2 个出入口投入使用及场外土建工程收尾工作，区间变电所应进一步完善消防部门的有关手续，继续完善车辆、信号等设备系统的调试、联调和试运行，以全面符合国家试运营基本条件的要求。

2) 结论与建议

(1) 长沙磁浮工程已基本建成，按照《城市轨道交通试运营基本条件》的要求，应完成磁浮机场站、磁浮高铁站两个出入口投用及场外土建工程收尾工作；区间变电所应进一步完善消防部门的有关手续；试运行时间不少于 3 个月，试运行最后 20 d 按试运营开通时列车运行图和 ATP 防护下行车各项指标达到国家标准后，具备试运营基本条件。

(2) 本工程是国内首条中低速磁浮线，车辆、信号、道岔、定位测速等技术也是首次采用国内自主创新的技术，大多数人员也是第一次接触该系统，需要延长系统调试、联调和试运行的时间，继续完善车辆、信号等系统的联试、联调、磨合，确保试运营的安全，并为中低速磁浮技术的发展、推广和应用起到示范作用。

(3) 由于客观原因，磁浮高铁站、磁浮机场站两端点站均采用单线站前折返模式，两个区间间距都比较大，对车辆、道岔等发生故障及突发事件的应急救援带来困难，建议制定相关的应急预案和开展综合性的演练，降低运营风险。

(4) 道岔运行状况是直接关系到运营安全和运营效率的关键设备，信号系统安全认证证书中明确不包括道岔控制系统，本项目未对道岔进行必要的安全鉴定，建议磁浮公司协调轨道和信号承包单位，共同对道岔设计、安装、调试及验收全过程进行安全评估。

3) 试运营评审问题及整改

2016 年 3 月 21 日，长沙磁浮工程试运营基本条件专家评审会后，上海市交通运输行业协会、上海市上交协轨道交通咨询有限公司向湖南省交通运输厅提交《长沙市磁浮工程试运营基本条件评审报告》(沪交协〔2016〕第 8 号)，文件中提出试运营前必须完成的整改项 17 大类 47 个子项。湖南磁浮交通发展股份有限公司将(沪交协〔2016〕第 8 号)文中 47 个整改项设为 A 类整改项，要求于 2016 年 3 月 25 日前整改完毕，另 77 项待整改项设为 B 类整改项，要求于 2016 年 4 月 22 日前整改完毕，还有 10 个 C 类整改问题在后期运营及后续线路中予以关注。A 类整改项整改完成后，湖南磁浮交通发展股份有限公司于 2016 年 3 月 27 日向上海市交通运输行业协会、上海市上交协轨道交通咨询有限公司提交《关于长沙磁浮工程试运营基本条件专家评审意见中 A 类整改问题回复的函》(湘磁函〔2016〕37 号)。4 月 18 日，湖南磁浮交通发展股份有限公司向上海市交通运输行业协会、上海市上交协轨道交通咨询有限公司提交《关于长沙磁浮工程试运行跑图情况跟进说明的函》(湘磁函〔2016〕61 号)，回复了试运营评审 A、B 类整改项完成情况，运行跑图期间各系统情况，车辆 ATP 模式行车各项指标情况及票价批复情况。2016 年 4 月 20 日，上海市交通运输行业协会、上海市上交协轨道交通咨询有限公司对试运营评审问题整改完成情况复审后,向湖南省交通运输厅提交《长沙磁浮工程试运营基本条件评审意见整改项函审的报告》(沪交协〔2016〕第15号),给出"长沙磁浮工程已基本符合国家试运营基本条件的要求并具备试运营的基本条件"结论。2016年5月6日,长沙磁浮快线正式开通试运营。